U0600624

图书在版编目（CIP）数据

临床护理技巧与疾病护理 / 王田田等主编. -- 哈尔
滨：黑龙江科学技术出版社，2024.2
ISBN 978-7-5719-2266-5

Ⅰ．①临… Ⅱ．①王… Ⅲ．①护理学 Ⅳ．①R47

中国国家版本馆CIP数据核字（2024）第048097号

临床护理技巧与疾病护理

LINCHUANG HULI JIQIAO YU JIBING HULI

主　　编	土田田　陈俊垲　土佃片　蔡秀分　吕兴片　乔艳华　李玉芝
责任编辑	陈兆红
封面设计	宗　宁
出　　版	黑龙江科学技术出版社
	地址：哈尔滨市南岗区公安街70-2号　邮编：150007
	电话：（0451）53642106　传真：（0451）53642143
	网址：www.lkcbs.cn
发　　行	全国新华书店
印　　刷	山东麦德森文化传媒有限公司
开　　本	787 mm×1092 mm　1/16
印　　张	22.25
字　　数	560千字
版　　次	2024年2月第1版
印　　次	2024年2月第1次印刷
书　　号	ISBN 978-7-5719-2266-5
定　　价	238.00元

【版权所有，请勿翻印、转载】

LINCHUANG HULI JIQIAO YU JIBING HULI

临床护理技巧与疾病护理

主编 王田田 陈俊玲 王佃芹 蔡秀芬 吕兴芹 乔艳华 李玉芝

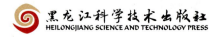

黑龙江科学技术出版社
HEILONGJIANG SCIENCE AND TECHNOLOGY PRESS

编委会

主 编

王田田　陈俊玲　王佃芹　蔡秀芬
吕兴芹　乔艳华　李玉芝

副主编

吕真真　丁燕雯　许爱爱　刘桂芳
张　嫚　赵瑞花　郝佳璇　王　沁

编　委（按姓氏笔画排序）

丁燕雯（常州市中医医院）

王　沁（湖北省黄石市妇幼保健院）

王田田（聊城市人民医院脑科医院）

王佃芹（山东省枣庄市市立医院）

吕兴芹（山东颐养健康集团莱芜中心医院）

吕真真（聊城市人民医院）

乔艳华（曹县人民医院）

刘桂芳（山东省滨州市无棣县海丰街道便民服务中心）

许爱爱（河北省廊坊市香河县人民医院）

李玉芝（梁山县人民医院）

张　嫚（菏泽市定陶区人民医院）

张媛媛（山东省滕州市北辛社区卫生服务中心）

陈俊玲（滕州市精神卫生中心）

赵瑞花（山东省滨州市无棣县棣丰街道便民服务中心）

郝佳璇（三峡大学附属仁和医院）

袁立娟（邹平市中医院）

黄莉芳（南方医科大学第五附属医院）

蔡秀芬（山东省滨州市无棣县信阳镇便民服务中心）

前 言
FOREWORD

护理学作为医学的重要组成部分，其角色和地位举足轻重，始终坚持以人为本，以患者为中心，注重知识，尊重科学。随着医学科技的进步与发展，以及生活水平的提高，人们对医护服务的要求也不断提升，对护理学科的发展而言，正是机遇与挑战并存的时代。不论是在医院抢救患者的生命，有效地执行治疗计划，进行专业的生活照顾、人文关怀和心理支持，还是在社区、家庭中对有健康需求的人群进行保健指导、预防疾病，护理学都发挥着越来越重要的作用。因此，提高临床护理水平，培养严谨的临床护理思维，掌握护理学最新发展动向，成为当前护理工作者的重要任务与目标。为此，我们邀请多位临床护理专家编写了《临床护理技巧与疾病护理》一书，旨在分享自己的临床护理经验。

本书汇总了近年来护理领域的最新研究成果，以服务临床为目的，对临床疾病的护理工作与技巧进行系统阐述。本书首先介绍了临床护理技术，而后对临床各科室常见疾病的护理进行叙述。本书分别从护理评估、护理目标、护理诊断、护理措施、护理评价及健康指导等方面进行了详细的讲解，同时，还概括了各疾病的病因、临床表现、诊断及治疗等内容。本书内容丰富，不仅涵盖常见科室疾病的护理，而且包括全面的护理实践指导。另外，本书还融入了护理学新概念，具有科学性、权威性、新颖性的特点，可以为护理工作者及其他相关的医务工作者提供重要参考。

由于护理学处于不断发展的阶段，护理学知识日新月异，加之本书编者较多，自身学识和经验有限，且各自编写风格不尽相同，书中存在的不足和疏漏之处，诚恳期望广大读者批评指正，以便我们学习和改进。

《临床护理技巧与疾病护理》编委会
2023 年 10 月

目 录
CONTENTS

第一章
临床护理技术

第一节 铺 床 法

病床是病室的主要设备,是患者睡眠与休息的必需用具。患者,尤其是卧床患者与病床朝夕相伴。因此,床铺的清洁、平整和舒适,可使患者心情舒畅,增强治愈疾病的信心,并可预防并发症的发生。

铺床总的要求为舒适、平整、安全、实用、节时、节力。常用的病床有 3 种。①钢丝床:有的可通过支起床头、床尾(二截或三截摇床)而调节体位,有的床脚下装有小轮,便于移动。②木板床:为骨科患者所用。③电动控制多功能床:患者可自己控制升降或改变体位。

病床及被服类规格要求具体为以下几点。①一般病床:高 60 cm,长 200 cm,宽 90 cm。②床垫:长宽与床规格同,厚 9 cm。以棕丝制作垫芯为好,也可用橡胶泡沫、塑料泡沫制作垫芯,垫面选帆布制作。③床褥:长宽同床垫,一般以棉花制作褥芯,棉布制作褥面。④棉胎:长 210 cm,宽 160 cm。⑤大单:长 250 cm,宽 180 cm。⑥被套:长 230 cm,宽 170 cm,尾端开口缝四对带。⑦枕芯:长 60 cm,宽 40 cm,内装木棉或高弹棉、锦纶丝绵,以棉布制作枕面。⑧枕套:长 65 cm,宽 45 cm。⑨橡胶单:长 85 cm,宽 65 cm,两端各加白布 40 cm。⑩中单:长 85 cm,宽 170 cm。以上各类被服均以棉布制作。

一、备用床

(一)目的

铺备用床为准备接收新患者和保持病室整洁美观。

(二)用物准备

床、床垫、床褥、枕芯、棉胎或毛毯、大单、被套或衬单及罩单、枕套。

(三)操作方法

1.被套法

(1)将上述物品置于护理车上,推至床前。

(2)移开床旁桌,距床 20 cm,并移开床旁椅置床尾正中,距床 15 cm。

(3)将用物按铺床操作的顺序放于椅上。

(4)翻床垫,自床尾翻向床头或反之,上缘紧靠床头。床褥铺于床垫上。

（5）铺大单。取折叠好的大单放于床褥上,使中线与床的中线对齐,并展开拉平,先铺床头后铺床尾。①铺床头:一手托起床头的床垫,一手伸过床的中线将大单塞于床垫下,将大单边缘向上提起呈等边三角形,下半三角平整塞于床垫下,再将上半三角翻下塞于床垫下。②铺床尾:至床尾拉紧大单,一手托起床垫,一手握住大单,同法铺好床角。③铺中段:沿床沿边拉紧大单中部边沿,然后双手掌心向上,将大单塞于床垫下。④至对侧:同法铺大单。

（6）套被套。①S形式套被套法（图1-1）:被套正面向外使被套中线与床中线对齐,平铺于床上,开口端的被套上层倒转向上约1/3。棉胎或毛毯竖向三折,再按S形横向三折。将折好的棉胎置于被套开口处,底边与被套开口边平齐。拉棉胎上边至被套封口处,并将竖折的棉胎两边展开与被套平齐（先近侧后对侧）。盖被上缘距床头15 cm,至床尾逐层拉平盖被,系好带子。边缘向内折叠与床沿平齐,尾端掖于床垫下。同上法将另一侧盖被理好。②卷筒式套被套法（图1-2）:被套正面向内平铺于床上,开口端向床尾,棉胎或毛毯平铺在被套上,上缘与被套封口边齐,将棉胎与被套上层一并由床尾卷至床头（也可由床头卷向床尾）,自开口处翻转,拉平各层,系带,余同S形式套被套法。

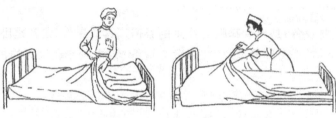

图1-1　S形式套被套法

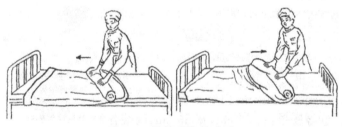

图1-2　卷筒式套被套法

（7）套枕套,于椅上套枕套,使四角充实,系带子,平放于床头,开口背门。

（8）移回桌椅,检查床单,保持整洁。

2.被单法

（1）移开床旁桌、椅,翻转床垫、铺大单,同被套法。

（2）将反折的大单（衬单）铺于床上,上端反折10 cm,与床头齐,床尾按铺大单法铺好。

（3）棉胎或毛毯平铺于衬单上,上端距床头15 cm,将床头衬单反折于棉胎或毛毯上,床尾同大单铺法。

（4）铺罩单,正面向上对准床中线,上端与床头齐,床尾处则折成斜45°,沿床边垂下。转至对侧,先后将衬单、棉胎及罩单同上法铺好。

（5）余同被套法。

（四）注意事项

（1）铺床前先了解病室情况,若患者进餐或做无菌治疗时暂不铺床。

（2）铺床前要检查床各部分有无损坏，若有则修理后再用。

（3）操作中要使身体靠近床边，上身保持直立，两腿前后分开稍屈膝以扩大支持面增加身体稳定性，既省力又能适应不同方向操作。同时手和臂的动作要协调配合，尽量用连续动作，以节省体力消耗，并缩短铺床时间。

（4）铺床后应整理床单及周围环境，以保持病室整齐。

二、暂空床

（一）目的
铺暂空床供新入院的患者或暂离床活动的患者使用，保持病室整洁美观。

（二）用物准备
同备用床，必要时备橡胶中单、中单。

（三）操作方法
（1）将备用床的盖被四折叠于床尾。若被单式，在床头将罩单向下包过棉胎上端，再翻上衬单做 25 cm 的反折，包在棉胎及罩单外面。然后将罩单、棉胎、衬单一并四折，叠于床尾。

（2）根据病情需要铺橡胶中单、中单。中单上缘距床头 50 cm，中线与床中线对齐，床沿的下垂部分一并塞床垫下。至对侧同上法铺好。

三、麻醉床

（一）目的
（1）铺麻醉床便于接受和护理手术后患者。

（2）使患者安全、舒适和预防并发症。

（3）防止被褥被污染，并便于更换。

（二）用物准备
1.被服类

同备用床，另加橡胶中单、中单两条。弯盘、纱布数块、血压计、听诊器、护理记录单、笔。根据手术情况备麻醉护理盘或急救车上备麻醉护理用物。

2.麻醉护理盘用物

治疗巾内置张口器、压舌板、舌钳、牙垫、通气导管、治疗碗、镊子、输氧导管、吸痰导管、纱布数块。治疗巾外放电筒、胶布等。必要时备输液架、吸痰器、氧气筒、胃肠减压器等。天冷时无空调设备应备热水袋及布套各 2 只、毯子。

（三）操作方法
（1）拆去原有枕套、被套、大单等。

（2）按使用顺序备齐用物至床边，放于床尾。

（3）移开床旁桌椅等同备用床。

（4）同暂空床铺好一侧大单、中段橡胶中单、中单及上段橡胶中单、中单，上段中单与床头齐。转至对侧，按上法铺大单、橡胶中单、中单。

（5）铺盖被。①被套式：盖被头端两侧同备用床，尾端系带后向内或向上折叠与床尾齐，将向门口一侧的盖被三折叠于对侧床边。②被单式：头端铺法同暂空床，下端向上反折和床尾齐，两侧边缘向上反折同床沿齐，然后将盖被折叠于一侧床边。

(6)套枕套后将枕头横立于床头,以防患者躁动时头部碰撞床栏而受伤(图1-3)。

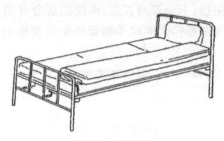

图1-3　麻醉床

(7)移回床旁桌,椅子放于接受患者对侧床尾。

(8)麻醉护理盘置于床旁桌上,其他用物放于妥善处。

(四)注意事项

(1)铺麻醉床时,必须更换各类清洁被服。

(2)床头一块橡胶中单、中单可根据病情和手术部位需要铺于床头或床尾。若下肢手术者将床单铺于床尾,头胸部手术者铺于床头。全麻手术者为防止呕吐物污染床单则铺于床头。一般手术者,只铺床中部中单即可。

(3)患者的盖被根据医院条件增减。冬季必要时可置热水袋2只加布套,分别放于床中部及床尾的盖被内。

(4)输液架、胃肠减压器等物放于妥善处。

四、卧有患者床

(一)扫床法

1.目的

(1)使病床平整无皱褶,患者睡卧舒适,保持病室整洁美观。

(2)随扫床操作协助患者变换卧位,又可预防压疮及坠积性肺炎。

2.用物准备

护理车上置浸有消毒液的半湿扫床巾的盆,扫床巾每床一块。

3.操作方法

(1)备齐用物,推护理车至患者床旁,向患者解释,以取得合作。

(2)移开床旁桌椅,半卧位患者,若病情许可,暂将床头、床尾支架放平,以便操作。若床垫已下滑,须上移与床头齐。

(3)松开床尾盖被,协助患者翻身侧卧背向护士,枕头随患者翻身移向对侧。松开近侧各层被单,取扫床巾分别扫净中单、橡胶中单后搭在患者身上。然后自床头至床尾扫净大单上碎屑,注意枕下及患者身下部分各层应彻底扫净,最后将各单逐层拉平铺好。

(4)协助患者翻身侧卧于扫净一侧,枕头也随之移向近侧。转至对侧,以上法逐层扫净拉平铺好。

(5)协助患者平卧,整理盖被,将棉胎与被套拉平,掖成被筒,为患者盖好。

(6)取出枕头,揉松,放于患者头下,支起床上支架。

(7)移回床旁桌椅,整理床单位,保持病室整洁美观,向患者致谢意。

(8)清理用物,归回原处。

(二)更换床单法

1.目的

(1)使病床平整无皱褶,患者睡卧舒适,保持病室整洁美观。

(2)随扫床操作协助患者变换卧位,又可预防压疮及坠积性肺炎。

2.用物准备

清洁的大单、中单、被套、枕套,需要时备患者衣裤。护理车上置浸有消毒液的半湿扫床巾的盆,扫床巾每床一块。

3.操作方法

(1)适用于卧床不起,病情允许翻身者(图1-4):①备齐用物推护理车至患者床旁,向患者解释,以取得合作。移开床旁桌椅,半卧位患者,若病情许可,暂将床头、床尾支架放平,以便操作。若床垫已下滑,须上移与床头齐。清洁的被服按更换顺序放于床尾椅上。②松开床尾盖被,协助患者侧卧,背向护士,枕头随之移向对侧。③松开近侧各单,将中单卷入患者身下,用扫床巾扫净橡胶中单上的碎屑,搭在患者身上再将大单卷入患者身下,扫净床上碎屑。④取清洁大单,使中线与床中线对齐。将对侧半幅卷紧塞于患者身近侧,半幅自床头、床尾、中部先后展平拉紧铺好,放下橡胶中单,铺上中单(另一半卷紧塞于患者身下),两层一并塞入床垫下铺平。移枕头并协助患者翻身面向护士。转至对侧,松开各单,将中单卷至床尾大单上,扫净橡胶中单上的碎屑后搭于患者身上,然后将污大单从床头卷至床尾与污中单一并丢入护理车污衣袋或护理车下层。⑤扫净床上碎屑,依次将清洁大单、橡胶中单、中单逐层拉平,同上法铺好。协助患者平卧。⑥解开污被套尾端带子,取出棉胎盖在污被套上,并展平。将清洁被套铺于棉胎上(反面在外),两手伸入清洁被套内,抓住棉胎上端两角,翻转清洁被套,整理床头棉被,一手抓棉被下端,一手将清洁被套往下拉平,同时顺手将污棉套撤出放入护理车污衣袋或护理车下层。棉被上端可压在枕下或请患者抓住,然后至床尾逐层拉平后系好带子,掖成被筒为患者盖好。⑦一手托起头颈部,一手迅速取出枕头,更换枕套,助患者枕好枕头。⑧清理用物,归回原处。

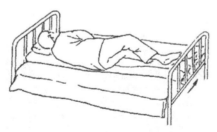

图1-4 卧有允许翻身患者床换床单法

(2)适用于病情不允许翻身的侧卧患者(图1-5):①备齐用物推护理车至患者床旁,向患者解释,以取得合作。移开床旁桌椅,半卧位患者,若病情许可,暂将床头、床尾支架放平,以便操作。若床垫已下滑,须上移与床头齐。清洁的被服按更换顺序放于床尾椅上。②2人操作。一人一手托起患者头颈部,另一人一手迅速取出枕头,放于床尾椅上。松开床尾盖被,大单、中单及橡胶中单。从床头将大单横卷成筒式至肩部。③将清洁大单横卷成筒式铺于床头,大单中线与床中线对齐,铺好床头大单。一人抬起患者上半身(骨科患者可利用牵引架上拉手,自己抬起身躯),将污大单、橡胶中单、中单一起从床头卷至患者臀下,同时另一人将清洁大单也随着污单拉至臀部。④放下上半身。一人托起臀部,一人迅速撤出污单,同时将清洁大单拉至床尾,橡胶中单放在床尾椅背上,污单丢入护理车污衣袋或护理车下层,展平大单铺好。⑤一人套枕套为患者枕好。一人备橡胶中单、中单,并先铺好一侧,余半幅塞患者身下至对侧,另一人展平铺好。⑥更换被套、枕套同方法一,两人合作更换。

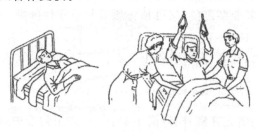

图 1-5 卧有不允许翻身患者床换床单法

（3）盖被为被单式更换衬单和罩单的方法：①将床头污衬单反折部分翻至被下,取下污罩单丢入污衣袋或护理车下层。②铺大单（衬单）于棉胎上,反面向上,上端反折 10 cm,与床头齐。③将棉胎在衬单下由床尾退出,铺于衬单上,上端距床头 15 cm。④铺罩单,正面向上,对准中线,上端和床头齐。⑤在床头将罩单向下包过棉胎上端,再翻上衬单做 25 cm 的反折,包在棉胎和罩单的外面。⑥盖被上缘压于枕下或请患者抓住,在床尾撤出衬单,并逐层拉平铺好床尾,注意松紧,以防压迫足趾。

4.注意事项

（1）更换床单或扫床前,应先评估患者及病室环境是否适合操作。需要时应关闭门窗。

（2）更换床单时注意保暖,动作敏捷,勿过多翻动和暴露患者,以免患者过劳和受凉。

（3）操作时要随时注意观察病情。

（4）患者若有输液管或引流管,更换床单时可从无管一侧开始,操作较为方便。

（5）撤下的污单切勿丢在地上或他人床上。

（王田田）

第二节 清 洁 护 理

清洁是患者的基本需求之一,是维持和获得健康的重要保证。清洁可以清除微生物及污垢,防止细菌繁殖,促进血液循环,有利于体内废物排泄,同时清洁使人感到愉快、舒适。

一、口腔护理

口腔护理的目的有以下几方面。

（1）保持口腔清洁、湿润,使患者舒适,预防口腔感染等并发症。

（2）防止口臭、口垢,促进食欲,保持口腔的正常功能。

（3）观察口腔黏膜和舌苔的变化、特殊的口腔气味,可提供病情的动态信息,如肝功能不全患者出现口臭,常是肝性脑病的先兆。

常用的漱口液有生理盐水、朵贝尔溶液(复方硼酸溶液)、1‰～3‰过氧化氢溶液、2‰～3‰硼酸溶液、1‰～4‰碳酸氢钠溶液、0.02‰呋喃西林溶液、0.1‰醋酸溶液。

(一)协助口腔冲洗

1.目的

协助口腔手术后使用固定器,或对有口腔病变的患者清洁口腔。

2.用物准备

治疗碗、治疗巾、弯盘、生理盐水、朵贝尔溶液、口镜、抽吸设备、压舌板、手电筒、20 mL空针及冲洗针头。

3.操作步骤

(1)洗手。

(2)准备用物携至患者床旁。

(3)向患者解释,协助患者采取半坐位式,并于胸前铺治疗巾及放置弯盘。①装生理盐水及朵贝尔溶液于溶液盘内,并接上,用20 mL注射器抽吸并连接针头。②协助医师冲洗。③冲洗后,擦干患者嘴巴。④整理用物后洗手。⑤记录。

4.注意事项

为了避免冲洗中弄湿患者衣服,必要时给予手电筒照光。冲洗时须特别注意齿缝、前庭外,若有舌苔,可用压舌板外包纱布予以机械性刮除,冲洗中予以持续性的低压抽吸,必要时协助更换湿衣服。

(二)特殊口腔冲洗

1.用物准备

(1)治疗盘:治疗碗(内盛含有漱口液的棉球12～16个,棉球湿度以不能挤出液体为宜;弯血管钳、镊子)、压舌板、弯盘、吸水管、杯子、治疗巾、手电筒,需要时备张口器。

(2)外用药:按需准备,如液状石蜡、冰硼散、西瓜霜、金霉素甘油、制霉菌素甘油等,酌情使用。

2.操作步骤

(1)将用物携至床旁,向患者解释以取得合作。

(2)协助患者侧卧,面向护士,取治疗巾,围于颌下,置弯盘于口角边。

(3)先湿润患者口唇、口角,观察口腔黏膜有无出血、溃疡等现象。对长期应用抗生素、激素者应注意观察有无真菌感染。有活动义齿者,应取下,一般先取上面义齿,后取下面义齿,并放置于容器内,用冷开水冲洗刷净,待患者漱口后戴上或浸入清水中备用(昏迷患者的义齿应浸于清水中保存)。浸义齿的清水应每天更换。义齿不可浸在乙醇或热水中,以免变色、变形和老化。

(4)协助患者用温开水漱口后,嘱患者咬合上下齿,用压舌板轻轻撑开一侧颊部,以弯血管钳夹有漱口液的棉球由内向门齿纵向擦洗。同法擦洗对侧。

(5)嘱患者张口,依次擦洗一侧牙齿内侧面、上颌面、下内侧面、下颌面,再弧形擦洗一侧颊部。同法擦洗另一侧。洗舌面及硬腭部(勿触及咽部,以免引起恶心)。

(6)擦洗完毕,帮助患者用吸水管以漱口水漱口,漱口后用治疗巾拭去患者口角处的水。

(7)口腔黏膜如有溃疡,酌情涂药于溃疡处。口唇干裂可涂擦液状石蜡。

(8)撤去治疗巾,清理用物,整理床单。

3.注意事项

（1）擦洗时动作要轻,特别是对凝血功能差的患者要防止碰伤黏膜及牙龈。

（2）昏迷患者禁忌漱口。需用张口器时,应从臼齿放入(牙关紧闭者不可用暴力张口),擦洗时须用血管钳夹紧棉球,每次1个,防止棉球遗留在口腔内,棉球蘸漱口水不可过湿,以防患者将溶液吸入呼吸道。

（3）传染病患者的用物按隔离消毒原则处理。

二、头发护理

(一)床上梳发

1.目的

梳发、按摩头皮,可促进血液循环,除去污垢和脱落的头发、头屑,使患者清洁舒适和美观。

2.用物准备

治疗巾、梳子、30％乙醇溶液、纸袋(放脱落头发)。

3.操作步骤

（1）铺治疗巾于枕头上,协助患者把头转向一侧。

（2）将头发从中间梳向两边,左手握住一股头发,由发梢逐渐梳到发根。长发或遇有打结时,可将头发绕在示指上慢慢梳理。避免强行梳拉,造成患者疼痛。如头发纠集成团,可用30％乙醇湿润后,再小心梳理,同法梳理另一边。

（3）长发酌情编辫或扎成束,发型尽可能符合患者所好。

（4）将脱落头发置于纸袋中,撤下治疗巾。

（5）整理床单,清理用物。

(二)床上洗发(橡胶马蹄形垫法)

1.目的

同床上梳发,以及预防头虱和头皮感染。

2.用物准备

治疗车上备一只橡胶马蹄形垫,治疗盘内放小橡胶单,大、中毛巾各1条,眼罩或纱布,别针,棉球2只(以不吸水棉花为宜),纸袋,洗发液或肥皂,梳子,小镜子,护肤霜,水壶内盛40～45 ℃热水,水桶(接污水)。必要时备电吹风。

3.操作步骤

（1）备齐用物携至床旁,向患者解释,以取得合作,根据季节关窗或开窗,室温以24 ℃为宜。按需要给予便盆。移开床旁桌椅。

（2）垫小橡胶单及大毛巾于枕上,松开患者衣领向内反折,将中毛巾围于颈部,以别针固定。

（3）协助患者斜角仰卧,移枕于肩下,患者屈膝,可垫膝枕于两膝下,使患者体位安全舒适。

（4）置马蹄形垫垫于患者后颈部,使患者颈部枕于突起处,头在槽中,槽形下部接污水桶。

（5）用棉球塞两耳,用眼罩或纱布遮盖双眼或嘱患者闭上眼。

（6）洗发时先用两手掬少许水于患者头部试温,询问患者感觉,以确定水温是否合适;然后用水壶倒热水充分湿润头发,倒洗发液于手掌上,涂遍头发,用指尖揉搓头皮和头发。用力要适中,揉搓方向由发际向头顶部,使用梳子除去落发,置于纸袋中,用热水冲洗头发,直到冲净为止。观察患者的一般情况,注意保暖,洗发完毕,解下颈部毛巾,包住头发,一手托头,一手撤去橡胶马蹄垫。除去耳内棉球及眼罩,用患者自备的毛巾擦干脸部,酌情使用护肤霜。

(7)协助患者卧于床正中,将枕、橡胶单、浴巾一起自肩下移至头部,用包头的毛巾揉搓头发,再用大毛巾擦干或电风吹干。梳理成患者习惯的发型,撤去上述用物。

(8)整理床单,清理用物。

4.注意事项

(1)要随时观察患者的病情变化,如脉搏、呼吸、血压有异常时应立即停止操作。

(2)注意室温和水温,及时擦干头发,防止患者受凉。

(3)防止水流入眼及耳内,避免沾湿衣服和床单。

(4)衰弱患者不宜洗发。

三、皮肤清洁与护理

(一)床上擦浴

1.用物准备

治疗车上备面盆 2 只、水桶 2 只(一桶盛热水,水温在 50～52 ℃,并按年龄、季节、习惯增减水温,另一桶接污水)、治疗盘(内置小毛巾两条、大毛巾、浴皂、梳子、小剪刀、50％乙醇、爽身粉)、清洁衣裤、被服。另备便盆、便盆布和屏风。

2.操作步骤

(1)推治疗车至床边,向患者解释,以取得合作。

(2)将用物放在便于操作处,关好门窗调节室温,用屏风或拉布遮挡患者,按需给予便盆。

(3)将脸盆放于床边桌上,倒入 2/3 满的热水,测试水温。根据病情放平床头及床尾支架,松开床尾盖被。

(4)将微湿小毛巾包在右手上,为患者洗脸及颈部,左手扶患者头顶部,先擦眼,然后像写"3"字样,依次擦洗一侧额部、颊部、鼻翼部、人中、耳后下颌,直至颈部。另一侧同法。用较干毛巾依次擦洗 1 遍,注意擦净耳郭,耳后及颈部皮肤。

(5)为患者脱下衣服,在擦洗部位下面铺上浴巾,按顺序擦洗两上肢、胸腹部。协助患者侧卧,背向护士依次擦洗后颈部、背臀部,为患者换上清洁裤子。擦洗中,根据情况更换热水,注意擦净腋窝及腹股沟等处。

(6)擦洗的方法为先用涂肥皂的小毛巾擦洗,再用湿毛巾擦去皂液,清洗毛巾后再擦洗,最后用浴巾边按摩边擦干。动作要敏捷,为取得按摩效果,可适当用力。

(7)擦洗过程中,如患者出现寒战、面色苍白等病情变化时,应立即停止擦浴,给予适当的处理,同时注意观察皮肤有无异常。擦洗完毕,可在骨突处用 50％乙醇做按摩,扑上爽身粉。

(8)整理床单,必要时梳发、剪指甲及更换床单。

(9)如有特殊情况,须做记录。

3.注意事项

护士操作时,要站在擦浴的一边,擦洗完一边后再转至另一边。站立时两脚要分开,重心应在身体中央或稍低处,拿水盆时,盆要靠近身边,减少体力消耗。操作时要体贴患者,保护患者自尊,动作要敏捷、轻柔,减少翻动和暴露,防止受凉。

(二)压疮的预防及护理

压疮是指机体局部组织由于长期受压,血液循环障碍,造成组织缺氧、缺血、营养不良而致的溃烂和坏死。导致活动受限的因素一般都会增加压疮的发生。常见的因素有压力、剪切力、摩擦力、潮湿等。好发部位为枕部、耳郭、肩胛部、肘部、骶尾部、髋部、膝关节内外侧、外踝、足跟。

1.预防措施

预防压疮在于消除其发生的因素。因此,要求做到勤翻身、勤按摩、勤整理、勤更换。交班时要严格细致地交接局部皮肤情况及护理措施。

(1)避免局部长期受压:①鼓励和协助卧床患者经常更换卧位,使骨骼突出部位交替地受压,翻身间隔时间应根据病情及局部受压情况而定。一般2小时翻身1次,必要时1小时翻身1次,建立床头翻身记录卡。②保护骨隆突处和支持身体空隙处,将患者体位安置妥当后,可在身体空隙处垫软枕、海绵垫。需要时可垫海绵垫、气垫褥、水褥等,使支持体重的面积宽而均匀,使作用于患者身上的正压及作用力分布在一个较大的面积上,从而降低在隆突部位皮肤上所受的压强。③对使用石膏、夹板、牵引的患者,衬垫应平整、松软适度,尤其要注意骨骼突起部位的衬垫,要仔细观察局部皮肤和肢端皮肤颜色改变的情况,认真听取患者反映,适当给予调节,如发现石膏绷带凹凸不平,应立即报告医师,及时纠正。

(2)避免潮湿、摩擦及排泄物的刺激:①保持皮肤清洁、干燥。大小便失禁、出汗及分泌物多的患者应及时擦干,以保护皮肤免受刺激,床铺要经常保持清洁、干燥、平整无碎屑,被服污染要随时更换。不可让患者直接卧于橡胶单上。小儿要勤换尿布。②不可使用破损的便盆,以防擦伤皮肤。

(3)增进局部血液循环:对易发生压疮的患者,要常检查,用温水擦澡、擦背或用湿毛巾行局部按摩。

手法按摩。①全背按摩:协助患者俯卧或侧卧,露出背部,先以热水进行擦洗,再以两手或一手沾上少许50%乙醇按摩。按摩者斜站在患者右侧,左腿弯曲在前,右腿伸直在后,从患者骶尾部开始,沿脊柱两侧边缘向上按摩(力量要能够刺激肌肉组织),至肩部时用环状动作按摩。按摩后,手再轻轻滑至尾骨处。此时,左腿伸直,右腿弯曲,如此有节奏地按摩数次,再用拇指指腹由骶尾部开始沿脊柱按摩至第7颈椎。②受压处局部按摩:蘸少许50%乙醇,以手掌大、小鱼际紧贴皮肤,压力均匀向心方向按摩,由轻至重,由重至轻,每次3~5分钟。

电动按摩器按摩:电动按摩器是依靠电磁作用,引导治疗器头震动,以代替各种手法按摩。操作者持按摩器根据不同部位选择合适的按摩头,紧贴皮肤,进行按摩。

(4)增进营养的摄入:营养不良是导致压疮的内因之一,又可影响压疮的愈合。蛋白质是身体修补组织所必需的物质,维生素也可促进伤口愈合,因此在病情允许时可给予高蛋白、高维生素膳食,以增进机体抵抗力和组织修复能力。此外,适当补充矿物质,可促进慢性溃疡的愈合。

2.压疮的分期及护理

(1)淤血红润期:为压疮初期,局部皮肤受压或受到潮湿刺激后,开始出现红、肿、热、麻木或有触痛。此期要及时去除致病因素,加强预防措施,如增加翻身次数以及防止局部继续受压、受潮。

(2)炎性浸润期:红肿部位如果继续受压,血液循环仍得不到改善,静脉回流受阻,局部静脉淤血,受压表面呈紫红色,皮下产生硬结,表面有水疱形成。对未破小水疱要减少摩擦,防破裂感染,让其自行吸收。大水疱用无菌注射器抽出泡内液体,涂以消毒液,用无菌敷料包扎。

(3)溃疡期:静脉血液回流受到严重障碍,局部淤血致血栓形成,组织缺血缺氧。轻者,浅层组织感染,脓液流出,溃疡形成;重者,坏死组织发黑,脓性分泌物增多,有臭味,感染向周围及深部扩展,可达骨骼,甚至可引起败血症。

四、会阴部清洁卫生的实施

(一)目的

保持清洁,清除异味,预防或减轻感染,增进舒适,促进伤口愈合。

(二)用物准备

便盆、屏风、橡胶单、中单、清洁棉球、大量杯、镊子、浴巾、毛巾、水壶(内盛50~52 ℃的温水)、清洁剂或呋喃西林棉球。

(三)操作方法

1.男患者会阴的护理

(1)携用物至患者床旁,核对后解释。

(2)患者取仰卧位,为遮挡患者可将浴巾折成扇形盖在患者的会阴部及腿部。

(3)戴上清洁手套,一手提起阴茎,一手取毛巾或用呋喃西林棉球擦洗阴茎头部、下部和阴囊。擦洗肛门时,患者可取侧卧位,护士一手将臀部分开,一手用浴巾将肛门擦洗干净。

(4)为患者穿好衣裤,根据情况更换衣裤、床单。整理床单,患者取舒适卧位。

(5)整理用物,清洁整齐,记录。

2.女患者会阴部护理

(1)携用物至患者床旁,核对后解释。

(2)患者取仰卧位,为遮挡患者可将浴巾折成扇形盖在患者的会阴部及腿部。

(3)先将橡胶单及中单置于患者臀下,再置便盆于患者臀下。

(4)护士一手持装有温水的大量杯,一手持夹有棉球的大镊子,边冲水边用棉球擦洗。

(5)冲洗后擦干各部位。撤去便盆及橡胶单和中单。

(6)为患者穿好衣裤,根据情况更换衣裤、床单。整理床单,患者取舒适卧位。

(7)整理用物,清洁整齐,记录。

(四)注意事项

(1)操作前应向患者说明目的,以取得患者的合作。

(2)在执行操作的原则上,尽可能尊重患者习惯。

(3)注意遮挡患者,保护患者隐私。

(4)冲洗时从上至下。

(5)操作完毕应及时记录所观察到的情况。

(王田田)

第三节 皮 下 注 射

皮下注射是将少量药液或生物制剂注入皮下组织的方法。常用的部位有上臂三角肌下缘、前臂外侧、腹部、后背和大腿外侧方。

一、目的

(1)注入小剂量药物,用于不宜口服给药而需在一定时间内发生药效时。

(2)局部麻醉用药。

(3)预防接种。

二、准备

(一)操作者准备

穿戴整齐,修剪指甲,洗手,戴口罩。

(二)用物准备

皮肤消毒液、无菌棉签、2 mL 注射器、按医嘱准备药液、医嘱本、弯盘、手消毒液等。

(三)患者准备

了解注射的目的、方法及注意事项,能主动配合。

(四)环境准备

环境清洁、安静,光线适宜或有足够的照明。

三、操作程序

(1)查对无误后,解释操作的目的和过程,选择注射部位。

(2)将安瓿尖端的药液弹至体部。

(3)按无菌操作法取出棉签,蘸取消毒液,常规消毒安瓿。

(4)常规消毒注射部位皮肤,待干。

(5)用无菌纱布包住安瓿瓶颈及以上部分,折断安瓿。

(6)检查注射器,取出并接好针头。

(7)抽吸药液,排尽空气,二次查对。

(8)左手绷紧注射部位皮肤,右手持注射器,示指固定针栓,使针头与皮肤呈 30°～40°,迅速将针梗的 1/2～2/3 刺入皮下。

(9)固定针栓,左手抽吸活塞,如无回血即可缓慢推药。

(10)注射完毕,用棉签轻压在针刺处,迅速拔针,再次查对。

(11)处理用物,洗手,记录。

四、注意事项

(1)严格执行查对制度和无菌操作原则。

(2)对皮肤有刺激的药物一般不做皮下注射。

(3)对过度消瘦者,可捏起局部组织,适当减少穿刺角度。

(4)进针角度不宜超过 45°,以免刺入肌层。

(5)注意职业防护,用后的针头及时放入锐器盒。

(蔡秀芬)

第四节　皮　内　注　射

皮内注射是将少量药液注入表皮和真皮之间的方法。

一、目的

(1)药物的皮肤敏感试验。

(2)预防接种。

(3)局部麻醉的起始步骤。

二、准备

(一)操作者准备

穿戴整齐,修剪指甲,洗手,戴口罩。

(二)用物准备

消毒溶液、无菌棉签、1 mL 注射器、弯盘、注射用药液(变态反应试验时须备急救药物和注射器)、医嘱本等。

(三)患者准备

了解注射的目的、方法及注意事项。

(四)环境准备

环境清洁、安静,光线适宜或有足够的照明。

三、操作程序

(1)严格执行查对制度和无菌操作原则,按医嘱抽吸药液。

(2)备齐用物,携至患者床旁,仔细查对患者的姓名、床号、药名、浓度、剂量、方法、时间并解释。如做药物变态反应试验,应先询问患者有无变态反应史。

(3)选择注射部位,药物变态反应试验一般为前臂掌侧下段。

(4)用 75% 乙醇常规消毒皮肤,待干。

(5)二次查对,排尽注射器内空气。

(6)针尖斜面向上与皮肤呈 5°刺入皮内,推注药液 0.1 mL,局部隆起呈皮丘,皮丘变白并显露毛孔,随即拔出针头。再次查对。

(7)若为药物变态反应试验,应告知患者勿离开病室(或注射室),若有不适应立即告知医师。在 20 分钟后观察试验结果。

(8)帮助患者取舒适体位,清理用物。

(9)洗手,记录。

四、注意事项

(1)严格执行查对制度和无菌操作原则。

(2)行药物变态反应试验前,应询问患者的用药史、变态反应史及家族史,如患者对需要注射的药物有变态反应史,应及时与医师联系,更换其他药物。

(3)药物变态反应试验消毒皮肤时忌用碘伏,以免影响对局部反应的观察。

(4)在药物变态反应试验前,皮试液应现配现用,剂量准确,同时应备好急救药品,以防发生意外。

(5)进针角度为针尖斜面全部进入皮内为宜,进针角度过大易将药液注入皮下,影响结果的观察和判断。

(6)药物变态反应试验结果为阳性,应告知医师、患者和家属,并记录在病历上。

(丁燕雯)

第五节　肌　内　注　射

肌内注射是将一定量药液注入肌肉组织内的方法。自肌内注射的药物可通过毛细血管壁到达血液内,吸收较完全而生效迅速。

一、目的

(1)不宜或不能做静脉注射,要求比皮下注射更迅速发生疗效时采用。

(2)用于注射刺激性较强或药量较大的药物。

二、准备

(一)操作者准备

穿戴整齐,修剪指甲,洗手,戴口罩。

(二)用物准备

皮肤消毒液、无菌棉签、2 mL 或 5 mL 注射器、按医嘱准备的药物、弯盘、医嘱本、手消毒液等。

(三)患者准备

了解注射的目的、方法及注意事项,能主动配合。

(四)环境准备

环境清洁、安静,光线适宜或有足够的照明。

三、操作程序

(1)查对,并向患者解释操作的目的和过程。

(2)协助患者取合适的体位,确定注射部位。如选用臀大肌肌内注射,用"十字法"或"连线法"定位。①"十字法":从臀裂顶点向左或向右划一水平线,再从髂嵴最高点做一垂直线,将一侧臀部分为 4 个象限,外上象限避开内角为注射部位;②"连线法":髂前上棘与尾骨连线的外上1/3处为注射部位。

(3)取出无菌棉签,蘸取消毒液。

(4)常规分别消毒安瓿和注射部位皮肤。

(5)用无菌纱布包住安瓿的瓶颈及以上部分,折断安瓿。

(6)检查注射器包装,取出注射器,吸取药液,排尽空气,二次查对。

(7)左手的拇指和示指绷紧皮肤,右手持注射器并固定针栓,针头与皮肤垂直,用手臂带动腕部的力量,快速刺入肌肉(切勿将针头全部刺入)。左手放松绷紧的皮肤,抽动活塞观察无回血后,固定针栓并缓慢推注药物。

(8)注射完毕,用无菌棉签轻压进针处,快速拔出针头,按压片刻。

(9)再次核对,观察患者有无不良反应。

(10)整理床单位,协助患者躺卧舒适。

(11)清理用物,洗手,记录。

四、注意事项

(1)严格执行查对制度和无菌操作原则。

(2)两种药物同时注射时,应注意配伍禁忌。

(3)对2岁以下婴幼儿不宜选用臀大肌肌内注射,因其臀大肌尚未发育好,注射时有损伤坐骨神经的危险,最好选择臀中肌和臀小肌肌内注射。

(4)对需长期注射者,应交替更换注射部位,并选用细长针头,以避免或减少硬结的发生。

(5)注意职业防护,用后的针头及时放入锐器盒。

(许爱爱)

第六节 静 脉 输 液

一、准备

(一)仪表

着装整洁,佩戴胸牌,洗手,戴口罩。

(二)用物

注射盘内放干棉球缸、一次性输液器、网套、止血带、橡皮小枕及一次性垫巾、弯盘、0.75%碘伏、棉签、胶布、启盖器、药液瓶外贴输液标签(写上患者姓名、床号、输液药品、剂量、用法、日期、时间、输液架)。

二、操作步骤

(1)根据医嘱备齐用物,携至床旁查对床号、姓名、剂量、用法、时间、药液瓶,并摇动药瓶对光检查。

(2)做好解释工作,询问大小便,备胶布。

(3)开启铝盖中心部分(如备物时加完药可省去),套网套,消毒瓶塞中心及瓶颈,挂于输液架上,检查输液器并打开,插入瓶塞至针头根部。

(4)排气,排液3~5 mL至弯盘内。

(5)选择血管、置小枕及垫巾,扎止血带、消毒皮肤,待干。

(6)再次查对床号、姓名、剂量、用法、时间、药液瓶。

(7)再次检查空气是否排尽,夹紧,穿刺时左手绷紧皮肤并用拇指固定静脉,见回血,松止血带及螺旋夹。

(8)胶布固定,干棉球遮盖针眼,调节滴速,开始15分钟应慢,无异常可调节至正常速度。

(9)交代注意事项,整理床及用物。

15

(10)爱护体贴患者,协助卧舒适体位。

(11)洗手,消毒用物。

三、临床应用

(一)静脉输液注意事项

(1)严格执行无菌操作和查对制度。

(2)根据病情需要,有计划地安排轮流顺序,如须加入药物,应合理安排,以尽快达到输液目的,注意配伍禁忌。

(3)对需长期输液者,要注意保护和合理使用静脉,一般从远端小静脉开始。

(4)输液前应排尽输液管及针头内空气,药液滴尽前要按需及时更换溶液瓶或拔针,严防造成空气栓塞。

(5)输液过程中应加强巡视,耐心听取患者主诉。严密观察注射部位皮肤有无肿胀,针头有无脱出,阻塞或移位,针头和输液器衔接是否紧密,输液管有无扭曲受压,输液滴速是否适宜及输液瓶内溶液量等,及时记录在输液卡或护理记录单上。

(6)对 24 小时连续输液者,应每天更换输液器。

(7)颈外静脉穿刺置管,如硅胶管内有回血,须及时用稀释肝素溶液冲注,以免硅胶管被血块堵塞;如遇输液不畅,须注意是否存在硅胶管弯曲或滑出血管外等情况。

(二)常见输液反应及防治

1.发热反应

(1)减慢滴注速度或停止输液,及时与医师联系。

(2)对症处理,寒战时适当增加盖被或用热水袋保暖,高热时给予物理降温。

(3)按医嘱给抗变态反应药物或激素治疗。

(4)保留余液和输液器,必要时送实验室做细菌培养。

(5)严格检查药液质量、输液用具的包装及灭菌有效期等,防止致热物质进入体内。

2.循环负荷过重(肺水肿)

(1)立即停止输液,及时与医师联系,积极配合抢救,安慰患者,使患者有安全感和信任感。

(2)为患者安置端坐位,使其两腿下垂,以减少静脉回流,减轻心脏负担。

(3)加压给氧,可使肺泡内压力升高,减少肺泡内毛细血管渗出液的产生,同时给予 20%～30%乙醇湿化吸氧。因乙醇能降低肺泡内泡沫的表面张力,使泡沫破裂消散,从而改善肺部气体交换,迅速缓解缺氧症状。

(4)按医嘱给用镇静剂、扩血管药物和强心剂(如洋地黄)。

(5)必要时进行四肢轮流结扎,即用止血带或血压计袖带做适当加压,以阻断静脉血流,但动脉血流仍通畅。每隔 5～10 分钟轮流放松一侧肢体的止血带,可有效地减少静脉回心血量,待症状缓解后,逐步解除止血带。

(6)严格控制输液滴速和输液量,对心肺疾病患者及老年人、儿童尤应慎重。

3.静脉炎

(1)严格执行无菌操作,对血管壁有刺激性的药物应充分稀释后应用,并防止药物溢出血管外。同时,要有计划地更换注射部位,以保护静脉。

(2)患肢抬高并制动,局部用 95%乙醇或 50%硫酸镁行湿热敷。

(3)理疗。

(4)如合并感染,根据医嘱给予抗生素治疗。

4.空气栓塞

(1)立即停止输液,及时通知医师,积极配合抢救,安慰患者,以减轻恐惧感。

(2)立即为患者置左侧卧位(可使肺的位置低于右心室,气泡侧向上漂移到右心室,避开肺动脉口)和头低足高位(在吸气时可增加胸腔内压力,以减少空气进入静脉。由于心脏搏动将空气混成泡沫,分次少量进入肺动脉内)。

(3)氧气吸入。

(4)输液前排尽输液管内空气,输液过程中密切观察,加压输液或输血时应专人守护,以防止空气栓塞发生。

(刘桂芳)

第七节 心 电 监 护

心电监护是通过显示屏连续动态观察心电图、血压、血氧饱和度的一种无创监测方法。

一、目的

(1)持续心率、血压、血氧饱和度动态监测,及时发现病情变化,指导临床治疗、护理及抢救工作。

(2)正确及时识别心律失常。

(3)观察心脏起搏器功能。

二、准备

(一)操作者准备
穿戴整齐,洗手。

(二)用物准备
心电监护仪、电极片、75%乙醇、棉签、医嘱本、笔、纸、垃圾桶。

(三)患者准备
采取舒适的体位,皮肤清洁,必要时剃去局部的毛发。

(四)环境准备
环境清洁、安静,光线适宜。

三、操作程序

(1)备齐用物,携至患者床旁,仔细查对患者的姓名、住院号,解释安置心电监护的目的,消除患者顾虑,取得合作。

(2)协助患者取舒适的体位,以平卧位或半卧位为宜。

(3)将监护仪放置床旁连接电源,打开电源开关检查备用。

(4)暴露患者胸部,正确定位。①右上(RA):胸骨右缘锁骨中线第一肋间;②左上(LA):胸骨左缘锁骨中线第一肋间;③右下(RL):胸骨右缘锁骨中线剑突水平处;④左下(LL):胸骨左缘锁骨中线剑突水平处;⑤胸导(V):胸骨左缘第四肋间。放置电极片处皮肤用75%乙醇涂擦,保证电极片与皮肤接触良好。

(5)二次查对,将电极片连接至监护仪导联线上,按照监护仪标识贴于患者胸部正确位置。

(6)正确安置血压袖带。

(7)正确安置血氧饱和度指套(避免与血压袖带同一肢体)。

(8)选择波形显示较清晰的导联,根据患者病情,设定各项参数报警界限,打开报警系统。

(9)协助患者取舒适体位,整理床单位,冬天注意保暖。

(10)解释注意事项,处理用物。

(11)洗手,再次查对后签字,并记录心电监护的各项数据。

四、注意事项

(1)严格执行查对制度,做好解释工作,消除患者紧张、恐惧的心理。

(2)嘱患者卧床休息,不要下床活动。更换体位时,妥善保护各连接导线。

(3)放置电极片时,应避开伤口、瘢痕、中心静脉导管、起搏器及电除颤时电极板的放置部位。告知患者不能自行移动或取下电极片,若电极片周围皮肤有瘙痒不适,应及时告知护士;注意定期更换电极片的粘贴位置。

(4)密切观察心电图波形,及时处理干扰和电极片脱落;观察心率、心律变化,如须详细了解心电图变化,须做常规导联心电图。

(5)成人、儿童、新生儿的血压袖带是有差异的,应给患者使用尺寸适当的袖带,袖带宽度为成人上臂周长的40%,婴儿的50%;袖带长度要保证充气部分绕肢体50%~80%,一般长度为宽度的2倍。

(6)血压袖带不宜安置在静脉输液或留置导管的肢体。袖带应安置在患者肘关节上1~2 cm处,松紧程度应以能够插入1指为宜,保证记号Φ正好位于肱动脉搏动之上;测量肢体的肱动脉应与心脏(右心房)保持水平并外展45°。

(7)血压测量时患者应避免移动,偏瘫患者应选择健侧上臂测量。

(8)注意更换血氧饱和度传感器的位置,以避免皮肤受损或血液循环受影响。休克、体温过低、低血压或使用血管收缩药物、贫血、偏瘫、指甲过长、周围环境光照太强、电磁干扰及涂抹指甲油等对血氧饱和度监测有影响。

(9)停止心电监护时,先关机,断开电源,再撤除导联线及电极片、血压袖带、氧饱和度指套等;观察贴电极片处皮肤有无皮疹、水疱等现象。

(赵瑞花)

第八节　非同步电除颤

非同步电除颤是利用一定量的电流经胸壁直接通过心脏,使心肌纤维瞬间同时除极,从而消除异位性快速心律失常的方法。

一、目的

使心室颤动(简称室颤)、心室扑动(简称室扑)转为窦性心律。

二、准备

(一)操作者准备

着装整齐。

(二)用物准备

除颤器、医用耦合剂、纱布、弯盘。

(三)患者准备

仰卧于硬板床上,充分暴露前胸。

(四)环境准备

请家属离开,关门。

三、操作程序

(1)准确判断病情。

(2)迅速备齐用物至患者床旁,患者取仰卧位。

(3)开启除颤仪电源开关。

(4)选择非同步模式(开启电源即为非同步模式),调节除颤能量,一般成人单相波除颤用200～360 J,双相波除颤用 100～200 J;儿童除颤初始 2～3 J/kg,最大不超过 5 J/kg。

(5)电极板上均匀涂耦合剂。

(6)正确放置电极板,负极放在右锁骨中线第二肋间,正极放于左腋前线内侧平第五肋间,两电极板贴紧皮肤。

(7)按下充电按钮充电。

(8)再次观察心电示波为室颤、室扑,确认周围人员无直接或间接与患者接触。

(9)双手同时按下放电按钮放电。

(10)观察除颤效果。

(11)移开电极板,检查胸部皮肤情况,清洁皮肤,整理床单位。

(12)整理用物,核查患者姓名、床号。

(13)洗手、记录。

四、注意事项

(1)除颤前移去患者身上的金属物,确定除颤部位无水及导电材料,清洁并擦干皮肤,禁止使用乙醇、含有苯基的酊剂或止汗剂。

(2)电极板放置的位置要准确,与患者皮肤密切接触,耦合剂涂抹要均匀,防止皮肤灼伤。婴幼儿应使用儿童专用电极板。

(3)电极板放置部位应避开瘢痕、伤口处,如患者带有植入性起搏器,电极板距起搏器部位至少 10 cm。

（4）除颤前确定周围人员无直接或间接与患者接触，操作者身体不能与患者接触。

（5）除颤放电后电极板应放在患者身上不动，观察除颤效果，如仍为室颤或室扑，可再次除颤；如出现心室停搏，应立即进行胸外心脏按压。对于细颤型室颤患者应先进行心脏按压、氧疗及药物先处理，使之变为粗颤后，再进行电除颤，以提高除颤成功率。

（6）动作迅速、准确。

（7）使用后将电极板充分清洁，及时充电备用。

（郝佳璇）

第九节　氧　疗　法

一、目的

提高动脉血氧分压和动脉血氧饱和度，增加动脉血氧含量，纠正各种因素导致的缺氧状态，促进组织的新陈代谢，维持机体正常生命活动。

根据呼吸衰竭的类型及缺氧的严重程度，选择给氧方法和吸入氧分数。Ⅰ型呼吸衰竭：PaO_2 在 $6.7\sim8.0$ kPa，$PaCO_2<6.7$ kPa，应给予中流量（$2\sim4$ L/min）吸氧，吸入氧浓度$>35\%$。Ⅱ型呼吸衰竭：PaO_2 在 $5.3\sim6.7$ kPa，$PaCO_2$ 正常，间断给予高流量（$4\sim6$ L/min）高浓度（$>50\%$），若 $PaO_2>9.3$ kPa，应逐渐降低吸氧浓度，防止长期吸入高浓度氧引起中毒。

供氧装置分氧气筒和管道氧气装置两种。

给氧方法分鼻导管给氧、氧气面罩给氧及高压给氧。氧气面罩给氧适于长期使用氧气，患者严重缺氧、神志不清。病情较重者，氧气面罩吸入氧分数最高可达 90%，但由于气流及无法及时喝水，常会造成口腔干燥、沟通及谈话受限。而鼻导管给氧则没有这些问题。鼻导管给氧方法又分单侧鼻导管给氧法和双侧鼻导管给氧法。

吸氧方式的选择：严重缺氧但无二氧化碳潴留者，宜采用面罩吸氧（吸入氧分数最高可达90%）；缺氧伴有二氧化碳潴留者可用双侧鼻导管吸氧方法。

二、准备

（一）用物准备

1.治疗盘外

氧气装置一套包括氧气筒（管道氧气装置无）、氧气流量表装置、扳手、用氧记录单、笔、安全别针。

2.治疗盘内

橡胶管、湿化瓶、无菌容器内盛一次性双侧鼻导管或一次性吸氧面罩、消毒玻璃接管、无菌持物镊、无菌纱布缸、治疗碗内盛蒸馏水、弯盘、棉签、胶布、松节油。

3.氧气筒

氧气筒顶部有一总开关，控制氧气的进出。氧气筒颈部的侧面，有一气门与氧气表相连，是氧气自氧气瓶中输出的途径。

4.氧气流量表装置

由压力表、减压阀、安全阀、流量表和湿化瓶组成。压力表测量氧气筒内的压力。减压阀是一种自动弹簧装置,将氧气筒流出的氧压力减至 $2\sim3$ kg/cm^2($0.2\sim0.3$ MPa),使流量平稳安全。当氧流量过大、压力过高时,安全阀内部活塞自行上推,过多的氧气由四周小孔流出,确保安全。流量表是测量每分钟氧气的流量,流量表内有浮标上端平面所指的刻度,可知氧气每分钟的流出量。湿化瓶内盛 $1/3\sim1/2$ 蒸馏水或 $20\%\sim30\%$ 乙醇(急性肺水肿患者吸氧时用,可降低肺泡内泡沫的表面张力,使泡沫破裂,扩大气体和肺泡壁接触面积使气体易于弥散,改善气体交换功能),通气管浸入水中,湿化瓶出口与鼻导管或面罩相连,湿化氧气。

5.装表

把氧气放在氧气架上,打开总开关放出少量氧气,快速关上总开关,此为吹尘(为防止氧气瓶上灰尘吹入氧气表内)。然后将氧气表向后稍微倾斜置于气阀上,用手初步旋紧固定然后再用扳手旋紧螺帽,使氧气表立于氧气筒旁,按湿化瓶,打开氧气检查氧气装置是否漏气,氧气输出是否通畅后,关闭流量表开关,推至病床旁备用。

(二)患者、护理人员及环境准备

患者了解吸氧目的、方法、注意事项及配合要点,取舒适体位,调整情绪。护理人员应衣帽整齐,修剪指甲,洗手,戴口罩。环境安静、整洁,光线、温度、湿度适宜,远离火源。

三、操作步骤

(1)携用物至病床旁,再次核对患者信息。

(2)用湿棉签清洁患者双侧鼻腔,清除鼻腔分泌物。

(3)连接鼻导管及湿化瓶的出口。调节氧流量,轻度缺氧 $1\sim2$ L/min,中度缺氧 $2\sim4$ L/min,重度缺氧 $4\sim6$ L/min,氧气筒内的氧气流量=氧气筒容积(L)×压力表指示的压力(kg/cm)。

(4)鼻导管插入患者双侧鼻腔约 1 cm,鼻导管环绕患者耳部向下放置,动作要轻柔,避免损伤黏膜、根据情况调整长度。

(5)停止用氧时,首先取下鼻导管(避免误操作引起肺组织损伤),安置患者于舒适体位。

(6)拆表:若使用氧气筒,则应首先关流量表开关,关氧气筒总阀,再开流量表开关,放出余气,再关流量表开关,最后拆表;若为中心供氧装置,取下鼻导管后,直接关闭流量表开关。

(7)处理用物,预防交叉感染。

(8)记录停止用氧时间及效果。

四、注意事项

(1)用氧时认真做好四防:防火、防震、防热、防油。

(2)禁用带油的手进行操作,氧气和螺旋口禁止上油。

(3)氧气筒内氧气不能用完,压力表指针应>5 kg/cm^2(0.5 MPa)。

(4)防止灰尘进入氧气瓶,避免充氧时引起爆炸。

(5)长期、高浓度吸氧者:观察患者有无胸骨后烧灼感、干咳、恶心、呕吐、烦躁及进行性呼吸困难加重等氧中毒现象。

(6)长期吸氧,吸氧浓度应<40%。氧气浓度与氧流量的关系:吸氧浓度(%)=21+4×氧气流量(L/min)。

(王　沁)

第十节　雾 化 吸 入

一、操作目的

(1)用于止咳平喘,帮助患者解除支气管痉挛。

(2)改善肺通气功能。

(3)湿化气道。

(4)预防和控制呼吸道感染。

二、操作流程

(一)评估

(1)患者的心理状态,合作程度。

(2)对氧气雾化吸入法的认识,用氧安全的认识。

(3)环境整齐、安静。

(二)准备

(1)按需备齐用物,根据医嘱备药。

(2)环境:四防(火、油、热、震)。

(3)查对、解释。

(三)雾化实施

(1)取坐位、半坐卧位。

(2)将氧气雾化吸入器与氧气连接,调节氧气流量(8~10 L/min),检查出雾情况。

(3)协助患者将喷气管含入口中,并嘱其紧闭双唇做深慢呼吸。

(四)处理

(1)吸毕,取下雾化器,关闭氧气开关,擦净面部,询问感觉,采取舒适卧位。

(2)观察记录雾化吸入的情况。

(3)妥善清理用物,归原位。

三、操作关键环节提示

(1)每次雾化吸入时间不应超过20分钟,如用液体过多应计入液体总入量内。若盲目用量过大有引起肺水肿或水中毒的可能。

(2)有增加呼吸道阻力的可能。当雾化吸入完几小时后,呼吸困难反而加重,除警惕肺水肿外,还可能是由于气道分泌物液化膨胀阻塞加重导致。

(3)预防呼吸道再感染。由于雾滴可带细菌入肺泡,故有可能继发革兰阴性杆菌感染,不但要加强口、鼻、咽的卫生护理,还要注意雾化器、室内空气和各种医疗器械的消毒。

(4)长期雾化吸入治疗的患者,所用雾化量必须适中。如果湿化过度,可致痰液增多,对危重患者神志不清或咳嗽反射减弱时,常可因痰不能及时咳出而使病情恶化甚至死亡。如果湿化不够,则很难达到治疗目的。

(5)注意药物吸收后引起的不良反应。

(6)过多长期使用生理盐水雾化吸入,会因过多的钠吸收而诱发或加重心力衰竭。

(7)雾化器应垂直拿,用面罩罩住口鼻,在吸入的同时应做深吸气,使药液充分到达支气管和肺内。

(8)氧流量调至 4～5 L/min,请不要擅自调节氧流量,禁止在有氧环境附近吸烟或燃明火。

(9)雾化前半小时尽量不进食,避免雾化吸入过程中气雾刺激,引起呕吐。

(10)每次雾化完后要及时洗脸或用湿毛巾抹干净口鼻部留下的雾珠,防止残留雾滴刺激口鼻皮肤,以免引起皮肤变态反应或受损。

(11)每次雾化完后要协助患者饮水或漱口,防止口腔黏膜双重感染。

(袁立娟)

第十一节　机械吸痰法

一、目的

清除呼吸道分泌物,保持呼吸道通畅,预防并发症发生。适用于排痰无力、痰液黏稠、意识不清、危重、老年体弱者。可通过患者口腔、鼻腔、气管插管或气管切开处进行负压吸引。

二、准备

(一)用物准备

治疗盘外:电动吸引器或中心吸引器,包括马达、偏心轮、气体过滤器、压力表、安全瓶、贮液瓶、开口器、舌钳、压舌板、电源插座等。

治疗盘内:带盖缸 2 只(1 只盛消毒一次性吸痰管若干根、1 只盛有消毒液的盐水瓶)、消毒玻璃接管、治疗碗 2 个(1 只内盛无菌生理盐水、1 只内盛消毒液用于消毒玻璃接管)、弯盘、消毒纱布、无菌弯血管钳 1 把、消毒镊子 1 把、棉签 1 包、液状石蜡、冰硼散等,急救箱 1 个备用。

(二)患者、护理人员及环境准备

患者取舒适体位,稳定情绪,了解吸痰目的、方法、注意事项及配合要点。护理人员应衣帽整齐,修剪指甲,洗手,戴口罩。环境安静、整洁,光线、温度、湿度适宜。

三、操作步骤

(1)携用物至病床旁,接通电源,打开开关,调节负压,检查吸引器性能。

(2)检查患者口腔(昏迷患者可借助压舌板及开口器)、鼻腔,有无义齿,如有应先取下活动义齿,患者头部转向一侧,面向操作者。

（3）连接吸痰管，先吸少量生理盐水。用于检查吸痰管是否通畅，并润滑吸痰管前端。

（4）一手反折吸痰管末端，另一手持无菌弯血管钳或无菌镊子夹取吸痰管前端，插入口咽部10～15 cm（过深可触及支气管处，易堵塞呼吸道）后，放松吸痰管末端，先吸口咽部分泌物，再吸气管内分泌物。吸痰时采取上下左右旋转向上提吸痰管的方法，有利于呼吸道分泌物吸出，避免损伤呼吸道黏膜。每次吸引时间少于 15 秒，防止缺氧。

（5）吸痰管拔出后，用生理盐水抽吸。防止分泌物堵塞吸痰管。

（6）观察患者呼吸道是否畅通及面部、呼吸、心率、血压等情况，以及吸出液的色、质、量。

（7）协助患者擦净面部分泌物，整理床单位，取舒适体位。

（8）处理用物，清洁吸痰管玻璃接头后，放入盛有消毒液的治疗碗中浸泡，或清洁后，置低温消毒箱内消毒备用。

（9）洗手，观察并记录治疗效果与反应。

四、注意事项

（1）严格无菌操作，吸痰管应即吸即弃。

（2）吸痰动作应轻柔，以防呼吸道黏膜损伤。

（3）痰液黏稠者可配合叩击、雾化吸入，提高治疗效果。

（4）储液瓶内的液体不得超过 2/3。

（5）每次吸痰时间不超过 15 秒，以免缺氧。

（6）两次吸痰间隔不少于 30 分钟。

（7）气管隆嵴处不宜反复刺激，避免引起咳嗽反射。

（袁立娟）

第十二节　导　尿　术

一、目的

（1）为尿潴留患者解除痛苦；使尿失禁患者保持会阴清洁、干燥。

（2）收集无菌尿标本，做细菌培养。

（3）避免盆腔手术时误伤膀胱，为危重、休克患者正确记录尿量，测尿比重提供依据。

（4）检查膀胱功能，测膀胱容量、压力及残余尿量。

（5）鉴别尿闭和尿潴留，以明确肾功能不全或排尿功能障碍。

（6）诊断及治疗膀胱和尿道的疾病，如进行膀胱造影或对膀胱肿瘤患者进行化学治疗（简称化疗）等。

二、准备

（一）物品准备

治疗盘内：橡皮圈 1 个、别针 1 枚、备皮用物 1 套、一次性无菌导尿包 1 套（治疗碗 2 个、弯盘、双腔气囊导尿管根据年龄选不同型号、弯血管钳1把、镊子1把、小药杯内置棉球若干个、液状石蜡棉球瓶1个、洞巾1块)、弯盘1个、一次性手套1双、治疗碗1个(内盛棉球若干个)、弯血管钳1把、镊子2把、无菌手套1双,常用消毒溶液如0.1%苯扎溴铵(新洁尔灭)、0.1%氯己定等,无菌持物钳及容器1套。

治疗盘外:小橡胶单和治疗巾1套(或一次性治疗巾)、便盆及便盆巾。

(二)患者、护理人员及环境准备

使患者了解导尿的目的、方法、注意事项及配合要点。取仰卧屈膝位,调整情绪,指导或协助患者清洗外阴,备便盆。护理人员应衣帽整齐,修剪指甲,洗手,戴口罩。环境安静、整洁,光线、温度、湿度适宜,关闭门窗,备屏风或隔帘。

三、评估

(1)评估患者病情、治疗情况、意识、心理状态及合作程度。

(2)评估患者排尿功能异常的程度,膀胱充盈度及会阴部皮肤、黏膜的完整性。

(3)向患者解释导尿的目的、方法、注意事项及配合要点。

四、操作步骤

(1)操作者位于患者右侧,帮助患者取仰卧屈膝位,脱去对侧裤腿,盖在近侧腿上,对侧下肢和上身用盖被盖好,两腿略外展,暴露外阴部。

(2)将一次性橡胶单和治疗巾垫于患者臀下,弯盘放于患者臀部,治疗碗内盛棉球若干个。

(3)左手戴手套,右手持血管钳夹取消毒棉球做外阴初步消毒,按由外向内,自上而下,依次消毒阴阜、两侧大阴唇。

(4)左手分开大阴唇,换另一把镊子按顺序消毒大小阴唇之间—小阴唇—尿道口—自尿道口至肛门,减少逆行感染的机会。污棉球置于弯盘内,消毒完毕,脱下手套置于治疗碗内,污物放置治疗车下层。

(5)在患者两腿间打开无菌导尿包,用持物钳夹浸消毒液的棉球于药杯内。

(6)戴无菌手套,铺洞巾,使洞巾与包布内面形成无菌区域。嘱患者勿移动肢体保持体位,以免污染无菌区。

(7)按操作顺序排列好用物,用镊子取液状石蜡棉球,润滑导尿管前端。

(8)左手拇指、示指分开并固定小阴唇,右手持弯持物钳夹取消毒棉球,按由内向外,自上而下顺序消毒尿道口、两侧小阴唇、尿道口,尿道口处要重复消毒1次,污棉球及弯血管钳置于弯盘内,右手将弯盘移至靠近床尾无菌区域边沿,便于操作。

(9)右手将无菌治疗碗移至洞巾旁,嘱患者张口呼吸,用另一只弯血管钳夹持导尿管对准导尿口轻轻插入尿道4~6 cm,见尿液后再插入1~2 cm。

(10)左手松开小阴唇,下移固定导尿管,将尿液引入治疗碗。注意询问患者的感觉,观察患者的反应。

(11)导尿毕,夹住导管末端,轻轻拔出导尿管,避免损伤尿道黏膜,撤下洞巾,擦净外阴,脱去手套置弯盘内,撤出臀部一次性橡胶单和治疗巾置治疗车下层。协助患者穿好裤子,整理床单位。

(12)整理用物。

(13)洗手,记录。

五、注意事项

(1)向患者及其家属解释留置导尿管的目的和护理方法,使其认识到预防泌尿道感染的重要性,并主动参与护理。

(2)保持引流通畅,避免导尿管扭曲堵塞,造成引流不畅。

(3)防止泌尿系统逆行感染。

(4)患者每天摄入足够的液体,每天尿量维持在 2 000 mL 以上,达到自然冲洗尿路的目的,以减少尿路感染和结石的发生。

(5)保持尿道口清洁,女性患者用消毒棉球擦拭外阴及尿道口,如分泌物过多,可用 0.02% 高锰酸钾溶液冲洗,再用消毒棉球擦拭外阴及尿道口。

(6)每周定时更换集尿袋 1 次,定时排空集尿袋,并记录尿量。

(7)每月定时更换导尿管 1 次。

(8)采用间歇性夹管方式,训练膀胱反射功能。关闭导尿管,每 4 小时开放 1 次,使膀胱定时充盈和排空,促进膀胱功能的回复。

(9)离床活动时,应用胶布将导尿管远端固定在大腿上,集尿袋不得超过膀胱高度,防止尿液逆流。

(10)协助患者更换体位,倾听患者主诉,并观察尿液性状、颜色和量,尿常规每周检查 1 次,若发现尿液浑浊、沉淀、有结晶,应做膀胱冲洗。

(黄莉芳)

第十三节　生命体征的观察与护理

生命体征是体温、脉搏、呼吸及血压的总称,是机体生命活动的客观反映,是评价生命活动状态的重要依据,也是护士评估患者身心状态的基本资料。

正常情况下,生命体征在一定范围内相对稳定,相互之间保持内在联系;当机体患病时,生命体征可发生不同程度的变化。护士通过对生命体征的观察,可以了解机体重要脏器的功能状态,了解疾病的发生、发展和转归,并为疾病预防、诊断、治疗和护理提供依据;同时,可以发现患者现存的或潜在的健康问题,以正确制订护理计划。因此,生命体征的测量及护理是临床护理工作的重要内容之一,也是护士应掌握的基本技能。

一、体温

体温由三大营养物质氧化分解而产生。50% 以上迅速转化为热能,50% 贮存于 ATP 内,供机体利用,最终仍转化为热能散发到体外。正常人体的温度是由大脑皮质和丘脑下部体温调节中枢所调节(下丘脑前区为散热中枢,下丘脑后区为产热中枢),并通过神经、体液因素调节产热和散热过程,保持产热与散热的动态平衡,所以正常人有相对恒定的体温。

(一)正常体温及生理性变化

1.正常体温

通常说的体温是指机体内部的温度,即胸腔、腹腔、中枢神经的温度,又称体核温度,较高且稳定。皮肤温度称体壳温度。临床上通常用口温、肛温、腋温来代替体温。在这三个部位测得的温度接近身体内部的温度,且测量较为方便。三个部位测得的温度略有不同,口腔温度居中,直肠温度较高,腋下温度较低。同时在三个部位进行测量,其温度差一般不超过1℃。这是由于血液在不断地流动,将热量很快地由温度较高处带往温度较低处,因而机体各部的温度一般差异不大。

体温的正常值不是一个具体的点,而是一个范围。机体各部位由于代谢率的不同,温度略有差异,常以口腔、直肠、腋下的平均温度为标准,个体体温可以较正常的平均温度增减0.3～0.6℃,健康成人的平均温度波动范围见表1-1。

表1-1 健康成人不同部位温度的波动范围

部位	波动范围
口腔	36.2～37.0 ℃
直肠	36.5～37.5 ℃
腋窝	36.0～37.2 ℃

2.生理性变化

人的体温在一些因素的影响下,会出现生理性的变化,但这种体温的变化,往往是在正常范围内或是一闪而过的。

(1)时间:人的体温24小时内的变动在0.5～1.5℃,一般清晨2～6时体温最低,下午2～8时体温最高。这种昼夜的节律波动,可能与人体活动代谢的相应周期性变化有关。如长期从事夜间工作的人员,可出现夜间体温上升、日间体温下降的现象。

(2)年龄:新生儿因体温调节中枢尚未发育完全,调节体温的能力差,体温易受环境温度影响而变化;儿童由于代谢率高,体温可略高于成人;老年人代谢率较低,血液循环变慢,加上活动量减少,因此体温偏低。

(3)性别:一般来说,女性比男性有较厚的皮下脂肪层,维持体热能力强,故女性体温较男性高约0.3℃。并且女性的基础体温随月经周期出现规律变化,即月经来潮后逐渐下降,至排卵后,体温又逐渐上升。这种体温的规律性变化与血中孕激素及其代谢产物的变化相吻合。

(4)环境温度:在寒冷或炎热的环境下,机体的散热受到明显的抑制或加强,体温可暂时性地降低或升高。另外,气流、个体暴露的范围大小也影响个体的体温。

(5)活动:任何需要耗力的活动,都使肌肉代谢增强,产热增加,可以使体温暂时性上升1～2℃。

(6)饮食:进食的冷热可以暂时性地影响口腔温度,进食后,由于食物的特殊动力作用,可以使体温暂时性地升高0.3℃左右。

另外,强烈的情绪反应、冷热的应用及个体的体温调节机制都对体温有影响,在测量体温的过程中要加以注意并能够做出解释。

3.产热与散热

(1)产热过程:机体产热过程是细胞新陈代谢的过程。人体通过化学方式产热,即食物氧化、骨骼肌运动、交感神经兴奋、甲状腺素分泌增多,以及体温升高均可提高新陈代谢率,而增加产热量。

（2）散热过程：机体通过物理方式进行散热。机体大部分的热量通过皮肤的辐射、传导、对流、蒸发来散发；一小部分的热量通过呼吸、尿、粪便而散发于体外。①辐射：是热由一个物体表面通过电磁波的形式传至另一个与它不接触物体表面的一种形式。在低温环境中，它是主要的散热方式，安静时的辐射散热所占的百分比较大，可达总热量的 60%。其散热量的多少与所接触物质的导热性能、接触面积和温差大小有关。②传导：是机体的热量直接传给同它接触的温度较低的物体的一种散热方法。③对流：是传导散热的特殊形式，是指通过气体或液体的流动来交换热量的一种散热方法。④蒸发：由液态转变成气态，同时带走大量热量的一种散热方法。当外界温度等于或高于皮肤温度时，蒸发就是人体唯一的散热形式。

（二）异常体温的观察

人体最高的耐受热为 40.6～41.4 ℃，低于 34 ℃ 或高于 43 ℃，则极少存活。升高至超过 41 ℃ 可引起永久性的脑损伤；高热持续在 42 ℃ 以上 24 小时常导致休克及严重并发症。所以对于体温过高或过低者应密切观察病情变化，不能有丝毫的松懈。

1.体温过高

体温过高又称发热，是由于各种原因使下丘脑体温调节中枢的调定点上移，产热增加而散热减少，导致体温升高超过正常范围。

（1）原因。①感染性：如病毒、细菌、真菌、螺旋体、立克次体、支原体、寄生虫等感染引起的发热，最多见。②非感染性：无菌性坏死物质的吸收引起的吸收热、变态反应性发热等。

（2）以口腔温度为例，按照发热的高低将发热分为如下几类。①低热：37.5～37.9 ℃。②中等热：38.0～38.9 ℃。③高热：39.0～40.9 ℃。④超高热：41 ℃ 及以上。

（3）发热过程：发热的过程常依疾病在体内的发展情况而定，一般分为三个阶段。①体温上升期：特点是产热大于散热。主要表现为皮肤苍白、干燥无汗，患者畏寒、疲乏，体温升高，有时伴寒战。方式为骤升和渐升。骤升指体温在数小时内升至高峰，如肺炎链球菌导致的肺炎；渐升指体温在数小时内逐渐上升，数天内达高峰，如伤寒。②高热持续期：特点是产热和散热在较高水平上趋于平衡。主要表现为体温居高不下，皮肤潮红，呼吸加深加快，脉搏增快并有头痛、食欲缺乏、恶心、呕吐、口干、尿量减少等症状，甚至惊厥、谵妄。③体温下降期：特点是散热增加，产热趋于正常，体温逐渐恢复至正常水平。主要表现为大量出汗、皮肤潮湿、温度降低。老年人易出现血压下降、脉搏细速、四肢厥冷等循环衰竭的症状。方式为骤降和渐降。骤降指体温在数小时内降至正常，如大叶性肺炎、疟疾；渐降指体温在数天内降至正常，如伤寒、风湿热。

（4）热型：将不同时间测得的体温绘制在体温单上，互相连接就构成体温曲线。各种体温曲线形状称为热型。有些发热性疾病有特殊的热型，通过观察体温曲线可协助诊断。但要注意，药物的应用可使热型变得不典型。常见的热型如下。①稽留热：体温持续在 39～40 ℃，达数天或数周，24 小时波动范围不超过 1 ℃。常见于大叶性肺炎、伤寒等急性感染性疾病的极期。②弛张热：体温在 39 ℃ 以上，24 小时体温波动幅度可超过 2 ℃，但最低温度仍高于正常水平。常见于化脓性感染、败血症、浸润性肺结核等疾病。③间歇热：体温骤然升高达高峰后，持续数小时又迅速降至正常，经过一天或数天间歇后，体温又突然升高，如此有规律地反复发作，常见于疟疾。④不规则热：发热不规律，持续时间不定。常见于流行性感冒、肿瘤等疾病引起的发热。

2.体温过低

体温过低是指由于各种原因引起的产热减少或散热增加，导致体温低于正常范围，称为体温过低。当体温低于 35 ℃时,称为体温不升。体温过低的原因如下。

(1)体温调节中枢发育未成熟:如早产儿、新生儿。

(2)疾病或创伤:见于失血性休克、极度衰竭等患者。

(3)药物中毒。

(三)体温异常的护理

1.体温过高

降温措施有物理降温、药物降温及针刺降温。

(1)观察病情:加强对生命体征的观察,定时测量体温,一般每天测温 4 次,高热患者应每 4 小时测温一次,待体温恢复正常 3 天后,改为每天 1～2 次,同时观察脉搏、呼吸、血压、意识状态的变化;及时了解各种有关检查结果及治疗护理后病情好转还是恶化。

(2)饮食护理:①补充高蛋白、高热量、高维生素、易消化的流质或半流质饮食,如粥、鸡蛋羹、面片汤、青菜、新鲜果汁等。②多饮水,每天补充液量 3 000 mL,必要时给予静脉点滴,以保证摄入量。

由于高热时,热量消耗增加,全身代谢率加快,蛋白质、维生素的消耗量增加,水分丢失增多,同时消化液分泌减少,胃肠蠕动减弱,所以宜及时补充水分和营养。

(3)使患者舒适:①安置舒适的体位让患者卧床休息,同时调整室温和避免噪声。②口腔护理:每天早、晚刷牙,饭前、饭后漱口,不能自理者,可行特殊口腔护理。由于发热患者唾液分泌减少,口腔黏膜干燥,机体抵抗力下降,极易引起口腔炎、口腔溃疡,因此口腔护理可预防口腔及咽部细菌繁殖。③皮肤护理:发热患者退热期出汗较多,此时应及时擦干汗液并更换衣裤和大单等,以保持皮肤的清洁和干燥,防止皮肤继发性感染。

(4)心理调护:注意患者的心理状态,对体温的变化给予合理的解释,以缓解患者紧张和焦虑的情绪。

2.体温过低

(1)保暖:①给患者加盖衣被、毛毯、电热毯等或放置热水袋,注意小儿、老人、昏迷者,热水袋温度不宜过高,以防烫伤。②暖箱适用于体重小于 2 500 g,胎龄不足 35 周的早产儿、低体重儿。

(2)给予热饮。

(3)监测生命体征:每小时测体温 1 次,直至恢复正常且保持稳定,同时观察脉搏、呼吸、血压、意识的变化。

(4)设法提高室温:以 22～24 ℃为宜。

(5)积极宣教:教会患者避免导致体温过低的方法。

(四)测量体温的技术

1.体温计的种类及构造

(1)水银体温计:水银体温计又称玻璃体温计,是最常用的最普通的体温计。其刻度范围为 35～42 ℃,每小格 0.1 ℃,在 37 ℃刻度处以红线标记,以示醒目。体温计一端贮存水银,当水银遇热膨胀后沿毛细管上升;因毛细管下端和水银槽之间有一凹陷,所以水银柱遇冷不致下降,以便查看温度。

根据测量部位的不同可将体温计分为口表、肛表、腋表。口表的水银端呈圆柱形,较细长;肛表的水银端呈梨形,较粗短,适合插入肛门;腋表的水银端呈扁平鸭嘴形。临床上口表可代替腋表使用。

（2）其他：如电子体温计、感温胶片、可弃式化学体温计等。

2.测体温的方法

（1）目的：通过测量体温，了解患者的一般情况及疾病的发生、发展规律，为诊断、预防、治疗提供依据。

（2）用物准备：①测温盘内备体温计（水银柱甩至 35 ℃以下）、秒表、纱布、笔、记录本。②若测肛温，另备润滑油、棉签、手套、卫生纸、屏风。

（3）操作步骤：洗手，戴口罩，备齐用物，携至床旁；核对患者并解释目的；协助患者取舒适卧位；根据病情选择合适的测温方法。①测腋温：擦干汗液，将体温计放在患者腋窝，紧贴皮肤屈肘臂过胸，夹紧体温计。测量 10 分钟后，取出体温计用纱布擦拭。②测口温法：嘱患者张口，将口表汞柱端放于舌下热窝。嘱患者闭嘴用鼻呼吸，勿用牙咬体温计。测量时间 3～5 分钟。嘱患者张口，取出口表，用纱布擦拭。③测肛温法：协助患者取合适卧位，露出臀部。润滑肛表前端，戴手套用手垫卫生纸分开臀部，轻轻插入肛表 3～4 cm。测量时间 3～5 分钟。用卫生纸擦拭肛表。④检视读数，放体温计盒内，记录。⑤整理床单位。⑥洗手，绘制体温于体温单上。⑦消毒用过的体温计。

（4）注意事项：①测温前应注意有无影响体温波动的因素存在，如 30 分钟内有无进食、剧烈活动、冷热敷、坐浴等。②体温值如与病情不符，应重复测量。③腋下有创伤、手术或消瘦夹不紧体温计者不宜测腋温；腹泻、肛门手术、心肌梗死的患者禁测肛温；精神异常、昏迷、婴幼儿等不能合作者及口鼻疾病或张口呼吸者禁测口温；进热食或面颊部热敷者，应间隔 30 分钟后再测口温。④对小儿、重症患者测温时，护士应守护在旁。⑤测口温时，如不慎咬破体温计，应立即清除玻璃碎屑，以免损伤口腔黏膜；口服蛋清或牛奶，以保护消化道黏膜并延缓汞的吸收；病情允许者，进食粗纤维食物，以加快汞的排出。

3.体温计的消毒与检查

（1）体温计的消毒：为防止测体温引起的交叉感染，保证体温计清洁，用过的体温计应消毒。先将体温计分类浸泡于含氯消毒液/乙醇内 30 分钟后取出，再用冷开水冲洗擦干，放入清洁容器中备用。集体测温后的体温计，用后全部浸泡于消毒液中。5 分钟后取出用清水冲净，擦干后放入另一消毒液容器中进行第二次浸泡，半小时后取出用清水冲净，擦干后放入清洁容器中备用。消毒液的容器及清洁体温计的容器每周进行 2 次高压蒸汽灭菌消毒，消毒液每天更换一次，若污染随时消毒。传染病患者应设专人体温计，单独消毒。

（2）体温计的检查：在使用新的体温计前，或定期消毒体温计后，应对体温计进行校对，以检查其准确性。将全部体温计的水银柱甩至 35 ℃以下，同一时间放入已测好的 40 ℃水内，3 分钟后取出检视。若体温计之间相差0.2 ℃以上或体温计上有裂痕者，取出不用。

二、脉搏

（一）正常脉搏及生理性变化

1.正常脉搏

随着心脏节律性收缩和舒张，动脉内的压力也发生周期性的波动，这种周期性的压力变化可引起动脉血管发生扩张与回缩的搏动，这种搏动在浅表的动脉可触摸到，临床简称为脉搏。正常人的脉搏节律均匀、规则，间隔时间相等，每搏强弱相同且有一定的弹性，每分钟搏动的次数为

60～100次(即脉率)。脉搏通常与心率一致,是心率的指标。

2.生理性变化

脉率受许多生理性因素影响而发生一定范围的波动。

(1)年龄:一般新生儿、幼儿的脉率较成人快。

(2)性别:同龄女性比男性快。

(3)情绪:兴奋、恐惧、发怒时脉率增快,忧郁时则慢。

(4)活动:一般人运动、进食后脉率会加快;休息、禁食则相反。

(5)药物:兴奋剂可使脉搏增快,镇静剂、洋地黄类药物可使脉搏减慢。

(二)异常脉搏的观察

1.脉率异常

(1)速脉:成人脉率在安静状态下大于100次/分,又称为心动过速。见于高热、甲状腺功能亢进(简称甲亢,由于代谢率增加而使脉率增快)、贫血或失血等患者。正常人可有窦性心动过速,为一过性的生理现象。

(2)缓脉:成人脉率在安静状态下低于60次/分,又称心动过缓。颅内压增高、病窦综合征、二度以上房室传导阻滞,或服用某些药物,如地高辛、普尼拉明、利血平、普萘洛尔等可出现缓脉。正常人可有生理性窦性心动过缓,多见于运动员。

2.脉律异常

脉搏的搏动不规则,间隔时间时长时短,称为脉律异常。

(1)间歇脉:在一系列正常均匀的脉搏中出现一次提前而较弱的脉搏,其后有一较正常延长的间歇(即代偿性间歇),亦称期前收缩。见于各种心脏病或洋地黄中毒的患者;正常人在过度疲劳、精神兴奋、体位改变时也偶尔出现间歇脉。

(2)脉搏短绌:同一单位时间内脉率少于心率。绌脉是由于心肌收缩力强弱不等,有些心排血量少的搏动可发出心音,但不能引起周围血管搏动,导致脉率少于心率。特点:脉律完全不规则、心率快慢不一、心音强弱不等。多见于心房纤颤者。

3.强弱异常

(1)洪脉:当心排血量增加,血管充盈度和脉压较大时,脉搏强大有力,称洪脉。见于高热、甲状腺功能亢进、主动脉关闭不全等患者,运动后、情绪激动时也常触到洪脉。

(2)细脉:当心排血量减少,动脉充盈度降低时,脉搏细弱无力,扪之如细丝,称细脉或丝脉。见于大出血、主动脉瓣狭窄和休克、全身衰竭的患者,是一种危险的脉象。

(3)交替脉:节律正常而强弱交替时出现的脉搏,称为交替脉。交替脉是左心衰竭的重要体征。常见于高血压性心脏病、急性心肌梗死、主动脉关闭不全等患者。

(4)水冲脉:脉搏骤起骤落,有如洪水冲涌,故名水冲脉,主要见于主动脉关闭不全、动脉导管未闭、甲亢、严重贫血患者,检查方法是将患者前臂抬高过头,检查者用手紧握患者手腕掌面,可明显感知。

(5)奇脉:在吸气时脉搏明显减弱或消失为奇脉。其产生主要与吸气时,左心室的搏出量减少有关。常见于心包腔积液、缩窄性心包炎等患者,是心脏压塞的重要体征之一。

4.动脉壁异常

由于动脉壁弹性减弱,动脉变得迂曲不光滑,有条索感,如按在琴弦上,多见于动脉硬化的患者。

(三)测量脉搏的技术

1.部位

临床上常在靠近骨骼的动脉测量脉搏。最常用最方便的是桡动脉,患者也乐于接受。其次为颞动脉、颈动脉、肱动脉、腘动脉、足背动脉和股动脉等。如怀疑患者心搏骤停或休克时,应选择大动脉为诊脉点,如颈动脉、股动脉。

2.测脉搏的方法

(1)目的:通过测量脉搏,可间接了解心脏的情况,观察相关疾病发生、发展规律,为诊断、治疗提供依据。

(2)准备:治疗盘内备带秒钟的表、笔、记录本及听诊器。

(3)操作步骤:①洗手、戴口罩,备齐用物,携至床旁。②核对患者,解释目的。③协助患者取坐位或半坐卧位,手臂放在舒适位置,腕部伸展。④以示指、中指、无名指的指端按在桡动脉表面,压力大小以能清楚地触及脉搏为宜,注意脉律、强弱、动脉壁的弹性。⑤一般情况下所测得的数值乘以 2,心脏病患者、脉率异常者、危重患者则应以 1 分钟记录。⑥协助患者取舒适体位。⑦将脉搏记录在体温单上。

(4)注意事项:①诊脉前患者应保持安静,剧烈运动后应休息 20 分钟后再测。②偏瘫患者应选择健侧肢体测量。③脉搏细、弱难以测量时,用听诊器测心率。④脉搏短细的患者,应由 2 名护士同时测量,一人听心率,另一人测脉率,一人发出"开始""停止"的口令,记数 1 分钟,以分数式记录:心率/脉率,若心率每分钟 120 次,脉率 90 次,即应写成 120/90 次/分。

三、呼吸

(一)正常呼吸及生理变化

1.正常呼吸的观察

在安静状态下,正常成人的呼吸频率为 16~20 次/分。正常呼吸表现为节律规则,均匀无声且不费力。

2.生理性变化

(1)年龄:一般年龄越小,呼吸频率越快,小儿比成年人稍快,老年人稍慢。

(2)性别:同龄的女性呼吸频率比男性稍快。

(3)运动:运动后呼吸加深加快,休息和睡眠时减慢。

(4)情绪:强烈的情绪变化会刺激呼吸中枢,导致呼吸加快或屏气。如恐惧、愤怒、紧张等都可引起呼吸加快。

(5)其他:环境温度过高或海拔增加,均会使呼吸加深加快,呼吸的频率和深浅度还可受意识控制。

(二)异常呼吸的评估及护理

1.异常呼吸的评估

(1)频率异常包括呼吸过速和呼吸过缓。①呼吸过速:在安静状态下,成人呼吸频率超过 24 次/分,称为呼吸过速或气促。见于高热、疼痛、甲亢、缺氧等患者,因血液中二氧化碳积聚,血氧不足,可刺激呼吸中枢,使呼吸加快。发热时,体温每升高 1 ℃,每分钟呼吸增加 3~4 次。②呼吸过缓:在安静状态下,成人呼吸频率少于 10 次/分,称为呼吸过缓。常见于呼吸中枢抑制的疾病,如颅内压增高、麻醉剂及安眠药使用过量等患者。

（2）节律异常包括潮式呼吸和间断呼吸。①潮式呼吸：又称陈-施呼吸是一种周期性的呼吸异常，周期0.5～2.0分钟，须观察较长时间才能发现。特点表现为开始时呼吸浅慢，以后逐渐加深加快，又逐渐由深快变为浅慢，然后呼吸暂停5～30秒后，再重复上述状态的呼吸，如此周而复始，呼吸运动呈潮水涨落样，故称潮式呼吸（图1-6）。发生机制：当呼吸中枢兴奋性减弱或高度缺氧时，呼吸减弱至暂停，血中二氧化碳增高到一定程度时，通过颈动脉和主动脉的化学感受器反射性地刺激呼吸中枢，使呼吸恢复。随着呼吸的由弱到强，二氧化碳不断排出，使其分压降低，呼吸中枢又失去有效的刺激，呼吸再次减弱至暂停，从而形成了周期性呼吸。常见于中枢神经系统疾病，如脑炎、颅内压增高、酸中毒、巴比妥中毒等患者。②间断呼吸：又称毕奥式呼吸，表现为呼吸和呼吸暂停现象交替出现的呼吸。特点是有规律地呼吸几次后，突然暂停呼吸，间隔时间长短不同，随后又开始呼吸，然后反复交替出现（图1-7）。其发生机制同潮式呼吸，是呼吸中枢兴奋性显著降低的表现，但比潮式呼吸更为严重，多在呼吸停止前出现，预后不佳。常见于颅内病变、呼吸中枢衰竭等患者。

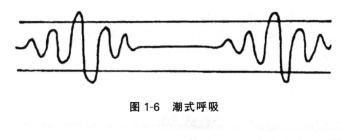

图1-6 潮式呼吸

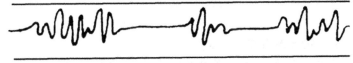

图1-7 间断呼吸

（3）深浅度异常。①深度呼吸：又称库斯莫尔呼吸，是一种深而规则的大呼吸。见于尿毒症、糖尿病等引起的代谢性酸中毒等患者。②浮浅性呼吸：是一种浅表而不规则的呼吸。有时呈叹息样，见于呼吸肌麻痹或濒死的患者。

（4）音响异常。①蝉鸣样呼吸：吸气时有一种高音调的音响，声音似蝉鸣，称为蝉鸣样呼吸。其发生机制多由声带附近有阻塞，使空气进入发生困难所致。见于喉头水肿、痉挛、喉头有异物等患者。②鼾声呼吸：呼气时发出粗糙的呼声。其发生机制由于气管或支气管内有较多的分泌物蓄积，多见于深昏迷等患者。

（5）呼吸困难：是指呼吸频率、节律和深浅度都有异常。呼吸困难的患者主观上表现为空气不足、呼吸费力；客观上表现为用力呼吸、张口耸肩、鼻翼翕动、发绀，辅助呼吸肌也参与呼吸运动，在呼吸频率、节律、深浅度上出现异常改变，根据临床表现可分为如下几种。①吸气性呼吸困难：是由于上呼吸道部分梗阻，使得气体进入肺部不畅，肺内负压极度增高所致，患者感觉吸气费力，吸气时间显著长于呼气时间，辅助呼吸肌收缩增强，出现明显的三凹征（胸骨上窝、锁骨上窝和肋间隙及腹上角凹陷）。多见于喉头水肿或气管、喉头有异物等患者。②呼气性呼吸困难：是由于下呼吸道部分梗阻，使得气体呼出肺部不畅所致，患者呼气费力，呼气时间显著长于吸气时间。多见于支气管哮喘和阻塞性肺气肿患者。③混合性呼吸困难：呼气和吸气均感费力，呼吸的频率加快而表浅。多见于重症肺炎、大片肺不张或肺纤维化的患者。

（6）形态异常。①胸式呼吸渐弱，腹式呼吸增强：正常女性以胸式呼吸为主。当胸部或肺有疾病或手术时均使胸式呼吸渐弱，腹式呼吸增强。②腹式呼吸渐弱，胸式呼吸增强：正常男性及儿童以腹式呼吸为主。当有腹部疾病时，如腹膜炎、腹部巨大肿瘤、大量腹水等，使膈肌下降，腹式呼吸渐弱，胸式呼吸增强。

2.异常呼吸的护理

（1）观察：密切观察呼吸状态及相关症状、体征的变化。

（2）吸氧：酌情给予氧气吸入，必要时可用呼吸机辅助呼吸。

（3）心理护理：根据患者的反应，有针对性地做好患者的心理护理，合理解释及安慰患者，以消除患者的紧张、恐惧心理，有安全感，主动配合治疗和护理。

（4）卧床休息：调节室内温度和湿度，保持空气清新，禁止吸烟；根据病情安置舒适体位，以保证患者的休息，减少耗氧量。

（5）保持呼吸道通畅：及时清除呼吸道分泌物，必要时给予吸痰。

（6）给药治疗：根据医嘱给药治疗，注意观察疗效及不良反应。

（7）健康教育：讲解有效咳嗽和正确呼吸方法，指导患者戒烟。

（三）呼吸测量技术

1.目的

（1）测量患者每分钟的呼吸次数。

（2）协助临床诊断，为预防、治疗、护理提供依据。

（3）观察呼吸的变化，了解患者疾病的发生、发展规律。

2.评估

（1）患者的病情、治疗情况及合作程度。

（2）患者在30分钟内有无活动、情绪激动等影响呼吸的因素存在。

3.操作前准备

（1）用物准备：有秒针的表、记录本和笔。

（2）患者准备：情绪稳定，保持自然的呼吸状态。

（3）护士准备：着装整洁，修剪指甲，洗手，戴口罩。

（4）环境准备：环境安静、整洁，光线充足。

4.操作步骤

见表1-2。

表1-2　呼吸测量技术操作步骤

流程	步骤	要点说明
1.核对	携用物到床旁，核对床号、姓名	确定患者
2.取体位	测量脉搏后，护士仍保持诊脉手势	分散患者的注意力
3.测量呼吸	（1）观察患者胸部或腹部的起伏（一起一伏为一次呼吸），一般情况测30秒，将所测数值乘以2即为呼吸频率，如患者呼吸不规则或婴儿应测1分钟 （2）如患者呼吸微弱不易观察时，可用少许棉花放于患者鼻孔前，观察棉花纤维被吹动的次数，计数1分钟	男性多为腹式呼吸，女性多为胸式呼吸，同时应观察呼吸的节律、深浅度、音响及呼吸困难的症状
4.记录	记录呼吸值；次/分，洗手	

5.注意事项

测量患者呼吸时,患者应处于自然呼吸的状态,以保证测量数值的准确性。

四、血压

血压是指血液在血管内流动时对血管壁的侧压力。一般指动脉血压,如无特别注明均指肱动脉的血压。当心脏收缩时,主动脉压急剧升高,至收缩中期达最高值,此时的动脉血压称收缩压。当心室舒张时,主动脉压下降,至心舒末期达动脉血压的最低值,此时的动脉血压称舒张压。

(一)正常血压及生理性变化

1.正常血压

在安静状态下,正常成人的血压范围为(12.0~18.5)/(8.0~11.9)kPa,脉压为 4.0~5.3 kPa。

血压的计量单位,过去多用 mmHg(毫米汞柱),后改用国际统一单位 kPa(千帕斯卡)。目前我国仍用 mmHg(毫米汞柱)。两者换算公式:1 kPa=7.5 mmHg、1 mmHg=0.133 kPa。

2.生理性变化

在各种生理情况下,动脉血压可发生各种变化,影响血压的生理因素有以下几种。

(1)年龄:随着年龄的增长血压逐渐增高,以收缩压增高较显著。儿童血压的计算公式如下:

$$收缩压=80+年龄×2$$
$$舒张压=收缩压×2/3$$

(2)性别:青春期前的男女血压差别不显著。成年男性的血压比女性高 0.7 kPa(5 mmHg);绝经期后的女性血压又逐渐升高,与男性差不多。

(3)昼夜和睡眠:血压在上午 8~10 小时达全天最高峰,之后逐渐降低;午饭后又逐渐升高,下午 4~6 小时出现全天次高值,然后又逐渐降低;至入睡后 2 小时,血压降至全天最低值;早晨醒来又迅速升高。睡眠欠佳时,血压稍增高。

(4)环境:寒冷时血管收缩,血压升高;气温高时血管扩张,血压下降。

(5)部位:一般右上肢血压常高于左上肢,下肢血压高于上肢。

(6)情绪:紧张、恐惧、兴奋及疼痛均可引起血压增高。

(7)体重:血压正常的人发生高血压的危险性与体重增加呈正比。

(8)其他:吸烟、劳累、饮酒、药物等都对血压有一定的影响。

(二)异常血压的观察

1.高血压

目前基本上采用世界卫生组织(WHO)和国际抗高血压联盟(ISH)高血压治疗指南的高血压定义:在未服抗高血压药的情况下,成人收缩压≥18.7 kPa(140 mmHg)和/或舒张压≥12.0 kPa(90 mmHg)者。95%的患者为病因不明的原发性高血压,多见于动脉硬化、肾炎、颅内压增高等,最易受损的部位是心、脑、肾、视网膜。

2.低血压

一般认为血压低于正常范围且有明显的血容量不足表现,如脉搏细速、心悸、头晕等,即可诊断为低血压。常见于休克、大出血等。

3.脉压异常

脉压增大多见于主动脉瓣关闭不全、主动脉硬化等;脉压减小多见于心包积液、缩窄性心包炎等。

(三)血压的测量

1.血压计的种类和构造

(1)水银血压计:分立式和台式两种,其基本结构都包括输气球、调节空气的阀门、袖带、能充水银的玻璃管、水银槽几部分。袖带的长度和宽度应符合标准:宽度比被测肢体的直径宽20%,长度应能包绕整个肢体。充水银的玻璃管上标有刻度,范围为 $0\sim40.0$ kPa($0\sim300$ mmHg),每小格表示 0.3 kPa(2 mmHg);玻璃管上端和大气相通,下端和水银槽相通。当输气球送入空气后,水银由玻璃管底部上升,水银柱顶端的中央凸起可指出压力的刻度。水银血压计测得的数值相当准确。

(2)弹簧表式血压计:由一袖带与有刻度[$2.7\sim4.0$ kPa($20\sim30$ mmHg)]的圆盘表相连而成,表上的指针指示压力。此种血压计携带方便,但欠准确。

(3)电子血压计:袖带内有一换能器,可将信号经数字处理,在显示屏上直接显示收缩压、舒张压和脉搏的数值。此种血压计操作方便,清晰直观,无需听诊器,使用方便、简单,但欠准确。

2.测血压的方法

(1)目的:通过测量血压,了解循环系统的功能状况,为诊断、治疗提供依据。

(2)准备:听诊器、血压计、记录纸、笔。

(3)操作步骤:①测量前,让患者休息片刻,以消除活动或紧张因素对血压的影响;检查血压计,如袖带的宽窄是否适合患者、玻璃管有无裂缝、橡胶管和输气球是否漏气等。②向患者解释,以取得合作。患者取坐位或仰卧,被侧肢体的肘臂伸直、掌心向上,肱动脉与心脏在同一水平。坐位时,肱动脉平第4肋骨;卧位时,肱动脉平腋中线。如手臂低于心脏水平,血压会偏高;手臂高于心脏水平,血压会偏低。③放平血压计于上臂旁,打开水银槽开关,将袖带平整地缠于上臂中部,袖带的松紧以能放入一指为宜,袖带下缘距肘窝 $2\sim3$ cm。如测下肢血压。袖带下缘距腘窝 $3\sim5$ cm。将听诊器胸件置于腘动脉搏动处,记录时注明下肢血压。④戴上听诊器,关闭输气球气门,触及肱动脉搏动。易地听诊器胸件放在肱动脉搏动最明显的地方,但勿塞入袖带内,以一手稍加固定。⑤挤压输气球囊打气至肱动脉搏动音消失,水银柱又升高 $2.7\sim4.0$ kPa($20\sim30$ mmHg)后,以每秒 0.5 kPa(4 mmHg)左右的速度放气,使水银柱缓慢下降,视线与水银柱所指刻度平行。⑥在听诊器中听到第一声动脉音时,水银柱所指刻度即为收缩压;当搏动音突然变弱或消失时,水银柱所指的刻度即为舒张压。当变音与消失音之间有差异时,或危重者应记录两个读数。⑦测量后,放尽袖带内的空气,解开袖带。安置患者于舒适卧位。⑧将血压计右倾45°,关闭气门,气球放在固定的位置,以免压碎玻璃管;关闭血压计盒盖。⑨用分数式记录测得的血压值,如 $14.7/9.3$ kPa($110/70$ mmHg)。

(4)注意事项:①测血压前,要求安静休息 $20\sim30$ 分钟,如运动、情绪激动、吸烟、进食等可导致血压偏高。②血压计要定期检查和校正,以保证其准确性,切勿倒置或震动。③打气不可过猛、过高,如水银柱里出现气泡,应调节或检修,不可带着气泡测量。④降至"0",稍等片刻再行第二次测量。⑤对偏瘫、一侧肢体外伤或手术后患者,应在健侧手臂上测量。⑥排除影响血压值的外界因素,如袖带太窄、袖带过松、放气速度太慢测得的血压值偏高,反之则血压值偏低。⑦长期测血压应做到四定:定部位、定体位、定血压计、定时间。

(王田田)

第二章
呼吸内科护理

第一节　急性上呼吸道感染

一、概述

(一)疾病概述

急性上呼吸道感染简称急性上感,为外鼻孔至环状软骨下缘包括鼻腔、咽或喉部急性炎症的概称。主要病原体是病毒,少数是细菌,免疫功能低下者易感。通常病情较轻、病程短、可自愈,预后良好。但由于发病率高,不仅影响工作和生活,有时还可伴有严重并发症,并具有一定的传染性,应积极防治。

多发于冬春季节,多为散发,且可在气候突变时小规模流行。主要通过患者喷嚏和含有病毒的飞沫经空气传播,或经污染的手和用具接触传播。可引起上感的病原体大多为自然界中广泛存在的多种类型病毒,同时健康人群亦可携带,且人体对其感染后产生的免疫力较弱、短暂,病毒间也无交叉免疫,故可反复发病。

(二)相关病理生理

组织学上可无明显病理改变,亦可出现上皮细胞的破坏。可有炎症因子参与发病,使上呼吸道黏膜血管充血和分泌物增多,伴单核细胞浸润,浆液性及黏液性炎性渗出。继发细菌感染者可有中性粒细胞浸润及脓性分泌物。

(三)急性上呼吸道感染的病因与诱因

1.基本病因

急性上感有70％～80％由病毒引起,包括鼻病毒、冠状病毒、腺病毒、流感和副流感病毒以及呼吸道合胞病毒、埃可病毒和柯萨奇病毒等。另有20％～30％的上感为细菌引起,可单纯发生或继发于病毒感染之后发生,以口腔定植菌溶血性链球菌为多见,其次为流感嗜血杆菌、肺炎链球菌和葡萄球菌等,偶见革兰阴性杆菌。

2.常见诱因

淋雨、受凉、气候突变、过度劳累等可降低呼吸道局部防御功能,致使原存的病毒或细菌迅速繁殖,或者直接接触含有病原体的患者喷嚏、空气以及污染的手和用具诱发本病。老幼体弱,免疫功能低下或有慢性呼吸道疾病如鼻窦炎、扁桃体炎者更易发病。

（四）临床表现

临床表现有以下几种类型。

1.普通感冒

普通感冒俗称"伤风"，又称急性鼻炎或上呼吸道卡他，为病毒感染引起。起病较急，主要表现为鼻部症状，如喷嚏、鼻塞、流清水样鼻涕，也可表现为咳嗽、咽干、咽痒或烧灼感甚至鼻后滴漏感。咽干、咳嗽和鼻后滴漏与病毒诱发的炎症介质导致的上呼吸道传入神经高敏状态有关。2～3天后鼻涕变稠，可伴咽痛、头痛、流泪、味觉迟钝、呼吸不畅、声嘶等，有时由于咽鼓管炎致听力减退。严重者有发热、轻度畏寒和头痛等。体检可见鼻腔黏膜充血、水肿、有分泌物，咽部可为轻度充血。一般经5～7天痊愈，伴并发症者可致病程迁延。

2.急性病毒性咽炎和喉炎

由鼻病毒、腺病毒、流感病毒、副流感病毒以及肠病毒、呼吸道合胞病毒等引起。临床表现为咽痒和灼热感，咽痛不明显。咳嗽少见。急性喉炎多为流感病毒、副流感病毒及腺病毒等引起，临床表现为明显声嘶、讲话困难、可有发热、咽痛或咳嗽，咳嗽时咽喉疼痛加重。体检可见喉部充血、水肿，局部淋巴结轻度肿大和触痛，有时可闻及喉部的喘息声。

3.急性疱疹性咽峡炎

多由柯萨奇病毒A引起，表现为明显咽痛、发热，病程约为一周。查体可见咽部充血，软腭、腭垂、咽及扁桃体表面有灰白色疱疹及浅表溃疡，周围伴红晕。多发于夏季，多见于儿童，偶见于成人。

4.急性咽结膜炎

主要由腺病毒、柯萨奇病毒等引起。表现为发热、咽痛、畏光、流泪、咽及结膜明显充血。病程4～6天，多发于夏季，由游泳传播，儿童多见。

5.急性咽扁桃体炎

病原体多为溶血性链球菌，其次为流感嗜血杆菌、肺炎链球菌、葡萄球菌等。起病急，咽痛明显、伴发热、畏寒，体温可达39℃以上。查体可发现咽部明显充血，扁桃体肿大、充血，表面有黄色脓性分泌物。有时伴有颌下淋巴结肿大、压痛，而肺部查体无异常体征。

（五）辅助检查

1.血液学检查

因多为病毒性感染，白细胞计数常正常或偏低，伴淋巴细胞比例升高。细菌感染者可有白细胞计数与中性粒细胞增多和核左移现象。

2.病原学检查

因病毒类型繁多，且明确类型对治疗无明显帮助，一般无需明确病原学检查。需要时可用免疫荧光法、酶联免疫吸附法、血清学诊断或病毒分离鉴定等方法确定病毒的类型。细菌培养可判断细菌类型并做药物敏感试验以指导临床用药。

（六）主要治疗原则

由于目前尚无特效抗病毒药物，以对症处理为主，同时戒烟、注意休息、多饮水、保持室内空气流通和防治继发细菌感染。对有急性咳嗽、鼻后滴漏和咽干的患者应给予伪麻黄碱治疗以减轻鼻部充血，亦可局部滴鼻应用。必要时适当加用解热镇痛类药物。

(七)药物治疗

1.抗菌药物治疗

目前已明确普通感冒无需使用抗菌药物。除非有白细胞计数升高、咽部脓苔、咳黄痰和流鼻涕等细菌感染证据,可根据当地流行病学史和经验用药,可选口服青霉素、第一代头孢菌素、大环内酯类或喹诺酮类。

2.抗病毒药物治疗

由于目前有滥用造成流感病毒耐药现象,所以如无发热,免疫功能正常,发病超过 2 天一般无需应用。对于免疫缺陷患者,可早期常规使用。利巴韦林和奥司他韦有较广的抗病毒谱,对流感病毒、副流感病毒和呼吸道合胞病毒等有较强的抑制作用,可缩短病程。

二、护理评估

(一)病因评估

主要评估患者健康史和发病史,是否有受凉感冒史。对流行性感冒者,应详细询问患者及家属的流行病史,以有效控制疾病进展。

(二)一般评估

1.生命体征

患者体温可正常或发热;有无呼吸频率加快或节律异常。

2.患者主诉

有无鼻塞、流涕、咽干、咽痒、咽痛、畏寒、发热、咳嗽、咳痰、声嘶、畏光、流泪、眼痛等症状。

3.相关记录

体温,痰液颜色、性状和量等记录结果。

(三)身体评估

1.视诊

咽喉部有无充血;鼻腔黏膜有无充血、水肿及分泌物情况;扁桃体有无充血、肿大(肿大扁桃体的分度),有无黄色脓性分泌物;眼结膜有无充血等情况。

2.触诊

有无颌下、耳后等头颈部位浅表淋巴结肿大,肿大淋巴结有无触痛。

3.听诊

有无异常呼吸音;双肺有无干、湿啰音。

(四)心理-社会评估

患者在疾病治疗过程中的心理反应与需求、家庭及社会支持情况,引导患者正确配合疾病的治疗与护理。

(五)辅助检查结果评估

1.血常规检查

有无白细胞计数降低或升高、有无淋巴细胞比值升高、有无中性粒细胞升高及核左移等。

2.胸部 X 线检查

有无肺纹理增粗、炎性浸润影等。

3.痰培养

有无细菌生长,药敏试验结果如何。

（六）治疗常用药效果的评估

对于呼吸道病毒感染，尚无特异的治疗药物。一般以对症处理为主，辅以中医治疗，并防治继发细菌感染。

三、主要护理诊断/问题

（一）舒适受损

鼻塞、流涕、咽痛、头痛与病毒、细菌感染有关。

（二）体温过高

与病毒、细菌感染有关。

四、护理措施

（一）病情观察

观察生命体征及主要症状，尤其是体温、咽痛、咳嗽等的变化。高热者联合使用物理降温与药物降温，并及时更换汗湿衣物。

（二）环境与休息

保持室内温、湿度适宜和空气流通，症状轻者应适当休息，病情重者或年老者卧床休息为主。

（三）饮食

选择清淡、富含维生素、易消化的食物，并保证足够热量。发热者应适当增加饮水量。

（四）口腔护理

进食后漱口或按时给予口腔护理，防止口腔感染。

（五）防止交叉感染

注意隔离患者，减少探视，以避免交叉感染。指导患者咳嗽时应避免对着他人。患者使用过的餐具、痰盂等用品应按规定及时消毒。

（六）用药护理

遵医嘱用药且注意观察药物的不良反应。为减轻马来酸氯苯那敏或苯海拉明等抗变态反应药的头晕、嗜睡等不良反应，宜指导患者在临睡前服用，并告知驾驶员和高空作业者应避免使用。

（七）健康教育

1.疾病预防指导

生活规律、劳逸结合、坚持规律且适当的体育运动，以增强体质、提高抗寒能力和机体的抵抗力。保持室内空气流通，避免受凉、过度疲劳等感染的诱发因素。在高发季节少去人群密集的公共场所。

2.疾病知识指导

指导患者采取适当的措施避免疾病传播，防止交叉感染。患病期间注意休息，多饮水并遵医嘱用药。

3.预防感染的措施

注意保暖，防止受凉，尤其是要避免呼吸道感染。

4.就诊的指标

告诉患者如果出现下列情况应及时到医院就诊。

（1）经药物治疗症状不缓解。

（2）出现耳鸣、耳痛、外耳道流脓等中耳炎症状。

（3）恢复期出现胸闷、心悸、眼睑水肿、腰酸或关节疼痛。

五、护理效果评估

（1）患者自觉症状好转（鼻塞、流涕、咽部不适感、发热、咳嗽咳痰等症状减轻）。

（2）患者体温恢复正常。

（3）身体评估。①视诊：患者咽喉部充血减轻；鼻腔黏膜充血、水肿减轻情况；扁桃体无充血、肿大程度减轻，无脓性分泌物；眼结膜无充血等情况。②听诊：患者无异常呼吸音；双肺无干、湿啰音。

（张媛媛）

第二节 急性气管-支气管炎

一、概述

（一）疾病概述

急性气管-支气管炎是由生物、物理、化学刺激或变态反应等因素引起的急性气管-支气管黏膜炎症。多为散发，无流行倾向，年老体弱者易感。临床症状主要为咳嗽和咳痰。常发生于寒冷季节或气候突变时。也可由急性上呼吸道感染迁延不愈所致。

（二）相关病理生理

由病原体、吸入冷空气、粉尘、刺激性气体或因吸入变应原引起气管-支气管急性炎症反应。其共同的病理表现为气管、支气管黏膜充血水肿，淋巴细胞和中性粒细胞浸润；同时可伴纤毛上皮细胞损伤、脱落，黏液腺体肥大增生。合并细菌感染时，分泌物呈脓性。

（三）急性气管-支气管炎的病因与诱因

病原体导致的感染是最主要病因，过度劳累、受凉、年老体弱是常见诱因。

1.病原体

病原体与上呼吸道感染类似。常见病毒为腺病毒、流感病毒（甲、乙）、冠状病毒、鼻病毒、单纯疱疹病毒、呼吸道合胞病毒和副流感病毒。常见细菌为流感嗜血杆菌、肺炎链球菌、卡他莫拉菌等，近年来衣原体和支原体感染明显增加，在病毒感染的基础上继发细菌感染亦较多见。

2.物理、化学因素

冷空气、粉尘、刺激性气体或烟雾（如二氧化硫、二氧化氮、氨气、氯气等）的吸入，均可刺激气管-支气管黏膜引起急性损伤和炎症反应。

3.变态反应

常见的吸入变应原包括花粉、有机粉尘、真菌孢子、动物毛皮及排泄物；或对细菌蛋白质的变态反应，钩虫、蛔虫的幼虫在肺内的移行，均可引起气管-支气管急性炎症反应。

(四)临床表现

临床主要表现为咳嗽咳痰。一般起病较急,通常全身症状较轻,可有发热。初为干咳或少量黏液痰,随后痰量增多,咳嗽加剧,偶伴血痰。咳嗽、咳痰可延续 2~3 周,如迁延不愈,可演变成慢性支气管炎。伴支气管痉挛时,可出现程度不等的胸闷气促。

(五)辅助检查

1.血液检查

病毒感染时,血常规检查白细胞计数多正常;细菌感染较重时,白细胞计数和中性粒细胞计数增高。红细胞沉降率检查可有红细胞沉降率快。

2.胸部 X 线检查

多无异常,或仅有肺纹理的增粗。

3.痰培养

细菌或支原体、衣原体感染时,可明确病原体;药物敏感试验可指导临床用药。

(六)治疗要点

1.对症治疗

咳嗽无痰或少痰,可用右美沙芬、喷托维林(咳必清)镇咳。咳嗽有痰而不易咳出,可选用盐酸氨溴索、溴己新(必嗽平),桃金娘油提取物化痰,也可雾化帮助祛痰。较为常用的为兼顾止咳和化痰的棕色合剂,也可选用中成药止咳祛痰。发生支气管痉挛时,可用平喘药如茶碱类、β_2受体激动剂等。发热可用解热镇痛药对症处理。

2.抗菌药物治疗

有细菌感染证据时应及时使用。可以首选新大环内酯类、青霉素类,亦可选用头孢菌素类或喹诺酮类等药物。多数患者口服抗菌药物即可,症状较重者可经肌内注射或静脉滴注给药,少数患者需要根据病原体培养结果指导用药。

3.一般治疗

多休息,多饮水,避免劳累。

二、护理评估

(一)病因评估

主要评估患者健康史和发病史,近期是否有受凉、劳累,是否有粉尘变态反应史,是否有吸入冷空气或刺激性气体史。

(二)一般评估

1.生命体征

患者体温可正常或发热;有无呼吸频率加快或节律异常。

2.患者主诉

有无发热、咳嗽、咳痰、喘息等症状。

3.相关记录

体温,痰液颜色、性状和量等情况。

(三)身体评估

听诊有无异常呼吸音;有无双肺呼吸音变粗,两肺可否闻及散在的干、湿啰音,湿啰音部位是否固定,咳嗽后湿啰音是否减少或消失;有无闻及哮鸣音。

(四)心理-社会评估

患者在疾病治疗过程中的心理反应与需求、家庭及社会支持情况,引导患者正确配合疾病的治疗与护理。

(五)辅助检查结果评估

1.血液检查

有无白细胞总数和中性粒细胞百分比升高,有无红细胞沉降率加快。

2.胸部 X 线检查

有无肺纹理增粗。

3.痰培养

有无致病菌生长,药敏试验结果如何。

(六)治疗常用药效果的评估

1.应用抗生素的评估要点

(1)记录每次给药的时间与次数,评估有无按时按量给药,是否足疗程。

(2)评估用药后患者发热、咳嗽、咳痰等症状有否缓解。

(3)评估用药后患者是否出现皮疹、呼吸困难等变态反应。

(4)评估用药后患者有无较明显的恶心、呕吐、腹泻等不良反应。

2.应用止咳祛痰剂效果的评估

(1)记录每次给药的时间与剂量。

(2)评估用祛痰剂后患者痰液是否变稀,是否较易咳出。

(3)评估用止咳药后,患者咳嗽频繁是否减轻,夜间睡眠是否改善。

3.应用平喘药后效果的评估

(1)记录每次给药的时间与量。

(2)评估用药后患者呼吸困难是否减轻,听诊哮鸣音有否消失。

(3)如应用氨茶碱时间较长,需评估有无茶碱中毒表现。

三、主要护理诊断/问题

(一)清理呼吸道无效

与呼吸道感染、痰液黏稠有关。

(二)气体交换受损

与变态反应、炎症引起支气管痉挛有关。

四、护理措施

(一)病情观察

观察生命体征及主要症状,尤其咳嗽,痰液的颜色、性质、量等的变化;有无呼吸困难与喘息等表现;监测体温情况。

(二)休息与保暖

急性期应减少活动,增加休息时间,室内空气新鲜,保持适宜的温度和湿度。

(三)保证充足的水分及营养

鼓励患者多饮水,必要时由静脉补充。给予易消化营养丰富的饮食,发热期间进食流质或半流质食物为宜。

(四)保持口腔清洁

由于患者发热、咳嗽、痰多且黏稠,咳嗽剧烈时可引起呕吐,故要保持口腔卫生,以增加舒适感,增进食欲,促进毒素的排泄。

(五)发热护理

热度不高不需特殊处理,高热时要采取物理降温或药物降温措施。

(六)保持呼吸道通畅

观察呼吸道分泌物的性质及能否有效地咳出痰液,指导并鼓励患者有效咳嗽;若为细菌感染所致,按医嘱使用敏感的抗生素。若痰液黏稠,可采用超声雾化吸入或蒸气吸入稀释分泌物;对于咳嗽无力的患者,宜经常更换体位、拍背,使呼吸道分泌物易于排出,促进炎症消散。

(七)给氧与解痉平喘

有咳喘症状者可给予氧气吸入或按医嘱采用雾化吸入平喘解痉剂,严重者可口服。

(八)健康教育

1.疾病预防指导

预防急性上呼吸道感染的诱发因素。增强体质,可选择合适的体育活动,如健康操、太极拳、跑步等,可进行耐寒训练,如冷水洗脸、冬泳等。

2.疾病知识指导

患病期间增加休息时间,避免劳累;饮食宜清淡、富含营养;按医嘱用药。

3.就诊指标

如2周后症状仍持续应及时就诊。

五、护理效果评估

(1)患者自觉症状好转(咳嗽咳痰、喘息、发热等症状减轻)。

(2)患者体温恢复正常。

(3)患者听诊时双肺有无闻及干、湿啰音。

(李玉芝)

第三节　慢性支气管炎

慢性支气管炎是由于感染或非感染因素引起气管、支气管黏膜及其周围组织的慢性非特异性炎症。临床以咳嗽、咳痰或伴有喘息反复发作为特征,每年持续3个月以上,且连续2年以上。

一、病因和发病机制

慢性支气管炎的病因极为复杂,迄今尚有许多因素不够明确,往往是多种因素长期相互作用的综合结果。

(一)感染

病毒、支原体和细菌感染是本病急性发作的主要原因。病毒感染以流感病毒、鼻病毒、腺病毒和呼吸道合胞病毒常见;细菌感染以肺炎链球菌、流感嗜血杆菌和卡他莫拉菌及葡萄球菌常见。

(二)大气污染

化学气体如氯气、二氧化氮、二氧化硫等刺激性烟雾,空气中的粉尘等均可刺激支气管黏膜,使呼吸道清除功能受损,为细菌入侵创造条件。

(三)吸烟

吸烟为本病发病的主要因素。吸烟时间的长短与吸烟量决定发病率的高低,吸烟者的患病率较不吸烟者高 2~8 倍。

(四)变态反应因素

喘息型支气管炎患者,多有变态反应史。患者痰中嗜酸性粒细胞和组胺的含量及血中 IgE 明显高于正常。此类患者实际上应属慢性支气管炎合并哮喘。

(五)其他因素

气候变化,特别是寒冷空气对慢支的病情加重有密切关系。自主神经功能失调,副交感神经功能亢进,老年人肾上腺皮质功能减退,慢性支气管炎的发病率增加。维生素 C 缺乏,维生素 A 缺乏,易患慢性支气管炎。

二、临床表现

(一)症状

患者常在寒冷季节发病,出现咳嗽、咳痰,尤以晨起显著,白天多于夜间。病毒感染痰液为白色黏液泡沫状,继发细菌感染,痰液转为黄色或黄绿色黏液脓性,偶可带血。慢性支气管炎反复发作后,支气管黏膜的迷走神经感受器反应性增高,副交感神经功能亢进,可出现变态反应现象而发生喘息。

(二)体征

早期多无体征。急性发作期可有肺底部闻及干、湿性啰音。喘息型支气管炎在咳嗽或深吸气后可闻及哮鸣音,发作时有广泛哮鸣音。

(三)并发症

(1)阻塞性肺气肿:为慢性支气管炎最常见的并发症。

(2)支气管肺炎:慢性支气管炎蔓延至支气管周围肺组织中,患者表现寒战、发热、咳嗽加剧、痰量增多且呈脓性;白细胞总数及中性粒细胞增多;胸部 X 线片显示双下肺野有斑点状或小片阴影。

(3)支气管扩张。

三、诊断

(一)辅助检查

1.血常规

白细胞总数及中性粒细胞数可升高。

2.胸部 X 线

单纯型慢性支气管炎,X 线片检查阴性或仅见双下肺纹理增多、增粗、模糊、呈条索状或网状。继发感染时为支气管周围炎症改变,表现为不规则斑点状阴影,重叠于肺纹理之上。

3.肺功能检查

早期病变多在小气道,常规肺功能检查多无异常。

(二)诊断要点

凡咳嗽、咳痰或伴有喘息,每年发作持续 3 个月,连续 2 年或 2 年以上者,并排除其他心、肺疾病(如肺结核、肺尘埃沉着病、支气管哮喘、支气管扩张、肺癌、肺脓肿、心脏病、心功能不全等)、慢性鼻咽疾病后,即可诊断。如每年发病不足 3 个月,但有明确的客观检查依据(如胸部 X 线片、肺功能等)亦可诊断。

(三)鉴别诊断

1.支气管扩张

多于儿童或青年期发病,常继发于麻疹、肺炎或百日咳后,并有咳嗽、咳痰反复发作的病史,合并感染时痰量增多,并呈脓性或伴有发热,病程中常反复咯血。在肺下部周围可闻及不易消散的湿性啰音。晚期重症患者可出现杵状指(趾)。胸部 X 线上可见双肺下野纹理粗乱或呈卷发状。薄层高分辨 CT(HRCT)检查有助于确诊。

2.肺结核

活动性肺结核患者多有午后低热、消瘦、乏力、盗汗等中毒症状。咳嗽痰量不多,常有咯血。老年肺结核的中毒症状多不明显,常被慢性支气管炎的症状所掩盖而误诊。胸部 X 线上可发现结核病灶,部分患者痰结核菌检查可获阳性。

3.支气管哮喘

支气管哮喘常为特质性患者或有变态反应性疾病家族史,多于幼年发病。一般无慢性咳嗽、咳痰史。哮喘多突然发作,且有季节性,血和痰中嗜酸性粒细胞常增多,治疗后可迅速缓解。发作时双肺布满哮鸣音,呼气延长,缓解后可消失,且无症状,但气道反应性仍增高。慢性支气管炎合并哮喘的患者,病史中咳嗽、咳痰多发生在喘息之前,迁延不愈较长时间后伴有喘息,且咳嗽、咳痰的症状多较喘息更为突出,平喘药物疗效不如哮喘等可资鉴别。

4.肺癌

肺癌多发生于 40 岁以上男性,并有多年吸烟史的患者,刺激性咳嗽常伴痰中带血和胸痛。胸部 X 线片检查肺部常有块影或反复发作的阻塞性肺炎。痰脱落细胞及支气管镜等检查,可明确诊断。

5.慢性肺间质纤维化

慢性咳嗽,咳少量黏液性非脓性痰,进行性呼吸困难,双肺底可闻及爆裂音(Velcro 啰音),严重者发绀并有杵状指。胸部 X 线片见中下肺野及肺周边部纹理增多紊乱呈网状结构,其间见弥漫性细小斑点阴影。肺功能检查呈限制性通气功能障碍,弥散功能减低,PaO_2 下降。肺活检是确诊的手段。

四、治疗

(一)急性发作期及慢性迁延期的治疗

以控制感染、祛痰、镇咳为主,同时解痉平喘。

1.抗感染药物

及时、有效、足量,感染控制后及时停用,以免产生细菌耐药或二重感染。一般患者可按常见致病菌用药。可选用青霉素 G 80 万 U 肌内注射;复方磺胺甲噁唑(SMZ),每次 2 片,2 次/天;阿莫西林 2～4 g/d,3～4 次口服;氨苄西林 2～4 g/d,分 4 次口服;头孢氨苄 2～4 g/d 或头孢拉定 1～2 g/d,分 4 次口服;头孢呋辛 2 g/d 或头孢克洛 0.5～1.0 g/d,分 2～3 次口服。亦可选择新一代大环内酯类抗生素,如罗红霉素,0.3 g/d,分 2 次口服。抗菌治疗疗程一般 7～10 天,反复感染病例可适当延长。严重感染时,可选用氨苄西林、环丙沙星、氧氟沙星、阿米卡星、奈替米星或头孢菌素类联合静脉滴注给药。

2.祛痰镇咳药

刺激性干咳者不宜单用镇咳药物,否则痰液不易咳出。可给盐酸溴环己胺醇 30 mg 或羧甲基半胱氨酸 500 mg,3 次/天,口服。乙酰半胱氨酸(富露施)及氯化铵甘草合剂均有一定的疗效。α-糜蛋白酶雾化吸入亦有消炎祛痰的作用。

3.解痉平喘

解痉平喘主要为解除支气管痉挛,利于痰液排出。常用药物为氨茶碱 0.1～0.2 g,3 次/天口服;丙卡特罗 50 mg,2 次/天;特布他林 2.5 mg,2～3 次/天。慢性支气管炎有可逆性气道阻塞者应常规应用支气管舒张剂,如异丙托溴铵(异丙阿托品)气雾剂、特布他林等吸入治疗。阵发性咳嗽常伴不同程度的支气管痉挛,应用支气管扩张药后可改善症状,并有利于痰液的排出。

(二)缓解期的治疗

应以增强体质、提高机体抗病能力和预防发作为主。

(三)中药治疗

采取扶正固本原则,按肺、脾、肾的虚实辨证施治。

五、护理措施

(一)常规护理

1.环境

保持室内空气新鲜流通,环境安静舒适,温湿度适宜。

2.休息

急性发作期应卧床休息,取半卧位。

3.给氧

持续低流量吸氧。

4.饮食

给予高热量、高蛋白、高维生素易消化饮食。

(二)专科护理

(1)解除气道阻塞,改善肺泡通气。及时清除痰液,神志清醒患者应鼓励咳嗽,痰稠不易咳出时,给予雾化吸入或雾化泵药物喷入,减少局部淤血水肿,以利痰液排出。危重体弱患者,定时更换体位,叩击背部,使痰易于咳出,餐前应给予胸部叩击或胸壁震荡。方法:患者取侧卧位,护士两手手指并拢,手背隆起,指关节微屈,自肺底由下向上、由外向内叩拍胸壁,震动气管,边拍边鼓励患者咳嗽,以促进痰液的排出,每侧肺叶叩击 3～5 分钟。对神志不清者,可进行机械吸痰,需注意无菌操作,抽吸压力要适当,动作轻柔,每次抽吸时间不超过 15 秒,以免加重缺氧。

(2)合理用氧减轻呼吸困难。根据缺氧和二氧化碳潴留的程度不同,合理用氧,一般给予低流量、低浓度、持续吸氧,如病情需要提高氧浓度,应辅以呼吸兴奋剂刺激通气或使用呼吸机改善通气,吸氧后如呼吸困难缓解、呼吸频率减慢、节律正常、血压上升、心率减慢、心律正常、发绀减轻、皮肤转暖、神志转清、尿量增加等,表示氧疗有效。若呼吸过缓、意识障碍加深,需考虑二氧化碳潴留加重,必要时采取增加通气量措施。

(李玉芝)

第四节　急性肺水肿

急性肺水肿是由不同原因引起肺组织血管外液体异常增多,液体由间质进入肺泡,甚至呼吸道出现泡沫状分泌物。表现为急性呼吸困难、发绀,呼吸做功增加,两肺布满湿啰音,甚至从气道涌出大量泡沫样痰液。人类可发生下列两类性质完全不同的肺水肿:心源性肺水肿(亦称流体静力学或血流动力学肺水肿)和非心源性肺水肿(亦称通透性增高肺水肿、急性肺损伤或急性呼吸窘迫综合征)。

一、发病机制

(一)肺毛细血管静水压

肺毛细血管静水压(Pmv)是使液体从毛细血管流向间质的驱动力,正常情况下,Pmv 约 1.1 kPa(8 mmHg),有时易与 PCWP 相混淆。PCWP 反映肺毛细血管床的压力,可估计左心房压(LAP),正常情况下较 Pmv 高 0.1~0.3 kPa(1~2 mmHg)。肺水肿时 PCWP 和 Pmv 并非呈直接相关,两者的关系取决于总肺血管阻力(肺静脉阻力)。

(二)肺间质静水压

肺毛细血管周围间质的静水压即肺间质静水压(Ppmv),与 Pmv 相对抗,两者差别越大,则毛细血管内液体流出越多。肺间质静水压为负值,正常值为 -2.3~-1.1 kPa(-17~-8 mmHg),可能与肺组织的机械活动、弹性回缩以及大量淋巴液回流对肺间质的吸引有关。理论上 Ppmv 的下降亦可使静水压梯度升高,当肺不张进行性再扩张时,出现复张性肺水肿可能与 Ppmv 骤降有关。

(三)肺毛细血管胶体渗透压

肺毛细血管胶体渗透压(πmv)由血浆蛋白形成,正常值为 3.3~3.7 kPa(25~28 mmHg),但随个体的营养状态和输液量不同而有所差异。πmv 是对抗 Pmv 的主要力量,单纯的 πmv 下降能使毛细血管内液体外流增加。但在临床上并不意味着血液稀释后的患者会出现肺水肿,经血液稀释后血浆蛋白浓度下降,但过滤至肺组织间隙的蛋白也不断地被淋巴系统所转移,Pmv 的下降可与 πmv 的降低相平行,故 πmv 与 Pmv 间梯度即使发挥净渗透压的效应,也可保持相对的稳定。

πmv 和 PCWP 间的梯度与血管外肺水压呈非线性关系。当 Pmv<2.0 kPa(15 mmHg)、毛细血管通透性正常时,πmv-PCWP≤1.2 kPa(9 mmHg)可作为出现肺水肿的界限,也可作为治疗肺水肿疗效观察的动态指标。

(四)肺间质胶体渗透压

肺间质胶体渗透压(πpmv)取决于间质中渗透性、活动的蛋白质浓度,它受反应系数(δf)和毛细血管内液体流出率(Qf)的影响,是调节毛细血管内液体流出的重要因素。πpmv 正常值为

1.6～1.9 kPa(12～14 mmHg),难以直接测定。临床上可通过测定支气管液的胶体渗透压鉴别肺水肿的类型,如支气管液与血浆蛋白的胶体渗透压比值<60%,则为血流动力学改变所致的肺水肿,如比值>75%,则为毛细血管渗透增加所致的肺水肿,称为肺毛细血管渗漏综合征。

(五)毛细血管通透性

资料表明,越过内皮细胞屏障时,通透性肺水肿透过的蛋白多于压力性水肿,仅越过上皮细胞屏障时,两者没有明显差别。毛细血管通透性增加,使 δ 从正常的 0.8 降至 0.3～0.5,表明血管内蛋白,尤其是白蛋白大量外渗,使 πmv 与 πpmv 梯度下降。

二、病理与病理生理

(一)心源性急性肺水肿

正常情况下,两侧心腔的排血量相对恒定,当心肌严重受损和左心负荷过重而引起心排血量降低和肺淤血时,过多的液体从肺泡毛细血管进入肺间质甚至肺泡内,则产生急性肺水肿,实际上是左心衰竭最严重的表现,多见于急性左心衰竭和二尖瓣狭窄患者。

有以下并发症的患者术中易发生左心衰竭:①左心室心肌病变,如冠心病、心肌炎等;②左心室压力负荷过度,如高血压、主动脉狭窄等;③左心室容量负荷过重,如主动脉瓣关闭不全、左向右分流的先天性心脏病等。

当左心室舒张末压>1.6 kPa(12 mmHg),毛细血管平均压>4.7 kPa(35 mmHg),肺静脉平均压>4.0 kPa(30 mmHg)时,肺毛细血管静水压超过血管内胶体渗透压及肺间质静水压,可导致急性肺水肿,若同时有肺淋巴管回流受阻,更易发生急性肺水肿。其病理生理表现为肺顺应性减退、气道阻力和呼吸作用增强、缺氧、呼吸性酸中毒,间质静水压增高压迫肺毛细血管、升高肺动脉压,从而增加右心负荷,导致右心功能不全。

(二)神经源性肺水肿

中枢神经系统损伤后,颅内压急剧升高,脑血流量减少,造成下丘脑功能紊乱,解除了对视前核水平和下丘脑尾部"水肿中枢"的抑制,引起交感神经系统兴奋,释放大量儿茶酚胺,使周围血管强烈收缩,血流阻力加大,大量血液由阻力较高的体循环转至阻力较低的肺循环,引起肺静脉高压,肺毛细血管压随之升高,跨肺毛细血管 Starling 力不平衡,液体由血管渗入至肺间质和肺泡内,最终形成急性肺水肿。延髓是发生神经源性肺水肿的关键神经中枢,交感神经的激发是产生肺高压及肺水肿的基本因素,而肺高压是神经源性肺水肿发生的重要机制。通过给予交感神经阻断剂和肾上腺素 α 受体阻断剂均可降低或避免神经源性肺水肿的发生。

(三)液体负荷过重

围术期输血补液过快或输液过量,使右心负荷增加。当输入胶体液达血浆容量的 25% 时,心排血量可增多至 300%。若患者伴有急性心力衰竭,虽通过交感神经兴奋维持心排血量,但神经性静脉舒张作用减弱,对肺血管压力和容量的骤增已经起不到有效的调节作用,导致肺组织间隙水肿。

大量输注晶体液,使血管内胶体渗透压下降,增加液体从血管的滤出,聚集到肺组织间隙中,易致心肾功能不全、静脉压增高或淋巴循环障碍患者发生肺水肿。

(四)复张性肺水肿

复张性肺水肿是各种原因所致肺萎陷后,在肺复张时或复张后 24 小时内发生的急性肺水肿。一般认为与多种因素有关,如负压抽吸迅速排出大量胸膜积液、大量气胸所致的突然肺复张,均可造成单侧性肺水肿。

临床上多见于气胸或胸腔积液 3 个月后出现进行性快速肺复张,1 小时后可表现为肺水肿的临床症状,50%的肺水肿发生在 50 岁以上老年人。水肿液的形成遵循 Starling 公式。复张性肺水肿发生时,肺动脉压和 PCWP 正常,水肿液蛋白浓度与血浆蛋白浓度的比值>0.7,说明存在肺毛细血管通透性增加。肺萎陷越久,复张速度越快,胸膜腔负压越大,越易发生肺水肿。

肺复张性肺水肿的病理生理机制可能为:①肺泡长期萎缩,使Ⅱ型肺细胞代谢障碍,肺泡表面活性物质减少,肺泡表面张力增加,使肺毛细血管内液体向肺泡内滤出。②肺组织长期缺氧,使肺毛细血管内皮和肺泡上皮的完整性受损,通透性增加。③使用负压吸引设备,突然增加胸内负压,使复张肺的毛细血管压力与血流量增加,作用于已受损的毛细血管,使管壁内外的压力差增大;机械性力量使肺毛细血管内皮间隙孔变形,间隙增大,促使血管内液和血浆蛋白流入肺组织间隙。④在声门紧闭的情况下用力吸气,负压峰值可超-5.0 kPa(-50 cmH$_2$O),如负的胸膜腔内压传至肺间质,增加肺毛细血管和肺间质静水压之差,则增加肺循环液体的渗出。⑤肺的快速复张引起胸膜腔内压急剧改变,肺血流增加而压力升高,并产生高的直线血流速度,加大了血管内和间质的压差。当其超过一定阈值时,液体进入间质和肺泡形成肺水肿。

(五)高原性肺水肿

高原性肺水肿是一种由低地急速进入海拔 3 000 m 以上地区的常见病,主要表现为发绀、心率增快、心排血量增多或减少、体循环阻力增加和心肌受损。其发病因素是多方面的,如缺氧性肺血管收缩、肺动脉高压、高原性脑水肿、全身和肺组织生化改变。肺代偿功能异常和心功能减退是造成重度低氧血症的直接原因。高原性肺水肿为高蛋白渗出性肺水肿,炎性介质是毛细血管增加的主要原因。

(六)通透性肺水肿

通透性肺水肿指肺水和血浆蛋白均通过肺毛细血管内间隙进入肺间质,肺淋巴液回流量增加,且淋巴液内蛋白含量亦明显增加,表明肺毛细血管内皮细胞功能失常。

1.感染性肺水肿

感染性肺水肿指继发于全身感染和/或肺部感染的肺水肿,如革兰阴性杆菌感染所致的败血症和肺炎球菌性肺炎均可引起肺水肿,主要是通过增加肺毛细血管壁通透性所致。肺水肿亦可继发于病毒感染。流感病毒、水痘-带状疱疹病毒所致的病毒性肺炎均可引起肺水肿。

2.毒素吸入性肺水肿

毒素吸入性肺水肿指吸入有害性气体或毒物所致的肺水肿。有害性气体包括二氧化氮、氯、光气、氨、氟化物、二氧化硫等,毒物以有机磷农药最为常见。其病理生理:①有害性气体引起变态反应或直接损害,使肺毛细血管通透性增加,减少肺泡表面活性物质,并通过神经体液因素引起肺静脉收缩和淋巴管痉挛,使肺组织水分增加。②有机磷通过皮肤、呼吸道和消化道进入人体,与胆碱酯酶结合,抑制该酶的作用,使乙酰胆碱在体内积聚,导致支气管痉挛、分泌物增加、呼吸肌麻痹和呼吸中枢抑制,导致缺氧和肺毛细血管通透性增加。

3.淹溺性肺水肿

淹溺性肺水肿指淡水和海水淹溺所致的肺水肿。淡水为低渗性,被大量吸入后,很快通过肺泡-毛细血管膜进入血循环,导致肺组织的组织学损伤和全身血容量增加,肺泡-毛细血管膜损伤较重或左心代偿功能障碍时,诱发急性肺水肿。高渗性海水进入肺泡后,使得血管内大量水分进入肺泡引起肺水肿。肺水肿引起缺氧可加重肺泡上皮、毛细血管内皮细胞损害,增加毛细血管通透性,进一步加重肺水肿。

4.尿毒症性肺水肿

肾衰竭患者常伴肺水肿和纤维蛋白性胸膜炎。主要发病因素:①高血压所致左心衰竭;②少尿患者循环血容量增多;③血浆蛋白减少,血管内胶体渗透压降低,肺毛细血管静水压与胶体渗透压差距增大,促进肺水肿形成。

5.氧中毒性肺水肿

氧中毒性肺水肿指长时间吸入高浓度(>60%)氧引起肺组织损害所致的肺水肿。一般在常压下吸入纯氧12~24小时,高压下3~4小时即可发生氧中毒。氧中毒的损害以肺组织为主,表现为上皮细胞损害、肺泡表面活性物质减少、肺泡透明膜形成,引起肺泡和间质水肿,以及肺不张。其毒性作用是由于氧分子还原成水时所产生的中间产物自由基(如超氧阴离子、过氧化氢、羟自由基和单线态氧等)所致。正常时氧自由基为组织内抗氧化系统,如超氧化物歧化酶(SOD)、过氧化氢酶、谷胱甘肽氧化酶所清除。吸入高浓度氧,氧自由基形成加速,当其量超过组织抗氧化系统清除能力时,即可造成肺组织损伤,形成肺水肿。

(七)与麻醉相关的肺水肿

1.麻醉药过量

麻醉药过量引起肺水肿,可见于吗啡、美沙酮、急性巴比妥酸盐和海洛因中毒。发病机制可能与下列因素有关:①抑制呼吸中枢,引起严重缺氧,使肺毛细血管通透性增加,同时伴有肺动脉高压,产生急性肺水肿。②缺氧刺激下丘脑引起周围血管收缩,血液重新分布而致肺血容量增加。③海洛因所致肺水肿可能与神经源性发病机制有关。④个别患者的易感性或变态反应。

2.呼吸道梗阻

围术期喉痉挛常见于麻醉诱导期插管强烈刺激,亦见于术中神经牵拉反应,以及甲状腺手术因神经阻滞不全对气道的刺激。气道通畅时,胸腔内压对肺组织间隙压力的影响不大,但急性上呼吸道梗死时,用力吸气造成胸膜腔负压增加,几乎全部传导至血管周围间隙,促进血管内液进入肺组织间隙。上呼吸道梗阻时,患者处于挣扎状态,缺氧和交感神经活性极度亢进,可导致肺小动脉痉挛性收缩、肺小静脉收缩、肺毛细血管通透性增加。酸中毒又可增加对心脏做功的抑制,除非呼吸道梗阻解除,否则将形成恶性循环,加速肺水肿的发展。

3.误吸

围术期呕吐或胃内容物反流可引起吸入性肺炎和支气管痉挛,肺表面活性物质灭活和肺毛细血管内皮细胞受损,从而使液体渗出至肺组织间隙内,发生肺水肿。患者表现为发绀、心动过速、支气管痉挛和呼吸困难。肺组织损害的程度与胃内容物的 pH 直接相关,pH>2.5 的胃液所致的损害要比 pH<2.5 者轻微得多。

4.肺过度膨胀

一侧肺不张使单肺通气,全部潮气量进入一侧肺内,导致肺过度充气膨胀,随之出现肺水肿,其机制可能与肺容量增加有关。

三、临床表现

发病早期,均先有肺间质性水肿,肺泡毛细血管间隔内的胶原纤维肿胀,刺激附近的肺毛细血管旁 J 感受器,反射性引起呼吸频率增快,促进肺淋巴液回流,同时表现为过度通气。

水肿液在肺泡周围积聚后,沿着肺动脉、静脉和小气道鞘延伸,在支气管堆积到一定程度,引起支气管狭窄,可出现呼气性啰音。患者常主诉胸闷、咳嗽,有呼吸困难、颈静脉怒张,听诊可闻及哮鸣音和少量湿啰音。若不及时发现和治疗,则继发为肺泡性肺水肿。

肺泡性肺水肿时,水肿液进入末梢细支气管和肺泡,当水肿液溢满肺泡后,出现典型的粉红色泡沫痰,液体充满肺泡后不能参与气体交换,通气/血流比值下降,引起低氧血症。插管患者可表现呼吸道阻力增大和发绀,经气管导管喷出或涌出大量的粉红色泡沫痰。

四、诊断

肺水肿发病早期多为间质性肺水肿,若未及时发现和治疗,可继发为肺泡性肺水肿,加重心肺功能紊乱,故应重视早期诊断和治疗。

肺水肿的诊断主要根据症状、体征和 X 线表现,一般并不困难。临床上同时测定 PCWP 和 πmv,πmv-PCWP 正常值为 (1.20 ± 0.2) kPa $[(9.7 \pm 1.7)$ mmHg$]$,当 πmv-PCWP $\leqslant 0.5$ kPa $(4$ mmHg$)$ 时,提示肺内肺水增多,有助于早期诊断。复张性肺水肿常伴有复张性低血压。

五、鉴别诊断

心源性肺水肿在肺间质和肺泡腔的渗出以红细胞为主。左心衰竭导致肺淤血。非心源性肺水肿在肺间质和肺泡腔的渗出以血浆内的一些蛋白、体液为主。肺泡-毛细血管膜的通透性增加,为漏出性肺水肿。

(一)心源性肺水肿

1.主要表现

常突然发作、高度气急、呼吸浅速、端坐呼吸、咳嗽、咳白色或粉红色泡沫痰、面色灰白、口唇及肢端发绀、大汗、烦躁不安、心悸、乏力等。

2.体征

包括双肺广泛水泡音和/或哮鸣音、心率增快、心尖区奔马律及收缩期杂音、心界向左扩大,可有心律失常和交替脉,不同心脏病尚有相应体征和症状。

急性心源性肺水肿是一种重症,必须分秒必争进行抢救,以免危及患者生命。具体急救措施包括:①非特异性治疗;②查出肺水肿的诱因并加以治疗;③识别及治疗肺水肿的基础心脏病变。

(二)非心源性肺水肿

1.主要表现

进行性加重的呼吸困难、端坐呼吸、大汗、发绀、咳粉红色泡沫痰。

2.体征

双肺可闻及广泛湿啰音,可先出现在双肺中下部,然后波及全肺。

3.X 线

早期可出现 Kerley 线,提示间质性肺水肿,进一步发展可出现肺泡肺水肿的表现。

肺毛细血管楔压(PCWP)用于鉴别心源性及非心源性肺水肿。前者 PCWP$>$1.6 kPa$(12$ mmHg$)$,后者PCWP$\leqslant$1.6 kPa$(12$ mmHg$)$。

六、治疗

治疗原则为病因治疗,是缓解和根本消除肺水肿的基本措施;维持气道通畅,充分供氧和机械通气治疗,纠正低氧血症;降低肺血管静水压,提高血浆胶体渗透压,改善肺毛细血管通透性;保持患者镇静,预防和控制感染。

(一)充分供氧和机械通气治疗

1.维持气道通畅

水肿液进入肺泡和细支气管后汇集至气管,使呼吸道阻塞,增加气道压,从气管喷出大量粉红色泡沫痰,即便用吸引器抽吸,水肿液仍大量涌出。采用去泡沫剂能提高水肿液清除效果。

2.充分供氧

轻度缺氧患者可用鼻导管给氧,每分钟 6~8 L;重度低氧血症患者,行气管内插管,进行机械通气,同时保证呼吸道通畅。约 85% 的急性肺水肿患者须行短时间气管内插管。

3.间歇性正压通气

间歇性正压通气(IPPV)通过增加肺泡压和肺组织间隙压力,阻止肺毛细血管内液滤出;降低右心房充盈压,减少肺内血容量,缓解呼吸肌疲劳,降低组织氧耗量。常用的参数是潮气量8~10 mL/kg,呼吸频率 12~14 次/分,吸气峰值压力应小于 4.0 kPa(30 mmHg)。

4.持续正压通气或呼气末正压通气

应用 IPPV,FiO_2>0.6 仍不能提高 PaO_2,可用持续正压通气(CPAP)或呼气末正压通气(PEEP)。通过开放气道,扩张肺泡,增加功能残气量,改善肺顺应性及通气/血流比值。合适的PEEP 通常先从 0.5 kPa(5 cmH$_2$O)开始,逐步增加到 1.0~1.5 kPa(10~15 cmH$_2$O),其前提是对患者心排血量无明显影响。

(二)降低肺毛细血管静水压

1.增强心肌收缩力

急性肺水肿合并低血压时,病情更为险恶。应用适当的正性变力药物使左心室能在较低的充盈压下维持或增加心排血量,包括速效强心苷、拟肾上腺素药和能量合剂等。

强心苷药物表现为剂量相关性的心肌收缩力增强,同时可以降低房颤时的心率、延长舒张期充盈时间,使肺毛细血管平均压下降。强心苷药对高血压性心脏病、冠心病引起的左心衰竭所造成的急性肺水肿疗效明显。氨茶碱除增加心肌收缩力、降低后负荷外,还可舒张支气管平滑肌。

2.降低心脏前后负荷

当 CVP 为 1.5 kPa(15 cmH$_2$O),PCWP 增高达 2.0 kPa(15 mmHg)以上时,应限制输液,同时静脉注射利尿药,如呋塞米、依他尼酸等。若不见效,可加倍剂量重复给药,尤其对心源性或输液过多引起的急性肺水肿,可迅速有效地从肾脏将液体排出体外,使肺毛细血管静水压下降,减少气道水肿液。使用利尿药时应注意补充氯化钾,并避免血容量过低。

吗啡解除焦虑、松弛呼吸道平滑肌,有利于改善通气,同时具有降低外周静脉张力、扩张小动脉的作用,减少回心血量,降低肺毛细血管静水压。一般静脉注射吗啡 5 mg,起效迅速,对高血压、二尖瓣狭窄等引起的肺水肿效果良好,应早期使用。在没有呼吸支持的患者,应严密监测呼吸功能,防止吗啡抑制呼吸。休克患者禁用吗啡。

东莨菪碱、山莨菪碱及阿托品对中毒性急性肺水肿疗效满意,该类药物具有较强的解除阻力血管及容量血管痉挛的作用,可降低心脏前后负荷,增加肺组织灌注量及冠状动脉血流,增加动脉血氧分压,同时还具有解除支气管痉挛、抑制支气管分泌过多液体、兴奋呼吸中枢及抑制大脑皮质活动的作用。

患者体位对回心血量有明显影响,取坐位或头高位有助于减少静脉回心血量、减轻肺淤血、降低呼吸做功和增加肺活量,但低血压和休克患者应取平卧位。

α受体阻滞剂可使全身及内脏血管扩张、回心血量减少,改善肺水肿。可用酚妥拉明 10 mg 加入 5%葡萄糖溶液 100~200 mL 静脉滴注。硝普钠通过降低心脏后负荷改善肺水肿,但对二尖瓣狭窄引起者要慎用。

(三)镇静及感染的防治

1.镇静药物

咪达唑仑、丙泊酚具有较强的镇静作用,可减少患者的惊恐和焦虑,减轻呼吸急促,将急促而无效的呼吸调整为均匀有效的呼吸,减少呼吸做功。有利于通气治疗患者的呼吸与呼吸机同步,以改善通气。

2.预防和控制感染

感染性肺水肿继发于全身感染和/或肺部感染所致的肺水肿,革兰阴性杆菌所致的败血症是引起肺水肿的主要原因。各种原因引起的肺水肿均应预防肺部感染,除加强护理外,应常规给予抗生素以预防肺部感染。常用的抗生素有氨基苷类抗生素、头孢菌素和氯霉素。

给予抗生素的同时,应用糖皮质激素,可以预防毛细血管通透性增加,减轻炎症反应,促使水肿消退,并能刺激细胞代谢,促进肺泡表面活性物质产生,增强心肌收缩,降低外周血管阻力。

临床常用的药物有氢化可的松、地塞米松和泼尼松龙,通常在发病 24~48 小时用大剂量糖皮质激素。氢化可的松首次静脉注射 200~300 mg,24 小时用量可达 1 g 以上;地塞米松首次用量可静脉注射 30~40 mg,随后每 6 小时静脉注射 10~20 mg,甲泼尼龙的剂量为 30 mg/kg 静脉注射,用药不宜超过72 小时。

(四)复张性肺水肿的防治

防止跨肺泡压的急剧增大是预防肺复张性肺水肿的关键。行胸腔穿刺或引流复张时,应逐步减少胸内液气量,复张过程应在数小时以上,负压吸引不应超过 1.0 kPa(10 cmH$_2$O),每次抽液量不应超过 1 000 mL。

若患者出现持续性咳嗽,应立即停止抽吸或钳闭引流管,术中膨胀肺时,应注意潮气量和压力适中,主张采用双腔插管以免健侧肺过度扩张,肺复张后持续做一段时间的 PEEP,以保证复张过程中跨肺泡压差不致过大,防止复张后肺毛细血管渗漏的增加。

肺复张性肺水肿治疗的目的是维持患者足够的氧合和血流动力学的稳定。无症状者无须特殊处理,低氧血症较轻者予以吸氧,较重者则须气管内插管,应用 PEEP 及强心利尿剂和激素。向胸内注入 50~100 mL 气体、做肺动脉栓塞术均是可取的方法。在肺复张期间要避免输液过多、过快。

七、病情观察与评估

(1)监测生命体征,观察患者有无呼吸增快(频率可达 30~40 次/分)、心率增快、脉搏细速、血压升高或持续下降。

(2)观察有无皮肤发绀、湿冷、毛孔收缩、尿量减少等微循环灌注不足表现。

(3)观察患者有无咳粉红色泡沫痰等肺水肿特征性表现。

(4)心肺听诊有无干啰音或湿啰音。

八、护理措施

(一)体位

协助患者取坐位,双腿下垂。

(二)氧疗

遵医嘱予以吸氧 6～8 L/min,可于湿化瓶中加入 50％乙醇湿化,乙醇可使肺泡内泡沫表面张力降低而破裂、消散。若患者不能耐受,可降低乙醇浓度或间歇使用。病情严重者采用无创或有创机械通气。

(三)用药护理

1.镇静剂

常用吗啡皮下或静脉注射,注意观察患者有无呼吸抑制、心动过缓、血压下降。呼吸衰竭、昏迷、严重休克者禁用。

2.利尿剂

常用呋塞米静脉推注,观察患者有无腹胀、恶心、呕吐、心律失常;有无嗜睡、意识淡漠、肌痛性痉挛;有无低钾血症、低钠血症及低氯性碱中毒等电解质紊乱表现。准确记录 24 小时尿量,监测血钾变化和心律。

3.血管扩张剂

常用硝普钠和硝酸甘油静脉滴注或微量泵泵入。硝普钠现配现用,避光输注,控制速度,严密监测血压变化,根据血压调整剂量。

4.洋地黄制剂

常用毛花苷 C 0.2～0.4 mg 稀释后缓慢静脉推注,观察心率和节律变化,心率或脉搏＜60 次/分时停止用药。当出现食欲减退、恶心、心悸、头痛、黄绿视、视物模糊、心律从规则变为不规则或从不规则变为规则时可能是中毒反应,应立即停药并告知医师。

九、健康指导

(1)告知患者避免劳累、情绪激动等诱因。

(2)告知患者限制钠盐及液体摄入。

(3)告知患者疾病相关知识,如出现频繁咳嗽、气喘、咳粉红色泡沫痰时,立即取端坐位并及时就诊。

(李玉芝)

第五节　急性呼吸窘迫综合征

急性呼吸窘迫综合征(acute respiratory distress syndrome,ARDS)是指严重感染、创伤、休克等非心源性疾病过程中,肺毛细血管内皮细胞和肺泡上皮细胞损伤造成弥漫性肺间质及肺泡水肿,导致的急性低氧性呼吸功能不全或衰竭,属于急性肺损伤(acute lung injury,ALI)的严重阶段。以肺容积减少、肺顺应性降低、严重的通气/血流比例失调为病理生理特征。临床上表现为进行性低氧血症和呼吸窘迫,肺部影像学表现为非均一性的渗出性病变。本病起病急、进展快、病死率高。

ALI 和 ARDS 是同一疾病过程中的两个不同阶段,ALI 代表早期和病情相对较轻的阶段,而 ARDS 代表后期病情较为严重的阶段。发生 ARDS 时患者必然经历过 ALI,但并非所有的 ALI 都要发展为 ARDS。引起 ALI 和 ARDS 的原因和危险因素很多,根据肺部直接和间接损伤对危险因素进行分类,可分为肺内因素和肺外因素。肺内因素是指致病因素对肺的直接损伤,包括化学性因素,如吸入毒气、烟尘、胃内容物及氧中毒等;物理性因素,如肺挫伤、放射性损伤等;生物性因素,如重症肺炎。肺外因素是指致病因素通过神经体液因素间接引起肺损伤,包括严重休克、感染中毒症、严重非胸部创伤、大面积烧伤、大量输血、急性胰腺炎、药物或麻醉品中毒等。ALI 和 ARDS 的发生机制非常复杂,目前尚不完全清楚。多数学者认为,ALI 和 ARDS 是由多种炎性细胞、细胞因子和炎性介质共同参与引起的广泛肺毛细血管急性炎症性损伤过程。

一、临床特点

ARDS 的临床表现可以有很大差别,取决于潜在疾病和受累器官的数目和类型。

(一)症状体征

(1)发病迅速:ARDS 多发病迅速,通常在发病因素(如严重创伤、休克、败血症、误吸)攻击后 12～48 小时发病,偶尔有长达 5 天者。

(2)呼吸窘迫:是 ARDS 最常见的症状,主要表现为气急和呼吸频率增快,呼吸频率大多在 25～50 次/分。其严重程度与基础呼吸频率和肺损伤的严重程度有关。

(3)咳嗽、咳痰、烦躁和神志变化:ARDS 可有不同程度的咳嗽、咳痰,可咳出典型的血水样痰,可出现烦躁、神志恍惚。

(4)发绀:是未经治疗 ARDS 的常见体征。

(5)ARDS 患者也常出现呼吸类型的改变,主要为呼吸浅快或潮气量的变化。病变越严重,这一改变越明显,甚至伴有吸气时鼻翼翕动及三凹征。在早期自主呼吸能力强时,常表现为深快呼吸,当呼吸肌疲劳后,则表现为浅快呼吸。

(6)早期可无异常体征,或仅有少许湿啰音;后期多有水泡音,也可出现管状呼吸音。

(二)影像学表现

1.胸部 X 线片检查

早期病变以间质性为主,胸部 X 线片常无明显异常或仅见血管纹理增多,边缘模糊,双肺散在分布的小斑片状阴影。随着病情进展,上述的斑片状阴影进一步扩展,融合成大片状,或两肺均匀一致增加的磨玻璃样改变,伴有支气管充气征,心脏边缘不清或消失,称为"白肺"。

2.胸部 CT 检查

与胸部 X 线片相比,胸部 CT 尤其是高分辨 CT(HRCT)可更为清晰地显示出肺部病变分布、范围和形态,为早期诊断提供帮助。由于肺毛细血管膜通透性一致性增高,引起血管内液体渗出,两肺斑片状阴影呈现重力依赖性现象,还可出现变换体位后的重力依赖性变化。在 CT 上表现为病变分布不均匀:①非重力依赖区(仰卧时主要在前胸部)正常或接近正常。②前部和中间区域呈磨玻璃样阴影。③重力依赖区呈现实变影。这些提示肺实质的实变出现在受重力影响最明显的区域。无肺泡毛细血管膜损伤时,两肺斑片状阴影均匀分布,既不出现重力依赖现象,也无变换体位后的重力依赖性变化。这一特点有助于与感染性疾病鉴别。

（三）实验室检查

1.动脉血气分析

$PaO_2 < 8.0$ kPa(60 mmHg)，有进行性下降趋势，在早期 $PaCO_2$ 多不升高，甚至可因过度通气而低于正常；早期多为单纯呼吸性碱中毒；随病情进展可合并代谢性酸中毒，晚期可出现呼吸性酸中毒。氧合指数较动脉氧分压更能反映吸氧时呼吸功能的障碍，而且与肺内分流量有良好的相关性，计算简便。氧合指数参照范围为 53.2～66.5 kPa(400～500 mmHg)，在 ALI 时≤40.0 kPa(300 mmHg)，ARDS 时≤26.7 kPa(200 mmHg)。

2.血流动力学监测

通过漂浮导管，可同时测定并计算肺动脉压(PAP)、肺动脉楔压(PAWP)等，不仅对诊断、鉴别诊断有价值，而且对机械通气治疗也为重要的监测指标。肺动脉楔压一般 <1.6 kPa(12 mmHg)，若 >2.4 kPa(18 mmHg)，则支持左侧心力衰竭的诊断。

3.肺功能检查

ARDS 发生后呼吸力学发生明显改变，包括肺顺应性降低和气道阻力增高，肺无效腔/潮气量是不断增加的，肺无效腔/潮气量增加是早期 ARDS 的一种特征。

二、诊断及鉴别诊断

中华医学会呼吸病学分会制定的诊断标准如下。

(1)有 ALI 和/或 ARDS 的高危因素。

(2)急性起病、呼吸频数和/或呼吸窘迫。

(3)低氧血症：ALI 时氧合指数≤40.0 kPa(300 mmHg)；ARDS 时氧合指数≤26.7 kPa(200 mmHg)。

(4)胸部 X 线检查显示两肺浸润阴影。

(5)肺动脉楔压≤2.4 kPa(18 mmHg)或临床上能除外心源性肺水肿。

符合以上 5 项条件者，可以诊断 ALI 或 ARDS。必须指出，ARDS 的诊断标准并不具有特异性，诊断时必须排除大面积肺不张、自发性气胸、重症肺炎、急性肺栓塞和心源性肺水肿(表 2-1)。

表 2-1　ARDS 与心源性肺水肿的鉴别

类别	ARDS	心源性肺水肿
特点	高渗透性	高静水压
病史	创伤、感染等	心脏疾病
双肺浸润阴影	＋	＋
重力依赖性分布现象	＋	＋
发热	＋	可能
白细胞计数增多	＋	可能
胸腔积液	－	＋
吸纯氧后分流	较高	可较高
肺动脉楔压	正常	高
肺泡液体蛋白	高	低

三、急诊处理

ARDS是呼吸系统的一个急症,必须在严密监护下进行合理治疗。治疗目标:改善肺的氧合功能,纠正缺氧,维护脏器功能和防治并发症。治疗措施如下。

(一)氧疗

应采取一切有效措施尽快提高 PaO_2,纠正缺氧。可给高浓度吸氧,使 $PaO_2 \geqslant 8.0$ kPa (60 mmHg)或 $SaO_2 \geqslant 90\%$。轻症患者可使用面罩给氧,但多数患者须采用机械通气。

(二)去除病因

病因治疗在ARDS的防治中占有重要地位,主要是针对涉及的基础疾病。感染是ALI和ARDS常见原因也是首位高危因素,而ALI和ARDS又易并发感染。如果ARDS的基础疾病是脓毒症,除了清除感染灶外,还应选择敏感抗生素,同时收集痰液或血液标本分离培养病原菌和进行药敏试验,指导下一步抗生素的选择。一旦建立人工气道并进行机械通气,即应给予广谱抗生素,以预防呼吸道感染。

(三)机械通气

机械通气是最重要的支持手段。如果没有机械通气,许多ARDS患者会因呼吸衰竭在数小时至数天内死亡。机械通气的指征目前尚无统一标准,多数学者认为一旦诊断为ARDS,就应进行机械通气。在ALI阶段可试用无创正压通气,使用无创机械通气治疗时应严密监测患者的生命体征及治疗反应。神志不清、休克、气道自洁能力障碍的ALI和ARDS患者不宜应用无创机械通气。如无创机械通气治疗无效或病情继续加重,应尽快建立人工气道,行有创机械通气。

为了防止肺泡萎陷,保持肺开放,改善氧合功能,避免机械通气所致的肺损伤,目前常采用肺保护性通气策略,主要措施包括以下两方面。

1.呼气末正压

适当加用呼气末正压可使呼气末肺泡内压增大,肺泡保持开放状态,从而达到防止肺泡萎陷、减轻肺泡水肿、改善氧合功能和提高肺顺应性的目的。应用呼气末正压应首先保证有效循环血容量足够,以免因胸内正压增加而降低心排血量,而减少实际的组织氧运输;呼气末正压先从低水平 $0.29 \sim 0.49$ kPa($3 \sim 5$ cmH_2O)开始,逐渐增加,直到 $PaO_2 > 8.0$ kPa(60 mmHg)、$SaO_2 > 90\%$ 时的呼气末正压水平,一般呼气末正压水平为 $0.49 \sim 1.76$ kPa($5 \sim 18$ cmH_2O)。

2.小潮气量通气和允许性高碳酸血症

ARDS患者采用小潮气量($6 \sim 8$ mL/kg)通气,使吸气平台压控制在 2.94 kPa(30 cmH_2O)以下,可有效防止因肺泡过度充气而引起的肺损伤。为保证小潮气量通气的进行,可允许一定程度的二氧化碳潴留[$PaCO_2$ 一般不宜高于 $10.7 \sim 13.3$ kPa($80 \sim 100$ mmHg)]和呼吸性酸中毒(pH $7.25 \sim 7.30$)。

(四)控制液体入量

在维持血压稳定的前提下,适当限制液体入量,配合利尿剂,使出入量保持轻度负平衡(每天500 mL 左右),使肺脏处于相对"干燥"状态,有利于肺水肿的消除。液体管理的目标是在最低($0.7 \sim 1.1$ kPa)的肺动脉楔压下维持足够的心排血量及氧运输量。在早期可给予高渗晶体液,一般不推荐使用胶体液。存在低蛋白血症的ARDS患者,可通过补充清蛋白等胶体溶液和应用利尿剂,有助于实现液体负平衡,并改善氧合。若限液后血压偏低,可使用多巴胺和多巴酚丁胺等血管活性药物。

(五)加强营养支持

营养支持的目的在于不但纠正现有的患者的营养不良,还应预防患者营养不良的恶化。营养支持可经胃肠道或胃肠外途径实施。如有可能应尽早经胃肠补充部分营养,不但可以减少补液量,而且可获得经胃肠营养的有益效果。

(六)加强护理、防治并发症

有条件时应在 ICU 中动态监测患者的呼吸、心律、血压、尿量及动脉血气分析等,及时纠正酸碱失衡和电解质紊乱。注意预防呼吸机相关性肺炎的发生,尽量缩短病程和机械通气时间,加强物理治疗,包括体位、翻身、拍背、排痰和气道湿化等。积极防治应激性溃疡和多器官功能障碍综合征。

(七)其他治疗

糖皮质激素、肺泡表面活性物质替代治疗、吸入一氧化氮在 ALI 和 ARDS 的治疗中可能有一定价值,但疗效尚不肯定。不推荐常规应用糖皮质激素预防和治疗 ARDS。糖皮质激素既不能预防 ARDS 的发生,对早期 ARDS 也没有治疗作用。ARDS 发病＞14 天应用糖皮质激素会明显增加病死率。感染性休克并发 ARDS 的患者,如合并肾上腺皮质功能不全,可考虑应用替代剂量的糖皮质激素。肺表面活性物质,有助于改善氧合,但是还不能将其作为 ARDS 的常规治疗手段。

四、急救护理

在救治 ARDS 过程中,精心护理是抢救成功的重要环节。护士应做到及早发现病情,迅速协助医师采取有力的抢救措施。密切观察患者生命体征,做好各项记录,准确完成各种治疗,备齐抢救器械和药品,防止机械通气和气管切开的并发症。

(一)护理目标

(1)及早发现 ARDS 的迹象,及早有效地协助抢救。维持生命体征稳定,挽救患者生命。

(2)做好人工气道的管理,维持患者最佳气体交换,改善低氧血症,减少机械通气并发症。

(3)采取俯卧位通气护理,缓解肺部压迫,改善心脏的灌注。

(4)积极预防感染等各种并发症,提高救治成功率。

(5)加强基础护理,增加患者舒适感。

(6)减轻患者心理不适,使其配合、平静。

(二)护理措施

(1)及早发现病情变化 ARDS 通常在疾病或严重损伤的最初 24～48 小时后发生。首先出现呼吸困难,通常呼吸浅快。吸气时可存在肋间隙和胸骨上窝凹陷。皮肤可出现发绀和斑纹,吸氧不能使之改善。

护士发现上述情况要高度警惕,及时报告医师,进行动脉血气和胸部 X 线等相关检查。一旦诊断考虑 ARDS,立即积极治疗。若没有机械通气的相应措施,应尽早转至有条件的医院。患者转运过程中应有专职医师和护士陪同,并准备必要的抢救设备,氧气必不可少。若有指征行机械通气治疗,可以先行气管插管后转运。

(2)迅速连接监测仪,密切监护心率、心律、血压等生命体征,尤其是呼吸的频率、节律、深度及血氧饱和度等。观察患者意识、发绀情况、末梢温度等。注意有无呕血、黑粪等消化道出血的表现。

（3）氧疗和机械通气的护理治疗：ARDS 最紧迫问题在于纠正顽固性低氧，改善呼吸困难，为治疗基础疾病赢得时间。需要对患者实施氧疗甚至机械通气。

严密监测患者呼吸情况及缺氧症状。若单纯面罩吸氧不能维持满意的血氧饱和度，应予辅助通气。首先可尝试采用经面罩持续气道正压吸氧等无创通气，但大多需要机械通气吸入氧气。遵医嘱给予高浓度氧气吸入或使用呼气末正压呼吸（positive end expiratory pressure, PEEP）并根据动脉血气分析值的变化调节氧浓度。

使用 PEEP 时应严密观察，防止患者出现气压伤。PEEP 是在呼气终末时给予气道以一恒定正压使之不能回复到大气压的水平。可以增加肺泡内压和功能残气量改善氧合，防止呼气使肺泡萎陷，增加气体分布和交换，减少肺内分流，从而提高 PaO_2。由于 PEEP 使胸腔内压升高，静脉回流受阻，致心排血量减少，血压下降，严重时可引起循环衰竭，另外正压过高，肺泡过度膨胀、破裂有导致气胸的危险。所以在监护过程中，注意 PEEP 观察有无心率增快、突然胸痛、呼吸困难加重等相关症状，发现异常立即调节 PEEP 压力并报告医师处理。

帮助患者采取有利于呼吸的体位，如端坐位或高枕卧位。

人工气道的管理：①妥善固定气管插管，观察气道是否通畅，定时对比听诊双肺呼吸音。经口插管者要固定好牙垫，防止阻塞气道。每班检查并记录导管刻度，观察有无脱出或误入一侧主支气管。套管固定松紧适宜，以能放入一指为准。②气囊充气适量。充气过少易产生漏气，充气过多可压迫气管黏膜导致气管食管瘘，可以采用最小漏气技术，用来减少并发症发生。方法：用 10 mL 注射器将气体缓慢注入，直至在喉及气管部位听不到漏气声，向外抽出气体每次 0.25～0.50 mL，至吸气压力到达峰值时出现少量漏气为止，再注入 0.25～0.50 mL 气体，此时气囊容积为最小封闭容积，气囊压力为最小封闭压力，记录注气量。观察呼吸机上气道峰压是否下降及患者能否发音说话，长期机械通气患者要观察气囊有无破损、漏气现象。③保持气道通畅。严格无菌操作，按需适时吸痰。过多反复抽吸会刺激黏膜，使分泌物增加。先吸气道再吸口、鼻腔，吸痰前给予充分气道湿化、翻身叩背、吸纯氧 3 分钟，吸痰管最大外径不超过气管导管内径的 1/2，迅速插吸痰管至气管插管，感到阻力后撤回吸痰管 1～2 cm，打开负压边后退边旋转吸痰管，吸痰时间不应超过 15 秒。吸痰后密切观察痰液的颜色、性状、量，以及患者心率、心律、血压和血氧饱和度的变化，一旦出现心律失常和呼吸窘迫，立即停止吸痰，给予吸氧。④用加温湿化器对吸入气体进行湿化，根据病情需要加入盐酸氨溴索、异丙阿托品等，每天 3 次雾化吸入。湿化满意标准为痰液稀薄、无泡沫、不附壁能顺利吸出。⑤呼吸机使用过程中注意电源插头要牢固，不要与其他仪器共用一个插座；机器外部要保持清洁，上端不可放置液体；开机使用期间定时倒掉管道及集水瓶内的积水，集水瓶安装要牢固；定时检查管道是否漏气、有无打折、压缩机工作是否正常。

（4）维持有效循环，维持出入液量轻度负平衡。循环支持治疗的目的是恢复和提供充分的全身灌注，保证组织的灌流和氧供，促进受损组织的恢复。在能保持酸碱平衡和肾功能前提下达到最低水平的血管内容量。①护士应迅速帮助完成该治疗目标：选择大血管，建立 2 个以上的静脉通道，正确补液，改善循环血容量不足。②严格记录出入量、每小时尿量：出入量管理的目标是在保证血容量、血压稳定前提下，24 小时出量大于入量 500～1 000 mL，利于肺内水肿液的消退。充分补充血容量后，护士遵医嘱给予利尿剂，消除肺水肿。观察患者对治疗的反应。

（5）俯卧位通气护理：由仰卧位改变为俯卧位，可使 75% ARDS 患者的氧合改善，可能与血流重新分布、改善背侧肺泡的通气、使部分萎陷肺泡再膨胀达到"开放肺"的效果有关。随着通气/血流比例的改善进而改善了氧合。但存在血流动力学不稳定、颅内压增高、脊柱外伤、急性出血、骨科手术、近期腹部手术、妊娠等,禁忌实施俯卧位。①患者发病24～36小时后取俯卧位,翻身前给予纯氧吸入3分钟。预留足够的管路长度,注意防止气管插管过度牵拉致脱出。②为减少特殊体位给患者带来的不适,用软枕垫高头部15°～30°,嘱患者双手放在枕上,并在髋、膝、踝部放软枕,每1～2小时更换1次软枕的位置,每4小时更换1次体位,同时考虑患者的耐受程度。③注意血压变化,因俯卧位时支撑物放置不当,可使腹压增加,下腔静脉回流受阻而引起低血压,必要时在翻身前提高吸氧浓度。④注意安全、防坠床。

(6)预防感染的护理:①注意严格无菌操作,每天更换气管插管切口敷料,保持局部清洁干燥,预防或消除继发感染。②加强口腔及皮肤护理,以防护理不当而加重呼吸道感染及发生压疮。③密切观察体温变化,注意呼吸道分泌物的情况。

(7)心理护理,减轻恐惧,增加心理舒适度:①评估患者的焦虑程度,指导患者学会自我调整心理状态,调控不良情绪。主动向患者介绍环境,解释治疗原则,解释机械通气、监测及呼吸机的报警系统,尽量消除患者的紧张感。②耐心向患者解释病情,对患者提出的问题要给予明确、有效和积极的信息,消除心理紧张和顾虑。③护理患者时保持冷静和耐心,表现出自信和镇静。④如果患者由于呼吸困难或人工通气不能讲话,可提供纸笔或以手势与患者交流。⑤加强巡视,了解患者的需要,帮助患者解决问题。⑥帮助并指导患者及家属应用松弛疗法、按摩等。

(8)营养护理:ARDS患者处于高代谢状态,应及时补充热量和高蛋白、高脂肪营养物质。能量的摄取既应满足代谢的需要,又应避免糖类的摄取过多,蛋白摄取量一般为每天1.2～1.5 g/kg。

尽早采用肠内营养,协助患者取半卧位,充盈气囊,确定胃管在胃内后,用加温器和输液泵匀速泵入营养液。若有肠鸣音消失或胃潴留,暂停鼻饲,给予胃肠减压。一般留置5～7天后拔除,更换到对侧鼻孔,以减少鼻窦炎的发生。

(三)健康指导

在疾病的不同阶段,根据患者的文化程度做好有关知识的宣传和教育,让患者了解病情的变化过程。

(1)提供舒适安静的环境以利于患者休息,指导患者正确卧位休息,讲解由仰卧位改变为俯卧位的意义,尽可能减少特殊体位给患者带来的不适。

(2)向患者解释咳嗽、咳痰的重要性,指导患者掌握有效咳痰的方法,鼓励并协助患者咳嗽、排痰。

(3)指导患者自己观察病情变化,如有不适及时通知医护人员。

(4)嘱患者严格按医嘱用药,按时服药,不要随意增减药物剂量及种类。服药过程中,密切观察患者用药后反应,以指导用药剂量。

(5)出院指导:指导患者出院后仍以休息为主,活动量要循序渐进,注意劳逸结合。此外,患者病后生活方式的改变需要家人的积极配合和支持,应指导患者家属给患者创造一个良好的身心休养环境。出院后1个月内来院复查1～2次,出现情况随时来院复查。

(李玉芝)

第六节 间质性肺疾病

间质性肺疾病(interstitial lung disease,ILD)是一组肺间质的炎症性疾病,是主要累及肺间质、肺泡和/或细支气管的一组肺部弥漫性疾病。除细支气管以上的各级支气管外,ILD几乎累及所有肺组织。由于细支气管和肺泡壁纤维化,使肺顺应性下降、肺容量减少和限制性通气功能障碍,细支气管的炎症及肺小血管闭塞引起通气/血流比例失调和弥散功能降低,最终发生低氧血症和呼吸衰竭。

一、病因与病理生理

(一)病因

1.职业/环境

无机粉尘包括二氧化硅、石棉、滑石、铍、煤、铝、铁等引起的肺尘埃沉着病;有机粉尘吸入导致的外源性变应性肺泡炎(如霉草、蘑菇肺、蔗尘、饲鸽肺等)。

2.药物

抗肿瘤药物(博莱霉素、甲氨蝶呤等);心血管药物(胺碘酮等);抗癫痫药(苯妥英钠等);其他药物(呋喃妥因、口服避孕药、口服降糖药等)。

3.其他

治疗诱发:放射线照射、氧中毒等治疗因素。感染诱发:结核、病毒、细菌、真菌、卡氏肺孢子菌、寄生虫等感染。恶性肿瘤诱发:癌性淋巴管炎、肺泡细胞癌、转移性肺癌等。

4.病因不明

结缔组织病相关的肺间质病包括类风湿关节炎、全身性硬化症、系统性红斑狼疮、多发性肌炎、皮肌炎、干燥综合征、混合性结缔组织病、强直性脊柱炎等。遗传性疾病相关的肺间质病包括家族性肺纤维化、结节性硬化病、神经纤维瘤病等。

(二)病理生理

肺泡结构的破坏,纤维化伴蜂窝肺形成。早期主要是炎性细胞渗出,晚期是成纤维细胞和胶原纤维增生,逐渐形成纤维化,气腔变形扩张成囊状大小从1 cm至数厘米,称之为蜂窝肺。

二、临床表现

(一)咳嗽、咳痰

初期仅有咳嗽,多以干咳为主,个别患者有少量白痰或白色泡沫痰,部分患者痰中带血,但大咯血非常少见。

(二)气促、发绀

气促是最常见的首诊症状,多为隐袭性,在较剧烈活动时开始,渐进性加重,常伴浅快呼吸,很多患者伴有明显的易疲劳感,偶有胸痛,严重时出现胸闷、呼吸困难。病情进一步加重可出现发绀并可发展为肺心病。

(三)发热

急性感染时可有发热。

三、诊断要点

(一)胸部 X 线检查

可见双肺弥漫性网状、结节状阴影。双肺底部网状形、提示间质水肿或纤维化,随病情发展,出现粗网状影,至病变晚期可出现环状条纹影。结节大小、形状和边缘可各不相同,为肺内肉芽肿和肺血管炎。

(二)肺功能检查

间质性肺疾病常为限制性通气功能障碍,如肺活量和肺总量减少,残气量随病情进展而减低。第 1 秒用力呼气量与用力肺活量之比值升高,流量容积曲线呈限制性描图。肺间质纤维组织增生,弥散距离增加,弥散功能降低,肺顺应性差,中晚期出现通气与血流比例失调,因而出现低氧血症,并引起通气代偿性增加所致的低碳酸血症。间质性肺疾病在 X 线影像未出现异常之前,即有弥散功能降低和运动负荷时发生低氧血症。肺功能检查对评价呼吸功能损害的性质和程度,以及治疗效果有帮助。

四、治疗要点

(一)首要的治疗

去除诱因。有部分患者在脱离病因及诱因后,可自然缓解,不需要应用激素治疗。

(二)主要的治疗

抗炎、抗纤维化、抗氧化剂、抗蛋白酶、抗凝剂、细胞因子拮抗剂、基因治疗及肺移植等。

(三)最常用、有效的治疗

应用糖皮质激素和免疫抑制剂,以及应用干预肺间质纤维化形成的药物。

(四)氧疗

给予氧气吸入,必要时应用无创呼吸机辅助通气。

五、护理

(一)护理评估

(1)评估患者的病情、意识、呼吸状况、合作程度及缺氧程度。

(2)评估患者的咳痰能力、影响咳痰的因素、痰液的黏稠度及气道通畅情况。

(3)评估肺部呼吸音情况。

(二)氧疗护理

(1)护士必须掌握给氧的方法(如持续或间歇给氧和给氧的流量),正确安装氧气装置。

(2)了解肺功能检查和血气分析的临床意义,发现异常及时通知医师。

(3)用氧的过程中严密观察病情,密切观察患者的呼吸,神志、氧饱和度及缺氧程度改善情况等。

(三)用药护理

(1)嘱患者按时服用护胃药。避免粗糙过硬饮食。观察大便色、质,询问有无腹痛等情况。

(2)使用激素时必须规律、足量、全程服用药物,不能擅自停药或减量。劳逸结合,少去公共场所,以免交叉感染。

(3)建议补钙,预防骨质疏松,注意饮食中补充蛋白质,控制脂肪与糖分的摄入。注意血压及血糖的改变,定期、定时监测血压及血糖。

(四)健康指导

(1)注意保暖,随季节的变更加减衣服,预防感冒,少去公共场所,如有不适及时就医。

(2)适当锻炼,如慢走、上下楼等,以提高抗病能力。进行呼吸功能锻炼以改善通气功能。

(3)吸烟对人体的危害,劝告患者戒烟。

(4)指导有效地咳嗽、排痰。间质性肺疾病的患者常有咳嗽,一般情况下为刺激性干咳,合并肺部感染时,有咳痰,因此有效地咳嗽能促进痰液的排出,保持呼吸道通畅。

(5)使用激素时必须规律、足量、全程服用药物,不能擅自停药或减量。

(李玉芝)

第七节　职业性肺尘埃沉着病

一、概念

肺尘埃沉着病在职业活动中长期吸入生产性矿物性粉尘并在肺内潴留而引起的以肺组织弥漫性纤维化为主的疾病。引起肺尘埃沉着病的生产性粉尘主要有两类,一类是无机矿物性粉尘,包括石英粉尘、煤尘、石棉、水泥、电焊烟尘、滑石、云母、铸造粉尘等,另一类是有机粉尘。这些粉尘都能引起肺尘埃沉着病。我国职业病分类和目录中的法定肺尘埃沉着病包括十三种:硅沉着病、煤工肺尘埃沉着病、石墨肺尘埃沉着病、炭黑肺尘埃沉着病、石棉沉着病、滑石肺尘埃沉着病、水泥肺尘埃沉着病、云母肺尘埃沉着病、陶工肺尘埃沉着病、铝肺尘埃沉着病、电焊工肺尘埃沉着病、铸工肺尘埃沉着病,以及根据《肺尘埃沉着病诊断标准》和《肺尘埃沉着病理诊断标准》可以诊断的其他肺尘埃沉着病。

二、病因

肺尘埃沉着病的病因明确,是长期吸入生产性矿物性粉尘引起的肺组织纤维化。肺纤维化就是肺间质的纤维组织过度增长,进而破坏正常肺组织,使肺的弹性降低,影响肺的正常呼吸功能。

硅沉着病作为肺尘埃沉着病的代表性疾病,是长期吸入结晶型二氧化硅粉尘引起的肺组织广泛纤维化,是当前我国危害面最广、最严重的职业病。早期人们认为,硅沉着病的纤维化是结晶型二氧化硅的理化性状所致,提出了如机械刺激学说、化学溶解(中毒)学说等观点。后来认为,在疾病发生过程中不能忽视机体本身的反应性,如免疫学说和个体对粉尘的易感性等问题日益受到重视。近年来,由于分子生物学技术的发展,对肺尘埃沉着病的发生在细胞过氧化、细胞因子、基因学说等方面的研究也有不少进展。

三、临床表现

肺尘埃沉着病患者的临床表现主要是以呼吸系统症状为主的咳嗽、咳痰、胸痛、呼吸困难。早期硅沉着病没有明显自觉症状,或者只有很轻微的自觉症状,往往是通过职业健康检查时才会发现。但随着疾病的进展,特别是晚期的硅沉着病患者,就会出现或轻或重以呼吸系统为主的自觉症状。

(一)咳嗽

咳嗽是一种呈突然的、暴发性的呼气运动,有助于清除气道分泌物,因此咳嗽的本质是一种保护性反射。咳嗽受体分布于大支气管、气管及咽部等,受呼吸道分泌物刺激而兴奋引起咳嗽。咳嗽是肺尘埃沉着病患者最常见的主诉,主要和合并症有关。早期肺尘埃沉着病患者咳嗽多不明显,但随着病程的进展,患者多合并慢性支气管炎,晚期患者常易合并肺部感染,均使咳嗽明显加重。特别是合并有慢性支气管炎者咳嗽显著,也具有慢性支气管炎的特征,即咳嗽和季节、气候等有关。肺尘埃沉着病患者在合并肺部感染时,往往不像一般人发生肺部感染时有明显全身症状,可能表现为咳嗽较平时加重。吸烟患者咳嗽较不吸烟者明显。少数患者合并喘息性支气管炎,则表现为慢性长期的喘息,呼吸困难较合并单纯慢性支气管炎者更为严重。

(二)咳痰

咳痰是常见的症状,即使在咳嗽很少的情况下,患者也会有咳痰,这主要是由于呼吸系统对粉尘的清除导致分泌物增加所致。在没有呼吸系统感染的情况下,一般痰量不多,多为黏液痰。煤工肺尘埃沉着病患者痰多为黑色,晚期煤工肺尘埃沉着病患者可咳出大量黑色痰,其中可明显地看到煤尘颗粒,多是大块纤维化病灶(由于缺血溶解坏死所致)。石棉暴露工人及石棉沉着病患者痰液中则可检查到石棉小体。如合并慢性支气管炎及肺内感染,痰量明显增多,痰呈黄色黏稠状或块状,常不易咳出。

(三)胸痛

胸痛是肺尘埃沉着病患者最常见的主诉症状,几乎每个患者或轻或重均有胸痛,和肺尘埃沉着病期别及其他临床表现多无相关也不呈平行关系,早晚期患者均可有胸痛,其中可能以硅沉着病和石棉沉着病患者更多见。胸痛的部分原因可能是纤维化病变的牵扯作用,特别是有胸膜的纤维化及胸膜增厚,脏层胸膜下的肺大疱的牵拉及张力作用等。胸痛的部位不一定常有变化,多为局限性;疼痛性质多不严重,一般主诉为隐痛,亦有描述为胀痛、针刺样痛等。骤然发生的胸痛,吸气时可加重,常常提示气胸。

(四)呼吸困难

呼吸困难是肺尘埃沉着病最常见和最早发生的症状,且和病情的严重程度相关。随着肺组织纤维化程度的加重、有效呼吸面积的减少、通气/血流比例的失调,缺氧导致呼吸困难逐渐加重。合并症的发生则明显加重呼吸困难的程度和发展速度,并累及心脏,发生肺源性心脏病,使之很快发生心肺功能失代偿而导致心功能衰竭和呼吸功能衰竭,这是肺尘埃沉着病患者死亡的主要原因。

(五)咯血

较为少见,可由于上呼吸道长期慢性炎症引起黏膜血管损伤,咳痰中带有少量血丝;亦可能由于大块纤维化病灶的溶解破裂损及血管而咯血量较多,一般为自限性的。肺尘埃沉着病大咯血罕见。合并肺结核是咯血的主要原因,且咯血时间较长,量也会较多。因此,肺尘埃沉着病患者如有咯血,应十分注意是否合并肺结核。一般认为,24 小时内咯血量少于 100 mL 者为少量咯血,100～500 mL 者为中等量咯血,大于 500 mL 或一次咯血量大于 100 mL 者为大量咯血。

(六)其他

除上述呼吸系统症状外,可有程度不同的全身症状,常见有乏力、消瘦、失眠、食欲减退等全身症状。

早期肺尘埃沉着病患者一般无体征,随着病变的进展及合并症的出现,则可有不同的体征。听诊发现有呼吸音改变是最常见的,合并慢性支气管炎时可有呼吸音增粗、干啰音或湿啰音,有喘息性支气管炎时可听到喘鸣音。大块状纤维化多发生在两肺上后部位,叩诊时在胸部相应的病变部位呈浊音甚至实变音,听诊则语音变低,局部语颤可增强。晚期患者由于长期咳嗽可致肺气肿,检查可见桶状胸,肋间隙变宽,叩诊胸部呈鼓音,呼吸音变低,语音减弱。广泛的胸膜增厚也是呼吸音减低的常见原因。合并肺心病心力衰竭者可见心力衰竭的各种临床表现:缺氧、黏膜发绀、颈静脉充盈曲张、下肢水肿、肝大等。

四、辅助检查

后前位胸部 X 线片表现是诊断的主要依据。肺尘埃沉着病胸部 X 线片的影像学改变是一个渐变的过程,动态系列胸部 X 线片能系统地观察病变演变过程,更准确地判定小阴影的性质,能为诊断提供更为可靠的依据。因此,原则上两张以上间隔时间超过半年的动态胸部 X 线片方可作出确诊。由于粉尘引起肺部各种各样的纤维化病理改变,反映在 X 线片上的影像,可概括地分为圆形小阴影、不规则形小阴影、大阴影和胸膜斑等四种。这四种影像与肺内粉尘聚集、肺内纤维化的量亦即肺尘埃沉着病病变的程度有量的相关关系。因此,现在公认可以用小阴影、大阴影和胸膜斑这些术语作为描述肺尘埃沉着病 X 线表现的专用名词。肺尘埃沉着病还有一些其他 X 线表现,如肺门和肺纹理改变等,对肺尘埃沉着病综合诊断均有重要参考价值。

肺的通气功能改变可以反映粉尘对肺功能的损伤,然而不能用来诊断肺尘埃沉着病。因肺的代偿功能强,肺尘埃沉着病患者在早期不一定出现肺功能改变。随着病情进展,尤其并发肺气肿时,肺活量降低,一秒钟用力呼气容积减少,残气量及其占肺总量比值增加。当大量肺泡遭受破坏和肺毛细血管壁增厚时,可引起弥散功能障碍。肺功能损害与胸部 X 线片显示的病变不完全一致。肺功能测定可作为硅沉着病患者劳动能力鉴定的依据。

一般常规检查无特殊意义,血尿常规检查结果多在正常范围。近年来,国内外生物化学和免疫学方面做了许多研究,试图寻找肺尘埃沉着病早期诊断指标,但其临床实用价值尚有待研究。

五、诊断

我国现行职业性肺尘埃沉着病诊断标准《职业性肺尘埃沉着病的诊断》指出:根据可靠的生产性矿物性粉尘接触史,以技术质量合格的 X 射线高千伏或数字化摄影(DR)后前位胸部 X 线片表现为主要依据,结合工作场所职业卫生学、肺尘埃沉着病流行病学调查资料和职业健康监护资料,参考临床表现和实验室检查,排除其他类似肺部疾病后,对照肺尘埃沉着病诊断标准片,方可诊断职业性肺尘埃沉着病。劳动者临床表现和实验室检查符合肺尘埃沉着病的特征,没有证据否定其与接触粉尘之间必然联系的,应当诊断为职业性肺尘埃沉着病。职业性肺尘埃沉着病分为三期。

(一)肺尘埃沉着病一期

有下列表现之一者。

(1)有总体密集度1级的小阴影,分布范围至少达到2个肺区。

(2)接触石棉粉尘,有总体密集度1级的小阴影,分布范围只有1个肺区,同时出现胸膜斑。

(3)接触石棉粉尘,小阴影总体密集度为0,但至少有两个肺区小阴影密集度为0/1,同时出现胸膜斑。

(二)肺尘埃沉着病二期

有下列表现之一者。

(1)有总体密集度2级的小阴影,分布范围超过1个肺区。

(2)有总体密集度3级的小阴影,分布范围达到1个肺区。

(3)接触石棉粉尘,有总体密集度1级的小阴影,分布范围超过1个肺区,同时出现胸膜斑并已累及部分心缘或膈面。

(4)接触石棉粉尘,有总体密集度2级的小阴影,分布范围达到1个肺区,同时出现胸膜斑并已累及部分心缘或膈面。

(三)肺尘埃沉着病三期

有下列表现之一者。

(1)有大阴影出现,其长径不小于20 mm,短径大于10 mm。

(2)有总体密集度3级的小阴影,分布范围超过1个肺区并有小阴影聚集。

(3)有总体密集度3级的小阴影,分布范围超过1个肺区并有大阴影。

(4)接触石棉粉尘,有总体密集度3级的小阴影,分布范围超过1个肺区,同时单个或两侧多个胸膜斑长度之和超过单侧胸壁长度的1/2或累及心缘使其部分显示蓬乱。

六、临床治疗

肺尘埃沉着病是以肺组织纤维性病变为主的疾病,目前均认为不可能根治,肺尘埃沉着病是"可防而不可治"。一旦确诊为肺尘埃沉着病,应脱离接触粉尘,根据病情进行综合治疗,常用的治疗手段有对症治疗、抗纤维化药物治疗、中药、肺灌洗及肺移植等治疗。

目前常用的药物有粉防己碱、硅肺宁、克矽平、哌喹等,可以单独或联合应用。近年来临床观察到尼达尼布和吡非尼酮对肺纤维化的微弱阻滞作用。

肺灌洗术是目前治疗肺尘埃沉着病有效可行的方法之一,通过灌洗液及药物注入,反复冲洗,将肺泡腔内积聚的有害粉尘、吞尘巨噬细胞及释放出的刺激纤维增生因子、炎性刺激因子等清除体外,起到改善症状、延缓疾病发展的作用,提高生活质量。根据灌洗范围、灌洗量和方法的不同,目前灌洗分为支气管肺泡灌洗术和大容量全肺灌洗术。支气管肺泡灌洗术每次灌洗量为250～300 mL,每次灌洗1个肺叶、灌洗完5个肺叶为1个疗程,均通过支气管镜插管和灌洗5次。虽然其适应证广、局部麻醉、治疗安全,但住院时间长;大容量灌洗每次灌洗量为5 000～10 000 mL,每次灌洗一侧肺,灌洗完左右两侧肺为1个疗程,具有灌洗量多、灌洗范围大、治疗效果佳等优点,但是该灌洗技术须在全麻下进行,存在病例选择严格、风险系数高、医师技术操作复杂、所需医疗设备特殊等因素。

大部分肺尘埃沉着病患者多并发肺气肿,尤其是三期肺尘埃沉着病。首先是脱离粉尘和戒烟,长期吸入支气管扩张剂是主要治疗方法。经内科治疗无效的难治性患者,可以考虑采用肺移植术,但是对患者自身条件以及操作技术要求较高,花费较大,并发症较多。

肺尘埃沉着病患者常常合并肺大疱,其对患者的主要影响:一是咳嗽、深呼吸、剧烈运动等诱因下,肺大疱容易破裂形成气胸,而且气胸会反复发作;二是肺大疱压迫正常组织,而导致呼吸困难。治疗肺大疱的问题上,可以选择手术治疗,将肺大疱结扎或切除,但是,如果患者年龄大、心肺代偿功能差,只能内科保守治疗。这时患者要注意不宜做剧烈运动、剧烈咳嗽以及保持大便通畅,以免肺大疱破裂形成气胸。

慢性阻塞性肺疾病是肺尘埃沉着病患者常见的并发症。COPD是一种以气流受限为特征的呼吸系统多发病,慢性阻塞性肺疾病急性加重期往往存在感染、免疫失衡、气道痉挛、分泌物增多及反应性增高等表现,因此多侧重于抗感染、平喘、祛痰、止咳等治疗,新的 COPD 治疗方案已将糖皮质激素列入急性加重期的治疗。肺尘埃沉着病并发阻塞性肺疾病时除了治疗肺尘埃沉着病外,还要长期规范的治疗慢性阻塞性肺疾病,COPD 临床治疗药物主要包括扩张支气管的 β_2 受体激动剂、M_3 受体阻断剂和抗炎的糖皮质激素、磷酸二酯酶-4(PDE-4)抑制剂及复方制剂。

肺结核是肺尘埃沉着病的常见并发症,尤其肺尘埃沉着病三期并发肺结核概率非常大,肺结核能促使肺尘埃沉着病病情的进展,同样肺尘埃沉着病也能使肺结核逐渐恶化。肺尘埃沉着病并发肺结核患者在治疗肺尘埃沉着病的同时更应该给予早期、规律、全程、适量、联合抗结核药物治疗。尽可能抑制病情发展,防止结核恶化和导致病情加重,提高患者生存质量。肺尘埃沉着病并发肺结核患者由于肺部纤维化,药物到达治疗部位较普通结核病患者难,所以抗结核治疗疗程应适当延长。

七、护理

(一)心理护理

由于肺尘埃沉着病患者具有复杂的社会性,涉及众多的权利责任关系,故与普通疾病患者相比,其心理特点有一定的特殊性,会产生更多、更严重的心理健康问题。一些研究调查显示,肺尘埃沉着病患者心理健康状况普遍较差,容易出现严重的焦虑、抑郁及补偿心理等心理障碍。

针对肺尘埃沉着病患者的心理问题,可以根据患者的具体情况采用合理的心理干预措施,其中支持性心理干预、教育性心理干预及个性化心理干预最为常用。

1.支持性心理干预

合理的心理、社会支持有助于缓解患者的焦虑、恐惧、抑郁问题。针对肺尘埃沉着病患者的心理特点,在心理干预实施过程中首先要使患者产生信任感、安全感,从工作、家庭、生活等方面进行交谈,耐心倾听患者的诉说,解答问题。使其尽可能地倾诉内心痛苦,将其真正的内心感受表达出来。根据患者诉说的内容,分析消极情绪的产生原因,有针对性地给予心理支持。

2.教育性心理干预

肺尘埃沉着病患者不良心理问题的产生很大程度上是源于对疾病及其预后的认知偏差,且容易产生绝对化、灾难化的非理性思维。因此,干预人员应充分了解患者的心理状态和对躯体疾病的认知,以循序渐进、反复施教、耐心、理解和接纳的态度回应患者的感受,鼓励和引导患者寻找问题的症结,共同探讨解决问题的方法,从而赢得患者最大的信赖和配合。通过治疗和心理干预措施能解决的应尽量满足,以减轻患者的心理问题,提高心理护理效果。

3.团体心理干预

团体心理干预多采用小组活动讨论形式,指导患者学习日常生活的良好行为习惯,帮助患者宣泄不良情绪,体验积极的情绪情感;引导患者用积极的心态看待过去,珍惜当下,最终提高患者的生命质量。

4.个性化心理干预

肺尘埃沉着病患者的心理特点既有相同之处,也存在一定的差异,尤其是不同病情程度的肺尘埃沉着病患者心理特点均不相同。因此,在心理干预实施过程中应特别注重个性化心理干预。个性化心理干预的目标,是针对患者心理特性,解决个性化的心理问题,针对患者不同的心理特点,制订合理科学的心理干预计划。鼓励患者抒发自己的想法,与其探讨所关心的问题,评估心理问题严重程度及其主要原因,客观地记录心理干预的情况。此后在日常的接触中加以观察,并予以相应的交流和帮助。

(二)生活护理

因为烟草中的尼古丁,对肺功能会造成衰退,肺尘埃沉着病患者本来就有呼吸困难的危害,再吸烟的话,只会让病情加重。同时长期吸烟可以导致慢性支气管炎、肺气肿。如果本人不吸烟,也要避免接触二手烟及烧香等。对于吸烟者,为了达到戒烟的目的,首先要得到家庭和社会的大力支持,下定决心,在戒烟前可以告诉尽可能多的亲友,寻求他们的鼓励及支持,让他们适时地进行提醒与鼓励。同时避免饮用咖啡或浓茶,为了减少香烟的诱惑,要将烟灰缸、打火机、烟包弃掉,把家里彻底清洁,降低烟味;列出经常抽烟的地点、朋友,避免去这些地方或者避免与吸烟的朋友接触,或者接触时不抽烟,尽量选择一些无烟的环境。同时尽量避免吃辛辣及刺激性的食物。避免有饥饿、愤怒、寂寞或劳累的情况发生,以免容易引起抽烟的冲动,当有抽烟的冲动时,可做深呼吸、多喝开水、沐浴、散步及运动,以减低吸烟的意欲。需要时可参与认可的医疗机构主办的戒烟讲座及尼古丁补充疗法。

保持家居空气流通,注意通风开窗,每天保证通风半小时以上。家居要保持清洁,避免尘埃积聚,有条件者注意定期除螨,避免尘螨繁殖。在家里尽量不要饲养动物,尤其是毛发较长的动物,也避免栽种开花的植物或者有芳香味的植物,保证一定的温度与湿度的恒定,避免一时热一时冷,如果家里过于潮湿,最好用抽湿机保证适当的低湿度环境。由于冬季气温寒冷,持续时间长,是导致上呼吸道感染的主要因素,因此要保持居室的适宜温度,整洁及空气新鲜,对减少上呼吸道感染有积极的预防意义。同时床铺要保持清洁干净,经常更换,最好做到每周更换一次床单、枕套,枕芯要经常暴晒,家里最好不要铺地毯或者使用布艺家具,以免容易积聚灰尘。也应注意个人清洁卫生,格外注意气候的变化,增减衣物。

为减少呼吸道的刺激及感染,空气污染的时候避免外出,外出时建议在烟尘多的地方应戴口罩,待的时间不宜过长;避免接触有刺激性的化学品及气体,如乙醇等;避免与有呼吸道感染者接触,必要时接受流感疫苗注射,注意观察有否呼吸道感染的症状,如发热、痰液增多及变浓等,要及时就诊。

肺尘埃沉着病患者大多体质差及消瘦,应选用低糖、优质蛋白、高维生素的食品,避免血液中的二氧化碳过高,如鱼类、蛋类,并适当进食动物的肺脏、肾脏等。同时多补充热量,如米饭、面等,以补充消耗。

注意补充高维生素的食品:应增加维生素 A 的摄入量,维生素 A 能维持上皮细胞组织,特别是呼吸道上皮组织的健康,对减轻咳嗽症状等有一定的益处。此外,还应补充富有抗氧化等作用的维生素 C,主要存在于新鲜的水果和蔬菜里。必要的时候可根据患者的饮食情况给予复合维生素的补充剂。饮食中也要注意有高纤维的食物,可有效地预防便秘。

如无特殊的医嘱限制,应增加喝水量以防止便秘及帮助稀释痰液,在病情允许的情况下,适量饮水(尤其在炎热的夏季),一般每天饮水量在 2 500～3 000 mL。适当增加饮水量,可以防止血液浓缩,呼吸道分泌物干结形成痰栓,堵塞气道,影响通气功能。

八、康复

肺尘埃沉着病康复治疗是近年来发展起来的一个新领域。它在肺尘埃沉着病稳定的基础上,通过加强呼吸肌及肢体呼吸辅助肌锻炼,缓解呼吸肌疲劳,是临床治疗的一种延续,它可以有效地减轻呼吸困难,增强机体耐力,减少并发症的发生,提高生活质量。2013 年美国胸科学会对肺康复的定义认为,对肺尘埃沉着病患者采取以运动疗法为中心的综合康复方案,观察到肺尘埃沉着病患者的肌肉耐力、营养状况指标均有明显提高,明显减轻呼吸困难及焦虑症状,并发呼吸道感染的次数减少,取得了明显的临床康复效果。超短波可通过温热效应使肺部血液循环改善,免疫系统功能加强,有利于对呼吸系统病原菌的控制,从而达到抵制细菌扩散和加速炎性物质渗出吸收、降低肺部纤维化的目的。肺康复治疗对肺尘埃沉着病患者的病情控制,并发症的减少或延缓,降低医药费用等均有着重要意义。

(一)呼吸训练

这是肺尘埃沉着病患者整体肺功能康复方案中的一个重要组成部分,通过各种控制性呼吸技术来纠正患者的异常呼吸模式,以获得最有效的呼吸方式,从而改善通气,增加咳嗽效率,改善呼吸肌的肌力、耐力及协调性,保持或改善胸廓活动度,建立有效呼吸模式,促进放松,教育患者处理呼吸急促,增强患者整体呼吸功能。肺尘埃沉着病患者常用的呼吸训练方法有放松练习、腹式呼吸、缩唇呼吸、呼吸肌训练、局部呼吸训练及呼吸操等。

1.放松练习

气短、气急常使患者精神和颈背部肌肉紧张,从而导致耗氧量增加。采用放松练习可以减少呼吸肌耗氧量,减轻呼吸困难症状。首先采取放松体位,常用方法有前倾依靠位、椅后依靠位、前倾站位。

(1)前倾依靠位:患者坐于桌前或床前,桌上或床上置两床叠好的被子或四个枕头,患者两臂置于棉被或枕头下以固定肩带并放松肩带肌群,头靠于被上或枕上放松颈肌。前倾位还可降低腹肌张力,使腹肌在吸气时容易隆起,有助于腹式呼吸模式的建立,见图 2-1 前倾依靠位。

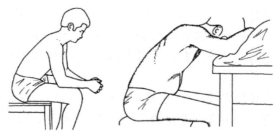

图 2-1　前倾依靠位

(2)椅后依靠位:患者坐在柔软舒适的有扶手的椅子或沙发上,头稍后靠于椅或沙发背上,完全放松 5～15 分钟。

(3)前倾站位:自由站立,两手置于身后十字交叉并向下拉以固定肩带,同时身体向前倾放松腹肌,或两手支撑于体前桌上,身体前倾站立,此体位不仅起到放松肩部和腹部肌群的作用。而且有利于训练腹式呼吸,见图 2-2 前倾站位。

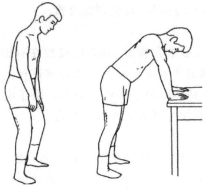

图 2-2　前倾站位

2.腹式呼吸

呼吸困难是晚期肺尘埃沉着病最常见的症状,是由于肺组织纤维化,有效呼吸面积减少,通气/血流比例失调引起缺氧所致。腹式呼吸又称膈式呼吸,主要是通过增大横膈的活动范围,以提高肺的伸缩性来增加通气。横膈活动每增加 1 cm,可增加肺通气量 $250\sim300$ mL,深而慢的呼吸模式可增加潮气量和肺泡通气量,提高动脉血氧饱和度。膈肌较薄,收缩时氧耗量相对较少,有效减少了辅助呼吸肌不必要的使用,因而此时采用膈肌呼吸可以提高呼吸效率,缓解呼吸困难。

(1)要领:肩背放松,吸鼓呼瘪,吸时经鼻,呼时经口,深吸细呼。

(2)方法:见图 2-3 腹式呼吸。

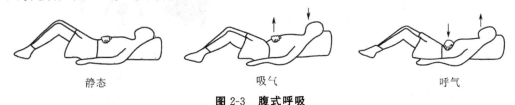

静态　　　　　　　吸气　　　　　　　呼气

图 2-3　腹式呼吸

让患者处于舒适放松体位,可取卧位、坐位或活动下(步行、上下楼梯)练习腹式呼吸。一手放置于前肋骨下方的腹直肌上,体会腹部的运动,吸气时手上升,呼气时手下降。指导患者用鼻缓慢深吸气的同时,尽力挺腹,使其鼓起。然后让患者有控制地呼气,将空气缓慢经口呼出体外。每次 $15\sim20$ 分钟,每天 2 次。患者熟练掌握后可同时配合缩唇呼吸。

(3)注意事项:开始锻炼时,指导者先做示范,然后给予具体的辅导和纠正。同时可配合缩唇呼气法,每天进行锻炼,时间由短到长,逐渐习惯于平稳而缓慢的腹式呼吸。

3.缩唇呼吸

缩唇呼吸是一种自我控制的呼气末端正压呼吸方式,通过呼气时缩紧嘴唇的方式增加呼气阻力,延长气体呼出的时间,提高气道内压力,从而防止支气管和小支气管的过早塌陷,使气体充分排出,减少残气量,从而改善通气功能。

(1)要领:用鼻吸气,缩唇呼气。

(2)方法:①让患者处于舒适放松体位。②指导患者缓慢地用鼻深吸气后,再将嘴唇缩起呈吹口哨状轻柔呼出气体。尽量将气呼出以延长呼气时间,同时口腔压力增加,传至末梢气道,避免小气道过早关闭,改善肺泡有效通气量。

(3)吸气和呼气时间比为1:2,尽量深吸慢呼。

(4)每分钟7~8次,每次10~20分钟,每天训练2次。

4.膈肌起搏/电刺激呼吸

使用低频通电装置,非刺激电极放在胸壁,刺激电极放在胸锁乳突肌外侧,锁骨上2~3 cm的部位,用通电时间短的刺激,确定产生强力吸气后脉冲波进行治疗。适用于经过呼吸锻炼后,膈肌运动仍不十分满意者或由于粘连限制了膈肌活动时。由于电极靠近臂丛神经,操作时必须小心。开始时每天6~15次,逐渐增加到每天100次左右。

5.呼吸肌训练

(1)膈肌阻力训练:患者取仰卧位,治疗师在患者上腹部放置1~2 kg沙包作为阻力,令患者做腹式呼吸,深吸气时尽量保持上胸廓不动,避免代偿。通过逐渐延长呼吸时间、增加阻力大小来调整难度。

(2)吸气阻力训练:采用口径可以调节的呼气管,在患者可以接受的前提下,将吸气阻力增大,吸气阻力每周逐步递增−0.39~−0.19 kPa(−4~−2 cmH$_2$O)。初始练习时间为每次3~5分钟,每天3~5次,以后可增加至每次20~30分钟,以增加吸气肌耐力,见图2-4。

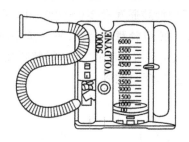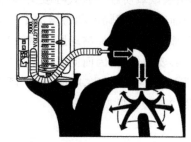

图2-4 吸气阻力训练

(3)呼气阻力训练。①吹蜡烛法:将点燃的蜡烛放在口前10 cm处,吸气后用力吹蜡烛,使蜡烛火焰飘动。每次训练3~5分钟,休息数分钟再反复训练。每1~2天将蜡烛与口的距离加大,直到距离增加到80~90 cm。②吹瓶法:用两个有刻度的玻璃瓶,瓶的容积为2 000 mL,各装入1 000 mL水。将两个瓶用胶管或玻璃管连接,在其中一个瓶中插入吹气用的胶管或玻璃管,另一个瓶插入一根排气管,见图2-5。

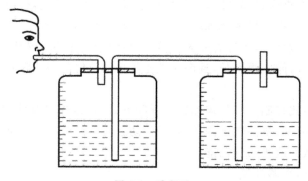

图2-5 吹瓶法

训练时用吹气管吹气,使另一个瓶的液面升高30 cm左右,休息片刻后反复进行。以液面升高的程度作为呼气阻力的标志。可以逐渐增加训练的呼气阻力,直到达到满意的程度为止。

(4)诱发呼吸训练:诱发呼吸训练是一种强调持续最大吸气的阻力训练方式,可提供患者视觉和听觉反馈。方法:①让患者处于放松舒适体位。②让患者做 3～4 次缓慢、轻松的呼吸,之后做最大呼气。③将呼吸器放入患者口中,经由吹嘴做最大吸气并且持续数秒。

(5)其他呼吸锻炼方法:各种传统的民间锻炼方法,如打太极拳、练气功、做保健操等。还有功能性活动,例如行走、上下楼、快走、慢跑等。

6.局部呼吸训练

局部呼吸训练是指在胸部局部加压的呼吸方法。治疗师或患者把手放于需加强部位,在吸气时施加压力,或患者使用毛巾施加压力,见图 2-6 局部呼吸训练。用于增加胸部局部的呼吸能力。

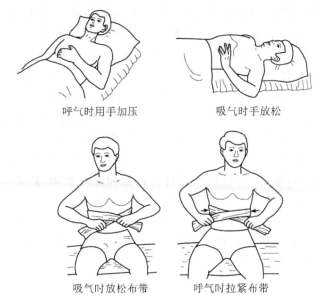

呼气时用手加压　　　　　吸气时手放松

吸气时放松布带　　　　　呼气时拉紧布带

图 2-6　局部呼吸训练

7.呼吸操

呼吸操是一种腹式呼吸与缩唇呼吸联合应用的全身参与运动的呼吸康复训练方式。呼吸操根据姿势可分为卧位呼吸操、坐位呼吸操及立位呼吸操。呼吸操没有固定的步骤顺序,可根据患者的个体差异、病情制订合适的呼吸训练计划。

(1)卧位呼吸操:适用于年老体弱不便持久站立者,步骤如下:①两臂交替向前上方伸出,自然呼吸 5～10 次,两腿交替膝关节屈伸 5～10 次。②两腿屈膝、双臂上举外展并深吸气,两臂放回体侧时呼气,做 5～10 次。③缩唇呼吸,先用鼻深吸气,呼气时嘴唇呈吹口哨状用力呼气,做 5～10 次。④腹部呼吸,两腿屈膝,一手放在胸部,一手放在腹部,吸气时腹部隆起,呼气时腹部收缩,做 5～10 次。

运用以上卧位锻炼一段时间后,也可选取坐位或立位进行。每次按顺序做完,由慢到快,循序渐进,每天可做 2～3 次,每次 8～15 分钟;身体要自然放松,不要屏气、换气过度,以免造成头昏、眼花、胸闷等。注意呼气比吸气时间长约 1 倍,可指导患者每次呼吸时默念数字。

(2)立位呼吸操(全身性呼吸操):立位呼吸操是在腹式呼吸练习的基础上进行的,即腹式呼吸和扩胸、弯腰、下蹲等动作结合在一起,起到进一步改善肺功能、增强体力的作用。立位呼吸操没有固定的模式,一般按照患者的病情、耐受能力制定。推荐以下分解动作。①立位腹式呼吸:立位,一手放胸前,一手放腹部,做腹式呼吸。吸气时尽力挺腹,胸部不动,呼气时腹肌缓慢主动收缩,以增加腹内压力,使膈肌上提,按节律进行呼吸。②头部运动:双脚自然分开,身体直立,双手叉腰,眼看前方,抬头吸气,低头呼气;眼看前方,头向左转吸气,复位呼气,头向右转吸气,复位呼气;眼看前方。③伸展运动:立位,两臂向身旁放下,身体稍向前倾呼气,两臂逐渐上举吸气,复位呼气。④肩关节运动:双手五指交叉放于脑后,两肘内收,吸气,两肘外展,呼气。⑤肘关节运动:立位,双脚自然分开,双臂向两侧展开,弯肘触肩时吸气,展肘时呼气。⑥扩胸运动:立位,双脚自然分开,双手握拳,弯肘平举于胸前,外展时吸气,复位时呼气。⑦转身运动:双手叉腰,双脚自然分开,向右转身时吸气,复位时呼气,向左转身时吸气,复位时呼气。⑧侧身运动:右手叉腰,双脚自然分开,左手举高,用鼻吸气,弯腰到右边,让左腰部肌肉有微微绷紧感,缩唇呼气,挺直腰背立正,吸气,反复4~8次后换左手叉腰,右手举高。⑨髋关节运动:立位,双手叉腰,双脚自然分开,俯身向前弯腰,呼气,复位吸气。⑩腿部运动:立位,双手叉腰,双腿交替外展4~8次,外展时吸气,复位时呼气。⑪抬腿运动:立位,双手叉腰,双腿交替向前抬高4~8次,抬高时吸气,复位时呼气。⑫抱膝呼吸:立位,一腿向腹部弯曲,以双手捆抱屈腿,以膝压腹时呼气,还原时吸气。⑬下蹲呼吸:立位,两足并拢,身体前倾下蹲,双手抱膝呼气,还原时吸气。根据患者病情及耐受能力,选择以上6~8个动作,每个动作反复进行10~15次,完成一套动作时间在20~30分钟为宜。

(3)呼吸操的相关注意事项。①确保安全:开始训练时,要密切观察患者的面色、神态及生命体征,如有不适,不宜强行训练,锻炼量以患者自觉稍累而无呼吸困难,心率较安静时增加少于20次/分,呼吸增加少于5次/分为宜。如训练中出现气促、发绀、大汗淋漓、哮喘加重,须马上终止训练,并做好相应处理。②耐心宣教:肺尘埃沉着病患者由于病程长,体质差,长期坚持呼吸功能锻炼有一定困难,因此,要求指导者有高度责任心,认真讲解训练方法、目的、作用机制及注意事项,做好耐心细致的健康宣教,帮助患者树立信心。③持之以恒:呼吸肌训练要坚持长久,短时间的训练不会有明显成效,要指导患者坚持锻炼,尤其要做好患者出院教育,帮助患者制订持久的训练计划,坚持电话或其他形式的联系,定期随访,确保长期效果。

(二)氧气疗法

氧疗是通过增加吸入氧浓度(FiO_2),提高肺泡氧分压(PAO_2),加大肺泡膜两侧氧分压差,促进氧气(O_2)弥散,从而提高动脉血氧分压(PaO_2)和血氧饱和度(SaO_2),改善全身器官的氧气供给。研究表明,长期氧疗(每天吸氧超过15小时)可提高静息状态下严重低氧血症的慢性呼吸衰竭患者的生存率,而对轻到中度低氧血症或只在夜间氧饱和度降低的患者没有提高生存率的作用。因此,在临床实践中需要根据患者情况,选择个体化治疗策略。

1.氧疗指征

(1)肺尘埃沉着病患者静息呼吸室内空气时,$PaO_2<7.3$ kPa,或 $SaO_2<88\%$,伴或不伴高碳酸血症。

(2)PaO_2为 7.3~8.0 kPa,伴有充血性心力衰竭或继发性红细胞增多症(血细胞比容＞55%)。

2.氧疗方法

(1)鼻导管(或鼻塞)给氧:鼻导管和鼻塞用具简单,价廉方便,是临床最常用的针对轻中度低氧血症患者的给氧方法。吸入氧浓度与吸氧流量、患者通气量和吸呼气时间比有关,推算增加1 L氧流量可提高4%吸氧浓度。鼻导管或鼻塞吸氧缺点是吸氧浓度不稳定,吸氧流量较高时,干燥氧气致鼻黏膜和痰液干燥。

（2）面罩给氧：面罩给氧浓度稳定，可提供中等氧浓度，一般适用于需要较高氧浓度的患者。简单面罩给氧适用于无二氧化碳潴留的明显低氧血症的患者；储气囊面罩适用于严重低氧血症伴通气过度呼吸性碱中毒的患者；可调式面罩（Venturi 面罩）吸氧浓度不受通气量影响，可以准确控制，适用于低氧血症伴高碳酸血症的患者。面罩给氧缺点是使用时不方便咳痰、进食和说话。

（三）分泌物廓清技术（气道卫生疗法）

应用气道分泌物廓清技术的目的是为了清除过多的或潴留于气道的分泌物，从而减少气流阻力，改善肺的气体交换，降低支气管感染的发生率。此外，也用于预防或治疗因黏液堵塞气道引起的肺不张。常用技术包括体位引流，胸部叩拍、震动，有效咳嗽训练和用力呼气等。气道分泌物廓清技术常用于患有各种肺疾病的住院患者，以减少并发症，以及用于慢性气道阻塞、气道黏液分泌物过多的非卧床患者，如支气管扩张、慢性支气管炎和囊性纤维化患者。

1.体位引流（postural drainage，PD）

体位引流是依重力作用促使各肺叶或肺段气道分泌物的引流排出。适用于各种支气管-肺疾病伴有大量痰液者。

（1）原则：将病变部位放在高位，使引流支气管开口向下，利用重力使液体向低处流。

（2）方法：每 0.5～1.0 小时翻身一次；引流体位下摆放 10～20 分钟，每天 1～2 次，清晨/入睡前为佳。

（3）适应证：①身体虚弱、高度疲劳、麻痹、术后并发症。②COPD 出现呼吸道感染、肺脓肿。③分泌物长期不能被清除。

（4）禁忌证：①近期严重咯血、高血压。②严重心脑血管问题。③肺水肿、气胸。④胃液反流。⑤贫血等出血性疾病。

2.胸部叩拍、振动

在体位引流时，经常应用叩拍和摇动等技术来松解分泌物在气道壁上的黏附。

叩拍法：手掌微屈、机械叩拍器，由下而上，每次 15 分钟，每天 2～3 次，见图 2-7。

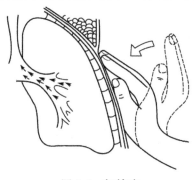

图 2-7　扣拍法

3.震动法

用手紧按胸壁产生震动，使患侧部位支气管壁上的分泌物向较大支气管移动。宜呼气时进行，忌吸气时进行。

（李玉芝）

第三章

神经外科护理

第一节　先天性脑积水

先天性脑积水又称婴儿脑积水,指婴幼儿时期脑室或蛛网膜下腔积聚大量脑脊液,导致脑室系统或蛛网膜下腔异常扩大,出现颅内压增高和脑功能障碍。常见病因有产伤引起的颅内出血、脑膜炎、先天性颅脑畸形及肿瘤等。临床表现包括头围进行性增大、头皮变薄、静脉怒张、颅缝变宽、囟门增大、隆起且张力增高;颅骨叩诊呈"破壶音",双眼下视呈"落日征";生长发育迟缓、智力障碍、癫痫及瘫痪等。辅助检查包括 CT 和 MRI 检查。先天性脑积水大多需手术治疗,常用的有侧脑室-腹腔分流术、第三脑室造瘘术等;少数患儿经利尿、脱水可暂时缓解症状。

一、常见护理诊断/问题

(一)有受伤的危险
与颅内压增高有关。

(二)潜在并发症
分流管堵塞、分流管感染及腹部并发症等。

二、护理措施

(一)术前护理
1.术前准备

协助完善术前检查;术前 1 天配血、备皮,脑室-腹腔分流术术前备皮范围包括头、颈、胸及腹部;术前晚禁食禁饮。

2.病情观察

密切观察患儿生命体征、意识状况、瞳孔变化、肌力及肌张力情况。如果患儿前囟膨隆、张力高,频繁呕吐呈喷射状,四肢肌张力高,是颅内压急剧升高的表现。

3.用药护理

遵医嘱使用利尿剂和脱水剂,观察用药效果和不良反应。

4.安全护理

使用床挡保护,避免发生坠床。

(二)术后护理

1.饮食

婴幼儿代谢高于成人,术后须及时指导合理喂养,防止营养不良。

(1)行脑室穿刺外引流或颅后窝减压术的患儿,麻醉清醒后4~6小时即可试进少量温开水,观察半小时,如无恶心、呕吐等症状,则可母乳喂养,但仍须加强观察。

(2)行脑室-腹腔分流术者,术后进半流质,鼓励患儿进食高蛋白、高维生素、易消化的饮食,避免辛辣、刺激性食物。

(3)若母乳不足或已断母乳者,可喂养配方奶粉、米粉及果汁等。

2.引流管护理

分流管的护理:①术后定时按压分流泵;②评估神经系统症状和体征;③警惕分流过度引起颅内压降低和分流不足引起颅内压增高。

(三)术后并发症的观察和护理

1.分流管堵塞

分流管堵塞为最常见的并发症,常发生于术后6个月,与脑脊液蛋白量过高、脑室内出血及周围组织粘连包裹引流管有关。

(1)观察:术后早期应注意囟门张力的大小,以估计分流管的流量是否合适。若分流过度,患儿可出现体位性头痛,即立位时加重,卧位时缓解;一旦发生阻塞,患儿有颅内压增高的表现,术后CT检查已缩小的脑室再次扩大,按压分流泵有阻力,切口有皮下积液。

(2)护理:嘱患儿家属避免患儿头部剧烈活动,防止牵拉使腹腔端自分流泵处脱离或断裂,致皮下积液。定时按压分流泵,促进脑脊液引流通畅。若出现分流管堵塞,应及时联系医师处理。

2.分流管感染

多发生在分流术后2个月内。

(1)观察:患者有无头痛、发热、意识障碍及脑膜刺激征阳性等表现。

(2)护理:单纯依靠抗菌药物治疗通常无效,应协助医师取出分流管并对症处理。

3.腹部并发症

腹腔端分流管可造成腹腔脏器损伤、腹腔感染及腹腔脓肿等。

(1)观察:观察患儿有无食欲下降、恶心、呕吐、腹胀或腹痛等症状腹部情况,有无压痛、反跳痛、腹肌紧张等腹膜刺激征及腹部包块。

(2)护理:症状轻者不需要特殊处理;若出现腹膜刺激征应及时通知医师处理。

4.过度引流

(1)观察:可出现颅内低压综合征、硬脑膜下积液及硬脑膜下出血的表现。观察患者有无体位性头痛或颅内压增高的表现。

(2)护理:术后嘱患者平卧,每3小时按压分流泵5~6次,每次按压4~6次。必要时配合医师行CT检查。

三、健康教育

(一)关爱患儿

目前无很好的方法防治此病,家长要面对现实,关爱患儿。

(二)饮食指导

按时添加辅食,提供高蛋白、高维生素、富含营养的食物,如鱼肉、牛肉及羊肉等,加强营养以满足生长发育需求。

(三)康复指导

如有智力发育障碍者,按时进行康复训练,循序渐进,由简单到复杂,提高生活自理能力和社会适应能力。

(四)引流管自我护理

由于患儿需要终身带脑室-腹腔分流管,应指导患儿家属适当按压分流泵,保持分流管通畅,按压时无阻力说明分流系统远端通畅,松开时复位良好说明脑室端通畅,按下时感阻力增加、难以按下或按下后不易回复,则有可能分流管阻塞,应及时就诊。注意保护引流管,防止抓伤和引起皮肤感染。活动时不可用力过猛,以免扭曲拉断分流管。

(五)复诊

定期到医院复查,如原有颅内压增高症状加重,应及时就诊。

(王田田)

第二节　脑动静脉畸形

脑动静脉畸形是指脑血管发育障碍引起的脑局部血管数量和结构异常,并对正常脑血流产生影响。动静脉畸形是一团异常的畸形血管,其间无毛细血管,常有一支或数支增粗的供血动脉,引流动脉明显增粗曲张,管壁增厚,内为鲜红动脉血,似动脉,故称为静脉的动脉化。动静脉畸形引起的继发性病变有出血、盗血。手术为治疗脑动静脉畸形的根本方法,目的在于减少或消除脑动静脉畸形再出血的机会,减轻盗血现象。手术方法包括血肿清除术、畸形血管切除术、供应动脉结扎术、介入栓塞术。

一、护理措施

(一)术前护理

(1)患者要绝对卧床,并避免情绪激动,防止畸形血管破裂出血。

(2)监测生命体征,注意瞳孔变化,若双侧瞳孔不等大,表明有血管破裂出血的可能。

(3)排泄的管理:向患者宣教合理饮食,嘱其多食富含纤维素的食物,如水果、蔬菜等,以防止便秘。观察患者每天粪便情况,必要时给予开塞露或缓泻剂。

(4)注意冷暖变化,以防感冒后用力打喷嚏或咳嗽诱发畸形血管破裂出血。

(5)注意安全,防止患者癫痫发作时受伤。

(6)危重患者应做好术前准备,如剃头。若有出血,应进行急诊手术。

(二)术后护理

(1)严密监测患者生命体征,尤其注意血压变化,如有异常立即通知医师。

(2)给予患者持续低流量氧气吸入,并观察肢体活动及感觉情况。

(3)按时予以脱水及抗癫痫药物,防止患者颅内压增高或癫痫发作。

（4）如有引流，应保持引流通畅，并观察引流量、颜色及性质变化。短时间内若引流出大量血性物质，应及时通知医师。

（5）如果患者癫痫发作，应保持呼吸道通畅，并予以吸痰、氧气吸入，防止坠床等意外伤害，用床挡保护并约束四肢，口腔内置口咽通气导管，配合医师给予镇静及抗癫痫药物。

（6）长期卧床、活动量较少的患者，应注意其肺部情况，及时给予拍背，促进有效咳痰，防止发生肺部感染，还须定期拍胸部 X 线片，根据胸部 X 线片有重点、有选择性地进行拍背。

（7）术后应鼓励患者进食高蛋白食物，以增加组织的修复能力，保证机体的营养供给。

（8）清醒患者保持头高位（床头抬高 30°），以利血液回流，减轻脑水肿。

（9）准确记录液体出入量，保证出入量平衡。

（10）对有精神症状的患者，适当给予镇静剂，并注意患者有无自伤或伤害他人的行为。

（11）给予患者心理上的支持，使其对疾病的痊愈有信心，从而减轻患者的心理负担。

（三）健康指导

（1）定期测量血压，复查病情，及时治疗可能并存的血管病变。

（2）保持大小便通畅。

二、主要护理问题

（一）脑出血

与手术伤口有关。

（二）脑组织灌注异常

与脑水肿有关。

（三）有受伤的危险

与癫痫发作有关。

（四）疼痛

与手术创伤有关。

（五）睡眠形态紊乱

与疾病产生的不适有关。

（六）便秘

与术后长期卧床有关。

（七）活动无耐力

与术后长期卧床有关。

（王田田）

第三节　小脑扁桃体下疝畸形

一、疾病概述

小脑扁桃体下疝畸形又称 Chiari 畸形或 Arnold-Chiari 畸形，是以颅后窝容积减小、小脑扁桃体向下进入椎管腔为主要病理学特征的先天性发育畸形,严重者除小脑扁桃体向下进入椎管腔外,小脑蚓部、下位脑干和第四脑室等亦随之下移,造成导水管和第四脑室变形,枕骨大孔与上颈椎管蛛网膜增厚、蛛网膜下腔狭窄等一系列变化。这些改变的结果可造成脑干和上颈髓受压、后组脑神经和上颈段脊神经根受牵拉和移位,以及脑脊液循环受阻、产生脑积水和脊髓空洞症等继发性改变。

(一)分型

1.Chiari 畸形Ⅰ型

临床多以此型为主,小脑扁桃体下端变尖甚至呈舌状或钉状,由枕大孔向下疝入椎管内超过 5 mm,多疝至 C_1,可达 C_3。一般无延髓、第四脑室变形和下疝。20%～40%合并脊髓空洞症,多数仅限于颈段;有临床症状者,脊髓空洞症的发生率达 60%～90%;可合并脑积水、颅颈交界区畸形如寰枕融合畸形或寰椎枕化。

2.Chiari 畸形Ⅱ型

小脑扁桃体、下蚓部与第四脑室下移并疝入椎管,第四脑室变形,疝入颈部的第四脑室扩张可呈泪滴状;延髓和脑桥明显伸长,延髓疝入颈椎管内。颅后窝内结构拥挤:可见顶盖鸟嘴样改变、天幕低位、小脑上疝形成的小脑假瘤征、枕大池极度变小、枕大孔扩大、扁平颅底等;几乎均合并显性或隐性脊椎裂,50%～90%合并脊髓空洞症、脑积水和其他脑畸形,与Ⅰ型的鉴别要点为延髓和第四脑室变形和下疝。

3.Chiari 畸形Ⅲ型

Ⅲ型罕见,为Ⅱ型伴有枕下部或高颈部脑或脊髓膨出,常合并脑积水。

4.Chiari 畸形Ⅳ型

Ⅳ型非常罕见,为严重的小脑发育不全或缺如,脑干细小,颅后窝大部分充满脑脊液,但不向外膨出,该型后小脑发育不良。Ⅲ、Ⅳ型多于新生儿期发病。

(二)临床表现

1.无症状期

并非所有具有小脑扁桃体下疝畸形影像学特征的患者都会出现临床症状,有些患者可能终身不出现症状。当凸向枕骨大孔下方的小脑扁桃体对脑干或上颈髓产生压迫,或由于小脑扁桃体长期在脑脊液搏动压力驱动下反复与周围组织摩擦,产生局部蛛网膜增厚、粘连,出现脑脊液循环受阻,并加重局部脑干受压后,即可能出现明显的临床症状,即进入症状期。

2.症状期

小脑扁桃体下疝畸形出现临床症状的年龄段多在 20 岁以后,儿童及青少年出现症状者较少。本病临床表现缺乏特异性,症状轻重似与小脑扁桃体下疝程度关系不大,主要取决于小脑扁桃体和枕骨大孔之间的比值。该比值除受疝入的小脑扁桃体的大小影响外,也受枕骨大孔区骨结构异常的影响。该比值越小,反映延髓颈髓受压程度就可能越重,而临床症状也相应较重。最常见的症状是枕下头痛,通常表现为颈项部疼痛,向上可放射到头顶甚至到眼眶后部,向下放射到颈部和肩胛部,常在用力、屏气、头位改变时加重。女性患者可在经前的 1 周头疼加重。其次是眼部症状,表现为间断性眶后疼痛或压迫感、视物模糊、闪光、怕光、复视和视野缺损等,但神经眼科学检查往往正常。耳部症状也很常见,包括头晕、平衡障碍、眼球震颤、耳部压迫感、耳鸣、听力减退或听觉变态反应、眩晕等。有头晕或眩晕的患者在检查时,可能有低频的神经性听力丧失,以及不同程度的前庭功能障碍。

3.其他临床表现

(1)延髓和颈髓受压症状:主要表现为四肢尤其是下肢肌力下降,肌张力增高,出现病理反射等,在合并有颅底陷入症尤其是延髓颈髓前方受压者,更易出现此种临床表现。

(2)小脑受压症状:多见于颅后窝容积过小者。

(3)后组脑神经功能障碍:表现为呛咳、吞咽困难和声音嘶哑等症状。

除以上表现外,小脑扁桃体下疝畸形的临床表现还取决于是否合并有其他继发改变,如脊髓空洞症、脑室系统梗阻,椎-基底动脉供血不足等相应的临床表现。在Ⅱ型、Ⅲ型畸形,由于常在婴儿期出现症状,多表现为吞咽困难、进食后食物从口、鼻腔反流,出现误吸并发生肺炎等症状。这两型畸形还可合并有严重的其他器官畸形,如脑、脊髓等发育异常等,预后多较差。

(三)辅助检查

1.X 线

普通 X 线检查不能直接发现是否存在小脑扁桃体下疝畸形,但可发现同时存在的颅颈交界区骨性异常。

2.CT

因枕骨大孔区骨结构解剖复杂,加上 CT 扫描对软组织的分辨率远不如 MRI 检查清晰,价值有限。

3.MRI

MRI 主要表现为小脑扁桃体疝入到椎管内(正中矢状面小脑扁桃体下移超过枕骨大于 5 mm)、颅后窝容积减小、小脑延髓池变小或消失,延髓颈髓和第四脑室受压、变形,或向椎管方向移位等。另外,小脑扁桃体下疝畸形同时伴发的异常,如脑膜脑膨出、脑和脊髓发育异常、颅颈交界区骨性结构异常、脑积水,以及脊髓空洞症等,MRI 也能清晰地显示。

(四)手术治疗

1.手术适应证

无症状性小脑扁桃体下疝畸形无须治疗,但应密切随访。对症状期患者,尤其是儿童和青壮年,应采取较为积极的外科治疗态度。手术的目的在于早期解除延髓颈髓受压,扩大颅后窝容积、切除可能存在的颅颈交界区骨性压迫和纤维结缔组织粘连,疏通脑与脊髓蛛网膜下腔之间的脑脊液循环通路,重建正常的脑脊液循环,同时消除颅颈交界区的不稳定因素。另外,对无症状期小脑扁桃体下疝畸形经 MRI 检查提示存在脊髓空洞症的患者,也应积极进行手术干预,以阻止脊髓空洞症的进一步发展。

2.手术技术

其具体术式尚不统一,应根据不同病因采取不同术式。如何彻底解除枕大孔区压迫因素,恢复脑脊液循环通畅是衡量减压是否彻底的唯一指标。有颅后窝扩大重建术、枕大池重建术等。具体枕骨切除范围、是否打开硬膜及行硬膜的扩大修补、是否切除小脑扁桃体,以及对伴存的脊髓空洞症的处理等问题尚有争议。

(五)预后

小脑扁桃体下疝畸形的预后取决于多种因素,包括脑干受压时间、是否合并斜坡齿状突型颅颈交界区畸形、是否合并脊髓空洞症等。术后脑干受压症状常最先缓解,尤其是受压症状不严重者恢复更快。合并脊髓空洞症者,与脊髓空洞症相关的临床表现改善较慢,即使手术后脊髓空洞症消失,有的患者临床症状的消失仍不太理想。

二、护理

(一)入院护理

1.入院常规护理

(1)向患者介绍病房环境(医师办公室、护士站、卫生间、换药室、配餐室的位置)、护理用具的使用方法(床单位、呼叫器等)、物品的放置、作息时间及餐卡的办理等;介绍科主任、护士长、负责医师及责任护士。

(2)病房应安静、清洁舒适、空气新鲜洁净,每天通风换气1~2次,温度保持在18~22 ℃,湿度50%~60%,以发挥呼吸道的自然防御功能,防止肺内感染。

(3)测量生命体征、体重,并通知医师接诊。

(4)了解患者高血压、糖尿病等既往史、家族史、变态反应史、吸烟史等。

(5)协助清洁皮肤,更换病员服,修剪指(趾)甲、剃胡须,女性患者勿化妆及涂染指(趾)甲等。

2.常规安全防护教育

(1)对高龄、小儿、活动不便、使用镇静剂等有跌倒危险的患者,向家属交代清楚;及时填写预防跌倒告知书、跌倒或坠床风险评估表(对于风险评估分值≥25分患者,应在床尾挂上"小心跌倒"的标识);指导患者穿防滑鞋;离床活动时避开湿滑处;地面有水迹处应设立防滑标牌;卧床时加用床挡;加强生活护理,协助患者打饭及如厕等,并做好交接班。

(2)对于有发生压疮危险的患者,采取有效的预防措施;如有入院前压疮应详细记录压疮的部位、面积、程度,向家属交代清楚;及时填写预防压疮告知书、压疮危险因素评估表,并做好交接班。

(3)对于意识障碍、高龄、幼儿、智力障碍、步态不稳、活动受限、贫血、感觉异常、听力下降等患者,及时做好防烫伤的风险评估和相关措施。

3.健康指导

(1)常规健康指导:①指导患者次日晨采集血、尿等标本;告知各种检查的时间、地点及相关注意事项等。②对有吸烟嗜好者,应指导戒烟,避免呼吸道黏膜受尼古丁刺激而使呼吸道分泌物过多,术后易发生痰液阻塞气道,并增加肺部感染的机会。③对有饮酒嗜好者,应指导戒酒,避免酒精与药物发生反应引起不适症状。

(2)指导患者合理饮食,进高热量、高蛋白、低脂、低胆固醇、易消化及富含维生素的食物,如蛋类、奶类、肉类、新鲜的蔬菜和水果等,保证机体的需求,以增强机体对手术的耐受力。

(二)术前护理

(1)每1~2小时巡视患者,观察患者的生命体征、意识、瞳孔及肢体活动、感觉等情况,如有异常立即通知医师,及时予以处置。

(2)术前落实相关化验、检查报告的情况,如有异常检查结果及时与医师沟通。

(3)根据医嘱进行治疗、处置,注意观察用药后反应。

(4)指导患者练习床上大小便;指导患者练习有效深呼吸、咳嗽、咳痰等。

(5)指导患者修剪指(趾)甲、剃胡须,女性患者勿化妆及涂染指(趾)甲。

(6)根据医嘱正确备血(复查血型),行药物变态反应试验皮肤准备,术区皮肤异常须及时通知医师。

(7)指导患者术前12小时禁食,8小时禁饮水,防止术中呕吐导致窒息;术前晚进半流质饮食,如米粥、面条等。

(8)指导患者注意休息,适度活动,避免着凉,保证良好的睡眠,必要时遵医嘱使用镇静催眠药。

(9)了解患者的心理状态,向患者讲解疾病相关知识,介绍同种疾病手术成功的例子,增强患者手术信心,减轻焦虑、恐惧的心理。

(三)手术当天护理

1.送手术前

(1)术晨为患者测量体温、脉搏、呼吸、血压;如有发热、血压过高、女性月经来潮等情况均应及时报告医师,以确定是否延期手术。

(2)协助患者取下义齿、项链、耳钉、手链、发夹等物品,并交由家属妥善保管。

(3)术区皮肤准备(剃除全部头发及颈部毛发、保留眉毛)后,协助患者更换清洁病员服。

(4)遵医嘱术前用药,携带术中用物,平车护送患者入手术室。

2.术后回病房

(1)每15~30分钟巡视患者,严密观察患者生命体征、瞳孔、意识、肢体活动及感觉平面等变化。若患者出现不能耐受的头痛,及时通知医师,遵医嘱给予止痛药物。

(2)脊髓颈段手术后,易影响呼吸中枢,导致呼吸抑制。密切观察患者的呼吸情况,床旁备好气管切开包。若患者出现呼吸不规则、呼吸困难及口唇发绀时,应立即通知医师,做好气管切开的准备工作。

(3)若患者出现肢体麻木、肌力减弱或活动障碍、感觉异常时,应立即通知医师,及时处理。

(4)遵医嘱行心电监测、血氧饱和度监测、氧气吸入、静脉输液等。观察输液部位有无肿胀、渗出。

(5)留置导尿管的护理:观察尿液的颜色、性状、量;每天2次会阴护理;每3~4小时夹闭尿管1次,锻炼膀胱收缩功能。

(6)术后6小时内给予去枕平卧位,颈部制动。6小时后可协助戴颈托,进行床上轴式翻身,以保证患者皮肤的完整性。

(7)术后24小时内禁食水,可行口腔护理,每天2次。清醒患者可口唇覆盖湿纱布,保持口腔湿润。

(8)妥善固定引流管,保持引流管引流通畅。床上翻身时,注意保护引流管不要打折、扭曲、受压,防止脱管。密切观察引流液的颜色、性状、量等情况并记录;注意观察切口敷料有无渗血、脱落,如有异常立即通知医师。

(9)麻醉清醒可以进行语言沟通的患者,向其讲解疾病术后相关知识,树立战胜疾病的信心;带有气管插管或语言障碍的患者,可进行肢体语言和书面卡片的沟通,疏导患者紧张、恐惧的情绪。

(10)加强皮肤护理,根据患者的肢体活动和感觉情况,每1~2小时协助患者轴式翻身,受压部位应予软枕垫高减压,以保证患者的舒适度。

(四)术后护理

1.术后第1~3天

(1)每1~2小时巡视患者,注意观察患者的生命体征、意识、瞳孔及肢体活动、感觉等变化。

(2)术后24小时如无恶心、呕吐等麻醉后反应,遵医嘱进食,由流质饮食逐步过渡到普通饮食。

(3)妥善放置引流袋。将引流袋置于头旁枕上或枕边,高度与头部创腔保持一致,以保证创腔内有一定的液体压力。

(4)妥善固定引流管,观察引流液的颜色、性状、量等情况并记录;观察切口敷料有无脱落、渗血及渗液,如有异常及时通知医师。

(5)指导患者多饮水、进行有效地咳嗽,保持呼吸道通畅。痰液黏稠不易咳出时,可遵医嘱行雾化吸入,每天2~3次,以清除呼吸道分泌物,防止肺内感染。

(6)肢体功能障碍的护理指导;肢体感觉障碍的护理指导。

(7)协助患者生活护理,如洗脸、刷牙、喂饭、大小便等。

(8)指导患者预防便秘。

(9)指导并协助患者定时床上轴式翻身(做好压疮风险评估),应注意颈部制动,保护受压皮肤,预防压疮,保证患者的舒适。

2.术后第4天至出院日

(1)拔除引流管后,注意观察患者的生命体征、意识、瞳孔等变化,切口敷料有无渗血、渗液及皮下积液等,每1~2小时巡视患者,如有异常及时通知医师。

(2)指导患者多饮水,进行有效地咳嗽,保持呼吸道通畅。痰液黏稠不易咳出时,可遵医嘱行雾化吸入,每天2~3次,以清除呼吸道分泌物,防止肺内感染。

(3)拔除留置导尿管后,指导患者听流水声、温毛巾敷下腹及按摩腹部,诱导自行排尿。排尿后,指导患者多饮水,以稀释尿液,起到自然冲洗尿道的作用,预防尿路感染。观察患者有无尿路刺激征,如有不适,应及时通知医师。

(4)若患者病情允许,可戴颈托在病室内进行离床活动。应告知患者避免头部过伸或大幅度转头,不要剧烈活动颈部,防止颈枕部关节脱位及损伤,避免损伤延髓,危及生命。离床活动时要有家属专人陪同,防止跌倒。

(5)肢体功能障碍的护理指导;肢体感觉障碍的护理指导。

(6)协助患者生活护理,如洗脸、刷牙、喂饭、大小便等。

(7)了解患者的心理活动,向患者讲解疾病相关知识。关心、体贴患者,尤其是有肢体功能障碍的患者,应鼓励和协助患者进行肢体功能锻炼,疏导焦虑、失落的情绪,增强战胜疾病、恢复生活自理能力的信心。

(8)根据医嘱进行治疗、处置,观察用药后反应。

(五)出院指导

(1)防止患者受伤,对有痛、温觉消失的患者,应防烫伤及冻伤,禁用热水袋及冰袋,冬天注意保暖;对有步态不稳者,应卧床休息,下床活动时有人陪护。

(2)指导缓解疼痛的方法,翻身时须注意卧位舒适,必要时使用止痛剂,但要防止产生依赖性。

(3)步态不稳者,采取预防跌倒的安全措施,家属24小时陪护。

(4)功能锻炼术应尽早进行,减轻肌肉萎缩、促进血液循环、防止静脉血栓。

(王田田)

第四节　硬脑膜外血肿

一、概述

发生于颅骨内板与硬脑膜之间的血肿称为硬脑膜外血肿,占外伤性颅内血肿的 20%～30%;在闭合性颅脑损伤中,其发生率为 2.5%～3.5%,仅次于硬脑膜下血肿。临床统计资料显示,外伤性硬脑膜外血肿以特急性或急性多见,约占 85%,亚急性血肿占 11%,慢性者较少见,约占 4%。该类血肿一般为单发,多发者较为少见,但可合并其他类型血肿而构成复合型血肿,其中以外伤着力点处硬脑膜外血肿合并对冲部位硬脑膜下血肿较多。硬脑膜外血肿可见于任何年龄,但以 15～50 岁的青壮年较为多见。婴幼儿时期该类血肿发生率较成人低,主要是由于该年龄的颅骨血管沟较浅,且脑膜中动脉与颅骨尚未紧密靠拢,骨折时脑膜被分离和损伤脑膜中动脉的现象较少。引起亚急性或慢性硬脑膜外血肿的外力多较轻,着力点的线形骨折可致局部较小的渗血,并逐渐形成血肿。尚有少数病例因发生颅底骨折而出现脑脊液漏,或早期应用了大剂量的脱水剂,致使颅内压低于正常水平,是造成血肿逐渐增大的主要原因。

(一)出血来源

创伤性硬脑膜外血肿的来源,主要见于以下血管的损伤,极少数病例是由血液成分改变(如血小板减少、凝血机制障碍等)引起。

1.脑膜中动脉

该血管损伤引起出血者最为多见。脑膜中动脉经颅中窝底的棘孔进入颅内后,沿脑膜中动脉沟走行,在近翼点处分为前、后两支,由于翼点处的颅骨较薄,因外力的作用易于发生骨折而损伤动脉的主干或分支,于硬脑膜外形成血肿。脑膜中动脉沟在蝶骨嵴外端常形成骨管,前支行经此处时即居于骨管内。如该处发生骨折,容易撕破骨管内的一段动脉,形成颞部硬脑膜外血肿。脑膜中动脉的前支一般大于后支,其骨沟亦较深,故前支较后支容易遭受损伤,发生血肿的机会较多,常位于颞部或颞顶部,而且血肿形成的速度也较快。

通常,脑膜中动脉主干损伤性出血较凶猛,血肿可迅速增大,常于数小时内产生脑疝,临床上特急性硬脑膜外血肿多见于此类出血。部分外伤性骨折仅损伤与脑膜中动脉伴行的脑膜中静脉,因而出血较缓慢,此类血肿多为亚急性或慢性型。

2.静脉窦

头颅中线部位的骨折可造成上矢状窦的损伤,而枕部着力引起的线形骨折可损伤横窦,形成一侧的矢状窦或横窦旁的血肿,或为两侧的矢状窦或横窦上、下的骑跨性血肿。

3.板障静脉或导血管

外伤性骨折可引起颅骨板障静脉或穿通颅骨的导血管损伤而发生出血,常在硬脑膜外间隙形成血肿。但此类血肿较脑膜中动脉与静脉窦损伤性血肿所形成的时间要缓慢。

4.脑膜前动脉和筛动脉

前额部着力的颅前窝骨折损伤脑膜前动脉和筛前动脉,常出现额极或额底部的硬脑膜外血肿。此部位的血肿形成较脑膜中动脉损伤性血肿形成稍慢。

5.硬脑膜细小血管

部分病例头部外伤后并无骨折,于头部受伤的瞬间,外力可使硬脑膜与颅骨发生分离,致细小血管撕裂而形成硬脑膜外血肿。该类血肿多位于外伤着力点处,其形成较为缓慢且血肿体积较小。

6.来源不明

对慢性硬脑膜外血肿的出血来源尚不很清楚,它与慢性硬脑膜下血肿的形成机制有所不同。多数学者用出血速度来解释血肿形成过程:Gallagher 提出静脉出血的观点,他认为,脑膜中静脉的解剖位置较脑膜中动脉更易受损。Burres 亦发现,在对慢性硬脑膜外血肿病例施行的手术中,见到动脉完好,而静脉却有缺损,因此他同意静脉损伤出血的论点。Iwakuma 提出,在小儿病例中,帽状腱膜下出血可经骨折缝与硬脑膜外腔相通,这是形成本类血肿的重要机制。因为在硬脑膜外血肿的病例中,几乎均合并有颅骨骨折。但 Ford 却认为,静脉出血不足以造成硬脑膜的剥离,故他不同意静脉出血的观点。Clavel 的观点是,血肿的部位是造成慢性硬脑膜外血肿的主要原因,发生在不常见部位的硬脑膜外血肿,因该部位硬脑膜与颅骨结合较为紧密,不易在短时间内迅速地形成血肿。他指出用"出血源"来解释本型血肿的发生是不全面的,因为在相当多的慢性硬脑膜外血肿者的手术中并未发现有明确的出血源。Mclaurin 及 Duffner 发现,血肿的部位、血肿量、颅腔容积的代偿作用,以及颅骨骨折与个体的差异性,是慢性硬脑膜外血肿形成的主要因素,而出血源则是次要的,因为 52%～67% 的慢性硬脑膜外血肿均位于额顶区。此部位的出血源多为静脉窦和板障静脉等,缓慢的出血过程所引起的颅内压增高,可因脑脊液的排出而获得代偿,因此处的硬脑膜粘连较紧密,不易迅速形成硬脑膜外血肿。外力作用发生颅骨骨折的同时也造成了硬脑膜的剥离而出现渗血并形成此类血肿,这可解释部分患者于术中找不到出血源的原因。另外有学者提出,外伤性假性脑膜中动脉瘤破裂也是发生本类血肿的原因之一。有学者回顾了 14 例假性脑膜中动脉瘤破裂出血后发生了硬脑膜外血肿,均表现为亚急性或慢性。

(二)血肿部位

临床上,硬脑膜外血肿最多见于颞部、额顶部和颞顶部。一般来说,发生于脑膜中动脉主干的出血,血肿多位于颞区,可向额部或顶部扩展;脑膜中动脉前支损伤性出血,血肿多在额顶部;脑膜中动脉后支的出血,则血肿多在颞顶部;上矢状窦损伤性出血所形成的血肿,则在它的一侧或两侧;由横窦损伤性出血所形成的血肿,多位于枕部或颅后窝,也可同时发生在枕部与颅后窝。脑膜前动脉或筛动脉损伤所形成的血肿,则在额极区或额叶底部。

上述这些血肿部位是发生在头部外伤患者中较为普遍的规律,临床医师可根据自己的经验,结合颅骨骨折部位或骨折线通过脑膜血管与静脉窦的走行进行判断。血肿的发生一般多位于着力点处或其邻近区域。硬脑膜外血肿的部位从发生率来看,依次为颞顶区、额顶部、顶枕区、中线矢状窦旁及颅后窝。

(三)血肿成分

硬脑膜外血肿的成分有液态与固态之分,这与出血速度和形成血肿时间的长短有密切关系。例如,较大的出血可在短时间内形成大血肿,若为急性硬脑膜外血肿的早期,则血肿为一团粉红色血液(液态),其内可混有黑色的血凝块,血肿成分多为混合性的;随着时间的延长,血凝块的成分会逐渐增多,至中、后期,血肿基本全为黑色的血凝块,其成分为固态的。而较小的出血,于较长时间内才能形成血肿,其体积一般不大,血肿成分亦是固态的。在亚急性或慢性硬脑膜外血肿,由于血肿存在的时间较长,血肿包膜逐渐发生了机化,并可在硬脑膜表面形成一层肉芽组织。

尚有一些时间长的慢性硬脑膜外血肿,在其包膜和血肿腔内还可能出现钙化或骨化。这些血肿成分及其改变过程,通过动态 CT 或 MRI 扫描观察,均可十分清楚地显示。

二、临床表现

除具备颅内血肿的一般表现外,硬脑膜外血肿者的主要症状特点如下:多为头部一侧着力致伤,常有额部软组织肿胀,绝大多数有局部颅骨骨折。多数急性硬脑膜外血肿者由于伴发的脑损伤较轻,伤后原发性昏迷时间较短,其中间清醒期较为明显。继发性昏迷出现时间的早晚与损伤血管的性质和血管直径的大小有密切关系,如脑膜中动脉主干或静脉窦损伤性出血迅猛,故继发性昏迷发生较早;脑膜前与中静脉、板障静脉和颅骨导血管的出血较缓慢,中间清醒期较长,继发性昏迷出现较晚。有些原发性脑损伤严重者,伤后持续昏迷进行性加重,无明显中间清醒期,其伴发的颅内血肿常被原发性脑挫裂伤或脑干伤征象所掩盖。部分患者无原发昏迷,伤后数天内出现意识障碍,早期检查若不细致很容易漏诊。

急性或亚急性硬脑膜外血肿者的颅内压增高症状多出现于原发昏迷或再昏迷之前。临床表现为剧烈的头痛,伴有恶心、呕吐、躁动不安、血压升高、脉压增大、心率及呼吸减慢等症状。血肿扩展到一定体积,可产生小脑幕切迹疝,于血肿同侧的瞳孔明显散大,对光反射消失;血肿对侧出现较重的偏瘫,瘫痪肢体的肌胀力增高,腱反射亢进,并有病理反射。在此阶段伤情多呈急剧发展,较短时间内即可转入脑疝晚期,患者出现双侧瞳孔散大,对光反射消失,病理性呼吸和去脑强直等症状。少数患者的血肿形成迅速,且体积较大,致脑干向对侧移位并嵌压于小脑幕上,最先表现为对侧瞳孔散大、同侧肢体瘫痪等非典型体征,需要立即进行辅助检查以便于确诊。幕下硬脑膜外血肿常出现躯干性共济失调、眼球震颤、颈项强直等表现,因颅后窝体积狭小,血肿继续增大后可使小脑扁桃体向下移位而形成枕骨大孔疝压迫延髓,严重者呼吸、心跳常突然停止,若救治不力可迅速死亡。

慢性硬脑膜外血肿较为少见,可见于额部或枕部受伤者。主要症状为头痛、呕吐,眼底检查多显示有视盘水肿。但意识障碍、偏瘫和失语等症状常不明显或较轻微,可行 CT 扫描检查,确诊后施行手术清除血肿。

三、辅助检查

(一)超声波检查

以超声波进行探查,血肿多位于大脑半球的一侧,可见脑中线波向对侧明显移位。

(二)颅骨 X 线摄片

硬脑膜外血肿伴有颅骨骨折者占 95% 以上,且绝大多数发生在着力部位,无骨折者很少。经颅骨 X 线摄片见到不同类型的骨折,常表现为线形、凹陷形、洞形或粉碎性骨折。当骨折或骨折线通过脑膜中动脉沟或静脉窦沟时,多可考虑有硬脑膜外血肿的可能。

(三)脑血管造影

通过数字减影像的正位和侧位进行观察。典型的硬脑膜外血肿可显示为双凸镜形无血管区及周边血管的受压征。矢状窦(或横窦)旁或跨矢状窦(或横窦)的硬脑膜外血肿,在静脉期可见上静脉窦及注入静脉显影,并见血管受压移位。于伤后数小时内造影者,有时可见显影剂外渗。

(四)CT 扫描

头颅 CT 扫描最重要的是能清晰地显示血肿的部位、大小及合并脑损伤的程度等,且可连续、动态地观察血肿的变化。在 CT 扫描片上,于颅骨内板下方,急性血肿为梭形或半月形高密度影,CT 值为 40～100 HU,密度均匀,边界清楚;亚急性血肿为双凸镜高密度影,是混杂密度。均有同侧侧脑室受压,中线结构向对侧移位。骨窗位像上,尚能显示颅骨骨折。借此可以指导医师定位和手术清除血肿。

(五)MRI 扫描

MRI 扫描可用于各型血肿的检查,显示硬脑膜外血肿较 CT 优越。血肿的形态与 CT 扫描表现基本相似,并能分辨出低信号的硬脑膜。根据 T_1、T_2 加权像可作出诊断。

四、诊断

硬脑膜外血肿通常在受伤后的几个小时内形成,但有时却可能经历一个比较长的时间,即伤后几天后才被发现。依据头部外伤史、着力部位及受伤性质、伤后临床表现,结合影像学检查,对硬脑膜外血肿常可作出明确的诊断。在极少情况下,若神经系统症状迅速恶化,患者的情况既不允许进行头颅 X 线摄片,也不能花较多的时间去做 CT 扫描。此时,医师也可以在没有影像学的情况下,根据病史及临床表现进行诊断和手术探查。

五、鉴别诊断

本类病变应与硬脑膜下血肿、脑内血肿、局限性脑水肿及弥漫性脑肿胀等进行鉴别诊断。以下为这些病变的基本特征。

(一)硬脑膜下及脑内血肿

与硬脑膜外血肿比较,受伤时的暴力作用较重,以顶枕及颞后部着力的对冲性脑损伤多见。患者的意识障碍多呈进行性加重,中间清醒期不明显。CT 扫描显示硬脑膜下及脑内有不规则形态的高密度影,脑血管造影为硬脑膜下或脑内的无血管区和血肿的占位征。

(二)局限性脑水肿与弥漫性脑肿胀

与各类血肿比较,受伤暴力较重,多见于对冲性脑损伤。常以原发性脑损伤或脑干损伤较重,伤后昏迷时间长,部分患者可有中间清醒期。脑水肿及脑肿胀以一侧为主者,临床表现与血肿基本相似。脑血管造影可见血管拉直,部分显示中线移位。CT 扫描见病变区脑组织呈低密度影及散在性的点、片状高密度出血灶,脑室、脑池变小。患者一般对脱水、激素等药物治疗有效。但是少数重症者于 24～48 小时病情明显恶化,经药物治疗及手术干预效果均不理想,预后较差。

六、治疗

对于硬脑膜外血肿的处理,原则上是在确诊后即应尽快施行手术治疗。因此,提倡早期诊断和治疗,尽可能在脑疝发生之前便采用手术清除血肿,并充分地进行减压,以降低致残率和死亡率。目前,县级以上医院已基本普及了 CT 检查,CT 扫描对本类血肿的诊断很有帮助,并使手术时机和手术方式发生了根本的变化。

(一)手术治疗

1.血肿穿刺抽吸术

对特急(或急性)巨大液态血肿,可采用颅锥钻孔、血肿穿刺抽吸术。这种治疗最好在小脑幕切迹疝发生之前进行,也可于脑疝发生之中采用。通过快速地穿刺并抽吸出部分血液,能迅速地缓解急性颅内压增高引起的症状。现时均依靠 CT 扫描定位,采用立体定向技术,以穿刺针穿刺血肿最厚处,对部分病例在抽出部分血液后注入尿激酶液化血凝块,每天 1～2 次,其血肿的大部分可于数天内被清除。但应密切观察病情变化,及时复查 CT 扫描。若抽吸和初次液化后血肿量减少＜1/3,或临床症状无明显缓解者,须及时改用骨瓣或骨窗开颅术清除血肿。在亚急性及慢性期内行钻孔穿刺治疗有较好的作用,此期内血肿已有部分液化,将其抽出之后应用神经功能活化剂等药物治疗,效果良好。

2.骨瓣或骨窗开颅术

通过本术式可取得足够的显露,便于彻底地清除血肿和止血,术后还可避免遗留颅骨缺损,适用于各种硬脑膜外血肿。由于脑膜中动脉或其分支近端断裂、静脉窦撕裂等出血较多,在短时间内形成的大血肿,已出现严重颅内压增高症状与体征,或有早期颞叶钩回疝表现者,应立即施行本手术。术后若脑组织无明显肿胀,可考虑将骨瓣复位,避免了二次颅骨修补术。若患者已处于双侧瞳孔散大、病理性呼吸等晚期脑疝表现,为了迅速减压,可先行血肿穿刺、放出其内的液体部分,以达到部分减压目的,接着进行开颅的术前准备及麻醉。亦采用骨瓣或骨窗开颅术,将血肿予以清除。遇有破裂的动脉或静脉出血,应以电凝处理或缝扎止血,如脑膜中动脉破裂出血,可用电凝、银夹夹闭或缝扎与悬吊止血,必要时可将棘孔填塞。为了防止术后再出血,当血肿清除后,可将硬脑膜缝合并悬吊于骨膜上,以生理盐水冲洗创面,对创面进行细致的止血。如有静脉窦损伤,可采用肌肉、筋膜或吸收性明胶海绵覆盖和压迫,或应用医用胶粘合于破口处,即可顺利地止血。有的病例当血肿清除后,出血已经停止,医师找不到损伤的血管,可按上法处理。清除硬脑膜外血肿之后,若硬脑膜张力较高,或见硬脑膜之下为蓝色,这种情况可能合并有硬脑膜下或脑内血肿。对此,须切开硬脑膜进行探查,或对外力的对冲部位进行探测。多发性硬脑膜外血肿虽属少见,但亦应有所警惕,一般多发生在邻近区域。当一个血肿清除后,颅内压力无明显减低时,应探查骨折线走行的其他部位,要注意防止遗漏血肿。血肿清除后,同时行去骨瓣或颞肌下减压,于硬脑膜外置管引流 24～48 小时。

(二)非手术治疗

对于高龄、体质较差或患有多脏器严重疾病、血肿量＜50 mL 的硬脑膜外血肿且临床症状不很严重者,可采用非手术疗法。应用利尿、脱水、激素、止血、活血化瘀及神经营养等药物,也可收到较好的疗效,血肿多能逐渐地被吸收而消散。但是,在非手术治疗期间,应动态地进行 CT 追踪观察,若血肿量有增无减,或患者症状又有加重趋势,则应终止这种治疗而改为手术处理。

(三)预后

硬脑膜外血肿是颅内血肿中疗效最好、死亡率最低者,目前死亡率已降到 5％以下。导致死亡的主要因素:①血肿巨大,来不及抢救便已发生了呼吸、心跳停止者;②诊断延迟,血肿形成时间过久,以致脑干出现不可逆的损害;③血肿清除不彻底或止血不完善,术后血肿再度形成;④误诊或遗漏其他部位的多发性血肿;⑤并发严重的脑损伤或其他合并伤;⑥老年人或婴幼儿、伴有其他疾病者。

七、护理

(一)术前护理

严密观察病情变化,协助做好 CT 等各项检查,注意有无中间清醒期的出现,如伤后头痛、呕吐加重,意识障碍逐渐加深,一侧瞳孔逐渐散大,对光反射迟钝或消失,对侧肢体瘫痪,应考虑有血肿形成,应立即通知医师。凡需手术者,要立即做好术前准备,如禁食、剃头、配血等,准备好抢救物品及药品,保持室内清洁、安静、温湿度适宜,将患者置于空调房内,防止患者发热,以降低脑细胞的耗氧量。

(二)术后护理

1.卧位

患者回病房后去枕平卧,头偏向一侧,6 小时后抬高床头 15°～30°,头颈部枕冰枕或戴冰帽,以减轻脑水肿,降低脑细胞的耗氧量,减少头部伤口渗血。要保持头部敷料干燥,防止伤口感染。

2.病情观察

定时观察神志、瞳孔、血压、呼吸、心率等体征及呕吐情况并记录,全麻未清醒者应每 15～30 分钟观察 1 次。清醒后按医嘱每 1～2 小时观察 1 次,神志、瞳孔、血压、脉搏、呼吸、定位体征及呕吐情况可反映颅内情况的变化,患者神志清醒后又逐渐出现意识障碍并进行性加重,一侧瞳孔散大,对光反射迟钝或消失,对侧肢体偏瘫,血压代偿性升高,脉搏、呼吸变慢,呕吐逐渐加重,说明有继发性颅内出血或脑水肿的危险,应立即通知医师并积极配合抢救。

3.呼吸道护理

患者回病房后给氧气吸入,流量 2 L/min。手术均在全麻插管下进行,清醒前患者易发生舌后坠、喉痉挛、呼吸道分泌物增多、咳嗽、吞咽反射减弱,呕吐物易误吸而引起吸入性肺炎。因此,术后要保持呼吸道通畅,及时吸出呼吸道分泌物。昏迷患者呼吸道分泌物多,常发生通气不足而致低氧和高碳酸血症,动脉血 $PaCO_2$ 增高,缺氧致低代谢性酸中毒,使脑脊液 pH 下降,可使脑血管扩张,缺氧使脑细胞肿胀,从而使颅内压增高,使病情加重。必要时须行气管切开,气管切开术后应每天清洁、煮沸消毒内套管 3～4 次,及时吸出呼吸道分泌物,痰液黏稠不易吸出者,可用糜蛋白酶做超声雾化吸入,每天 2～3 次,保持气管切口处敷料的清洁干燥,严格无菌操作。

4.引流管护理

经常保持头部引流管的通畅,发现不畅及时通知医师处理,引流袋与头颅平齐,每天更换 1 次,认真观察并记录引流液的色及量,保持头部引流管的固定,防止脱落及扭曲。

5.营养

给予高蛋白、高热量、高维生素的饮食,清醒患者术后 1～2 天给流质,无呕吐等情况后逐渐改半流食、普食。昏迷、吞咽困难者术后 3～5 天给鼻饲,注意饮食卫生,防止腹泻,禁食及鼻饲者每天口腔护理 2～3 次。

6.皮肤护理

昏迷、卧床患者不能自动翻身,皮肤抵抗力差,皮肤易受潮湿、渣屑的刺激而引起压疮的发生,因此要做好患者的皮肤护理。睡气垫床,保持床单的平整、清洁、干燥,每 1～2 小时翻身 1 次,翻身时动作应轻柔,避免拖、拉、推,并用 50% 的红花乙醇按摩骨突处,促进局部血液循环,防止压疮的发生。

7.功能锻炼

术后有肢体偏瘫或活动障碍者,要保持肢体于功能位置,急性期过后要尽早给患者按摩、推拿,帮助患者活动肢体,促进肢体功能恢复,防止足下垂、肢体僵硬及失用性萎缩。

(吕真真)

第五节 慢性硬脑膜下血肿

一、概述

慢性硬脑膜下血肿是指脑外伤后 3 周以上出现临床症状者,血肿位于硬脑膜和蛛网膜之间,具有包膜,是小儿和老年颅内血肿中最常见的一种,约占颅内血肿的 10%,硬脑膜下血肿的 25%。目前认为,慢性硬脑膜下血肿是因轻微颅脑外伤造成桥静脉撕裂,血液缓慢渗入硬脑膜下腔而成。血肿以单侧多见,双侧者占 20%~25%。男性患者明显多于女性,男女之比为 5∶1,当病程长、头颅外伤史不明确时,常被误诊为脑瘤、脑血管病、帕金森综合征等。如诊断不及时,治疗不当,可造成严重后果。临床表现为以颅内压增高为主的一组症状。

(一)病因及发病机制

头部外伤是慢性硬脑膜下血肿最常见的致病原因,50%~84%的患者有明确的头部外伤史。但如果头部外伤轻微,外伤距发病时间较长时,一般容易被患者和家属忽略,部分患者在被追问病史时才被发现。老年人由于脑组织萎缩,硬脑膜与大脑皮质之间的空隙增大,当头部受到突然加速或减速运动时,可引起桥静脉的撕裂或造成皮质与硬脑膜间小交通静脉的损伤渗血。也可由静脉窦、蛛网膜颗粒或硬脑膜下水瘤受损出血引起。非损伤性硬脑膜下血肿非常少见。在慢性硬脑膜下血肿的患者中约有 12.8%的患者伴有高血压,所以,高血压、动脉硬化可能是容易导致出血的原因之一。

此外,一些患有硬脑膜下血肿的老年患者,常有慢性酒精中毒病史,因长期饮酒可造成肝功能损伤,导致凝血机制障碍,酗酒后又易造成颅脑损伤。还有 12%~38%与应用抗凝治疗有关,如长期服用阿司匹林、双嘧达莫等。

慢性硬脑膜下血肿的出血来源多为桥静脉或皮质小静脉,血液流至硬脑膜下腔后逐渐凝固,两周左右血肿开始液化,蛋白分解。以后血肿腔逐渐增大,引起颅内压增高,进一步对脑组织造成压迫,使脑循环受阻、脑萎缩及变性。促使血肿不断扩大的原因有以下几种。①血肿被膜反复出血:手术时可见血肿有被膜形成,外壁较厚有时可达数毫米,并富于血管,与硬脑膜粘连紧密,内膜甚薄与蛛网膜易分离。血肿外壁上的小血管不断破裂出血,是造成血肿体积不断增大的原因。②血管活性物质的释放:近期研究表明,血肿的外被膜(血肿被膜的硬脑膜层)不断释放出组织纤溶酶原激活物质到血肿腔内,作用于纤溶酶原使其转化为纤溶酶,促使纤溶活性增加,造成溶血和小血管的再出血,从而使血肿体积不断增大。

(二)病理

慢性硬脑膜下血肿多位于顶部,一般较大,血肿可覆盖在大脑半球表面的大部分,即额、顶、颞叶的外侧面。血肿的包膜多在发病后 5~7 天初步形成,到 2~3 周基本完成,为一层黄褐色或灰色的结缔组织包膜,靠蛛网膜侧包膜较薄,血管少,与蛛网膜粘连,可轻易剥离;靠近硬脑膜一侧的包膜较厚,与硬脑膜粘连较紧,该包膜在显微镜下有浆细胞、淋巴细胞和吞噬细胞,有丰富的新生毛细血管,亦有血浆渗出,有时见到毛细血管破裂的新鲜出血。血肿内容:早期为黑褐色半固体黏稠物,晚期为黄色或酱油色液体。以往多数学者认为,脑轻微损伤后出血缓慢,量少,血肿内血液分解渗透压较高,脑脊液和周围脑组织水分不断渗入到血肿壁,使血肿逐渐增大,但这种说法已被否定。目前大多认为,包膜外的外层有新生而粗大的毛细血管,血浆由管壁渗出,或毛细血管破裂出血到囊腔内,而使血肿体积不断增大。晚期逐渐出现颅内压增高及局灶症状。

(三)临床表现

多数患者在外伤后较长时间内有轻微头痛、头昏等一般症状,亦有部分患者伤后长时间无症状,部分患者外伤史不详。多于2～3个月后逐渐出现恶心、呕吐、视物模糊、肢体无力、精神失常等全脑症状和局灶症状。症状大体可归纳为以下几类。

1.颅内压增高症状

起初为轻微的头痛,当血肿逐渐增大时方出现明显的颅内压增高的症状如头痛、恶心、呕吐、复视、视盘水肿等。临床上常以颅内压增高为主要症状多见。老年人因为脑萎缩,颅内压增高症状出现较晚或不明显。婴幼儿患者颅内压增高,则表现为前囟饱满,头颅增大,可被误诊为先天性脑积水。

2.精神症状

老年人以精神障碍较为突出,常表现为表情淡漠、反应迟钝、记忆力减退、寡言少语、理解力差、进行性痴呆、淡漠、嗜睡、精神失常。痴呆多见于年龄较大者。

3.局灶性症状

患者亦可出现脑神经受损症状,如动眼神经、展神经及面神经损伤的症状;可出现帕金森综合征,表现震颤、动作缓慢、肌力减退而肌张力增高,也可出现步态不稳及神经功能障碍,如偏瘫、失语、同向偏盲、偏身感觉障碍等,但均较轻。部分患者可出现局灶性癫痫。

(四)辅助检查

1.腰椎穿刺(简称腰穿)

除腰穿脑脊液压力增高外,常规检查可完全正常,病程越长,血肿包膜越厚,脑脊液化验变化越不明显。

2.颅骨平片

颅骨平片可显示脑回压迹,蝶鞍扩大,骨质吸收,患病多年患者局部骨板变薄、外凸,血肿壁可有圆弧形钙化。婴幼儿可有前囟扩大、颅缝分离和头颅增大等。

3.头部CT扫描

头部CT扫描是目前诊断慢性硬脑膜下血肿的最有效方法,早期(伤后3周至1个月)血肿呈高、低混合密度,新月形或半月形肿块,高密度为点片状新鲜出血,部分可见液平面;中期(1～2个月)血肿双凸形低密度;后期(2个月以上)呈低密度区,主要表现颅骨内板与脑表面之间出现新月形、双凸形、单凸形的低密度、高密度或混杂密度区,患侧脑室受压,中线移位,额角向下移位,枕角向内上移位。慢性硬脑膜下血肿有17%～25%表现为等密度,诊断较难。增强扫描更能清楚显示血肿内缘与脑组织交界面呈条状密度增高带,可见血肿包膜强化影,血肿区内无脑沟、脑回。

4.MRI检查

慢性硬脑膜下血肿有时在CT上因呈等密度而显影不清,但在MR上却相当清晰,既可定性,又可定位,对CT难以诊断的等密度慢性硬脑膜下血肿,其诊断准确率高达100%。早期在T_1、T_2加权像上均为高信号,后期血肿在T_1加权像上为高于脑脊液的低信号,T_2加权像上为高信号。例如,发病3周左右的硬脑膜下血肿,在CT上可能呈等密度,在T_1加权像上积血因T_1值短于脑脊液而呈高信号,在T_2加权像上因长T_2而呈高信号。冠状面在显示占位效应方面更明显优于 CT。

5.其他检查

ECT 扫描,显示脑表现的新月形低密度区;脑电图显示局限性病灶;脑超声波检查可显示中线波移位。婴幼儿可行前囟穿刺。

(五)诊断及鉴别诊断

1.诊断依据

(1)轻度头部外伤 3 周以后,逐渐出现头痛、头昏、视盘水肿、偏瘫、癫痫等症状。

(2)腰穿脑脊液压力高,常规变化不明显。

(3)脑血管造影可见颅内板下方新月形"无血管区"。

(4)CT 扫描可确定诊断。

(5)婴幼儿可在前囟外角进行穿刺,可明确诊断。

2.鉴别诊断

(1)外伤性硬脑膜下积液:外伤性硬膜下积液或称外伤性硬膜下水瘤,为外伤后大量脑脊液积聚硬脑膜下,临床表现与硬膜下血肿相似,半数病例位于双额区,常深入到纵裂前部,占位表现较硬脑膜下血肿轻。在 CT 上显示为新月形低密度影,CT 值在 7 HU 左右,近脑脊液密度。无论急性或慢性硬脑膜下积液在 MR 上均成新月形长 T_1 与长 T_2。信号强度接近脑脊液。慢性硬脑膜下血肿在 CT 上表现:早期为高、低混合密度,部分可见液面;中、晚期呈低密度区。在 MR 上可有明显信号变化。

(2)脑蛛网膜囊肿:本病变多位于颅中窝,外侧裂表面,临床表现与慢性硬脑膜下血肿相似,脑血管造影为脑底或脑表面无血管区,CT 扫描亦为密度减低区,但其形状呈方形或不规则,这点与慢性硬脑膜下血肿相区别。

(3)其他:脑肿瘤、先天性脑积水,往往与慢性硬脑膜下血肿在临床上难以区别,但行 CT 扫描及 MRI,多可明确诊断。

(六)治疗

1.非手术疗法

对个别轻度病例,或缓慢性进行性颅内高压,可试用中药或大量脱水药物治疗,但疗效尚须长期观察。未经治疗的慢性硬脑膜下血肿患者由于高颅压脑疝而死亡,自然吸收的慢性硬脑膜下血肿少见。

2.手术治疗

手术治疗是公认的最有效的治疗方法。大多数患者需要手术治疗,部分非手术治疗效果不满意,病情继续发展的可行手术治疗,手术治疗包括以下几种。

(1)血肿引流:为近年来盛行的方法,在血肿较厚部位钻孔引流并冲洗血肿后,置入一引流管与脑表面平行,行闭式引流 48~72 小时,此种方法多能顺利治愈,而且简单,损伤小,治愈率高,故多列为首选。近年来,YL-1 型硬通道微刺针微创穿刺引流术因简便易行在临床广泛应用,根据头部 CT 检查定位,选择最后层面中心作为穿刺点。对于 CT 显示血肿腔内有明显分隔者,可采用颅骨钻孔神经内镜辅助血肿清除术。

(2)血肿切除适应证:①血肿引流不能治愈者;②血肿内容为大量凝血块;③血肿壁厚,引流后脑不膨起者。此种方法损伤较大,采用骨瓣开颅,连同血肿囊壁一并切除。

(3)前囟穿刺:适用于婴幼儿血肿,可在两侧前囟外角反复多次穿刺,多数患者可治愈。

二、护理

(一)入院护理

1.急诊入院常规护理

(1)立即通知医师接诊,为患者测量体温、脉搏、呼吸、血压;观察患者的意识、瞳孔变化及肢体活动等情况,如有异常及时通知医师。

(2)了解患者既往史,有无家族史、变态反应史、吸烟史等。

(3)根据医嘱正确采集标本,进行相关检查。了解相关化验、检查报告的情况,如有异常及时与医师沟通。

(4)了解患者的心理状态,向患者讲解疾病的相关知识,增强患者治疗信心,减轻焦虑、恐惧心理。

(5)待患者病情稳定后向患者介绍病房环境(医师办公室、护士站、卫生间、换药室、配餐室的位置)、护理用具的使用方法(床单位、呼叫器等)、物品的放置、作息时间及餐卡的办理等;介绍科主任、护士长、负责医师及责任护士。病房应保持安静、舒适,减少人员流动;对患者应避免外界刺激和使其情绪激动。

2.安全防护教育

对于有癫痫发作史的患者,应保持病室内环境安静,减少人员探视,室内光线柔和,避免强光刺激。病室内的热水壶、锐器等危险物品应远离患者,避免癫痫发作时,伤及他人或患者自伤。若出现癫痫发作前兆时,立即卧床休息。癫痫发作时,在患者紧闭口唇之前,立即把缠有纱布的压舌板、勺子或牙刷把等垫在上下牙齿之间,防止患者咬伤自己的舌头。松开衣领,头偏向一侧,保持呼吸道通畅,通知医师。发作期间口中不可塞任何东西,不可强行灌药,防止窒息。不可暴力制动,防止肌肉拉伤、关节脱臼或骨折,并加床挡保护,避免坠床摔伤。有癫痫病史的患者,必须长期坚持服药,不可增减、漏服和停服药物。癫痫发作后,要及时清除患者口腔分泌物,保持呼吸道通畅,并检查患者有无肢体损伤,保证患者良好的休息。

(二)手术护理

1.送手术前

(1)为患者测量体温、脉搏、呼吸、血压及体重;如有发热、血压过高、女性月经来潮等情况均应及时报告医师。

(2)告知患者手术的时间,术前禁食水等准备事项。

(3)修剪指(趾)甲、剃胡须,勿化妆及涂染指(趾)甲等。协助患者取下义齿、项链、耳钉、手链、发夹等物品,并交给家属妥善保管。

(4)根据医嘱正确行药物变态反应试验、备血(复查血型)、术区皮肤准备(剃除全部头发及颈部毛发,保留眉毛)后,更换清洁病员服,术区皮肤异常及时通知医师。

(5)遵医嘱术前用药。

(6)携带病历、相关影像资料等物品,平车护送患者入手术室。

2.术后回病房

(1)每15～30分钟巡视患者1次,注意观察患者的生命体征、意识、瞳孔、肢体活动等,如异常及时通知医师。

(2)注意观察切口敷料有无渗血。

（3）密切观察引流液的颜色、性状、量等情况并记录，妥善固定引流管，引流袋置于头旁枕上或枕边，高度与头部创腔保持一致，保持引流管引流通畅；活动时注意引流管不要扭曲、受压，防止脱管。

（4）术后 6 小时内给予去枕平卧位，头偏向一侧，防止呕吐物误吸引起窒息；头部放置引流管的患者6 小时后须采取平卧位，利于引流；麻醉清醒的患者可以协助床上活动，保证患者的舒适度。

（5）若患者出现不能耐受的头痛，及时通知医师，遵医嘱给予止痛药物，并密切观察患者的生命体征、意识、瞳孔等变化。

（6）术后 6 小时如无恶心、呕吐等麻醉反应，可遵医嘱进食；对于意识障碍的患者可遵医嘱鼻饲管注食。

（7）对于未留置导尿管的患者，指导床上大小便，24 小时内每 4～6 小时嘱患者排尿 1 次。避免因手术、麻醉刺激、疼痛等原因造成术后的尿潴留。若术后 8 小时仍未排尿且有下腹胀痛感、隆起时，可行诱导排尿、针刺或导尿等方法。

（8）麻醉清醒可以语言沟通的患者，向其讲解疾病术后的相关知识，增强患者恢复健康的信心，利于早日康复。带有气管插管或语言障碍的患者，可进行肢体语言和书面卡片的沟通，疏导患者紧张、恐惧的情绪。

（9）结合患者的个体情况，每 1～2 小时协助患者翻身，保护受压部位皮肤；如局部皮肤有压红，可缩短翻身的间隔时间，受压部位应予软枕垫高减压。

（三）术后护理

1.术后第 1～3 天

（1）每 1～2 小时巡视患者 1 次，注意观察患者的生命体征、意识、瞳孔、肢体活动等，如发现有头痛、恶心、呕吐等颅内压增高症状及时通知医师。

（2）注意观察切口敷料有无渗血。

（3）密切观察引流液的颜色、性状、量等情况并记录，妥善固定引流管，并保持引流管引流通畅，勿打折、扭曲、受压，防止脱管，不可随意调整引流袋的高度。

（4）加强呼吸道的管理，鼓励深呼吸及有效咳嗽、咳痰，如痰液黏稠不易咳出可遵医嘱予雾化吸入，必要时吸痰。

（5）结合患者的个体情况，每 1～2 小时协助患者翻身，保护受压部位皮肤；如局部皮肤有压红，可缩短翻身的间隔时间，受压部位应予软枕垫高减压。

（6）指导患者进行肢体和语言功能锻炼。

2.术后第 4 天至出院日

（1）每 1～2 小时巡视患者 1 次，注意观察患者的生命体征、意识、瞳孔、肢体活动等，如发现异常及时通知医师。

（2）拔除引流管后注意观察切口敷料有无渗血、渗液及皮下积液等，如有异常及时通知医师。

（3）加强呼吸道的管理，鼓励深呼吸及有效咳嗽。

（4）指导患者注意休息，引流管拔除后指导患者床头摇高，逐渐坐起，再过渡到床边，病室、病区活动时以不疲劳为宜。

（5）指导患者进行肢体和语言功能锻炼。

（四）出院指导

（1）家属应陪伴在患者身边，减轻患者的恐惧心理。

（2）给予患者高热量、高蛋白、高维生素、易消化吸收的饮食。

（3）患者出院后定期复查血压，遵医嘱用药，保持情绪稳定，保持大便通畅，坚持功能锻炼。

（4）1个月后到门诊行影像学复查。

（吕真真）

第六节 面肌痉挛

面肌痉挛是指以一侧面神经所支配的肌群不自主地、阵发性、无痛性抽搐为特征的慢性疾病。抽搐多起于眼轮匝肌，临床表现：从一侧眼轮匝肌很少的收缩开始，缓慢由上向下扩展到半侧面肌，严重可累及颈肩部肌群。抽搐为阵发性、不自主痉挛，不能控制，情绪紧张、过度疲劳可诱发或加重病情。开始抽搐较轻，持续仅几秒，之后抽搐逐渐延长至几分钟，频率增多，严重者致同侧眼不能睁开，口角向同侧歪斜，严重时可影响身心健康。女性患者多见，左侧面肌痉挛多见，通常在青少年出现，神经外科常用手术方法为微血管减压术（MVD）。

一、护理措施

（一）术前护理

1.心理护理

充分休息，减轻心理负担，消除心理焦虑，并向患者介绍疾病知识、治疗方法及术后患者的康复情况，以及术后可能出现的不适和应对办法，使患者对手术做好充分的准备。

2.饮食护理

营养均衡，可进食高蛋白、低脂肪、易消化食物。

3.术前常规护理

选择性备皮（术侧耳后向上、向下、向后各备皮约5 cm，尤其适用于长发女性，可以很好地降低因外貌改变造成的不良心理应激）、配血、灌肠、禁食、禁水。

（二）术后护理

（1）密切观察生命体征、意识、瞳孔变化。

（2）观察有无继发性出血。

（3）保持呼吸道通畅，如有恶心、呕吐，去枕头偏向一侧，及时清除分泌物，避免吸入性肺炎。

（4）饮食：麻醉清醒4小时后且不伴恶心、呕吐，由护士亲自喂第一口水，观察有无呛咳，防止误吸。术后第一天可进流质饮食，渐过渡至正常饮食。鼓励营养均衡，并适当摄取汤类食物，多饮水，以缓解低颅内压症状。

（5）体位：去枕平卧4～6小时，患者无头晕、恶心、呕吐等不适主诉，在主管医师协助下给患者垫薄软枕或毛巾垫。如术后头晕、恶心等明显低颅内压症状，要遵医嘱去枕平卧1～2天。术后2～3天可缓慢坐起，如头晕不适，立即平卧，反复锻炼至症状消失，在他人搀扶下可下床活动，注意避免跌倒。

（6）观察有无颅内感染、切口感染。观察伤口敷料，监测体温4次/天，了解有无头痛、恶心等不适主诉。

（7）手术效果观察：评估术后抽搐时间、强度、频率。部分患者术后面肌痉挛会立即消失，部分患者需要营养受损的神经，一段时间后可消失。

（8）对患者进行健康宣教，告知完全恢复需要 3 个月时间，加强护患配合。

（9）术后并发症护理。①低颅内压反应：因术中为充分暴露手术视野须放出部分脑脊液，所以导致颅内压降低。术后根据情况去枕平卧 1～3 天，如恶心、呕吐，头偏向一侧，防止误吸。每天补液 1 500～2 000 mL，并鼓励患者多进水、汤类食物，促进脑脊液分泌。鼓励床上活动下肢，防止静脉血栓形成。②脑神经受累：因手术中脑神经根受损可致面部感觉麻木，不完全面瘫。不完全面瘫者注意口腔和眼部卫生，眼睑闭合不全者予抗生素软膏涂抹，饭后及时清理口腔，遵医嘱给予营养神经药物，并做好细致解释，健康指导。③听力下降：因术中损失相邻的听神经，所以导致同侧听力减退或耳聋。密切观察，耐心倾听不适主诉，及时发现异常。遵医嘱使用营养神经药物，并注意避免使用损害听力的药物，保持安静，避免噪声。

（三）健康指导

（1）避免情绪激动，去除不安、恐惧、愤怒、忧虑等不利因素，保持心情舒畅。

（2）饮食清淡，多吃含水分、含纤维素多的食物；多食蔬菜、水果。忌烟、酒及辛辣刺激性强的食物。

（3）定期复查病情。

二、主要护理问题

（一）知识缺乏
与缺乏面肌痉挛相关疾病知识有关。

（二）自我形象紊乱
与不自主抽搐有关。

（三）有出血的可能
与手术有关。

（四）有体液不足的危险
与体液丢失过多有关。

（五）有感染的危险
与手术创伤有关。

（吕真真）

第七节　颅内压增高

颅内压增高是由于颅内任何一种主要内容物（血液、脑脊液、脑组织）容积增加或者有占位性病变时，其所增加的容积超过代偿限度所致。正常人侧卧位时，测定颅内压（ICP）为 0.8～1.8 kPa（6.0～13.5 mmHg），＞2.0 kPa（15 mmHg）为颅内压增高，2.0～2.6 kPa（15～20 mmHg）为轻度增高，2.6～5.3 kPa（20～40 mmHg）为中度增高，＞5.3 kPa（＞40 mmHg）为重度增高。

一、病因与发病机制

引起颅内压增高的疾病很多,但发生颅内压增高的主要因素如下。

(一)脑脊液增多

(1)分泌过多,如脉络丛乳头状瘤。

(2)吸收减少,如交通性脑积水、蛛网膜下腔出血后引起的蛛网膜粘连。

(3)循环交通受阻,如脑室及脑中线部位的肿瘤引起的梗阻性脑积水或先天性脑畸形。

(二)脑血液增多

(1)脑外伤后<24小时的脑血管扩张、充血,以及呼吸道梗阻,呼吸中枢衰竭引起的二氧化碳蓄积,高碳酸血症和丘脑下部、鞍区或脑干部位手术,使自主神经中枢或血管运动中枢受刺激引起的脑血管扩张充血。

(2)颅内静脉回流受阻。

(3)出血。

(三)脑容积增加

正常情况下颅内容积除颅内容物体积外有 8%～10%的缓冲体积即代偿容积。因此,颅内容积很大,但代偿调节作用很小。常见脑水肿如下。①血管源性脑水肿:多见于颅脑损伤、脑肿瘤、脑手术后。②细胞毒性脑水肿:多见于低氧血症、高碳酸血症、脑缺血和缺氧。③渗透性脑水肿:常见于严重电解质紊乱(Na^+丢失)、渗透压降低、水中毒。

(四)颅内占位病变

常见于颅内血肿、颅内肿瘤、脑脓肿和脑寄生虫等。

二、临床表现

(一)头痛

头痛是颅内压增高最常见的症状,有时是唯一的症状。可呈持续性或间歇性,当用力、咳嗽、负重,早晨清醒时和较剧烈活动时加重,其原因是颅内压增高使脑膜、血管或神经受挤压、牵扯或炎症变化的刺激所致。急性和重度的颅内压增高可引起剧烈的头痛并常伴喷射性呕吐。

(二)恶心、呕吐

多数颅内压增高患者都伴有恶心、不思饮食,重度颅内压增高可引起喷射性呕吐,呕吐之后头痛随之缓解,小儿较成人多见,其原因是迷走神经中枢受刺激引起。

(三)视力障碍和眼底变化

长期颅内压增高,使视神经受压,眼底静脉回流受阻。引起视神经萎缩造成视力下降、视物模糊和复视,眼底视盘水肿,严重者出现失明和眼底出血。

头痛、恶心呕吐、视盘水肿为颅内压增高的三大主要症状。

(四)意识障碍

意识障碍是反映脑受压的可靠及敏感指标,当大脑皮质、脑干网状结构广泛受压和损害即可出现意识障碍。颅内压增高早期患者可出现烦躁、嗜睡和定向障碍等意识不清的表现,晚期则出现朦胧和昏迷,末期出现深昏迷。梗阻性脑积水所引起的颅内压增高一般无意识障碍。

(五)瞳孔变化

由于颅内压不断增高而引起脑移位,中脑和脑干移位压迫和牵拉动眼神经可引起瞳孔对光反射迟钝。瞳孔不圆,瞳孔忽大忽小,一侧瞳孔逐渐散大,光反射消失;末期出现双侧瞳孔散大、固定。

(六)生命体征变化

颅内压增高早期一般不会出现生命体征变化,急性或重度的颅内压增高可引起血压增高,脉压增大,呼吸、脉搏减慢综合征。随时有呼吸骤停及生命危险。常见于急性脑损伤患者,而脑肿瘤患者则很少出现血压升高。

(七)癫痫发作

约有 20% 的颅内压增高患者发生癫痫,为局限性癫痫小发作,如口角、单侧上、下肢抽搐,或癫痫大发作,大发作时可引起呼吸道梗阻,加重脑缺氧、脑水肿而加剧颅内压增高。

(八)颅内高压危象(脑疝形成)

1.颞叶钩回疝

幕上肿瘤、水肿、血肿引起急剧的颅内压力增高,挤压颞叶向小脑幕裂孔或下方移位,同时压迫动眼神经、大脑后动脉和中脑,使脑干移位,产生剧烈的头痛、呕吐,血压升高,呼吸、脉搏减慢、不规则。很快进入昏迷,一侧瞳孔散大,光反射消失,对侧肢体偏瘫,去脑强直。此时如未进行及时的降颅压处理则会出现呼吸停止,双侧瞳孔散大、固定、血压下降、心跳停止。

2.枕骨大孔疝

枕骨大孔疝又称小脑扁桃体疝,主要是幕下肿瘤、血肿、水肿致颅内压力增高,挤压小脑扁桃体进入压力偏低的枕骨大孔,压迫延髓和 $C_{1\sim2}$ 颈髓,患者出现剧烈头痛、呕吐、呼吸不规则、血压升高、心跳缓慢,随之很快出现昏迷、瞳孔缩小或散大、瞳孔固定、呼吸停止。

三、护理

(一)护理目标

(1)了解引起颅内压增高的原因,及时对症处理。

(2)通过监测及早发现病情变化,避免意识障碍发生。

(3)颅内压得到控制,脑疝危象得以解除。

(4)患者主诉头痛减轻,自觉舒适,头脑清醒,睡眠改善。

(5)体液恢复平衡,尿比重在正常范围,无脱水症状和体征。

(二)护理措施

(1)观察神志、瞳孔变化 1 次/小时。如出现神志不清及瞳孔改变,预示颅内压增高,须及时报告医师进行降颅内压处理。

(2)观察头痛的程度,有无伴随呕吐对剧烈头痛应及时对症降颅压处理。

(3)监测血压、脉搏、呼吸 1 次/(1~2)小时,观察有无呼吸、脉搏慢,血压高即"两慢一高"征。

(4)保持呼吸道通畅:呼吸道梗阻时,因患者呼吸困难,可致胸腔内压力增高、$PaCO_2$ 增高致脑血管扩张、脑血流量增多进而使颅内压增高。护理时应及时清除呼吸道分泌物和呕吐物。抬高床头 15°~30°,持续或间断吸氧,改善脑缺氧,减轻脑水肿。

(5)如脱水治疗的护理:应用高渗性脱水剂,使脑组织间的水分通过渗透作用进入血液循环再由肾脏排出,可达到降低颅内压的目的。常用 20% 甘露醇 250 mL,15~30 分钟内滴完,2~4 次/天;呋塞米20~40 mg,静脉或肌内注射,2~4 次/天。脱水治疗期间,应准确记录 24 小时出入液量,观察尿量、色,监测尿素氮和肌酐含量,注意有无水电解质紊乱和肝肾功能损害。脱水药物应严格按医嘱执行,并根据病情及时调整脱水药物的用量。

(6)激素治疗的护理:肾上腺皮质激素通过稳定血-脑屏障,预防和缓解脑水肿,改善患者症状。常用地塞米松 5～10 mg,静脉注射;或氢化可的松 100 mg 静脉注射,1～2 次/天;由于激素有引起消化道应激性溃疡出血、增加感染机会等不良反应,故用药的同时应加强观察,预防感染,避免发生并发症。

(7)颅内压监护。①监护方法:颅内压监护有植入法和导管法两种。a.植入法:将微型传感器植入颅内,传感器直接与颅内组织(硬脑膜外、硬脑膜下、蛛网膜下腔、脑实质等)接触而测压。b.导管法:以引流出的脑脊液或生理盐水充填导管,将传感器(体外传感器)与导管相连接,借导管内的液体与传感器接触而测压。两种方法的测压原理均是利用压力传感器将压力转换为与颅内压力大小成正比的电信号,再经信号处理装置将信号放大后记录下来。植入法中的硬脑膜外法及导管法中的脑室法优点较多,使用较广泛。②颅内压监护的注意事项:监护的零点参照点一般位于外耳道的位置,患者须平卧或头抬高 10°～15°;监护前注意记录仪与传感器的零点核正,并注意大气压改变而引起的"零点飘移";脑室法时在脑脊液引流期间每 4～6 小时关闭引流管测压,了解颅内压真实情况;避免非颅内情况而引起的颅内压增高,如出现呼吸不畅、躁动、高热或体位不舒适、尿潴留时应及时对症处理;监护过程严格无菌操作,监护时间以 72～96 小时为宜,防止颅内感染。③颅内压监护的优点:颅内压增高早期,由于颅内容积代偿作用,患者无明显颅内压增高的临床表现,而颅内压监护时可发现颅内压提高和基线不平稳;较重的颅内压升高[ICP>5.3 kPa(40 mmHg)]时,颅内压监护基线水平与临床症状出现及其严重程度一致;有些患者临床症状好转,但颅内压逐渐上升,预示迟发性(继发性)颅内血肿的形成;根据颅内压监护使用脱水剂,可以避免盲目使用脱水剂及减少脱水剂的用量,减少急性肾衰竭及电解质紊乱等并发症的发生。

(8)降低耗氧量:对严重脑挫裂伤、轴索损伤、脑干损伤的患者进行头部降温,降低脑耗氧量。有条件者行冬眠低温治疗。①冬眠低温的目的:降低脑耗氧量,维持脑血流和脑细胞能量代谢,减轻乳酸堆积,降低颅内压;保护血-脑屏障功能,抑制白三烯 B_4 生成及内源性有害因子的生成,减轻脑水肿反应;调节脑损伤后钙调蛋白酶Ⅱ活性和蛋白激酶活力,保护脑功能;当体温降至 30 ℃,脑的耗氧量约为正常的 55%,颅内压力较降温前低 56%。②降温方法:根据医嘱首先给予足量冬眠药物,如冬眠Ⅰ号合剂(包括氯丙嗪、异丙嗪及哌替啶)或冬眠Ⅱ号合剂(哌替啶、异丙嗪、双氢麦角碱),待自主神经充分阻滞,御寒反应消失,进入昏睡状态后,方可加用物理降温措施。物理降温方法可采用头部戴冰帽,在颈动脉、腋动脉、肱动脉、股动脉等主干动脉表浅部放置冰袋,此外,还可采用降低室温、减少被盖、体表覆盖冰毯等方法。降温速度以每小时下降 1 ℃为宜,体温降至肛温 33～34 ℃,腋温 31～33 ℃较为理想。体温过低易诱发心律失常、低血压、凝血障碍等并发症;体温>35 ℃,则疗效不佳。③缓慢复温:冬眠低温治疗一般为 3～5 天,复温应先停物理降温,再逐步减少药物剂量或延长相同剂量的药物维持时间直至停用;加盖被毯,必要时用热水袋复温,严防烫伤;复温不可过快,以免出现颅内压"反跳"、体温过高或中毒等。④预防并发症:定时翻身拍背、吸痰,雾化吸入,防止肺部感染;低温使心排血量减少,冬眠药物使外周血管阻力降低,在搬动患者或为其翻身时,动作应轻稳,以防发生直立性低血压;观察皮肤及肢体末端,冰袋外加用布套,并定时更换部位,定时局部按摩,以防冻伤。

(9)防止颅内压骤然升高:对烦躁不安的患者查明原因,对症处理,必要时给予镇静剂,避免剧烈咳嗽和用力排便;控制液体摄入量,成人每天补液量<2 000 mL,输液速度应控制在30～40滴/分;保持病室安静,避免情绪紧张,以免血压骤升而增加颅内压。

(吕真真)

第八节 脑 疝

当颅腔内某分腔有占位性病变时,该分腔的压力大于邻近分腔,脑组织由高压力区向低压力区移位,致脑组织、血管及脑神经等结构受压或移位,出现相应的临床表现,称为脑疝。脑疝是颅内压增高的危象和死亡的主要原因。治疗脑疝的关键在于及时发现和处理。处理原则包括快速降低颅内压和手术去除病因。

一、脑疝的解剖学基础

颅腔内部空间被硬脑膜形成的大脑镰及小脑幕分隔成幕上左右两个腔及幕下一个腔;幕上左右两个腔容纳左右大脑半球,幕下的腔容纳脑桥、延髓及小脑。大脑镰下的镰下孔容纳着联结左右大脑的胼胝体等结构,左右大脑半球活动度较大;中脑在小脑幕切迹裂孔中通过,外侧面有颞叶的钩回、海马回紧邻包绕环抱。发自大脑脚内侧的动眼神经环绕着大脑脚外侧向后沿着小脑幕切迹走行进入海绵窦的外侧壁经眶上裂出颅。颅腔与脊髓腔经后颅窝的枕骨大孔相通,延髓下端通过枕骨大孔与椎管中的脊髓相连。小脑蚓椎体下部两侧的小脑扁桃体位于延髓下端的背面,下缘与枕骨大孔后缘紧密相邻。

二、脑疝的定义

颅内病变所致的颅内压增高达到一定程度时,可使一部分脑组织移位,通过颅内硬脑膜结构或颅腔骨性结构形成的结构间隙,如大脑镰下缘、小脑幕切迹边缘、枕骨大孔,移位的脑组织被挤压到压力较低的位置,即为脑疝。脑疝是颅脑损伤、颅内占位性病变或脑积水等伤病发展过程中的一种紧急而严重的情况,疝出的脑组织压迫脑干等重要结构或生命中枢,如发现不及时或救治不力,往往导致严重后果,临床必须给予足够重视。

根据脑疝发生的部位及所疝出的脑组织部位不同,脑疝可分为小脑幕切迹疝(又名颞叶钩回疝)、枕骨大孔疝(又名小脑扁桃体疝)、大脑镰(下)疝(又名扣带回疝)、小脑幕切迹上疝(小脑蚓疝)。上述脑疝可以单独发生,也可以同时或相继发生。

三、小脑幕切迹疝

(一)病因及发病机制

当幕上一侧占位性病变不断增长引起颅内压增高时,脑干和患侧大脑半球向对侧移位;半球上部由于有大脑镰限制导致其移位较轻,而半球底部近中线结构如颞叶的海马回等则移位较明显,可疝入脚间池,形成小脑幕切迹疝,使患侧的动眼神经、脑干、后交通动脉及大脑后动脉受到挤压和牵拉。

(二)病理

1.动眼神经损害

(1)颞叶钩回疝入脚间池内,直接压迫动眼神经及其营养血管。

(2)颞叶钩回先压迫位于动眼神经上方的大脑后动脉,再使夹在大脑后动脉与小脑上动脉之间的动眼神经受压。

(3)脑干受压下移时,动眼神经受牵拉。

(4)脑干受压,动眼神经核和邻近部位发生缺血、水肿或出血。

2.脑干变化

小脑幕切迹疝使中脑直接受压,脑干下移引起供血障碍,向上累积下丘脑,向下影响脑桥乃至延髓。

(1)中脑受颞叶钩回疝挤压时,前后径变长,横径变短,疝出的脑组织首先挤压同侧大脑脚,导致临床症状和体征发生在同侧(患侧)。继续发展则可累及整个中脑。脑干下移时使脑干纵行变形,严重时发生扭曲。如果是脑内出血性疾病,因为出血的速度快、出血量大则可导致疝出的脑组织首先挤压对侧大脑脚,导致临床症状和体征发生在对侧(健侧)。

(2)小脑幕切迹疝引起脑干缺血或出血的原因可能有2种:①脑干受压,静脉回流不畅、瘀滞,以致破裂出血。②因基底动脉受大脑后动脉、后交通动脉和颈内动脉牵拉固定作用,导致脑干下移程度远较基底动脉下移为甚,造成中脑和脑桥上部旁中区的动脉受到牵拉,引起血管痉挛或脑干内的小动脉破裂出血,导致脑干出血,并继发水肿和软化。

3.脑脊液循环障碍

中脑周围的脑池是脑脊液循环的必经之路,小脑幕切迹疝可以使该部位脑池阻塞,导致脑脊液向幕上回流障碍。脑干受压、变形、扭曲时,可引起中脑导水管梗阻,使被阻塞导水管以上的脑室系统扩大,形成脑积水,颅内压进一步增高。

4.疝出的脑组织的改变

疝出的脑组织如不能及时还纳,可因血液回流障碍而发生充血、水肿甚至嵌顿,严重可压迫脑干。

5.枕叶梗死

后交通动脉或大脑后动脉直接受压、牵张,可引起枕叶梗死。

(三)临床表现

1.颅内压增高

表现为头痛剧烈并逐渐加重,与进食无关的频繁、喷射性呕吐,随着头痛进行性加重伴有躁动不安,提示病情加重;急性脑疝患者视盘水肿可有可无。

2.意识障碍

随着病情进展,患者逐渐出现意识障碍,由嗜睡、朦胧到浅昏迷、昏迷,对外界的刺激反应迟钝或消失,是脑干网状结构上行激活系统受累的结果。

3.瞳孔变化

最初由于动眼神经受刺激可有时间短暂的患侧瞳孔变小,对光反应迟钝,但多不易被发现。以后随着动眼神经麻痹,该侧瞳孔逐渐散大,对光反射迟钝、消失,并有患侧上睑下垂,眼球斜视,说明动眼神经背侧部的副交感神经纤维已经受损。晚期如果脑疝进行性恶化,影响脑干血供时,由于脑干内动眼神经核功能丧失,则双侧瞳孔散大,直接和间接对光反应均消失,眼球固定不动,此时患者多处于濒死状态。

4.锥体束征

由于患侧大脑脚受压,出现对侧肢体力弱或瘫痪,肌张力增高,腱反射亢进,病理反射阳性。有时患侧快速出血性疾病导致脑干被推向对侧,在患侧脑干尚未受压前导致健侧大脑脚与小脑幕切迹游离缘相挤压,造成脑疝同侧的锥体束征,须引起注意,避免导致病变定侧定位错误。脑疝进展时可致双侧肢体自主活动消失,严重时可出现去脑强直发作,这是脑干严重受损的信号。

5.生命体征改变

患者表现为血压升高,脉搏有力,呼吸深慢,体温上升。到晚期,由于脑干受压,生命中枢功能紊乱而逐渐衰竭,呼吸不规则,出现潮式或叹息样病理呼吸,脉弱,血压忽高忽低,大汗淋漓或汗闭,面色潮红或苍白;体温可高达 41 ℃以上,体温不升或体温下降;最后呼吸及循环衰竭致呼吸停止,血压下降,继而心跳也停止,患者死亡。

(四)辅助检查

1.CT 检查

头部 CT 扫描在小脑幕切迹疝诊断上中线移位程度及小脑幕切迹附近结构改变有助于病情判断。

2.MRI 检查

对神经组织结构显像优于 CT,有助于病情判断。

(五)诊断及鉴别诊断

根据临床表现及 CT 或 MRI 影像资料进行定位及定性诊断和鉴别诊断。

(六)治疗及预后

根据典型的临床表现,小脑幕切迹疝的诊断较容易,但临床上因发现不及时或处理不当而酿成严重后果甚至死亡的病例并不鲜见,尤其是瞳孔变化初期不易被发现,医护人员应该予以关注。

脑疝的紧急处理措施:维持呼吸道通畅;立即经静脉推注 20％甘露醇 250～500 mL;病变性质和部位明确者,立即手术切除病变;尚不明确者,尽快检查头部 CT 确诊后手术或做姑息性减压术,如颞肌下减压术、单侧或双侧去大骨瓣减压术、部分脑叶切除内减压术等;对有脑积水的患者,立即穿刺侧脑室做脑脊液外引流,待病情缓解后再开颅切除病变或做脑室-腹腔分流术。

经上述处理后,疝出的脑组织多可自行还纳,表现为散大的瞳孔逐渐回缩,患者意识好转。但也有少数患者症状不改善,估计疝出的脑组织已经嵌顿,术中可用脑压板将颞叶底面轻轻上抬或切开小脑幕,使嵌顿的脑组织得到解放,并解除其对脑干的压迫。

脑疝早期若及时抢救大多数预后良好;晚期预后较差,形成植物生存状态甚或死亡。

四、枕骨大孔疝

(一)病因及发病机制

颅内压增高时,因后颅窝出现压力梯度,颅内脑脊液经枕骨大孔向椎管内移动,颅内蛛网膜下腔和脑池体积逐渐缩小,导致两侧小脑扁桃体及邻近小脑组织也逐步下移,随脑脊液的移动经枕骨大孔疝入到颈椎椎管内,称为枕骨大孔疝或小脑扁桃体疝。多发生于后颅窝占位性病变,也见于小脑幕切迹疝晚期。

枕骨大孔疝又可分为慢性和急性疝出两种：前者见于长期颅内压增高或后颅窝占位病变的患者，症状较轻；后者多突然发生，或在慢性疝出的基础上因某些诱因，如腰穿、排便用力使疝出程度加重，延髓生命中枢遭受急性压迫而功能衰竭，患者常迅速死亡。

(二)病理

枕骨大孔疝的病理改变：①慢性延髓受压，患者可无明显症状或症状轻微；急性延髓受压常很快引起生命中枢衰竭，危及生命。②脑脊液循环障碍，由于第四脑室正中孔梗阻引起脑积水和小脑延髓池阻塞所致的脑脊液循环障碍，均可使颅内压进一步升高，脑疝程度加重。③疝出的脑组织，即小脑扁桃体发生充血、水肿或出血，使延髓和颈髓上端受压加重。④慢性疝出的扁桃体可与周围结构粘连。

(三)临床表现

1.枕下疼痛、项强或强迫头位

疝出的脑组织压迫牵拉颈上部神经根，或因枕骨大孔区脑膜或血管壁的敏感神经末梢受牵拉，可引起枕下部疼痛，颈硬及局部压痛。为避免延髓受压加重，机体发生保护性或反射性颈肌痉挛，患者保持头部固定维持在适当位置而呈强迫头位。

2.颅内压增高

表现为剧烈头痛、频繁呕吐，慢性脑疝患者多有视盘水肿。

3.后组颅神经受累

由于脑干下移，后组颅神经受牵拉，或因脑干受压，出现眩晕、听力减退、轻度吞咽困难、饮食呛咳等症状。

4.生命体征改变

慢性脑疝者生命体征变化不明显；急性脑疝者生命体征改变显著，迅速出现呼吸和循环功能障碍，先呼吸减慢、脉搏加速、血压下降，很快出现潮式呼吸和呼吸停止，如不采取措施，不久心跳也停止。与小脑幕切迹疝相比，枕骨大孔疝的特点是生命体征变化出现较早，瞳孔改变和意识障碍出现较晚，患者常可突然呼吸停止，昏迷而死亡。

5.其他

部分病例可出现眼震及小脑体征；锥体束征多数阳性；意识保持不变，很少有瞳孔变化。

(四)辅助检查

同小脑幕切迹疝。

(五)诊断及鉴别诊断

同小脑幕切迹疝。

(六)治疗及预后

枕骨大孔疝治疗原则与小脑幕切迹疝基本相同。凡有枕骨大孔疝症状而诊断已经明确者，应尽早手术切除责任病变；症状明显且有脑积水的应及时做脑室穿刺并给予脱水剂，然后手术切除病变；对呼吸骤停的患者，立即做气管插管呼吸机辅助呼吸，同时行脑室穿刺外引流脑脊液，静脉推注脱水剂，并紧急开颅清除原发责任病灶；术中将枕骨大孔后缘和寰椎后弓切除，硬脑膜敞开或扩大修补，以解除小脑扁桃体疝的压迫。若扁桃体与周围结构粘连，可试行粘连松解；必要时可在软膜下切除水肿、出血的小脑扁桃体，亦可电凝烧灼小脑扁桃体软膜下极使之向上段收缩，以减轻对延髓和颈髓上段的压迫及疏通脑脊液循环通路。

五、常见护理诊断/问题

(一)有脑组织灌注无效的危险
脑组织灌注无效与颅内压增高、脑疝有关。

(二)潜在并发症
呼吸、心搏骤停。

六、护理措施

脑疝确诊后应立即采取降低颅内压的措施,为紧急手术争取时间。

(一)快速降低颅内压
一旦出现脑疝,应立即给予脱水治疗,以缓解病情,争取时间。遵医嘱快速静脉输注甘露醇、甘油果糖、呋塞米、地塞米松等药物,并观察脱水治疗的效果。

(二)保持呼吸道通畅
立即给予氧气吸入,并保持呼吸道通畅。对呼吸功能障碍者,配合医师行气管插管和人工气囊辅助呼吸。

(三)观察病情
密切观察意识、生命体征、瞳孔及肢体活动等变化。

(四)紧急术前准备
协助医师尽快完善有关术前检查,做好急诊手术准备,尽快手术去除原发病。

(1)若难以确诊或虽确诊但病变无法切除,可通过脑脊液分流术、侧脑室外引流术或病变侧颞下、枕下神经减压术等降低颅内压,挽救生命。

(2)对于呼吸骤停的枕骨大孔疝,应立即做好钻颅术准备,进行脑室穿刺,缓慢放出脑脊液,使颅内压慢慢降低,然后行脑室引流,同时静脉滴注高渗脱水剂,以达到迅速降低颅内压的目的。

(五)心搏骤停的急救
若病情恶化并出现心搏骤停时,应即刻做心肺复苏。

七、健康教育

指导患者避免颅内压增高的因素,如情绪剧烈波动、便秘、剧烈咳嗽、发热、呼吸道梗阻及癫痫发作。

八、关键点

(1)密切观察患者的生命体征、瞳孔、意识状态,神经系统症状和体征是早期发现脑疝的关键护理措施。

(2)颅内压增高者禁忌高压灌肠,避免诱发脑疝。

(3)有明显颅内压增高者,禁做腰椎穿刺,避免引发脑疝。

(吕真真)

第九节 脑 脓 肿

一、疾病的基本概论

脑脓肿为颅内严重感染性疾病,是以化脓性细菌侵入颅内引起。常见的致病菌包括金黄色葡萄球菌、溶血性链球菌及厌氧链球菌,有时也可由产气荚膜杆菌的感染引起。外伤性脑脓肿早期表现为头疼、发热、颅内压增高及局限性神经功能障碍等症状,脓肿形成之后,临床表现为颅内高压、头痛、嗜睡等症状,或伴有癫痫发作。如果脓肿位于重要脑功能区,则常伴有局部神经缺损体征,有助于脓肿位置定位。

脑脓肿是一种严重的颅内感染,会造成头痛、嗜睡等症状,同时伴有颅内压增高。

(一)发病机制

(1)外伤后,伤口处理不当,头皮污垢引起感染,通过导血管侵入颅内,引起脑脓肿发生。头皮缺损、颅骨外漏、骨膜下血肿感染等,若感染没有及时控制也会通过导血管侵入颅内或者直接侵入颅内造成感染。

(2)开放性损伤或火器性外伤后,清创不及时、不彻底,有异物或碎骨片存留与脑内,一段时间(多数为数周内,少数可达到几年甚至更长)后形成脓肿。

(3)颅腔与感染区或污染区(如鼻窦、中耳)沟通。

(4)脑膨出直接感染引起。

(二)临床病理生理

脑脓肿形成主要分为 3 个阶段。

1.急性脑膜炎阶段

细菌侵入脑实质后发生急性局限性炎症,病灶可存在炎性细胞浸润,局部脑组织产生液化坏死,引起大范围水肿等病理变化。持续 1 周左右。

2.化脓阶段

脑实质坏死灶液化形成脓液,继而扩大形成脓腔。根据病灶个数分为单发脓腔和多发脓腔。

3.脓肿包裹形成阶段

脓液周围纤维组织,网状内皮细胞,以及星形细胞构成脓肿包膜,包膜开始于感染后 2～3 周,包膜形成时间与细菌种类、对抗生素敏感程度、机体抵抗力等有关。一般包膜形成时间越长,包膜越厚。完整包膜分为三层,内层为化脓性渗出物、肉芽组织和增生的胶质细胞等,中层为纤维结缔组织,外层为病灶周围脑组织反应区。

(三)危险因素

脓肿侵犯脑组织,出现头痛、呕吐、颅内压增高等症状,常伴有局部神经缺损体征,严重时甚至出现脑疝及脓肿破裂。

二、临床表现

(一)全身感染症状

患者多有全身不适、发热、头痛、呕吐等急性脑炎或脑膜炎表现。表现一般在2～3周症状减轻,少数可持续2～3月。当脓肿包膜形成后,患者体温大多正常或低热,但患者颅内压增高或脑功能缺损症状逐渐加重,脑脓肿进入局限阶段。临床上可出现一个潜伏期,潜伏期长短可由数天到数月甚至数年。在潜伏期内患者可有头痛、消瘦等症状。由于大剂量抗生素的使用,潜伏期往往比较长。

(二)颅内压增高症状

症状贯穿脑脓肿始终,患者常伴有不同程度的头痛,疼痛可为持续性并阵发性加剧,多清晨较重或用力时加重,可出现呕吐,尤其是小脑脓肿患者多呈喷射性呕吐。患者可伴有不同程度的精神和意识障碍,烦躁、嗜睡甚至昏迷,昏迷多见于危重患者。多数患者出现视盘水肿。颅内压增高常引起生命体征的改变,呈库欣反应。

(三)脑局灶定位症状和体征

常在外伤所致的脑功能障碍的基础上,使已有的症状逐渐加重或出现新的症状和体征。若为额叶脓肿时变现为精神症状和人格改变。幕上脓肿可表现为不同形式的癫痫发作。颞叶脓肿表现为中枢性面瘫,同向偏盲,左侧表现为感觉性失语。顶叶脓肿可有深浅感觉障碍等。顶枕区和左颞顶脓肿可出现命令性失语。颅后窝脓肿可出现眼球震颤、吞咽困难等。

(四)脑疝形成或脓肿破溃

脑疝形成或脓肿破溃是脑脓肿患者两大严重危象。颅内压增高导致脑疝形成,与其他颅内占位性病变(如颅内血肿)所致的脑疝相似,脓肿溃破为脓肿内压力骤然升高导致,脓液流入蛛网膜下腔或脑室内引起急性化脓性脑膜炎或脑室炎,患者突然出现高热、昏迷、抽搐、外周血白细胞剧增,脑脊液常呈脓汁样,若抢救不及时,会常致患者死亡。

三、相关检查

(一)实验室检查

1.腰椎穿刺与脑脊液检查

脓肿时腰椎穿刺表现为脑脊液压力增高。脑脓肿早期的颅内压常稍高,脑脊液中白细胞数增多,一般在$(5\sim10)\times10^8/L$。脑脊液蛋白含量大多增加至$2\sim4$ g/L 或更高。糖和氯化物含量大致正常。腰椎穿刺术一般认为,腰椎穿刺对脑脓肿的诊断价值不大,同时腰椎穿刺可能诱发脑疝和脑脓肿破裂的危险,因此,必须进行腰椎穿刺鉴别诊断时才可使用,但必须谨慎进行。

2.脓液检查和细菌培养

脓液的检查和培养可以了解感染的类型,药敏试验对选择抗生素有指导作用。

3.外周血常规

70%～90%脑脓肿患者红细胞沉降率加快。C反应蛋白增加,可凭此与脑肿瘤相鉴别。

(二)影像学检查

1.X线片检查

急性颅骨改变不明显,慢性脑脓肿可显示颅内压增高的骨质改变或松果体向对侧移位。X线片可显示颅内是否存在碎骨片和金属异物。

2.颅脑 CT 扫描

脑脓肿的 CT 表现依脓肿发展阶段而异。急性脑膜脑炎阶段病灶表现为低密度区或混合密度区。脓肿形成后初期仍表现为低密度或混合密度占位性病灶,但增强扫描在低密度周围可呈轻度强化,表现为完整的不规则的浅淡环状强化。脓肿壁形成后,其低密度边缘密度较高,少数可显示脓肿壁,增强扫描可见完整、厚度均一的环状强化,周围有明显不规则的脑水肿和占位效应,低密度区为坏死脑组织和脓液,如产气杆菌感染,可呈现气液平面,如为多房性,低密度区内可呈现一个或多个间隔。CT 不仅可以确定脓肿的存在、位置、大小、数目、形状和周围脑组织水肿情况而且可帮助确定治疗手段。

3.头颅 MRI 检查

急性脑炎期,T_1加权像上表现信号不清的低信号区,T_2加权像上为片状高信号影,有占位征,此期须与胶质瘤和转移瘤相鉴别。增强扫描比 CT 扫描更能早期显示脑炎期。当包膜形成完整后,T_1显示高信号影,有时尚可见到圆形点状血管流空影。通常注射 Gd-DTPA 后 5～15 分钟即可出现异常对比增强。延迟扫描增强可向外进一步扩大,为脓肿周围血-脑屏障的破坏。头颅 MRI 比 CT 对脑组织水含量变化更敏感,因此对坏死、液化和水肿的分辨率更强,能够更好地诊断脑脓肿。

四、基本诊断

(一)诊断

根据患者病史及体征结合 CT、MRI、X 线等检查手段,通过比对检查结果作出判断。

(二)鉴别诊断

1.化脓性脑膜炎

化脓性脑膜炎多起病急剧,神经系统的局灶定位体征不明显,颅脑 CT 扫描有助于鉴别。

2.硬脑膜外和硬脑膜下脓肿

二者多合并发生,通过 CT 或 MRI 可鉴别。

3.脑肿瘤

须仔细询问病史,结合各种化验及影像学手段才能进一步鉴别。

五、治疗

(一)药物治疗

1.抗生素

主要根据抗生素对细菌的敏感程度,以及血-脑屏障通透性选择。首选对细菌的敏感程度高、血-脑屏障通透性强的药物。未能确定细菌时选择血-脑屏障通透性强的广谱性抗菌药物。常用药物包括青霉素、链霉素、庆大霉素、磺胺嘧啶及头孢菌素等。一般采用静脉给药,根据病情必要时亦可采用鞘内、脑室和脓腔内注射。

2.降颅内压药物

脑脓肿伴有颅内高压症状,根据颅内压选择方案降低颅内压,缓解颅内压增高的症状,预防发生脑疝,常用脱水药物有高渗性脱水剂,如甘露醇、甘油溶液;利尿药物,如呋塞米、依他尼酸等。用药同时应注意肾功能、酸碱和水及电解质平衡的检查。

(二)手术治疗

1.脑脓肿穿刺术

该法简单、安全,对脑组织损伤小,适用于老人、小孩等不能耐受开颅手术者;脑深部和重要功能区脓肿患者;多房性脑脓肿或有异物者不适用。

2.快速钻颅脑脓肿穿刺术

单房性脓肿常用方法,有时为了抢救或在紧急情况下,在床边即可操作,做好定位后,直接快速钻颅,钻颅完成后,穿刺针穿刺脓肿。

3.脓肿切开导管引流术

脓肿切开导管引流术适用于脓肿位置过浅,并且与周围组织粘连紧密或者靠近功能区的患者;不适用于脓肿切除的患者、通过穿刺又无法取出异物的患者。

4.颅脑脓肿切除术

颅脑脓肿切除术适用于脑脓肿和多房性脓肿,以及含有异物的脓肿和多次穿刺无效的脓肿。也可用于时间较长,包膜较厚的脓肿。同时发生破溃或者脑疝的情况下应行急症手术。脓肿切除术需要注意避免损伤重要功能区。

(三)术后处理

(1)术后继续抗感染治疗,防止脓肿复发及感染扩散。

(2)注意纠正水、电解质和酸碱平衡。

(3)防治并发症。

六、术前护理常规

(1)执行外科术前护理常规。

(2)病情观察:观察体温、脉搏、呼吸、血压、意识的变化。早期感染侵入颅内,呈持续性高热,遵医嘱给予抗生素,体温过高者给予药物或物理降温。颅内压增高者出现脉搏、血压、意识的改变,应及时观察并记录,预防脑疝。

(3)对颅内压增高者,执行颅内压增高护理常规。

(4)饮食护理:给予高维生素、高蛋白、易消化的饮食。

七、术后护理常规

(1)执行外科术后护理常规。

(2)执行全身麻醉后护理常规。

(3)执行术后疼痛护理常规。

(4)病情观察:密切观察患者意识、瞳孔、生命体征、肢体活动变化及有无展神经麻痹、脑病灶症状等,并记录。必要时通知医师,对症处理。

(5)遵医嘱给予抗生素,若出现高热,及时给予药物或物理降温。

(6)脓腔引流护理:①根据切开部位取合理卧位,抬高床头 15°～30°,引流瓶(袋)应至少低于脓腔30 cm。②术后 24 小时,创口周围初步形成粘连后可进行囊内冲洗,先用生理盐水缓慢注入腔内,再轻轻抽出,注意不可过分加压,冲洗后注入抗菌药物,然后夹闭引流管 2～4 小时。③脓腔闭合时拔管。继续用脱水剂降低颅内压。

(7)患者长期高热,消耗热量明显,应注意加强营养,必要时给予支持疗法。　　**(吕真真)**

第十节 脑 出 血

脑出血是指原发于脑实质内的出血,主要发生于高血压和动脉硬化的患者。脑出血多发生于 55 岁以上的老年人,多数患者有高血压史。常在情绪激动或活动用力时突然发病,出现头痛、呕吐、偏瘫及不同程度昏迷等。

一、护理措施

(一)术前护理

(1)密切监测病情变化,包括意识、瞳孔、生命体征变化及肢体活动情况,定时监测呼吸、体温、脉搏、血压等,发现异常(瞳孔不等大、呼吸不规则、血压高、脉搏缓慢),及时报告医师立即抢救。

(2)绝对卧床休息,取头高位,15°~30°,头置冰袋可控制脑水肿,降低颅内压,利于静脉回流。吸氧可改善脑缺氧,减轻脑水肿。翻身时动作要轻,尽量减少搬动,加床挡以防坠床。

(3)神志清楚的患者谢绝探视,以免情绪激动。

(4)脑出血昏迷的患者 24~48 小时禁食,以防止呕吐物反流至气管造成窒息或吸入性肺炎,以后按医嘱进行鼻饲。

(5)加强排泄护理:若患者有尿潴留或不能自行排尿,应进行导尿,并留置尿管,定时更换尿袋,注意无菌操作,每天会阴冲洗 1~2 次,便秘时定期给予通便药或食用一些粗纤维的食物,嘱患者排便时勿用力过猛,以防再出血。

(6)遵医嘱静脉快速输注脱水药物,降低颅内压,适当使用降压药,使血压保持在正常水平,防止高血压引起再出血。

(7)预防并发症:①加强皮肤护理,每天小擦澡 1~2 次,定时翻身,每 2 小时翻身 1 次,床铺干净平整,对骨隆突处的皮肤要经常检查和按摩,防止发生压力性损伤。②加强呼吸道管理,保持口腔清洁,口腔护理每天 1~2 次;患者有咳痰困难,要勤吸痰,保持呼吸道通畅;若患者呕吐,应使其头偏向一侧,以防发生误吸。③急性期应保持偏瘫肢体的生理功能位。恢复期应鼓励患者早期进行被动活动和按摩,每天2~3 次,防止瘫痪肢体的挛缩畸形和关节的强直疼痛,以促进神经功能的恢复,对失语的患者应进行语言方面的锻炼。

(二)术后护理

1.卧位

患者清醒后抬高床头 15°~30°,以利于静脉回流,减轻脑水肿,降低颅内压。

2.病情观察

严密监测生命体征,特别是意识及瞳孔的变化。术后 24 小时内易再次脑出血,如患者意识障碍继续加重、同时脉搏缓慢、血压升高,要考虑再次脑出血可能,应及时通知医师。

3.应用脱水剂的注意事项

临床常用的脱水剂一般是 20%甘露醇,滴注时注意速度,一般 20%甘露醇 250 mL 应在 20~30 分钟输完,防止药液渗漏于血管外,以免造成皮下组织坏死;不可与其他药液混用;血压过低时禁止使用。

4.血肿腔引流的护理

注意引流液量的变化,若引流量突然增多,应考虑再次脑出血。

5.保持出入量平衡

术后注意补液速度不宜过快,根据出量补充入量,以免入量过多,加重脑水肿。

6.功能锻炼

术后患者常出现偏瘫和失语,加强患者的肢体功能锻炼和语言训练。协助患者进行肢体的被动活动,进行肌肉按摩,防止肌肉萎缩。

(三)健康指导

1.清醒患者

(1)应避免情绪激动,去除不安、恐惧、愤怒、忧虑等不利因素,保持心情舒畅。

(2)饮食清淡,多吃含水分、含纤维素多的食物;多食蔬菜、水果。忌烟、酒及辛辣、刺激性强的食物。

(3)定期测量血压,复查病情,及时治疗可能并存的动脉粥样硬化、高脂血症、冠心病等。

(4)应规律生活,避免劳累、熬夜、暴饮暴食等不利因素,保持心情舒畅,注意劳逸结合。

(5)坚持适当锻炼。康复训练过程艰苦而漫长(一般为1~3年,甚至需要终身训练),需要信心、耐心、恒心,在康复医师指导下,循序渐进、持之以恒。

2.昏迷患者

(1)昏迷患者注意保持皮肤清洁、干燥,每天床上擦浴,定时翻身,防止压力性损伤形成。

(2)每天坚持被动活动,保持肢体功能位置。

(3)防止气管切开患者出现呼吸道感染。

(4)不能经口进食者,应注意营养液的温度、保质期及每天的液体出入量是否平衡。

(5)保持大小便通畅。

(6)定期高压氧治疗。

二、主要护理问题

(一)疼痛

与颅内血肿压迫有关。

(二)生活自理能力缺陷

与长期卧床有关。

(三)脑组织灌注异常

与术后脑水肿有关。

(四)有皮肤完整性受损的危险

与昏迷、术后长期卧床有关。

(五)躯体移动障碍

与出血所致脑损伤有关。

(六)清理呼吸道无效

与长期卧床所致的机体抵抗力下降有关。

(七)有受伤的危险

与术后癫痫发作有关。

（吕真真）

第十一节 颅 脑 损 伤

颅脑损伤分为头皮损伤、颅骨损伤与脑损伤，三者可单独或合并存在。其发生率仅次于四肢损伤，占全身损伤的 15％～20％，常与身体其他部位的损伤复合存在，其致残率及致死率均居首位。常见于交通、工矿等事故，自然灾害、爆炸、火器伤、坠落、跌倒及各种锐器、钝器对头部的伤害。颅脑损伤对预后起决定性作用的是脑损伤的程度及其处理效果。

一、头皮损伤

(一)解剖生理概要

头皮分为 5 层（图 3-1）：由外及里依次为皮肤、皮下组织、帽状腱膜、帽状腱膜下层、骨膜层。其中浅部三层紧密连接，不易分离，深部两层之间连接疏松，较易分离。各层解剖特点如下。

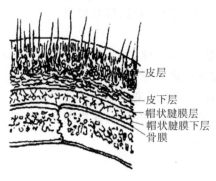

图 3-1 头皮解剖

1.皮肤层

皮肤层厚而致密，内含大量汗腺、皮脂腺、毛囊，具有丰富的血管，外伤时易致出血。

2.皮下组织层

皮下组织层由致密的结缔组织和脂肪组织构成，前者交织成网状，内有血管、神经穿行。

3.帽状腱膜层

帽状腱膜层前连额肌，后连枕肌，两侧达颞肌筋膜，坚韧、富有张力。

4.帽状腱膜下层

帽状腱膜下层是位于帽状腱膜与骨膜之间的疏松结缔组织层，范围较广，前至眶上缘，后达上项线，其间隙内的静脉经导静脉与颅内静脉窦相通，是颅内感染和静脉窦栓塞的途径之一。

5.骨膜层

骨膜层是由致密结缔组织构成的，骨膜在颅缝处贴附紧密，其余部位贴附疏松，故骨膜下血肿易被局限。

头皮血液供应丰富，且动、静脉伴行，由颈内、外动脉的分支供血，左右各五支在颅顶汇集，各分支间有广泛的吻合支，其抗感染及愈合能力较强。

（二）分类与特点

头皮损伤是颅脑损伤中最常见的损伤，严重程度差别较大，可能是单纯损伤，也可能是合并颅骨及脑损伤。

1.头皮血肿

头皮血肿大多由钝器伤所致，按照血肿出现在头皮的层次分为以下三种。

（1）皮下血肿：血肿位于皮肤表层与帽状腱膜之间，因受皮下纤维隔限制，血肿体积小、张力高、压痛明显，有时因周围组织肿胀隆起，中央反而凹陷，易被误认为凹陷性颅骨骨折，须用颅骨X线摄片做鉴别。

（2）帽状腱膜下血肿：头部受到斜向暴力，头皮发生了剧烈滑动，撕裂该层间的导血管所致。由于该层组织疏松，出血易于扩散，严重时血肿边界可与帽状腱膜附着缘一致，覆盖整个穹隆部，蔓延至全头部，似戴一顶有波动的帽子。小儿及体弱者，可导致休克或贫血。

（3）骨膜下血肿：血肿因受到骨缝处骨膜牢固粘连的限制，多局限于某一颅骨范围内，多由颅骨骨折引起。

较小的头皮血肿，一般1～2周可自行吸收，无需特殊处理，早期可给予加压冷敷以减少出血和疼痛，24～48小时后改用热敷以促进血肿吸收，切忌用力揉搓。若血肿较大，则应在严格皮肤准备和消毒下，分次穿刺抽吸后加压包扎。处理头皮血肿的同时，应警惕合并颅骨损伤及脑损伤的可能。

2.头皮裂伤

头皮裂伤多为锐器或钝器打击所致，是常见的开放性头皮损伤，由于头皮血管丰富，出血较多，可引起失血性休克。处理时须着重检查有无颅骨和脑损伤。头皮裂伤较浅时，因断裂血管受头皮纤维隔的牵拉，断端不能收缩，出血量反较帽状腱膜全层裂伤者多。现场急救可局部压迫止血，争取在24小时之内实施清创缝合。缝合前要检查伤口有无骨碎片及有无脑脊液或脑组织外溢。缝合前应剃净伤处头发，冲洗消毒伤口，实施清创缝合后，注射破伤风抗毒素。

3.头皮撕脱伤

头皮撕脱伤多因发辫受机械力牵拉，使大块头皮自帽状腱膜下层或连同骨膜一起被撕脱所致。可导致失血性或疼痛性休克。急救时，除加压包扎止血、防止休克外，应保留撕脱的头皮，避免污染，用无菌敷料包裹、隔水放置于有冰块的容器内，随伤员一同送往医院。手术应争取在伤后6～8小时进行，清创植皮后，应保护植皮片不受压、不滑动，利于皮瓣成活。对于骨膜已撕脱者，在颅骨外板上多处钻孔达板障，待骨孔内肉芽组织生成后再行植皮。

二、颅骨损伤

颅骨骨折指颅骨受暴力作用致颅骨结构改变。颅骨骨折提示伤者受暴力较重，合并脑损伤概率较高。颅骨骨折不一定合并严重的脑损伤，没有骨折也可能合并脑损伤，其临床意义不在于骨折本身。颅骨骨折按骨折部位分为颅盖骨折和颅底骨折。按骨折形态分为线性骨折和凹陷性骨折。按骨折是否与外界相通分为开放性骨折与闭合性骨折。

（一）解剖生理概要

颅骨由颅盖和颅底构成，颅盖、颅底均有左右对称的骨质增厚部分，形成颅腔的坚强支架。

颅盖骨质坚实,由内、外骨板和板障构成。外板厚,内板较薄,内、外骨板表面均有骨膜覆盖,内骨膜也是硬脑膜外层,在颅骨的穹隆部,内骨膜与颅骨板结合不紧密,故颅顶部骨折时容易形成硬脑膜外血肿。

颅底骨面凹凸不平,厚薄不一,有两侧对称、大小不等的骨孔和裂隙,脑神经及血管由此出入颅腔。颅底被蝶骨嵴和岩骨嵴分为颅前窝、颅中窝和颅后窝。颅骨的气窦,如额窦、筛窦、蝶窦及乳突气房等均贴近颅底,气窦内壁与颅脑膜紧贴,颅底骨折越过气窦时,相邻硬脑膜常被撕裂,形成脑脊液外漏,易发生颅内感染。

(二)病因与发病机制

颅腔近似球体,颅骨有一定的弹性,有相当的抗压缩和抗牵张能力。颅骨受到暴力打击时,着力点局部可下陷变形,颅腔也可随之变形。当暴力强度大、受力面积小,颅骨多以局部变形为主,当受力点呈锥形内陷时,内板首先受到较大牵张力而折裂。此时若外力作用终止,则外板可弹回复位保持完整,仅造成内板骨折,骨折片可穿破硬脑膜造成局限性脑挫裂伤。如果外力继续存在,则外板也将随之折裂,形成凹陷性骨折或粉碎性骨折。当外力引起颅骨整体变形较重,受力面积又较大时,可不发生凹陷性骨折,而在较为薄弱的颞骨鳞部或颅底引发线性骨折,局部骨折线往往沿暴力作用的方向和颅骨脆弱部分延伸。当暴力直接打击在颅底平面上或暴力由脊柱上传时常引起颅底骨折。颅前窝损伤时可能累及的脑神经有嗅神经、视神经,颅中窝损伤可累及面神经、听神经,颅后窝少见。

(三)临床表现

1.颅盖骨折

(1)线性骨折:发生率最高,局部有压痛、肿胀。经颅骨 X 线摄片确诊。单纯线性骨折本身不需要特殊处理,但应警惕合并脑损伤或颅内出血,尤其是硬脑膜外血肿,有时可伴发局部骨膜下血肿。

(2)凹陷性骨折:局部可扪及局限性下陷区。若凹陷骨折位于脑重要功能区浅面,可出现偏瘫、失语、癫痫等病症。X 线摄片可见骨折片陷入颅内的深度,CT 扫描有助于骨折情况和合并脑损伤的诊断。

2.颅底骨折

颅底骨折多为强烈的间接暴力作用于颅底或颅盖骨折延伸到颅底所致,常为线性骨折。依骨折的部位不同可分为颅前窝、颅中窝和颅后窝骨折,临床表现各异。

(1)颅前窝骨折:骨折累及眶顶和筛骨,可有鼻出血、眶周(熊猫眼征)及球结膜下淤血。若脑膜、骨膜均破裂,则合并脑脊液鼻漏,即脑脊液经额窦或筛窦由鼻孔流出。若筛板或视神经管骨折,可合并嗅神经或视神经损伤。

(2)颅中窝骨折:骨折累及蝶骨,也可有鼻出血或合并脑脊液鼻漏。若累及颞骨岩部,且脑膜、骨膜及鼓膜均破裂时,则合并脑脊液耳漏,即脑脊液经中耳由外耳道流出;若鼓膜完整,脑脊液则经咽鼓管流向鼻咽部,常被误认为是鼻漏。颅中窝骨折常合并第Ⅶ、Ⅷ对脑神经损伤。若累及蝶骨和颞骨的内侧部,还可能损伤垂体或第Ⅱ、Ⅲ、Ⅳ、Ⅴ、Ⅵ对脑神经。若骨折伤及颈动脉海绵窦段,可因动静脉瘘的形成而出现搏动性突眼及颅内杂音。破裂孔或颈内动脉管处的破裂,可发生致命性的鼻出血或耳出血。

(3)颅后窝骨折:骨折累及颞骨岩部后外侧时,一般在伤后 1~2 天出现乳突部皮下淤血(Battle 征)。若累及枕骨基底部,可在伤后数小时出现枕下部肿胀及皮下淤血;枕骨大孔或岩尖后缘附近的骨折,可合并后组脑神经(第Ⅸ～Ⅻ对脑神经)损伤。

(四)辅助检查

1.X 线片

X 线片可显示颅内积气,但仅 30％～50％患者能显示骨折线。

2.CT 检查

CT 检查有助于眼眶及视神经管骨折的诊断,且显示有无脑损伤。

3.尿糖试纸测定

鉴别是否为脑脊液。

(五)诊断要点

外伤史、临床表现和颅骨 X 线摄片、CT 检查基本可以明确诊断和定位,对脑脊液外漏有疑问时,可收集流出液做葡萄糖定量试验来测定。

(六)治疗要点

1.颅盖骨折

(1)单纯线性骨折:无需特殊处理,仅需卧床休息,对症治疗,如止痛、镇静等。但须注意有无继发颅内血肿等并发症。

(2)凹陷性骨折:若凹陷性骨折位于脑重要功能区表面,有脑受压症状或大面积骨折片下陷,直径大于 5 cm,深度超过 1 cm 时,应手术整复或摘除碎骨片。

2.颅底骨折

颅底骨折无需特殊治疗,主要观察有无脑损伤及处理脑脊液外漏、脑神经损伤等并发症。一旦出现脑脊液外漏即属开放性损伤,应使用 TAT 及抗生素预防感染,大部分漏口在伤后 1～2 周自愈。若 4 周以上仍未自愈,可行硬脑膜修补术。若骨折片压迫视神经,应尽早手术减压。

(七)护理评估

1.健康史

了解受伤过程,如暴力大小、方向、受伤时有无意识障碍及口鼻出血情况,初步判断是否伴有脑损伤。同时了解患者有无合并其他疾病。

2.目前身体状况

(1)症状和体征:了解患者目前的症状和体征可判断受伤程度和定位,观察患者有无熊猫眼征、Battle 征,明确有无脑脊液外漏。鉴别血性脑脊液外漏与耳鼻损伤出血时,可将流出的血性液体滴于白色滤纸上,如见血迹外围有月晕样淡红色浸润圈,可判断为脑脊液外漏。有时颅底骨折虽伤及颞骨,且骨膜及脑膜均已破裂但鼓膜尚完整时,脑脊液可经咽鼓管流至咽部而被患者咽下,故应询问患者是否有腥味液体流至咽部。

(2)辅助检查:颅骨 X 线及 CT 检查结果,确定骨折的部位和性质。

3.心理、社会状况

了解患者可因头部外伤而出现的焦虑、害怕、恐惧等心理反应,以及对骨折能否恢复正常的担心程度。同时也应了解家属对疾病的认识及心理反应。

(八)常见护理诊断/问题

1.疼痛

疼痛与损伤有关。

2.有感染的危险

感染与脑脊液外漏有关。

3.感知的改变

感知的改变与脑神经损伤有关。

4.知识缺乏

缺乏有关预防脑脊液外漏逆行感染的相关知识。

5.潜在并发症

潜在并发症为颅内出血、颅内压增高、颅内低压综合征。

(九)护理目标

(1)患者疼痛与不适程度减轻。

(2)患者生命体征平稳,无颅内感染发生。

(3)颅神经损伤症状减轻。

(4)患者能够叙述预防脑脊液外漏逆行感染的注意事项。

(5)患者病情变化能够被及时发现和处理。

(十)护理措施

1.脑脊液外漏的护理

(1)保持外耳道、鼻腔和口腔清洁,清洁时注意棉球不可过湿,以免液体逆流入颅。

(2)在鼻前庭或外耳道口松松地放置干棉球,随湿随换,同时记录 24 小时浸湿的棉球数,以估计脑脊液外漏量。

(3)避免用力咳嗽、打喷嚏、擤鼻涕及用力排便,以免颅内压骤然升降导致脑脊液逆流。

(4)脑脊液鼻漏者不可经鼻腔吸痰或放置胃管,禁止耳、鼻滴药、冲洗和堵塞,禁忌做腰穿。

(5)取头高位及患侧卧位休息,将头抬高 15°至漏液停止后 3～5 天,借重力作用使脑组织移至颅底硬脑膜裂缝处,促使局部粘连而封闭漏口。

(6)密切观察有无颅内感染迹象,根据医嘱预防性应用抗生素及破伤风抗毒素。

2.病情观察

观察有无颅内继发性损伤,如脑组织、脑膜、血管损伤引起的癫痫、颅内出血、继发性脑水肿、颅内压增高等。脑脊液外漏可推迟颅内压增高症状的出现,应严密观察意识、生命体征、瞳孔及肢体活动等情况,及时发现颅内压增高及脑疝的早期迹象。注意颅内低压综合征,若脑脊液外漏多,可使颅内压过低而导致颅内血管扩张,出现剧烈头痛、眩晕、呕吐、厌食、反应迟钝、脉搏细弱、血压偏低等。

(十一)护理评价

(1)患者疼痛是否缓解。

(2)患者有无颅内感染发生,脑脊液外漏是否如期愈合,护理措施是否得当。

(3)脑神经损伤症状是否减轻。

(4)患者能否叙述预防脑脊液外漏逆行感染的注意事项,遵医行为如何。

(5)患者病情变化是否被及时发现,并发症是否得到及时控制与预防和处理。

(十二)健康指导

对于颅底骨折合并脑脊液外漏者,主要是预防颅内感染,要劝告患者勿挖外耳道、抠鼻孔和擤鼻;注意预防感冒,以免咳嗽、打喷嚏;同时合理饮食,防止便秘,避免屏气、用力排便。

三、脑损伤

脑的被膜自外向内依次为硬脑膜、蛛网膜和软脑膜。硬脑膜坚韧且有光泽,由两层合成,外层兼具颅骨内膜的作用,内层较坚厚,两层之间有丰富的血管和神经。蛛网膜薄而透明,缺乏血管和神经,与硬脑膜之间有硬膜下腔,与软脑膜之间有蛛网膜下腔,充满脑脊液。脑脊液为无色透明液体,内含各种浓度不等的无机盐、葡萄糖、微量蛋白和淋巴细胞,对中枢神经系统起缓冲、保护、运输代谢产物及调节颅内压等作用。软脑膜薄且富有血管,覆盖于脑的表面并深入沟裂内。

脑损伤是指由于暴力作用使脑膜、脑组织、脑血管及脑神经的损伤。根据伤后脑组织与外界是否相通,将脑损伤分为开放性和闭合性两类,前者多由锐器或火器直接造成,有头皮裂伤、颅骨骨折和硬脑膜破裂,常伴有脑脊液外漏;后者由头部接触较钝物体或间接暴力造成,脑膜完整,无脑脊液外漏。根据脑损伤机制及病理改变分为原发性脑损伤和继发性脑损伤,前者指暴力作用于头部时立即发生的脑损伤,且不再继续加重,主要有脑震荡、脑挫裂伤及原发性脑干损伤等;后者指受伤一定时间后出现的脑受损病变,主要有脑水肿和颅内血肿,颅内血肿往往需要开颅手术。

(一)病因与发病机制

颅脑损伤的程度和类型多种多样。引起脑损伤的外力除可直接导致颅骨变形外,也可使头颅产生加速或减速运动,致使脑组织受到压迫、牵张、滑动或负压吸附等多种应力。由于暴力作用部位不同,脑在颅腔内产生的超常运动也各异,其运动方式可以是直线性也可以是旋转性。如人体坠落时,运动的头颅撞击于地面,受伤瞬间头部产生减速运动,脑组织会因惯性力作用撞击于受力侧的颅腔内壁,造成减速性损伤(图3-2)。大而钝的物体向静止的头部撞击时,引起头部的加速运动而产生惯性力。当暴力过大并伴有旋转力时,可使脑组织在颅腔内产生旋转运动,不仅使脑组织表面在颅腔内摩擦、撞击引起损伤,而且在脑组织内不同结构间产生剪应力,引起更为严重的损伤。惯性力引起的脑损伤分散且广泛,常有早期昏迷的表现。由于颅前窝和颅中窝的凹凸不平,各种不同部位和方式的头部损伤,均易在额极、颞极及其底面发生惯性力的脑损伤。

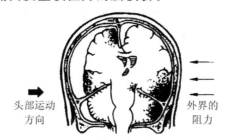

头部运动方向　　　　外界的阻力

图 3-2　头部作减速运动时的脑损伤机制

(二)临床表现

1.脑震荡

脑震荡是最常见的轻度原发性脑损伤,为受伤后立即出现短暂的意识障碍,可为神志不清或完全昏迷,持续数秒或数分钟,一般不超过30分钟,较重者出现皮肤苍白、出汗、血压下降、心动徐缓、呼吸微弱、肌张力减低、各种生理反射迟钝或消失。清醒后大多不能回忆受伤当时乃至伤前一段时间内的情况,临床称为逆行性遗忘。可能会伴有头痛、头昏、恶心、呕吐等症状,短期内可自行好转。神经系统检查无阳性体征,显微镜下可见神经组织结构紊乱。

2.脑挫裂伤

脑挫裂伤是常见的原发性脑损伤。包括脑挫伤及脑裂伤,前者指脑组织遭受破坏较轻,软脑膜尚完整;后者指软脑膜、血管和脑组织同时有破裂,伴有外伤性蛛网膜下腔出血。两者常同时存在,临床上又不易区别,合称为脑挫裂伤。脑挫裂伤可单发,也可多发,好发于额极、颞极及其基底。临床表现如下。

(1)意识障碍:是脑挫裂伤最突出的临床表现。伤后立即出现,其程度和持续时间与脑挫裂伤程度、范围直接相关。多数患者在半小时以上,严重者可长期持续昏迷。

(2)局灶症状和体征:受伤当时立即出现与伤灶区功能相应的神经功能障碍或体征,如运动区损伤出现锥体束征、肢体抽搐、偏瘫等;若仅伤及"哑区",可无神经系统缺损的表现。

(3)头痛、恶心、呕吐:与颅内压增高、自主神经功能紊乱或外伤性蛛网膜下腔出血有关。后者还可出现脑膜刺激征,腰穿脑脊液检查有红细胞。

(4)颅内压增高与脑疝:因继发颅内血肿或脑水肿所致,使早期的意识障碍或偏瘫程度加重,或意识障碍好转后又加重,同时有血压升高、心率减慢、瞳孔不等大及锥体束征等表现。

3.原发性脑干损伤

原发性脑干损伤其症状与体征在受伤当时即已出现。单独的原发性脑干损伤较少,常与弥漫性损伤共存。患者常因脑干网状结构受损、上行激活系统功能障碍而持久昏迷,昏迷程度较深。伤后早期常出现严重生命体征变化,表现为呼吸节律紊乱,心率及血压波动明显。双侧瞳孔时大时小,对光反射无常,眼球位置歪斜或同向凝视。出现病理反射、肌张力增高、去皮质强直等。

4.弥散性轴索损伤

弥散性轴索损伤属于惯性力所致的弥散性脑损伤,由于脑的扭曲变形,脑内产生剪切或牵拉作用,造成脑白质广泛性轴索损伤。病变可分布于大脑半球、胼胝体、小脑或脑干。显微镜下所见为轴突断裂结构改变。可与脑挫裂伤合并存在或继发脑水肿,使病情加重。主要表现为受伤当时立即出现的较长时间昏迷,是由广泛的轴索损害,皮层与皮层下中枢失去联系所致。若累及脑干,患者出现一侧或双侧瞳孔散大,对光反应消失,或同向凝视等。神志好转后,可因继发脑水肿而再次昏迷。

5.颅内血肿

颅内血肿是颅脑损伤中最多见、最危险、却又是可逆的继发性病变。其严重性在于引起颅内压增高导致脑疝危及生命,早期发现和及时处理可改善预后。根据血肿的来源和部位可分为硬脑膜外血肿、硬脑膜下血肿和脑内血肿。根据血肿引起颅内压增高及早期脑疝症状所需时间分为三型。①急性型:72小时内出现症状。②亚急性型:3天至3周出现症状。③慢性型:3周以上才出现症状。

(1)硬脑膜外血肿:是指出血积聚于颅骨与硬脑膜之间。与颅骨损伤有密切关系,症状取决于血肿的部位及扩展的速度。①意识障碍:可以是原发性脑损伤直接导致,也可由血肿本身导致颅内压增高、脑疝引起,前者较轻,最初的昏迷时间很短,与脑疝引起昏迷之间有一段意识清醒时间。后者常发生于伤后数小时至1~2天。经过中间清醒期,再度出现意识障碍,并渐次加重。如果原发性脑损伤较严重或血肿形成较迅速,也可不出现中间清醒期。少数患者可无原发性昏迷,而在血肿形成后出现昏迷。②颅内压增高及脑疝表现:出现头痛、恶心、呕吐剧烈、烦躁不安、淡漠、嗜睡、定向不准等症状。一般成人幕上血肿大于20 mL,幕下血肿大于 10 mL,即可引起颅内压增高症状。幕上血肿者大多先经历小脑幕切迹疝,然后合并枕骨大孔疝,故严重的呼吸循环障碍常发生在意识障碍和瞳孔改变之后。幕下血肿者可直接发生枕骨大孔疝,瞳孔改变,呼吸骤停几乎同时发生。

(2)硬脑膜下血肿:硬脑膜下血肿是指出血积聚在硬脑膜下腔,是最常见的颅内血肿。急性硬脑膜下血肿症状类似硬脑膜外血肿,脑实质损伤较重,原发性昏迷时间长,中间清醒期不明显,颅内压增高与脑疝的其他征象多在伤后 1～3 天进行性加重。由于病情发展急重,一经确诊应尽早手术治疗。慢性硬脑膜下血肿好发于老年人,大多有轻微头部外伤史,有的患者伴有脑萎缩、血管性或出血性疾病。由于致伤外力小,出血缓慢,患者可有慢性颅内压增高表现,如头痛、恶心、呕吐和视盘水肿等;血肿压迫症状,如偏瘫、失语和局限性癫痫等;有时可有智力下降、记忆力减退和精神失常。

(3)脑内血肿:有两种类型。①浅部血肿,出血均来自脑挫裂伤灶,少数与颅骨凹陷性骨折部位相应,好发于额叶和颞叶,常与硬脑膜下和硬脑膜外血肿并存。②深部血肿,多见于老年人,血肿位于白质深部,脑表面可无明显挫伤。临床表现以进行性意识障碍为主,若血肿累及重要脑功能区,可出现偏瘫、失语、癫痫等局灶症状。

(三)辅助检查

一般采用 CT、MRI 检查。脑震荡无阳性发现,可显示脑挫裂伤的部位、范围、脑水肿的程度及有无脑室受压及中线结构移位等;弥散性轴索损伤 CT 扫描可见大脑皮质与髓质交界处、胼胝体、脑干、内囊区域或三脑室周围有多个点状或小片状出血灶;MRI 能提高小出血灶的检出率;硬脑膜外血肿 CT 检查表现为颅骨内板与脑表面之间有双凸镜形或弓形密度增高影,常伴颅骨骨折和颅内积气;硬脑膜下血肿 CT 检查示颅骨内板下低密度的新月形、半月形或双凸镜形影;脑内血肿 CT 检查在脑挫裂伤灶附近或脑深部白质内见到圆形或不规则高密度血肿影,周围有低密度水肿区。

(四)诊断要点

患者外伤史、意识改变、瞳孔的变化、锥体束征,以及 CT、MRI 检查可明确诊断。

1.非手术治疗

(1)脑震荡:通常无需特殊治疗。一般卧床休息 1～2 周,可完全恢复。适当给予镇痛、镇静等对症处理,禁用吗啡及哌替啶。

(2)脑挫裂伤:以非手术治疗为主。①一般处理:静卧、休息,床头抬高,宜取侧卧位;保持呼吸道通畅;维持水、电解质、酸碱平衡;应用抗生素预防感染;对症处理;严密观察病情变化。②防治脑水肿:是治疗脑挫裂伤的关键。可采用脱水、激素或过度换气等治疗对抗脑水肿、降低颅内压;吸氧、限制液体入量;冬眠低温疗法降低脑代谢率等。③促进脑功能恢复:应用营养神经药物,如 ATP、辅酶 A、细胞色素 C 等,以供应能量,改善细胞代谢,促进脑细胞功能恢复。

2.手术治疗

(1)重度脑挫裂伤:经非手术治疗无效,颅内压增高明显甚至出现脑疝迹象时,应做脑减压术或局部病灶清除术。

(2)硬脑膜外血肿:一经确诊,立即手术,清除血肿。

(3)硬脑膜下血肿:多采用颅骨钻孔冲洗引流术,术后引流 48～72 小时。

(4)脑内血肿:一般经手术清除血肿。

(5)常见手术方式:开颅血肿清除术、去骨瓣减压术、钻孔探查术、脑室引流术、钻孔引流术。

(五)护理评估

1.健康史

详细了解受伤过程,如暴力大小、方向、性质、速度、患者当时有无意识障碍,其程度及持续时间,有无中间清醒期、逆行性遗忘、受伤当时有无口鼻、外耳道出血或脑脊液外漏发生,是否出现头痛、恶心、呕吐等情况;初步判断是颅伤、脑伤或是复合损伤;同时应了解现场急救情况;了解患者既往健康状况。

2.目前身体状况

评估患者的症状和体征,了解有无神经系统病征及颅内压增高征象;根据观察患者意识、瞳孔、生命体征及神经系统体征的动态变化,区分脑损伤是原发的还是继发的;结合 X 线、CT 及MRI 检查结果判断损伤的严重程度。

3.心理、社会状况

了解患者及家属对颅脑损伤及其术后功能恢复的心理反应,常见心理反应有焦虑、恐惧等;了解家属对患者的支持能力和程度。

(六)常见护理诊断/问题

1.清理呼吸道无效

清理呼吸道无效与脑损伤后意识障碍有关。

2.疼痛

疼痛与颅内压增高和手术切口有关。

3.营养失调:低于机体需要量

其与脑损伤后高代谢、呕吐、高热、不能进食等有关。

4.体温过高

体温过高与脑干损伤有关。

5.潜在并发症

潜在并发症为颅内压增高、脑疝及癫痫发作。

(七)护理目标

(1)患者意识逐渐恢复,生命体征平稳,呼吸道通畅。

(2)患者的疼痛减轻,舒适感增加。

(3)患者营养状态能够维持或接近正常水平。

(4)患者体温维持正常。

(5)患者颅内压增高、脑疝的早期迹象及癫痫发作能够得到及时预防、发现和处理。

(八)护理措施

1.现场急救

及时而有效的现场急救,在缓解致命性危险因素的同时(如窒息、大出血、休克等)为进一步治疗创造了有利条件,如预防或减少感染机会,提供确切的受伤经过。

(1)维持呼吸道通畅:颅脑损伤患者常有不同程度的意识障碍,失去正常的咳嗽反射和吞咽功能,呼吸道分泌物不能有效排除,舌根后坠可引起严重呼吸道梗阻。应及时清除口咽部分泌物、呕吐物,将患者侧卧或放置口咽通气道,必要时行气管切开,保持呼吸道畅通。

（2）伤口处理：单纯头皮出血，清创后加压包扎止血；开放性颅脑损伤应剪短伤口周围头发，伤口局部不冲洗、不用药；外露的脑组织周围可用消毒纱布卷保护，外加干纱布适当包扎，避免局部受压。若伤情许可宜将头部抬高以减少出血。尽早进行全身抗感染治疗及破伤风预防注射。

（3）防治休克：有休克征象者，应查明有无颅外部位损伤，如多发性骨折、内脏破裂等。患者平卧，注意保暖，及时补充血容量。

（4）做好护理记录：准确记录受伤经过、初期检查发现、急救处理经过及生命体征、意识、瞳孔、肢体活动等，为进一步处理提供依据。

2.病情观察

动态的病情观察是鉴别原发性与继发性脑损伤的重要手段。观察内容包括意识、瞳孔、生命体征、神经系统体征等。

（1）意识状态：意识障碍是脑损伤患者最常见的变化之一。通过意识障碍的程度可判断颅脑损伤的轻重；意识障碍出现的迟早和有无继续加重，可作为区别原发性和继发性脑损伤的重要依据。

传统意识分法：分为清醒、模糊、浅昏迷、昏迷和深昏迷五级。①意识清醒：正确回答问题，判断力和定向力正确。②意识模糊：为最轻或最早出现的意识障碍，因而也是最需要关注的，能简单回答问题，但不确切，判断力和定向力差，呈嗜睡状。③浅昏迷：意识丧失，对疼痛刺激有反应，角膜、吞咽反射和病理反射尚存，重的意识模糊与浅昏迷的区别仅在于前者尚能保持呼之能应或呼之能睁眼这种最低限度的合作；④昏迷：指痛觉反应已经迟钝、随意运动已完全丧失的意识障碍阶段，可有鼾声、尿潴留等表现，瞳孔对光反应与角膜反射尚存在。⑤深昏迷：对痛刺激无反应，各种反射消失，呈去皮质强直状态。

Glasgow昏迷评分法：评定睁眼、语言及运动反应，以三者积分表示意识障碍程度，最高15分，表示意识清醒，8分以下为昏迷，最低3分（表3-1）。

表3-1 Glasgow昏迷评分法

睁眼反应		语言反应		运动反应	
能自行睁眼	4	回答正确	5	遵嘱活动	6
呼之能睁眼	3	回答错误	4	刺痛定位	5
刺痛能睁眼	2	语无伦次	3	躲避刺痛	4
不能睁眼	1	只能发声	2	刺痛肢屈	3
		不能发声	1	刺痛肢伸	2
				无反应	1

（2）生命体征：生命体征紊乱是脑干受损征象。为避免患者躁动影响准确性，应先测呼吸，再测脉搏，最后测血压。颅脑损伤患者以呼吸变化最为敏感和多变，注意节律、深浅。若伤后血压上升，脉搏缓慢有力，呼吸深慢，提示颅内压升高，应警惕颅内血肿或脑疝发生；伤后，与意识障碍和瞳孔变化同时出现心率减慢和血压升高，为小脑幕切迹疝；枕骨大孔疝患者可未经明显的意识障碍和瞳孔变化阶段而突然发生呼吸停止。伤后早期，由于组织创伤反应，可出现中等程度发热；若累及间脑或脑干可导致体温调节紊乱，出现体温不升或中枢性高热。

(3)瞳孔变化:可因动眼神经、视神经及脑干部位的损伤引起。正常瞳孔等大、圆形,在自然光线下直径 3～4 mm,直接、间接对光反应灵敏。伤后一侧瞳孔进行性散大,对侧肢体瘫痪伴意识障碍加重,提示脑受压或脑疝;伤侧瞳孔先短暂缩小继之散大,伴对侧肢体运动障碍,提示伤侧颅内血肿;双侧瞳孔散大、对光反应消失、眼球固定伴深昏迷或去皮质强直,多为原发性脑干损伤或临终表现。观察瞳孔时应排除某些药物、剧痛、惊骇等对瞳孔变化的影响。

(4)其他:观察有无脑脊液外漏、呕吐,有无剧烈头痛或烦躁不安等颅内压增高的表现或脑疝先兆。注意 CT 和 MRI 扫描结果及颅内压监测情况。

3.一般护理

(1)体位:抬高床头 15°～30°,以利脑静脉回流,减轻脑水肿。深昏迷患者取侧卧位或侧俯卧位,以利于口腔内分泌物排出。保持头与脊柱在同一直线上,头部过伸或过屈均会影响呼吸道通畅及颈静脉回流,不利于降低颅内压。氧气吸入,做好气管插管、气管切开准备。

(2)营养与补液:及时、有效补充能量和蛋白质以减轻机体损耗。不能进食者在伤后 48 小时后可行全胃肠外营养。评估患者营养状况,如体重、氮平衡、血浆蛋白、血糖、血电解质等,以便及时调整营养素供给量和配方。

(3)卧床患者基础护理:加强皮肤护理、口腔护理、排尿排便等生活护理,尤其是意识不清昏迷患者预防各种并发症的发生。

(4)根据病情做好康复护理:重型颅脑损伤患者生命体征平稳后要及早进行功能锻炼,可减少日后的并发症和后遗症,主要通过姿势治疗、按摩、被动运动、主动运动等。

4.高热患者的护理

高热可造成脑组织相对缺氧,加重脑损害,故须采取积极降温措施。常用物理降温法有冰帽,或头、颈、腋、腹股沟等处放置冰袋或冰水毛巾等。如体温过高物理降温无效或引起寒战时,可采用冬眠疗法。常用氯丙嗪、异丙嗪各 25 mg 或 50 mg 肌内注射或静脉滴注,用药 20 分钟后开始物理降温。降温速度以每小时下降 1 ℃为宜,降至肛温为 32～34 ℃较为理想。可每 4～6 小时重复用药,一般维持 3～5 天。低温期间应密切观察生命体征并记录,若收缩压低于 13.3 kPa(100 mmHg),呼吸次数减少或不规则时,应及时通知医师停止冬眠疗法或更换冬眠药物。观察局部皮肤、肢体末端和耳郭处血液循环情况,以免冻伤,并防止肺炎、压疮的发生。停用冬眠疗法时,应先停物理降温,再逐渐停冬眠药物。

5.脑室引流管的护理

对有脑室引流管患者护理时应注意:①应严格无菌操作。②引流袋最高处距侧脑室的距离为10～15 cm。③注意引流速度,禁忌流速过快,避免颅内压骤降造成危险。④控制脑脊液引流量,每天不超过 500 mL。⑤注意观察脑脊液性状,若有大量鲜血提示脑室内出血,若为浑浊则提示有感染。

(九)护理评价

(1)患者意识状态是否逐渐恢复,患者呼吸是否平稳,有无误吸发生。

(2)患者疼痛是否减轻。

(3)患者的营养状态如何,营养素供给是否得到保证。

(4)患者体温是否恢复正常。

(5)患者是否出现颅内压增高、脑疝及癫痫发作等并发症,若出现是否得到及时发现和处理。

（十）健康指导

（1）康复训练：根据脑损伤遗留的语言、运动或智力障碍程度，制订康复训练计划，以改善患者生活自理能力及社会适应能力。

（2）外伤性癫痫患者应定期服用抗癫痫药物，不能单独外出，以防发生意外。

（3）骨瓣去除患者应做好自我保护，防止因重物或尖锐物品碰撞患处而发生意外，尽可能取健侧卧位以防止膨出的脑组织受到压迫。3～6个月后视情况可做颅骨修补术。

（王田田）

第十二节　脊髓损伤

脊髓损伤为脊柱骨折或骨折脱位的严重并发症。损伤高度以下的脊神经所支配的身体部位的功能会丧失。直接与间接的外力对脊柱的重击是造成脊髓损伤的主要原因，常见的原因有交通事故、刀伤、自高处跌落，或是被掉落的东西击中脊椎，以及现在流行的一些水上运动，诸如划水、冲浪板、跳水等，也都可能造成脊髓损伤。

一、护理评估

（一）病因分析

脊髓损伤是一种致残率高、后果严重的疾病，直接或间接暴力作用于脊柱和脊髓皆可造成脊髓损伤，间接暴力损伤比较常见，脊髓损伤的节段常发生于暴力作用的远隔部位，如从高处坠落，两足或臀部着地，或暴力作用于头顶、肩背部，而脊椎骨折发生在活动度较大的颈部和腰骶部，造成相应部位的脊髓损伤。脊柱骨折造成的脊髓损伤可分为屈曲型损伤、伸展型损伤、纵轴型损伤和旋转型损伤。

（二）临床观察

1.脊髓性休克期

脊髓损伤后，在损伤平面以下立即出现肢体的弛缓性瘫痪，肌张力减低，各种感觉和反射均消失，病理反射阴性，膀胱无张力，尿潴留，大便失禁，低血压[收缩压降至 $9.3\sim10.7$ kPa（$70\sim80$ mmHg）]。脊髓休克是损伤平面以下的脊髓节段失去高级中枢调节的结果，一般持续 2～4 周，再合并压疮或尿路感染时持续时间还可延长。

2.完全性的脊髓损伤

在损伤平面以下，各种感觉均消失，肢体弛缓性瘫痪，深浅反射均消失，括约肌功能亦消失，经 2～4 周脊髓休克过后，损伤平面以下肌张力增高，腱反射亢进，病理反射阳性，出现总体反射，即受刺激时，髋、膝关节屈曲，踝关节跖屈，两下肢内收，腹肌收缩，反射性排尿和阴茎勃起等，但运动、感觉和括约肌功能未恢复。

3.不完全性的脊髓损伤

在脊髓休克消失后，可见部分感觉、运动和括约肌功能恢复，但肌张力仍高，腱反射亢进，病理反射可为阳性。

4.脊髓瘫痪

(1)上颈段脊髓损伤:膈肌和肋间肌瘫痪,呼吸困难,四肢瘫痪,死亡率很高。

(2)下颈段脊髓损伤:两上肢的颈段脊髓受损节段神经支配区,呈下运动神经元损害的表现,该节段支配的肌肉萎缩,呈条状感觉减退区,二头肌或三头肌反射减退;即上肢可有下神经元和上神经元两种损害症状同时存在,而两下肢为上运动神经元损害,表现为痉挛性截瘫。

(3)胸段脊髓损伤:有一清楚的感觉障碍平面,脊髓休克消失后,损伤平面以下、两下肢呈痉挛性瘫痪。

(4)胸腰段脊髓损伤:感觉障碍平面在腹股沟韧带上方或下方,如为第 11～12 胸椎骨折,脊髓为腰段损伤,两下肢主要呈痉挛性瘫痪;第 1～2 腰椎骨折,脊髓骶节段和马尾神经上部损伤,两下肢主要呈弛缓性瘫痪,并由于直肠膀胱中枢受损,尿失禁,不能建立膀胱反射性,直肠括约肌松弛,大便失禁。

(5)马尾神经损伤:第 3～5 腰椎骨折,马尾神经损伤大多为不全性,两下肢大腿以下呈弛缓性瘫痪,尿便失禁。

(三)辅助诊断

1.创伤局部检查

了解损伤的原因,分析致伤方式,检查局部有无肿胀、压痛,有无脊柱后突畸形,棘突间隙是否增宽等。

2.神经系统检查

急诊患者反复多次检查,及时发现病情变化。

(1)感觉检查:以手接触患者损伤平面以下的皮肤,如患者有感觉,为不完全性脊髓损伤,然后分别检查触觉、痛觉、温冷觉和深部感觉,画出感觉障碍的上缘,并定时复查其上缘的变化。

(2)运动检查:了解患者肢体有无随意运动,记录肌力的等级,并重复检查,了解肌力变化的情况。

(3)反射检查:脊髓横断性损伤,休克期内所有深浅反射均消失,经 2～4 周休克消失后,腱反射亢进,病理反射阳性。

(4)括约肌功能检查:了解尿潴留和尿失禁,必要时做膀胱测压。肛门指诊,检查括约肌能否收缩或呈弛缓状态。

3.X 线片

检查脊柱损伤的水平和脱位情况,较大骨折位置及子弹或弹片在椎管内滞留位置及有无骨折,并根据脊椎骨受损位置估计脊椎受损的程度。

4.CT

可显示骨折部位,有无椎管内血肿。

5.MRI

MRI 是目前对脊柱脊髓检查最理想的手段,不仅能直接看到脊髓是否有损伤,还能够判定其损伤的程度、类型及治疗效果。同时可清晰地看到椎间盘及脊椎损伤压迫脊髓的情况。

二、常见护理问题

(一)肢体麻痹及下半身瘫痪

因脊髓完全受损的部位不同,故肢体麻痹的范围也不同。

(1)第4颈椎以上损伤,会引起完全麻痹,即躯干和四肢麻痹。

(2)第1胸椎以上损伤,会引起不完全麻痹,上肢神经支配完全,但躯干稳定力较差,下肢完全麻痹。

(3)第6胸椎以下受伤,会造成下半身瘫痪。

(二)营养摄入困难

(1)在脊髓受损后48小时之内,胃肠系统的功能可能会减低。

(2)脊髓损伤后,患者可能会出现消化功能障碍,以至患者对食物的摄取缺乏耐力,易引起恶心、呕吐,且摄入的食物也不易被消化吸收。

(三)排泄问题

1.排尿功能障碍

(1)尿潴留:在脊髓休克期膀胱括约肌功能消失,膀胱无收缩功能。

(2)尿失禁:脊髓休克过后,损伤平面以下肌张力增高,膀胱中枢受损不能建立反射性膀胱,尿失禁。

2.排便功能障碍

由于脊髓受损,直肠失去反射,以至大便排出失去控制或不由自主地排出大便,而造成大便失禁。

(四)焦虑不安

患者在受伤后,突然变成下半身麻痹或四肢瘫痪,患者会出现伤心、失望及抑郁等心理反应,而不能面对现实,或对医疗失去信心。

三、护理目标

(1)护士能及时观察患者呼吸、循环功能变化并给予急救护理。

(2)患者知道摆放肢体良肢位的重要性。

(3)患者有足够的营养供应。

(4)患者能规律排尿。

(5)减轻焦虑。

(6)预防并发症。

四、护理措施

(一)做好现场急救护理

对患者迅速及较准确地作出判断,有无合并伤及重要脏器损伤,并根据其疼痛、畸形部位和功能障碍情况,判断有无脊髓损伤及其性质、部位。对颈段脊髓损伤者,首要是稳定生命体征。高位脊髓损伤患者,多有呼吸浅和呼吸困难,应配合医师立即气管切开,气管内插管。插管时特别注意,有颈椎骨折时,头部制动,绝对不能使头颈部多动;气管插管时,宜采用鼻咽插管,借助纤维喉镜插管。

(二)正确运送患者,保持脊柱平直

现场搬运患者时至少要三人蹲在患者一侧,协调一致平起,防止脊柱扭转屈曲,平放在硬板单架上。对有颈椎骨折者,有一人在头顶部,双手托下颌及枕部,保持轻度向头顶牵引,颈部中立位,旁置沙袋以防扭转。胸腰段骨折者在胸腰部垫一软垫,切不可一人抱腋下,另一人抱腿屈曲搬动,而致脊髓损伤加重。

(三)定时翻身,给予适当的卧位

(1)脊髓损伤患者给其提供硬板床,加用预防压疮的气垫床。

(2)翻身时应采用轴线翻身,保持脊柱呈直线,两人动作一致,防止再次脊髓损伤。每隔两小时翻身1次。

(3)仰卧位:患者仰卧位时髋关节伸展并轻度外展。膝伸展,但不能过伸。踝关节背屈,脚趾伸展。在两腿之间可放一枕头,可保持髋关节轻度外展。肩应内收,中立位或前伸,勿后缩。肘关节伸展,腕背屈约45°。手指轻度屈曲,拇指对掌。患者双上肢放在身体两侧的枕头上,肩下垫枕头要足够高,确保两肩部后缩,亦可将两枕头垫在前臂或手下,使手的位置高于肩部,可以预防重力性肿胀。

(4)侧卧位:髋膝关节屈曲,两腿之间垫上软枕,使上面的腿轻轻压在下面的枕头上。踝背屈,脚趾伸展。下面的肩呈屈曲位,上肢放于垫在头下和胸背部的两个枕头之间,以减少肩部受压。肘伸展,前臂旋后。上面的上肢也是旋后位,胸壁和上肢之间垫一枕头。

(四)供给营养

(1)在脊髓损伤初期,先给患者静脉输液,并插入鼻饲管以防腹胀。

(2)观察患者肠蠕动情况,当肠蠕动恢复后,可经口摄入饮食。

(3)给予高蛋白、高维生素、高纤维素的食物,以及足够的水分。

(4)若患者长期卧床不动,应限制含钙食物的摄取,以防发生泌尿系统结石。

(5)若患者有恶心、呕吐,应注意防止患者发生吸入性肺炎。

(五)大小便的护理

(1)脊髓损伤后最初几天即脊髓休克期,膀胱呈弛缓性麻痹,患者出现急性尿潴留,应立即留置导尿管引流膀胱的尿液,导尿采用密闭式引流,使用抗反流尿袋。随时保持会阴部的清洁,每天消毒尿道口,定期更换尿管,以防细菌感染。

(2)患者出现便失禁及时处理,并保持肛周皮肤清洁、干燥无破损,在肛周涂皮肤保护剂。患者出现麻痹性肠梗阻或腹胀时,给予患者脐周顺时针按摩。可遵医嘱给予肛管排气或胃肠减压,必要时给予缓泻剂,使用热水袋热敷脐部。

(3)饮食中少食或不食产气过多的食物,如甜食、豆类食品等。指导患者食用含纤维素多的食物。鼓励患者多饮用热果汁。

(4)训练患者排便、排尿功能恢复。对痉挛性神经源性膀胱患者的训练:定时喝一定数量的水,使膀胱充盈,定时开放尿管,引流膀胱内尿液。也可定期刺激膀胱收缩排出尿液,如轻敲患者的下腹部(耻骨上方)、用手刺激大腿内侧,以刺激膀胱收缩。间歇性导尿,即4个小时导尿1次,这种方法可以使膀胱有一定的充盈,形成对排尿反应的生理刺激,这种冲动传到脊髓的膀胱中枢,可促进逼尿肌的恢复。

训练患者排便,应先确定患者患病前的排便习惯,并维持适当的高纤维素饮食与水分的摄取。根据患者的习惯,选择一天中的一餐后,进行排便训练,因患者饭后有胃结肠反射,可在患者臀下垫便盆,教导患者有效地以腹部压力来引发排便。如无效,则可戴手套,伸入患者肛门口刺激排便,或再加甘油灌肠,每天固定时间训练。

(六)做好基础护理

患者脊髓受损后可出现四肢瘫或截瘫,生活自理能力缺陷,其一切生活料理均由护理人员来完成。每天定时翻身,变换体位,观察皮肤,保护皮肤完整性。保持床单位的平整。

(七)做好呼吸道管理

(1)C$_{1\sim4}$受损者,膈神经、横隔及肋间肌的活动均丧失,并且无法深呼吸及咳嗽,为了维持生命,而行气管切开,并使用呼吸机辅助呼吸。及时吸痰保持呼吸道通畅。

(2)在损伤后48小时应密切观察患者呼吸形态的变化,呼吸的频率和节律。

(3)监测血氧饱和度及动脉血气分析的变化,以了解患者缺氧的情况是否加重。

(4)在病情允许的范围内协助患者翻身,并指导患者深呼吸与咳嗽,以预防肺不张及坠积性肺炎等并发症。

(八)观察神经功能的变化

(1)观察脊髓受压的征象,在受伤的36小时内,每隔2~4小时就要检查患者四肢的肌力、肌张力、痛触觉等,以后每班至少检查1次。并及时记录患者感觉平面、肌张力、痛温触觉恢复的情况。

(2)检查发现患者有任何变化时,应立即通知医师,以便及时进行手术减压。

(九)脊髓手术护理

1.术前护理

(1)观察脊髓受压的情况,特别注意维持患者的呼吸。

(2)观察患者脊柱的功能,以及活动与感觉功能的丧失或恢复情况。

(3)做好患者心理护理,解除患者的恐惧、忧虑和不安的心理。

(4)遵医嘱进行术前准备,灌肠排除肠内粪便。可减少手术后的肿胀和压迫。

2.术后护理

(1)手术后搬运患者时,应保持患者背部平直,避免不必要的震动、旋转、摩擦和任意暴露患者;如为颈椎手术,则应注意颈部的固定,戴颈托。

(2)颈部手术后,应该去掉枕头平卧。必要时使用沙袋固定头部,保持颈椎平直。

(3)观察患者的一般情况,如皮肤的颜色、意识状况、定向力、生命体征,以及监测四肢运动、肌力和感觉。

(4)颈椎手术时,由于颈部被固定,不能弯曲,常使口腔的分泌物不易咳出,应及时吸痰保持呼吸道的通畅。

(5)观察伤口敷料是否干燥,有无出血、有无液体自伤口处渗出,观察术后应用止痛泵的效果。

(十)颅骨牵引患者护理

(1)随时观察患者有无局部肿胀或出血的情况。

(2)由于颅骨牵引,时间过长枕部及肩胛骨易发生压疮,可根据情况应用减压贴。

(3)定期检查牵引的位置、功效是否正确,如有松动,及时报告医师。

(4)牵引时使用便器要小心,不可由于使用便器不当造成牵引位置、角度及功效发生改变。

(十一)预防并发症护理

脊髓损伤后常发生的并发症是压疮、泌尿系统感染和结石、肺部感染、深静脉血栓形成和肢体挛缩。

1.压疮

定时评估患者皮肤情况采用诺顿评分,护士按照评分表中五项内容分别打分并相加总分小于14分,可认为患者是发生压疮的高危人群,必须进行严格的压疮预防。可应用气垫床,定时翻身缓解患者的持续受压,对于危险区域的皮肤应用减压贴、透明贴、皮肤保护剂,保持床单平整、清洁,每班加强检查。

2.肺部护理

鼓励患者咳嗽,压住胸壁或腹壁辅助咳嗽。不能自行咳痰者进行气管内吸痰。变换体位、进行体位引流,雾化吸入。颈段脊髓损伤者,必要时行气管切开,辅助呼吸。

3.防深静脉血栓形成

深静脉血栓形成常发生在伤后10~40天,主要原因是血流缓慢。临床表现为下肢肿胀、胀痛、皮肤发红,亦可肢体温度降低。防治的方法有患肢被动活动,穿预防深静脉血栓的弹力袜。定期测下肢周径,发现肿胀,立即制动。静脉应用抗凝剂,亦可行彩色多普勒检查,证实为血栓者可行溶栓治疗,可用尿激酶或东菱克栓酶等。

4.预防痉挛护理

痉挛是中枢神经系统损害后出现的以肌肉张力异常增高为表现的综合征,痉挛可出现在肢体整体或局部,亦可出现在胸、背、腹部肌肉。有些痉挛对患者是有利的,比如,股四头肌痉挛有助于患者的站立和行走,下肢肌痉挛有助于防止直立性低血压,四肢痉挛有助于防止深静脉血栓形成。但严重的肌痉挛会给患者带来很大的痛苦,妨碍自主运动的恢复,成为功能恢复的主要障碍。痉挛在截瘫患者常表现为以伸肌张力异常增高的痉挛模式,持续的髋膝踝的伸展,最后出现跟腱缩短,踝关节旋前畸形及内收肌紧张。患者从急性期开始采用抗痉挛的良肢体位摆放,下肢伸肌张力增高将下肢摆放为屈曲位。对肢体进行主动运动和被动运动:①主动运动,做痉挛肌的拮抗肌适度的主动运动,对肌痉挛有交替性抑制作用。②被动运动与按摩,进行肌肉按摩,或温和地被动牵张痉挛肌,可降低肌张力,有利于系统康复训练。冷疗或热疗可使肌痉挛一过性放松。水疗温水浸浴有利于缓解肌痉挛。

(十二)康复护理

(1)在康复医师的指导下,给予患者日常生活活动训练,使患者能自行穿脱衣服,进食、盥洗、大小便、沐浴及开关门窗,电灯、水龙头等增进患者自我照顾的能力。

(2)按照运动计划做肢体运动。颈椎以下受伤的患者,运用各种支具下床行走。

(3)指导患者及家属如何把身体自床上移到轮椅或床边的便器上。

(4)教导患者使用辅助的运动器材,例如轮椅、助行器、手杖来加强自我照顾能力。

(十三)健康教育

患者和家属对突然遭受到脊髓外伤所带来的四肢瘫或截瘫不能接受,患者和家属都比较紧张,因此对患者和家属的健康教育就非常重要。

(1)教导患者保持情绪稳定,向患者简单的解释所有治疗的过程。

(2)鼓励家属参加康复治疗活动。

(3)告知患者注意安全,以防发生意外。

(4)教导运动计划的重要性,并能切实执行。

(5)教导家属能适时给予患者协助及心理支持,并时常给予鼓励。

(6)教导患者及家属,重视日常生活的照顾,预防并发症。

(7)定期返院检查。

五、评价

对脊髓损伤的患者,在提供必要的护理措施之后,应进行下列评价。

(1)患者的脊柱是否保持平直。

(2)患者的呼吸功能和循环功能,是否维持在正常状态。

(3)是否提供足够的营养。

(4)是否为患者摆放良肢位,定时为患者翻身。

(5)患者的大小便排泄功能是否已经逐渐恢复正常,是否已经提供必要的协助和训练。

(6)患者是否经常保持皮肤清洁干燥,皮肤是否完整无破损。

(7)患者的运动、感觉、痛温触觉功能是否逐渐恢复。

(8)对脊髓手术的患者,是否提供了完整的术前及术后护理。

(9)对患者是否进行了健康教育。患者接受的程度如何,是否掌握。

(10)对实施颅骨牵引的患者,是否提供了必要的牵引护理。

(11)在护理患者过程中是否避免了并发症的发生。

(12)患者及家属是否能够接受脊髓损伤这种心理冲击,是否提供了心理护理。

(吕真真)

第十三节 颅内动脉瘤

颅内动脉瘤是颅内动脉壁的囊性膨出,是自发性蛛网膜下腔出血(subarachnoid hemorrhage, SAH)的首位病因。颅内动脉瘤破裂导致的蛛网膜下腔出血的发病率位于脑血管意外中的第 3 位,仅次于脑梗死和高血压脑出血,可以发生于任何年龄,但多在 40～60 岁,女性略多于男性。

一、病因与病理

(一)病因

颅内动脉瘤发病原因尚不十分清楚,动脉壁先天缺陷学说认为,颅内 Willis 环的动脉分叉处的动脉壁先天性平滑肌层缺乏;动脉壁后天退变性学说则认为,颅内动脉粥样硬化和高血压,造成动脉内弹力板破坏,渐渐形成囊性膨出,即动脉瘤。颅内动脉瘤发生在血管分叉处或 Willis 动脉环周围。颅内动脉瘤大致由瘤顶部、瘤体部及瘤颈部构成,其中瘤顶部最为薄弱,98%的动脉瘤出血部位为瘤顶部。

(二)病理

组织学检查发现动脉瘤壁仅存一层内膜,缺乏中层平滑肌组织,弹性纤维断裂或消失,巨大动脉瘤内常有血栓形成,甚至钙化。颅内动脉瘤为囊性,呈圆形或椭圆形,外观紫红色,瘤壁很薄,瘤内可见血流旋涡。

二、分类

(一)按动脉瘤位置

(1)颈内动脉系统动脉瘤约占颅内动脉瘤 90%,包括颈内动脉-后交通动脉瘤、前交通动脉瘤、大脑中动脉动脉瘤。

(2)椎-基底动脉系统动脉瘤约占颅内动脉瘤 10%,包括椎动脉瘤、基底动脉瘤和大脑后动脉瘤等。

(二)按动脉瘤大小

分为微型(直径≤0.5 cm)、一般型(0.5 cm<直径≤1.5 cm)、大型(1.5 cm<直径≤2.5 cm)、巨大型(直径>2.5 cm)。一般型动脉瘤出血概率大。

三、临床表现

(一)动脉瘤破裂出血症状

未破裂动脉瘤,临床可无任何症状。动脉瘤一旦破裂出血,表现为蛛网膜下腔出血,患者突然剧烈头痛、频繁呕吐、大汗淋漓、体温升高、颈项强直、克氏征阳性,重症者可出现意识障碍,甚至昏迷。部分患者出血前有劳累、情绪激动等诱因,亦有少部分患者无明显诱因或在睡眠中发病。约1/3 的患者在动脉瘤破裂后病情进展迅速,且未得到及时恰当诊治导致呼吸循环衰竭而死亡。

多数动脉瘤破口周围会被凝血块封闭而暂时停止出血,病情逐渐稳定。随着动脉瘤破口周围血块溶解,动脉瘤可能再次破溃出血。再次出血多发生在第 1 次出血后 2 周内。血液破入蛛网膜下腔后,红细胞破坏分解可产生 5-羟色胺、儿茶酚胺等多种血管活性物质,这些物质作用于其周围的脑血管,导致血管痉挛发生,发生率为 21%~62%,多发生在出血后的 3~15 天。

(二)局灶症状

取决于颅内动脉瘤的部位、解剖结构、动脉瘤大小及破裂出血后形成较大血肿对周围脑组织的压迫。颈内动脉-后交通动脉瘤和大脑后动脉的动脉瘤常见动眼神经麻痹,表现为单侧眼睑下垂、瞳孔散大,内收、上视、下视不能,直接对光反应、间接对光反应消失。有时局灶症状出现在蛛网膜下腔出血之前,被视为动脉瘤出血的前兆症状,此时应警惕随之而来的蛛网膜下腔出血,如轻微偏头痛、眼眶痛,继之出现动眼神经麻痹等。大脑中动脉的动脉瘤出血如形成血肿,或其他部位动脉瘤出血后可发生脑血管痉挛,出现偏瘫、失语、视力视野障碍等症状。

(三)破裂动脉瘤患者的临床分级

为了便于判断病情、预后及有否手术适应证,国际常采用 Hunt 五级分类法。

Ⅰ级:无症状,或有轻微头痛和颈强直。

Ⅱ级:头痛较重,颈强直,除动眼神经等脑神经麻痹外,无其他神经症状。

Ⅲ级:轻度意识障碍,躁动不安和轻度脑症状。

Ⅳ级:半昏迷、偏瘫,早期去脑强直和自主神经障碍。

Ⅴ级:深昏迷,去脑强直,濒危状态。

四、辅助检查

(一)CT 扫描

CT 可辅助判断出血部位、明确血肿大小、有无脑积水和脑血管痉挛后导致的脑梗死灶。前纵裂出血提示前交通动脉瘤;外侧裂出血提示大脑中动脉瘤,鞍上池出血提示颈内动脉-后交通动脉瘤,第四脑室出血提示后循环动脉瘤。

(二)数字减影血管造影(DSA)

DSA 是确诊动脉瘤最为可靠的方法。能显示动脉瘤的位置、数目、形态、大小、瘤周正常穿支血管走行及有无血管痉挛,为手术方案提供依据。首次造影阴性,可能因脑血管痉挛而动脉瘤未能显影,高度怀疑者,3 个月后应重复造影。

(三)MRI 成像扫描

MRI 优于 CT,动脉瘤可见流空效应。MRI 和 CT 脑血管造影(CTA)可提示不同部位动脉瘤,从不同角度了解动脉瘤与载瘤动脉关系。

(四)腰椎穿刺

怀疑蛛网膜下腔出血且 CT 扫描未见明显蛛网膜下腔出血时,可行腰椎穿刺检查,脑脊液多呈粉红色或血色。但腰椎穿刺可诱发动脉瘤破裂出血,不作为确诊 SAH 的首选检查法。

五、治疗要点

(一)治疗原则

颅内动脉瘤应进行手术治疗。采取保守治疗的患者约 70% 会死于动脉瘤二次出血。现代显微手术使颅内动脉瘤的手术死亡率降至 2% 以下。

据 Hunt 五级分类法,病情在Ⅰ、Ⅱ级的患者应尽早进行造影和手术治疗,Ⅲ级以下患者出血后 3～4 天内手术夹闭动脉瘤,可以防止动脉瘤再次出血,减少血管痉挛发生。椎-基底动脉瘤或巨大动脉瘤,病情Ⅲ级以上者,提示出血严重或存在血管痉挛和脑积水,手术危险性大,应待病情好转后手术。

(二)手术治疗

1.动脉瘤蒂夹闭术

开颅夹闭动脉瘤蒂是最理想的首选方法,它既不阻断载瘤动脉,又完全彻底清除动脉瘤,保持载瘤及供血动脉继续通畅,维持脑组织正常血运。

2.动脉瘤孤立术

动脉瘤孤立术则是把载瘤动脉在瘤的远端及近端同时夹闭,使动脉瘤孤立于血液循环之外。但在未能证明脑的侧支供血良好时应慎用。

3.动脉瘤包裹术

采用不同的材料加固动脉瘤壁,虽可减少破裂的机会,但疗效不肯定,应尽量少用。

4.血管内介入治疗

利用股动脉、颈动脉、桡动脉穿刺,将纤细的微导管放置于动脉瘤腔内或瘤颈部位,再经过微导管将柔软的钛合金弹簧圈送入动脉瘤腔内并将其充满,使得动脉瘤腔内血流消失,从而消除再次破裂出血的风险。

六、护理措施

(一)术前护理

目的在于防止再出血和预防血管痉挛。

1.卧床休息

绝对卧床休息,适当抬高头部,保持患者安静,对患者及其家属进行健康教育,为患者创造一个安静、清新、舒适的休养环境。

2.减轻焦虑

评估患者焦虑的程度,给患者提供适当的环境,让患者能够表达自己的焦虑,并且加强患者对疾病知识,尤其是疾病治疗方法及预后的了解。保持患者情绪稳定,避免不良刺激,任何负性情绪都可能导致瘤体破裂,危及患者生命。

3.控制血压

降低血压是减少再出血的重要措施之一。通常降低基础血压的 10%～20%,高血压患者则可降低动脉收缩压的 30%～50%。若出现头晕、意识障碍等缺血症状,应适当回升血压。

4.对症护理

严密观察患者血压、脉搏、体温、呼吸、瞳孔、意识状态及神经功能变化,预防再次破裂出血。遵医嘱正确应用降血压、降颅内压、镇痛、镇静、抗纤维蛋白溶解剂及钙通道阻滞剂。

5.大小便管理

防止便秘,避免增加腹压而反射性增加颅内压导致的瘤体破裂。予营养丰富饮食,多食蔬菜和水果,避免辛辣食物,戒烟酒。遵医嘱应用缓泻剂。对不适应卧位小便者,予以指导进行排尿训练或留置导尿管。

6.预防和治疗脑血管痉挛

遵医嘱应用钙通道阻滞剂,改善微循环。

(二)术后护理

1.一般护理

全麻后取去枕平卧位,头偏向健侧,保持呼吸道通畅;患者清醒后,血压平稳者床头抬高 15°～30°;持续低流量吸氧,床旁心电监护,密切观察意识、瞳孔、生命体征、四肢活动及血氧饱和度情况;特别注意血压变化,根据医嘱控制血压在适当范围,防止术后发生出血;若患者出现头晕、头痛、呕吐、失语、肌力下降等症状,应立即报告医师,尽快采取紧急处理措施。

2.平稳度过水肿期

由于手术创伤、牵拉致脑组织受刺激,术后 2～4 天可发生脑组织水肿,应准确记录液体出入量,控制入液量,正确应用脱水剂,维持水、电解质平衡。术后高热患者及时采取降温措施,如头部冰帽、间断乙醇擦浴、温水擦浴等,因高热易造成脑组织相对低氧、水肿,加重脑损害。

3.营养支持

营养治疗是临床治疗的重要组成部分,也是一种基本治疗手段。因此,必须及时有效地补充能量和蛋白质,以减轻机体损耗。评估患者营养状况,如体重、氮平衡、血浆蛋白、血糖、电解质等,以便及时调整营养素供给量和配方,做好饮食指导。便秘者应多食富含纤维素的食物和蔬菜,必要时服用缓泻剂。

4.用药护理

及时观察药物治疗效果及发现不良反应。常规用药应掌握的用药方法及注意事项如下。

(1)止血药物:用药期间注意肢体活动情况,抬高患肢,不在下肢静脉滴注此类药物,防止深静脉血栓形成。

(2)防治脑血管痉挛药物:尼莫地平能优先作用于脑部小血管,改善脑供血,但在治疗过程中可出现头晕、血压下降、头痛、胃肠不适、皮肤发红、多汗、心动过缓等症状,应注意密切观察,防止低血压的发生;应静脉微量泵注入,避光使用,以 3～5 mL/h 速度持续泵入,尼莫地平 10 mg 静脉滴注需要 10～12 小时,如为紧张造成血压升高,可适当增加流速,维持在术前平均血压水平;因尼莫地平制剂中含有一定浓度的乙醇,若患者出现心率增快、面色潮红、头疼、头晕及胸闷等不适症状,应适当减慢流速。

5.并发症的预防和护理

(1)脑血管痉挛:术后脑血管痉挛的发生率为 41%～47%,由此引起的延迟性脑缺血及脑水肿,是颅内动脉瘤术后死亡或致残的主要原因。护理的重点是术后动态观察患者的意识状况,观察有无新增神经功能障碍表现或原有神经症状的恶化等。脑血管痉挛的预防措施:①应用特异性解痉剂尼莫地平或法舒地尔;②提高脑血流的灌注压,提高血压和扩容;③改善血流变学,降低血液黏滞度;④调节控制吸氧浓度。

(2)再出血:术后搬运患者时,应注意保护头部,防止外力作用引起出血,头部引流管一般于术后 24～48 小时拔除,在此期间,应密切观察并记录引流液的颜色、性质、量及切口渗血情况。避免一切引起颅内压增高的因素,如用力咳嗽、排便、情绪激动等。注意观察患者有无突发的头痛、呕吐、意识障碍、脑膜刺激征等再出血征象。

(3)脑积水:遵医嘱准确应用脱水剂,并严密观察患者意识、瞳孔、生命体征,以及时发现有无颅内压增高的症状。如果患者出现脑积水症状,如智力减退、记忆力减退、步态不稳及大小便失禁等,应及时通知医师,做好术前准备,配合医师尽早行脑室-腹腔分流手术治疗。

(4)颅内感染:保持伤口敷料清洁、干燥,无污染。观察患者体温、血常规变化,有无脑膜刺激征。如果患者出现切口感染伴颅内感染,根据医嘱做皮下积液、脑脊液和血培养,根据培养结果选择有效抗生素,并按时、按量给药,保证血药浓度,同时观察疗效;高热患者给予物理降温;腰穿持续引流的患者,做好引流管的护理。

6.介入治疗术后护理

(1)预防出血:介入术后穿刺侧下肢应伸直并制动 24 小时,穿刺点用压迫止血器或消毒纱布卷及弹性绷带加压包扎固定 24 小时,密切观察穿刺部位局部有无渗血及血肿,观察术侧足背动脉搏动、足部皮肤色泽、肢体温度、痛觉及外周循环等情况,并与对侧肢体比较,如有异常应及时报告医师处理。

(2)饮食护理:根据患者情况嘱患者多饮水,每天在 1 500 mL 以上,或遵医嘱给予利尿剂,促进造影剂的排出,术后 6 小时后嘱其进易消化饮食。

(3)过度灌注综合征:主要是由于颅内血管长期处于低血流灌注状态,一旦血管突然扩张,血流明显增多可发生脑过度灌注综合征。护理上须观察患者有无头疼、头胀、恶心呕吐、癫痫和意识障碍等症状;监测血压、心率、呼吸、血氧饱和度的变化并记录;遵医嘱有效控制血压。

(4)急性脑梗死:栓塞术后脑梗死是严重的并发症之一,轻者发生偏瘫,重者导致死亡。其主要原因多由于导管在血管内停留时间过长,损伤内皮组织,还与球囊微导管弹簧圈过早脱离等因素有关。因此,术后应严密观察患者的语言、运动、感觉功能的变化,病情有变化,及时通知医师。

(5)剧烈头痛:栓塞后第 1 天发生剧烈头痛是颅脑介入栓塞治疗术后常见的并发症,一般反应轻者1～2 天即痊愈,严重者可达 1 周以上。患者突发头痛并加重,应特别给予重视,及时发现病情变化报告医师,正确遵医嘱应用20%甘露醇125～250 mL 静脉滴注或泵入血管解痉剂。

七、健康指导

(一)服药

指导患者用药方法和注意事项,遵医嘱服用药物,若服用降压药、抗癫痫类及抗血管痉挛类药物,不可擅自减量。服抗凝药期间注意观察出血情况,定期复查凝血三项及肝肾功能。

(二)饮食

指导患者多吃富含维生素 A、维生素 C 的绿色蔬菜和水果,如胡萝卜、菠菜、白菜、番茄、苹果、芒果;常吃瘦肉、鸡蛋、新鲜的奶制品及深海鱼类等;低盐低脂饮食,少食胆固醇较高的食物,如蛋黄、动物内脏、猪油等。防止动脉硬化。

(三)运动

出院后注意休息,3 个月后可做些简单的家务活,避免重体力劳动。适当锻炼,在体力允许的情况下逐渐增加活动量。出院后注意休息,在身体尚未恢复前,少去公共场所,注意自我保护,防止感染其他疾病。

(四)良好的生活习惯

注意戒烟,适当饮酒,保证充足的睡眠,保持愉快的心情。

(五)复诊

出院后遵医嘱到门诊复查。出现以下症状,应立即就诊:①头痛逐渐加重、恶心、呕吐;②癫痫、失语及肢体功能障碍加重;③精神萎靡、意识障碍等。

(王田田)

第十四节　脑　膜　瘤

一、疾病概述

脑膜瘤占颅内肿瘤的 19.2%,男:女为 1:2。一般为单发,多发脑膜瘤偶尔可见,好发部位依次为矢状窦旁、大脑镰、大脑凸面,其次为蝶骨嵴、鞍结节、嗅沟、小脑脑桥角与小脑幕等部位,生长在脑室内者很少,也可见于硬膜外,其他部位偶见。依肿瘤组织学特征,将脑膜瘤分为五种类型,即内皮细胞型、成纤维细胞型、血管瘤型、化生型和恶性型。

(一)临床表现

1.慢性颅内压增高症状

因肿瘤生长较慢,当肿瘤达到一定体积时才引起头痛、呕吐及视力减退等,少数呈急性发病。

2.局灶性体征

因肿瘤呈膨胀性生长,患者往往以头疼和癫痫为首发症状。根据肿瘤位置不同,还可以出现视力减退、视野缩小、嗅觉或听觉障碍及肢体运动障碍等。老年患者尤以癫痫发作为首发症状多见,颅内压增高症状多不明显。

（二）辅助检查

1.头颅 CT 扫描

典型的脑膜瘤，显示脑实质外圆形或类圆形高密度，或等密度肿块，边界清楚，含类脂细胞者呈低密度，周围水肿带较轻或中度，且有明显对比增强效应。瘤内可见钙化、出血或囊变，瘤基多较宽，并多与大脑镰、小脑幕或颅骨内板相连，其基底较宽，密度均匀一致，边缘清晰，瘤内可见钙化。增强后可见肿瘤明显增强，可见脑膜尾征。

2.MRI 扫描

同时进行 CT 和 MRI 的对比分析，方可得到较正确的定性诊断。

3.脑血管造影

脑血管造影可显示瘤周呈抱球状供应血管和肿瘤染色。同时造影技术也为术前栓塞供应动脉、减少术中出血提供了帮助。

（三）鉴别诊断

须同脑膜瘤鉴别的肿瘤因部位而异：幕上脑膜瘤应与胶质瘤、转移瘤鉴别，鞍区脑膜瘤应与垂体瘤鉴别，桥小脑角脑膜瘤应与听神经瘤鉴别。

（四）治疗

1.手术治疗

手术切除脑膜瘤是最有效的治疗手段，应力争全切除，对受肿瘤侵犯的脑膜和颅骨，亦应切除，以求达到根治。

（1）手术原则：控制出血，保护脑功能，争取全切除。对无法全切除的患者，则可行肿瘤次全切除或分次手术，以免造成严重残疾或死亡。

（2）术前准备：①肿瘤血运极丰富者可术前行肿瘤供应血管栓塞以减少术中出血；②充分备血，手术开始时做好快速输血准备；③鞍区肿瘤和颅内压增高明显者，术前数天酌情采用肾上腺皮质激素和脱水治疗；④有癫痫发作史者，须术前应用抗癫痫药物，预防癫痫发作。

（3）术后并发症。①术后再出血：术后密切观察神志、瞳孔变化，定期复查头部 CT。②术后脑水肿加重：对于影响静脉窦和粗大引流静脉的肿瘤切除后应用脱水药物和激素预防脑水肿加重。③术后肿瘤残余和复发：须定期复查并辅以立体定向放射外科治疗等防止肿瘤复发。

2.立体定向放射外科治疗

因其生长位置，有 17％～50％的脑膜瘤做不到全切，另外，还有少数恶性脑膜瘤也无法全切。肿瘤位于脑深部重要结构难以全切除者（如斜坡、海绵窦区、视丘下部或小脑幕裂孔区脑膜瘤），应同时行减压性手术，以缓冲颅压力，剩余的瘤体可采用 γ 刀或 X 刀治疗，亦可达到很好效果。

3.放射治疗（简称放疗）或化疗

恶性脑膜瘤在手术切除后，须辅以化疗或放疗，防止肿瘤复发。

4.其他治疗

其他治疗包括激素治疗、分子生物学治疗、中医治疗等。

二、护理

（一）入院护理

（1）入院常规护理，常规安全防护教育，常规健康指导。

（2）指导患者合理饮食，保持大便通畅。

（3）指导患者肢体功能锻炼,指导患者语言功能锻炼。

（4）结合患者的个体情况,每1～2小时协助患者翻身,保护受压部位皮肤;如局部皮肤有压红,可缩短翻身的间隔时间,受压部位应予软枕垫高减压。

（二）术前护理

（1）每1～2小时巡视患者,观察患者的生命体征、意识、瞳孔、肢体活动,如有异常及时通知医师。

（2）了解患者的心理状态,向患者讲解疾病的相关知识,介绍同种疾病手术成功的例子,增强患者治疗信心,减轻焦虑、恐惧心理。

（3）根据医嘱正确采集标本,进行相关检查。

（4）术前落实相关化验、检查报告的情况,如有异常立即通知医师。

（5）根据医嘱进行治疗、处置,注意观察用药后反应。

（6）注意并发症的观察和处理。

（7）指导患者练习深呼吸及有效咳嗽;指导患者练习床上大小便。

（8）指导患者修剪指（趾）甲、剃胡须,女性患者勿化妆及涂染指（趾）甲。

（9）指导患者戒烟、戒酒。

（10）根据医嘱正确备血（复查血型）,行药物变态反应试验。

（11）指导患者术前12小时禁食,8小时禁饮水,防止术中呕吐导致窒息;术前晚进半流食,如米粥、面条等。

（12）指导患者保证良好的睡眠,必要时遵医嘱使用镇静催眠药。

（三）手术当日护理

1.送手术前

（1）术晨为患者测量体温、脉搏、呼吸、血压,如有发热、血压过高、女性月经来潮等情况均应及时报告医师,以确定是否延期手术。

（2）协助患者取下义齿、项链、耳钉、手链、发夹等物品,并交给家属妥善保管。

（3）皮肤准备（剃除全部头发及颈部毛发、保留眉毛）后,更换清洁的住院服。

（4）遵医嘱术前用药,携带术中用物,平车护送患者入手术室。

2.术后回病房

（1）每15～30分钟巡视患者,注意观察患者的生命体征、意识、瞳孔、肢体活动等,如异常及时通知医师。

（2）注意观察切口敷料有无渗血。

（3）密切观察引流液的颜色、性状、量等情况并记录,妥善固定引流管,引流袋置于头旁枕上或枕边,高度与头部创腔保持一致,保持引流管引流通畅,活动时注意引流管不要扭曲、受压,防止脱管。

（4）观察留置导尿管的患者尿液的颜色、性状、量,会阴护理每天2次。

（5）术后6小时内给予去枕平卧位,6小时后可床头抬高,麻醉清醒的患者可以协助床上活动,保证患者舒适。

（6）保持呼吸道通畅。

（7）若患者出现不能耐受的头痛,及时通知医师,遵医嘱给予止痛药物,并密切观察患者的生命体征、意识、瞳孔等变化。

(8)精神症状患者的护理:加强患者安全防护,需使用约束带的患者,应告知家属并取得同意,定时松解约束带,按摩受约束的部位,24 小时有家属陪护,预防自杀倾向,同时做好记录。

(9)术后 24 小时内禁食水,可行口腔护理,每天 2 次。清醒患者可口唇覆盖湿纱布,保持口腔湿润。

(10)结合患者的个体情况,每 1~2 小时协助患者翻身,保护受压部位皮肤;如局部皮肤有压红,可缩短翻身的间隔时间,受压部位应予软枕垫高减压。

(四)术后护理

1.术后第 1~3 天

(1)每 1~2 小时巡视一次患者,注意观察患者的生命体征、意识、瞳孔、肢体活动等,如发现有头痛、恶心、呕吐等颅内压增高症状及时通知医师。

(2)注意观察切口敷料有无渗血。

(3)密切观察引流液的颜色、性状、量等情况并记录,妥善固定引流管,并保持引流管引流通畅,不可随意放低引流袋,以保证创腔内有一定的液体压力。若引流袋放低,会导致创腔内液体引出过多,创腔内压力下降,脑组织迅速移位,撕破大脑上静脉,从而引发颅内血肿。医师根据每天引流液的量调节引流袋的高度。

(4)观察留置导尿管的患者尿液的颜色、性状、量,会阴护理每天 2 次。

(5)术后引流管放置 3~4 天,引流液由血性脑脊液转为澄清脑脊液时,即可拔管,避免长时间带管形成脑脊液漏。拔除引流管后,注意观察患者的生命体征、意识、瞳孔等变化,切口敷料有无渗血、渗液及皮下积液等,如有异常及时通知医师。

(6)加强呼吸道的管理,鼓励深呼吸及有效咳嗽、咳痰,如痰液黏稠不易咳出可遵医嘱予雾化吸入,必要时吸痰。

(7)术后 24 小时如无恶心、呕吐等麻醉后反应,可遵医嘱进食,由流食逐步过渡到普食,积极预防便秘的发生。

(8)指导患者床上活动,床头摇高,逐渐坐起,逐渐过渡到床边活动(做好跌倒风险评估),家属陪同。活动时以不疲劳为宜。

(9)指导患者进行肢体功能锻炼和语言功能锻炼。

(10)做好生活护理,如洗脸、刷牙、喂饭、大小便等,定时协助患者翻身,保护受压部位皮肤,预防压疮的发生。

2.术后第 4 天至出院日

(1)每 1~2 小时巡视一次患者,注意观察患者的生命体征、意识、瞳孔、肢体活动等,如发现有头痛、恶心、呕吐等颅内压增高症状及时通知医师;注意观察切口敷料有无渗血。

(2)指导患者注意休息,病室内活动,活动时以不疲劳为宜。对高龄、活动不便、体质虚弱等可能发生跌倒的患者及时做好跌倒或坠床风险评估。

(五)出院指导

1.饮食指导

指导患者进食高热量、高蛋白、富含纤维素、维生素丰富、低脂肪、低胆固醇的食物,如蛋、牛奶、瘦肉、新鲜鱼、蔬菜、水果等。

2.用药指导

有癫痫病史者遵医嘱按时、定量口服抗癫痫药物。不可突然停药、改药及增减药量,以避免加重病情。

3.康复指导

对肢体活动障碍者,户外活动须有专人陪护,防止意外发生,鼓励患者经常对功能障碍的肢体做主动和被动运动,防止肌肉萎缩。

(王田田)

第十五节 室管膜瘤

室管膜瘤是一种少见的肿瘤,它来源于脑室与脊髓中央管的室管膜细胞或脑内白质室管膜细胞巢的中枢神经系统。其发生率占颅内肿瘤的 2%～9%,约占胶质瘤的 12%,好发于儿童及青年人,男性多于女性。目前,幕上室管膜瘤手术病死率为 0～2%,幕下室管膜瘤手术病死率为0～3%。

一、专科护理

(一)护理要点

密切观察生命体征、瞳孔、意识、肌力及病情变化,保障患者安全,同时给予疾病相关健康指导,加强患者的心理护理。

(二)主要护理问题

(1)急性疼痛:与术后切口疼痛及颅内压增高有关。

(2)营养失调:低于机体需要量,与恶心、呕吐有关。

(3)有受伤害的危险:与神经系统功能障碍引起的视力障碍、肢体运动障碍有关。

(4)焦虑:与脑肿瘤的诊断及担心手术效果有关。

(5)潜在并发症:颅内出血、颅内压增高、脑疝、感染等。

(6)缺乏相关疾病知识。

(三)护理措施

1.一般护理

病室环境舒适、安静、整洁,空气流通,温度以 18～20 ℃为宜。将患者妥善安置在指定床位,进行更换病服,佩戴身份识别的腕带,并向患者做好入院指导。按照护理程序进行护理评估,制订合理、切实的治疗及护理方案。

2.对症护理

(1)急性疼痛的护理:术后切口疼痛一般发生于术后 24 小时内,可遵医嘱给予一般止痛剂。颅内压增高所致的头痛,多发生在术后 2～4 天,头痛的性质多为搏动性头痛,严重时可伴有恶心、呕吐,须给予脱水、激素等药物治疗,降低颅内压,从而缓解头痛症状。也可通过聊天、阅读等分散其注意力,播放舒缓的音乐,进行有节律的按摩、深呼吸、沉思、松弛疗法或积极采取促进患者舒适的方法以减轻或缓解疼痛。

(2)营养失调的护理:因颅内压增高而导致频繁呕吐者,应注意补充营养,维持水、电解质平衡。指导患者每天进食新鲜蔬果,少食多餐,适当限制钠盐摄入。

（3）有受伤害危险的护理：病室内应将窗帘拉开，保持光线充足、明亮，地面洁净、干燥，物品按照五常法管理，以避免发生跌倒、烫伤等危险情况。嘱患者静卧休息，活动、如厕时应有人陪伴。

（4）焦虑的护理：根据患者及家属的具体情况提供正确的心理指导，了解患者的心理状态及心理需求，消除患者紧张、焦虑等情绪。鼓励患者正视疾病，稳定情绪，增强战胜疾病的信心。护理人员操作时要沉着冷静，增加患者对医护人员的信任感，从而积极配合治疗。

（5）潜在并发症的观察与护理。①出血：颅内出血是最危险的并发症，一般多发生在术后24～48小时。表现为意识的改变，意识清醒后逐渐转为模糊甚至昏迷。因此，应严密观察病情，一旦发现患者有颅内出血的倾向，立即报告医师，同时做好再次手术的准备工作。②感染：术区切口感染多发生于术后3～5天，局部可有明显的红肿、压痛及皮下积液。肺部感染多发生于术后1周左右，若不及时控制，可致高热、呼吸功能障碍而加重脑水肿，甚至发生脑疝。应遵医嘱合理使用抗生素，严格执行无菌技术操作，加强基础护理，提高患者机体免疫力。③中枢性高热：多出现于术后12～48小时，同时伴有意识障碍、呼吸急促、脉搏加快等症状，可给予一般物理降温或冬眠低温疗法。

3.围术期的护理

（1）术前练习与准备：鼓励患者练习床上大小便，练习正确的咳嗽和咳痰方法，术前2周开始停止吸烟。进行术区备皮，做好血型鉴定及交叉配血试验、备血等。指导患者术前6小时开始禁食，术前4小时禁水，以防因麻醉或手术过程中呕吐引起误吸、窒息或吸入性肺炎。择期手术最好在术前1周左右，经口服或静脉提供充分的热量、蛋白质和维生素，以利于术后组织的修复和创口的愈合，提高身体抗感染的能力。在手术前一天或手术当日早晨，如发现患者有发热、高血压或女性患者月经来潮，应延迟手术日期；手术前夜可给予镇静剂，保证其充分睡眠；进手术室前排空尿液，必要时留置导尿管。

（2）术后体位：全麻未清醒患者，取侧卧位，保持呼吸道通畅。意识清楚、血压较平稳后取头高位，抬高床头15°～30°。幕上开颅术后的患者应卧向健侧，避免头部切口处受压；幕下开颅术后的患者早期宜取无枕侧卧或侧俯卧位。

（3）营养和补液：一般术后第1天可进流质饮食，第2、第3天可逐渐给半流质饮食，以后可逐渐过渡到软食和普通饮食。如患者有恶心、呕吐、消化道功能紊乱或出血，术后可禁食1～2天，同时给予静脉补液，待病情平稳或症状缓解后再逐步恢复饮食。术后1～2周为脑水肿期，术后1～2天为水肿形成期，4～7天为水肿高峰期，应适当控制输液量，成人以1 500～2 000 mL/d为宜。脑水肿期间须使用高渗脱水剂而导致排出尿液增多，应准确记录24小时液体出入量，维持水、电解质平衡。

（4）呼吸道的护理：术后要密切观察患者有无呼吸困难或烦躁不安等呼吸道梗阻情况，保持呼吸道通畅。鼓励患者进行深呼吸及有效咳嗽。如痰液黏稠，可进行雾化吸入疗法，促进呼吸道内黏稠分泌物的排出及减少黏液的滞留，从而改善呼吸状况。痰液多且黏稠不易咳出时，可给予气管切开后吸痰。

（5）病情观察及护理：密切观察患者生命体征、意识状态、瞳孔及反射、肢体活动情况等。注意观察手术切口的敷料及引流管的引流情况，保持敷料完好、引流管通畅。注意观察有无颅内压增高症状，避免情绪激动、用力咳嗽、用力排便及高压灌肠等。

二、健康指导

(一)疾病知识指导

1.概念

室管膜瘤是一种中枢神经系统肿瘤,约有65％的室管膜瘤发生于后颅窝。其肿瘤常分布在幕上、幕下、脊髓和圆锥-马尾-终丝四个部位。在美国,年龄＜15岁的儿童中,室管膜瘤的发病率为3/10万人。室管膜瘤5年生存率为62％。

2.主要的临床症状

由于肿瘤所在部位的不同,室管膜瘤患者表现的临床症状有很大的差别,典型的室管膜瘤见于侧脑室、第三脑室、第四脑室及脑内。其中第四脑室室管膜瘤较常见,肿瘤的主体多位于脑室内,少数肿瘤的主体位于脑组织内。

(1)第四脑室室管膜瘤的临床症状。①颅内压增高症状:肿瘤位于脑室内堵塞室间孔或压迫导水管,从而影响脑脊液循环,致使脑脊液滞留,从而引起脑室扩大和颅内压增高。其特点是间歇性发作,与头位的变化有关。晚期一般常呈强迫头位,头多向前屈或侧屈,可表现为剧烈的头痛、眩晕、呕吐、脉搏、呼吸改变,意识突然丧失及由于展神经核受影响而产生复视、眼球震颤等症状,称为Brun's征。②脑干症状与脑神经系统损害症状:脑干症状较少见,可出现脑桥或延髓神经核受累症状,一般多发生在颅内压增高之后,少数也有以脑神经症状为首发症状。③小脑症状:可表现为步态不稳,眼球震颤,小脑共济失调和肌张力减低等。

(2)侧脑室室管膜瘤的临床表现。①颅内压增高症状:当脑肿瘤体积增大引起脑脊液循环障碍时,可出现持续剧烈头痛、喷射状呕吐、视盘水肿等颅内压增高症状。②肿瘤的局部症状:早期由于肿瘤对脑组织的压迫,可出现对侧轻偏瘫、感觉障碍和中枢性面瘫等症状。

(3)第三脑室室管膜瘤的临床表现:第三脑室室管膜瘤极为少见,位于第三脑室后部。早期可出现颅内压增高并呈进行性加重,同时可伴有低热。

(4)脑内室管膜瘤的临床表现:部分室管膜瘤不长在脑室内而位于脑实质中,幕上者多见于额叶和顶叶内,肿瘤位于大脑深部临近脑室,也可显露于脑表面。

3.室管膜瘤的诊断

(1)室管膜瘤的分级:室管膜瘤根据恶性程度的不同分为4级。1级室管膜瘤包括黏液乳头型及室管膜下瘤型,常见于脊髓和第四脑室侧脑室;2级室管膜瘤包括乳头型常见于桥小脑角,蜂窝型常见于第四脑室和中线部位,透明细胞型常见于第四脑室中线部位;3级室管膜瘤间变型常见于大脑半球;4级室管膜瘤室管膜母细胞瘤型好发于各个部位。其中第4级是恶性程度最高的肿瘤。

(2)室管膜瘤的检查:颅骨X线检查、CT检查、MRI检查。

4.室管膜瘤的处理原则

(1)手术治疗:手术全切肿瘤是室管膜瘤的首选方案。

(2)放射疗法:对未能行肿瘤全切除的患者,术后应行放疗。对于成年患者,手术全部切除肿瘤,结合术后颅脑脊髓联合放射疗法已经成为治疗的金标准。

(3)化学药物治疗:成年患者术后化学药物治疗无显著效果,但对于复发或幼儿不宜行放疗的患者,化学药物治疗是重要的辅助治疗手段。由于患者肿瘤所在部位难以达到而不能获得全切除,所以化学药物治疗的作用就变得更加明显和确定。

5.室管膜瘤的预后

肿瘤的恶性程度越高,其增殖指数越高,越容易转移。基质金属蛋白酶活性越高,血管内皮的生长因子的表达也越高。因此,虽然当前对室管膜瘤这类少见肿瘤的认识和治疗已经有了一些进展,但仍需要更多临床和基础学科团队共同协作,才能真正改善患者的预后。

(二)饮食指导

(1)以高热量、高蛋白、高维生素、低脂肪、易消化饮食为宜,如鲜鱼、肉、豆制品、新鲜蔬菜及水果等。进食时要心情愉快,不偏食。为防止化疗引起的白细胞、血小板数等下降,宜多食动物内脏、蛋黄、黄鳝、鸡、桂圆、阿胶等食物。

(2)食物应尽量做到多样化。可采取更换食谱、改变烹调方法、增加食物的色、香、味等方法增强患者的食欲。

(3)应避免进食过热、过酸、过冷、过咸、辛辣的食物,少吃熏、烤、腌泡、油炸类食品,主食粗细粮搭配,以保证营养平衡。

(4)腹泻者在服用止泻剂的同时,应给予易消化、营养丰富的流食或半流质食物,以补充人体所需的电解质,待腹泻症状好转后可适当添加水果和蔬菜,但应少食油腻及粗纤维的食物,避免加快胃肠蠕动而不利于恢复。可多吃富含钾的食物如菠菜、香菇、香蕉、鲜枣、海带、紫菜等。

(5)便秘者可多进食维生素丰富的水果、蔬菜及谷类。

(三)预防指导

(1)避免有害物质侵袭(促癌因素),避免或尽可能少接触有害物质。如周围环境中的致癌因素,包括化学因素、生物因素和物理因素等;自身免疫功能的减弱、激素的紊乱、体内某方面代谢异常及遗传因素等。

(2)要进行适当的体育锻炼。患者可根据自身情况选择散步、慢跑、打太极拳、习剑、游泳等活动项目,运动量以不感到疲劳为度,以增强机体免疫力。

(3)勿进食陈旧、过期、变质、刺激性、产气的食物。

(四)日常生活指导

(1)保持积极、乐观的心态,避免家庭、工作、社会等方面的负性影响。培养广泛的兴趣爱好,作息时间规律。

(2)在体位变化时动作要缓慢,转头不宜过猛过急。洗澡水温不宜过热,时间不宜过长,有专人陪伴。

(3)气候变化时注意保暖,适当增减衣物,防止感冒。

三、循证护理

目前,国内护理研究领域关于室管膜瘤患者相关研究较少,大多数属于经验总结性研究及个案性研究。有学者的研究显示,在患者放疗期间,照射野不可使用香水等化妆品,应避免直接受到强烈紫外线照射。有学者的研究结果对于进行放疗的患儿,因其年龄小,依赖感强,理解力差,要重视家长的陪伴,尤其是对放射后脑水肿要认真观察,出现抱头或哭闹等行为时要警惕颅内高压。有学者将"ROY适应模式"应用在小脑室管膜瘤患者的术后放疗护理,其研究结果证实,应用"ROY适应模式"能够及时发现影响患者的刺激因素如放疗反应、经济困难等,从而方便护理工作者有针对性地采取适当护理措施,为患者提供个性化照护。

(王田田)

第十六节 垂 体 瘤

垂体瘤是一组在垂体前叶和后叶及颅咽管上皮残余细胞发生的肿瘤,占所有原发性颅脑肿瘤的 10%~20%。此组肿瘤以前叶的腺瘤占大多数。据不完全统计,催乳素瘤最常见,占 50%~55%,其次为生长激素瘤占 20%~23%,促肾上腺皮质激素瘤占 5%~8%,促甲状腺激素瘤和促性腺激素(黄体生成素和卵泡刺激素)瘤较少见,无功能腺瘤占 20%~25%。垂体瘤大部分为良性肿瘤,极少数为癌。

垂体瘤在手术切除的颅内肿瘤中占 19%,为第三位,仅次于胶质瘤和脑膜瘤。常规的 MRI 扫描中,10%或者更多的垂体瘤具有轻微的信号改变,提示有微腺瘤。常见的发病年龄在 30~60 岁,其中,有功能的垂体瘤在成人中更常见。

一、专科护理

(一)护理要点
密切观察患者的病情变化,尤其是尿量变化,保证患者安全,注意患者的心理护理。

(二)主要护理问题
(1)自我认同紊乱:与功能垂体瘤分泌激素过多有关。

(2)舒适度减弱:头痛与颅内压增高或肿瘤压迫垂体周围组织有关。

(3)有体液不足的危险:与呕吐、尿崩症和进食有关。

(4)感知觉紊乱:与肿瘤压迫视神经、视交叉及视神经束有关。

(5)活动无耐力:与营养摄入不足有关。

(6)潜在并发症:颅内出血、尿崩症、电解质紊乱、感染、垂体危象、癫痫等。

(7)焦虑:与疾病致健康改变及不良预后有关。

(三)护理措施
1.一般护理

嘱患者卧床休息,保持病室内环境安静、室温适宜,尽量减少不良因素的刺激,保证充足睡眠。病床安置护栏、备有呼叫器,病房走廊安置扶手,提供轮椅等辅助工具。

2.对症护理

(1)自我认同紊乱的护理:垂体瘤患者由于生长激素调节失衡,可出现巨人症、肢端肥大、相貌改变;催乳素增高时,女性表现为闭经、不孕,男性表现为性功能障碍;肾上腺皮质激素分泌异常时,表现为水牛背、面部痤疮、尿频等。应鼓励患者树立战胜疾病的信心,耐心讲解疾病的相关知识,让患者正确认识疾病,积极配合治疗。针对女性出现的闭经及不孕,告知其勿过分紧张,经过治疗后可以康复。对于男性出现的性功能障碍,要注意保护患者隐私,鼓励积极应对。

(2)舒适度改变的护理:因颅内压增高或肿瘤压迫垂体,患者出现头痛等不适症状,应密切观察病情变化,必要时遵医嘱给予脱水、激素等。

评估患者疼痛的性质,区分切口疼痛与颅内压增高引起的疼痛。合理给予镇静药,注意观察药物疗效。根据个体情况给予 20%甘露醇注射液 125 mL(或者 250 mL)快速静脉滴注或利尿剂,并观察用药后患者头痛的缓解情况。注意运用技巧如放松疗法、音乐疗法、想象疗法等分散其注意力,减轻疼痛。

(3)有体液不足的危险的护理:垂体瘤患者术后易出现尿崩及呕吐等不适症状,应严密观察病情变化,必要时给予抗利尿剂和止吐药物治疗。注意补充患者的液体量,避免出现体液不足引起的休克症状。术后 6 小时后可鼓励患者进食流食、半流食、软质食物,逐渐过渡到普通饮食,以补充患者所需能量及体液,防止体液不足。

(4)感知觉紊乱的护理:肿瘤压迫视神经、视交叉后,患者会出现感知觉障碍,应鼓励患者进行功能锻炼,避免肌肉萎缩。

(5)活动无耐力的护理:患者由于长期疾病困扰,食欲减退,导致营养缺乏,肢体活动无耐力,应在指导患者活动的过程中注意省力。鼓励患者多进食高热量、高蛋白质、高维生素的食物,避免辛辣刺激、干硬及油腻性食物;注意保持患者进餐环境清洁、舒适、安静,尽量减少患者进餐时的干扰因素;提供充足的进餐时间;为患者准备其喜爱的食物,利于增进食欲、恢复体力,以增加机体抵抗力,提高手术耐受力。告知患者应避免便秘而引起颅内压升高,多进食易消化的食物,鼓励多饮水,必要时给予通便润肠药物。

(6)潜在并发症的护理与观察。①颅内出血的护理:严密观察患者意识、瞳孔、生命体征、肢体活动的变化,如出现意识加深、一侧瞳孔散大、对侧肢体瘫痪进行性加重、引流液颜色呈鲜红色、量多、头痛、呕吐等颅内压增高症状时,应及时报告医师。②尿崩症的护理:严密观察尿量、尿色、尿比重。准确记录 24 小时出入量,如术后尿量>300 mL/h 且持续 2 小时,或者 24 小时尿量>5 000 mL 时即发生尿崩,严密观察有无脱水指征并遵医嘱补液。忌摄入含糖量高的食物、药物,以免血糖升高,产生渗透性利尿,尿量增加。③电解质紊乱的护理:禁止长期使用含钠液体及甘露醇等高渗脱水剂。④感染的护理:体温高于 38.5 ℃者,遵医嘱合理使用抗生素。⑤垂体危象的护理:遵医嘱静脉推注 50%葡萄糖溶液 40~60 mL,以抢救低血糖,继而补充 10%葡萄糖盐水。必要时静脉滴注氢化可的松,以解除急性肾上腺功能减退危象,并注意保暖。⑥癫痫的护理:若发生癫痫,及时通知医师,遵医嘱给予镇静剂。保持呼吸道通畅并持续给氧,防止出现舌咬伤、窒息等。

(7)焦虑、恐惧的心理护理:向患者及家属宣讲疾病的相关知识,解释手术的必要性、手术方式及注意事项等。教会患者自我放松的方法,如采用心理治疗中的发泄疗法、鼓励患者表达自我感受等。注意保护患者的自尊,鼓励家属和朋友给予关心和支持,消除焦虑、恐惧心理。

3.围术期的护理

(1)术前练习与准备。①开颅手术患者:术前进行头部皮肤准备,做好告知及配合。②经蝶窦入路手术者:手术前 3 天使用氯霉素滴鼻、漱口液漱口,并加强口腔及鼻腔的护理,指导患者练习做张口呼吸运动。术区备皮准备清剪鼻毛,清洁鼻腔,预防感染。③指导患者练习床上使用大小便器,避免术后便秘。手术当天测量生命体征,如有异常或者患者发生其他情况(如女患者月经来潮),及时与医师联系停止手术。告知患者更换清洁衣服,取下饰品、活动义齿等。

(2)术后体位。①经颅手术患者:全麻未清醒者,取侧卧位或平卧位,头偏向一侧,以保持呼吸道通畅。麻醉清醒、血压较平稳后,将床头抬高 15°~30°,以利于颅内静脉的回流。②经蝶窦手术患者:麻醉清醒后取半卧位,以促进术后硬脑膜粘连愈合,防止脑脊液逆流感染。

(3)病情观察及护理:密切观察患者生命体征、意识状态、瞳孔、肢体活动情况等。注意观察手术切口的敷料及引流管的引流情况,保持术区敷料完好、清洁干燥、引流管通畅。注意观察有无颅内压增高症状,避免情绪激动、用力咳嗽等。

二、健康指导

(一)疾病知识指导

1.概念

垂体瘤是起源于垂体前叶各种细胞的一种良性肿瘤。根据查体及激发状态下血浆激素的水平将垂体瘤分为有功能性和无功能性。有功能性垂体瘤包括过度分泌催乳素(PRL)、生长激素(GH)、促肾上腺皮质激素(ACTH)、促甲状腺激素(TSH)、黄体生成素(LH)和卵泡刺激素(FSH)的肿瘤,无功能性垂体瘤可分为裸细胞瘤、大嗜酸细胞瘤、无症状性 ACTH 腺瘤;根据影像学特征进行分类包括垂体瘤瘤体<1 cm 的微腺瘤和直径>1 cm 的大腺瘤。

2.垂体瘤的主要症状

垂体瘤的大小、临床症状、影像学表现、内分泌功能、细胞组成、生长速度及形态学各不相同,以内分泌功能紊乱或者占位效应引起的症状为主,可出现头痛。生长激素瘤在儿童时期和青春期由于骨骼尚未闭合时呈现巨人症,成人表现为肢端肥大综合征,即五官粗大、喉部增大、足底厚垫、黑棘皮病、骨骼明显改变、牙距变宽及手脚骨骼变大等;催乳素腺瘤女性患者表现为闭经、溢乳、性欲减退、无排卵性不孕,男性表现为乳房发育、溢乳及阳痿;促肾上腺皮质激素腺瘤患者表现为库欣综合征,如因糖皮质激素分泌过多而致向心性肥胖、满月脸、高血压、多毛、月经失调、低血钾、痤疮、瘀斑、紫纹及儿童发育迟缓等;无功能性垂体瘤常引起失明及垂体功能减退症状。

3.垂体瘤的诊断

通过垂体病变的影像学和测定血浆 PRL、GH、ACTH 水平进行诊断。

4.垂体瘤的处理原则

(1)手术治疗:经颅手术适用于肿瘤体积巨大且广泛侵袭生长,向鞍上、鞍旁、额下和斜坡等生长的肿瘤。经单鼻孔入路切除垂体腺瘤,适应于各种类型的垂体微腺瘤、大腺瘤及垂体巨大腺瘤(最大直径>3 cm)。

(2)非手术治疗:放疗适用于肿瘤体积较小,易发生垂体功能低下等并发症者。伽马刀治疗适用于与视神经的距离>3 mm 者、术后残余或术后多次复发者、肿瘤直径<45 mm 者、老年人合并其他器质性病变、不能耐受手术者、拒绝手术或不具备手术条件者。

5.垂体瘤的预后

垂体腺瘤的预后主要取决于肿瘤类型及肿瘤大小。对于巨大腺瘤者,尽管手术可以切除肿瘤、缓解其占位效应,但是很难达到全切除并使内分泌功能恢复正常,须接受手术、药物及放疗的综合治疗。对于肢端肥大症患者须将血清激素水平降至正常后方可进行手术,以减轻全身损害。

(二)饮食指导

饮食规律,选用高蛋白、高热量、低脂肪、易消化食物,增加粗纤维食物摄入,如芹菜、韭菜等。

(三)药物指导

患者服用激素类药品时应严格遵医嘱用药,切不可自行停药。

(四)日常生活指导

为患者提供一个安静、舒适的环境,保持乐观的心态,改变不良的生活方式,如熬夜、酗酒、赌博等,适当运动,多参与有意义的社会活动。

三、循证护理

垂体瘤是发生在垂体上的肿瘤,是常见的神经内分泌肿瘤之一。文献报道中主要研究以围术期及术后并发症的护理为主。其中,有学者将 Orem 自护模式应用于 87 名经鼻蝶垂体瘤切除术患者的围术期护理中,在确定患者的护理需求后,建立具体的护理目标,并选择针对性的护理方法,实施护理计划,提高患者自护能力,提高其生存质量。有学者应用循证护理方法对经蝶入路垂体瘤切除术后的患者进行研究,结合 146 名患者的具体情况得出结论。只有采取有针对性的护理措施,使病情观察变得有据可依,才能及时发现并发症,为医师提供准确的信息。

(一)尿崩症

根据尿崩症发生和持续的时间,可分为暂时性、持续性和三相性。暂时性尿崩症常在术后或伤后突然发生,几天内即可恢复正常;持续性尿崩症常在 1～3 天出现,数天后可好转;三相性尿崩症则包括急性期、中间期和持续期。根据患者 24 小时尿量可分为轻(尿量 3 000～4 000 mL)、中(4 000～6 000 mL)、重(6 000 mL 以上)三型。

(二)禁水试验

禁水试验是检验患者对血浆渗透压升高时浓缩尿的能力,作为中枢性尿崩症与肾性尿崩症的鉴别诊断。试验前数天停用一切可影响尿量的药物。试验开始前测体重、血压、血浆渗透压、尿比重和尿渗透压,以后每 1～2 小时排尿 1 次并测定。试验期间禁止饮水和各种饮料,可正常进食含水量少的食物。如果连续 2 次尿样的渗透压差值<30 mmol/L,即可结束试验。正常人禁水后数小时即出现尿量减少(<0.5 mL/min),尿比重显著增加(>1.020),尿渗透压显著增高(>800 mmol/L),而血浆渗透压无明显升高(<300 mmol/L)。完全性中枢性尿崩患者禁水后尿液不能充分浓缩,尿量无明显减少,尿比重<1.010,尿渗透压<300 mmol/L,血浆渗透压>300 mmol/L,尿渗透压和血浆渗透压之比<1。部分性尿崩症在禁水时尿比重的峰值一般不超过 1.020,尿渗透压峰值不超过 750 mmol/L。

(王田田)

第十七节　神经胶质瘤

神经胶质瘤是颅内最常见的恶性肿瘤,发生于神经外胚层。神经外胚层发生肿瘤包括两类,分别为神经间质细胞形成的胶质瘤和神经元形成的神经细胞瘤。神经胶质瘤占全部脑肿瘤的33.3%～58.6%,以男性较多见,特别在多形性胶质母细胞瘤、髓母细胞瘤中男性明显多于女性。各类型胶质瘤各有其好发年龄,如星形细胞瘤多见于壮年,多形性胶质母细胞瘤多见于中年,室管膜瘤多见于儿童及青年,髓母细胞瘤大多发生在儿童。

一、专科护理

(一)护理要点

在观察患者病情变化的同时,针对患者情绪状态的变化给予心理护理,对癫痫持续状态的患者给予安全护理,同时对长期卧床的患者应避免压疮的发生。

(二)主要护理问题

(1)有皮肤完整性受损的危险与患者意识障碍或肢体活动障碍长期卧床有关。

(2)慢性疼痛与肿瘤对身体的直接侵犯、压迫神经及心理因素有关。

(3)有受伤害的危险与术前或术后癫痫发作有关。

(4)有窒息的危险与癫痫发作有关。

(5)营养失调:低于机体需要量,与患者频繁呕吐及术后患者无法自主进食有关。

(6)活动无耐力与偏瘫、偏身感觉障碍有关。

(7)无望感与身体状况衰退和肿瘤恶化有关。

(三)护理措施

1.一般护理

将患者安置到相应病床后,责任护士向患者进行自我介绍,并向患者介绍同病室的病友,以增强患者的安全感和对医护人员的信任感。进行入院护理评估,为患者制订个性化的护理方案。

2.对症护理

(1)有皮肤完整性受损的危险的护理:由于长期卧床,神经胶质瘤患者存在皮肤完整性受损的危险,易发生压疮。护士应使用压疮危险因素评估量表进行评估后,再采取相应的护理措施,从而避免压疮的产生。出现中枢性高热的患者应适时给予温水浴等物理降温干预;营养不良或水代谢紊乱的患者,在病情允许的情况下给予其高蛋白质和富含维生素的食物;保持床铺清洁、平整、无褶皱。

(2)慢性疼痛的护理:对疼痛的时间、程度、部位、性质、持续性和间断性、疼痛治疗史等进行详细的评估,做好记录并报告医师。当疼痛位于远端或躯干的某些部位时,应遵医嘱给予止痛药物。注意观察药物的作用和变态反应并慎用止疼剂和镇静剂,以免掩盖病情。神经外科患者应慎用哌替啶,因其可导致焦虑、癫痫等。引起慢性疼痛的原因不仅包含患者的躯体因素,还有其心理方面的因素,护士应运用技巧分散患者的注意力以减轻疼痛,如放松疗法、想象疗法、音乐疗法等。

(3)有受伤害的危险的护理:术前对有精神症状的患者,适当应用镇静剂及抗精神病药物如地西泮、苯巴比妥、水合氯醛等,病床两侧加护栏以防止患者坠床;对躁动的患者要避免不良环境的刺激,保持病室安静,适当陪护,同时加强巡视,防止患者自伤及伤人;对大脑皮质运动区及附近部位的手术,以及术前有癫痫发作的患者,术后要常规给予抗癫痫药物进行预防用药。

(4)有窒息危险的护理:胶质瘤患者在癫痫发作期间可对呼吸产生抑制,导致脑代谢需求增加,引起脑缺氧。若忽视对癫痫持续状态的处理,可产生窒息或永久性神经功能损害。在癫痫发作时,应迅速让患者仰卧,将压舌板垫在其上下牙齿间以防舌咬伤。将患者头偏向一侧,清理口腔分泌物,保持气道通畅。

(5)营养失调的护理:患者由于颅内压增高及频繁呕吐,可导致营养不良和水、电解质失衡,从而降低患者对手术的耐受力,并影响组织的修复,增加手术的危险性。因此,术前应给予营养丰富、易消化的高蛋白、高热量食物,或静脉补充营养液,以改善患者的全身营养状况。鼓励其多进食富含纤维素的食物,以保持大便通畅,对于术后进食困难或无法自主进食的患者应给予留置胃管,进行鼻饲饮食,合理搭配,制订饮食方案。

(6)活动无耐力的护理:胶质瘤术后患者可能产生偏瘫、偏身感觉障碍等症状,从而导致患者生活自理能力部分缺陷。护士应鼓励患者坚持自我照顾的行为,协助其入浴、如厕、起居、穿衣、饮食等生活护理,指导其进行肢体功能训练,提供良好的康复训练环境及必要的设施。

(7)无望感的护理:对于恶性胶质瘤的患者,随着病程的延长及放疗、化疗,病痛的折磨常让患者产生绝望。护士应对疾病为患者带来的痛苦表示同情和理解,并采用温和的态度和尊重患者的方式为其提供护理,帮助其正确应对。鼓励患者回想过去的成就,从而证明他的能力和价值,增强其战胜疾病的信心。

(四)护理评价

(1)患者未发生压疮。

(2)患者疼痛有所缓解,能够掌握缓解疼痛的方法。

(3)患者在住院期间安全得到保障。

(4)患者癫痫症状得到控制。

(5)患者营养的摄入能够满足机体的需要。

(6)患者肢体能够进行康复训练。

(7)患者情绪稳定,能够配合治疗与护理。

二、健康指导

(一)疾病知识指导

1.概念

神经胶质瘤又称胶质细胞瘤,简称胶质瘤,是来源于神经上皮的肿瘤。可分为髓母细胞瘤、多形性胶质母细胞瘤、星形细胞瘤、少突胶质瘤、室管膜瘤等。其中,多形性胶质母细胞瘤恶性程度最高,病情进展很快,对放疗、化疗均不敏感;髓母细胞瘤也为高度恶性,好发于2~10岁儿童,多位于颅后窝中线部位,常占据第四脑室、阻塞导水管而引发脑积水,对放疗较敏感;少突胶质细胞瘤占神经胶质瘤的7%,生长速度较慢,分界较清,可手术切除,但术后往往复发,需要进行放疗及化疗;室管膜瘤约占12%,术后需放疗及化疗;星形细胞瘤在胶质瘤当中最常见,占40%,恶性程度比较低,生长速度缓慢,呈实质性者与周围组织分界不清,常不能彻底切除,术后容易复发。

2.临床表现

可表现为颅内占位性病变引起的颅内压增高症状,如头痛、呕吐、视盘水肿等,或者因为肿瘤生长部位不同而出现局灶性症状,如偏瘫、失语、感觉障碍等。部分肿瘤患者有精神及癫痫症状,表现为性格改变、注意力不集中、记忆力减退、癫痫大发作或局限性发作等。

3.神经胶质瘤的辅助诊断

主要为颅脑CT、MRI、EEG等。

4.神经胶质瘤的处理原则

由于颅内肿瘤浸润性生长,与脑组织间无明显边界,难以做到手术全部切除,一般给予综合疗法,即手术后配合以放疗、化疗、分子靶向治疗及免疫治疗等,通常可延缓肿瘤复发,延长患者生存期。对于复发恶性胶质瘤,局部复发推荐再次手术或者放疗、化疗;如果曾经接受过放疗不适合再放疗者,推荐化疗;化疗失败者,可改变化疗方案;对于弥漫或多灶复发的患者,推荐化疗和/或分子靶向治疗。

（1）手术治疗：胶质瘤患者以手术治疗为主，即在最大限度保存正常神经功能的前提下，最大范围安全切除肿瘤病灶。但对不能实施最大范围安全切除肿瘤的患者，酌情采用肿瘤部分切除术，活检术或立体定向穿刺活检术，以明确肿瘤的组织病理学诊断。胶质瘤手术治疗的目的在于：①明确诊断。②减少肿瘤负荷，改善辅助放疗和化疗的结果。③缓解症状，提高患者的生活质量。④延长患者的生存期。⑤为肿瘤的辅助治疗提供途径。⑥降低进一步发生耐药性突变的概率。

（2）放疗：放射线作用于细胞后会将细胞杀死。高级别胶质瘤属于早期反应组织，对放射敏感性相对较高，同时又由于肿瘤内存在部分乏氧细胞，较适合进行多次分割放疗使得乏氧细胞不断氧化并逐步被杀死。目前，美国国立综合癌症网络发布的胶质瘤指南、欧洲恶性胶质瘤指南及国内共识均将恶性胶质瘤经手术切除后 4 周开始放疗作为恶性胶质瘤综合治疗的标准方法。

（3）化疗：利用化疗可以进一步杀死实体肿瘤的残留细胞，有助于提高患者的无进展生存时间及平均生存时间。

（4）分子靶向治疗：即在细胞分子水平上，针对已经明确的致癌位点（该位点可以是肿瘤细胞内部的一个蛋白分子，也可以是一个基因片段），来设计相应的治疗药物。药物进入体内会特异地选择致癌位点相结合发生作用，使肿瘤细胞特异性死亡，而不会波及肿瘤周围的正常组织细胞的一种治疗方法。

（5）免疫治疗：免疫疗法可以通过激发自身免疫系统来定位和杀灭胶质瘤细胞。目前，在胶质瘤免疫治疗方面虽然取得了一些进展，但所有的免疫治疗方案在临床试验中均不能完全清除肿瘤。尽管这种治疗方法有各种不足，但由于免疫治疗可以调动人体自身的免疫系统，产生特异性抗肿瘤免疫反应，其理论上是较理想的胶质瘤治疗方法。

5.神经胶质瘤的预后

随着影像诊断技术的发展、手术理念和设备的进步、放疗技术的日益更新，以及化疗药物的不断推出，胶质瘤患者的预后得到了很大的改善。但神经胶质瘤侵袭性很强，目前仍无确切有效的治愈手段，特别是恶性胶质瘤，绝大多数患者预后很差，即使采取外科手术、放疗及化疗等综合疗法，5 年生存率约为 25%。

（二）饮食指导

（1）合理进食，保持良好的饮食习惯。注意低盐饮食，防止由于钠离子在机体潴留而引起血压升高，进而导致颅内压升高。

（2）增加纤维素类食物的摄入，如蔬菜、水果等，减少便秘发生，必要时可口服缓泻剂，促进排便。

（3）对胶质瘤术后的患者，除一般饮食外，可多食营养脑神经的食品，如酸枣仁、桑椹、白木耳、黑芝麻等。避免食用含有致癌因子的食物，如腌制品、发霉的食物、烧烤、烟熏类食品等。

（三）预防指导

（1）通过向患者提供有关疾病的康复知识，以提高患者自我保健的意识。

（2）为预防胶质瘤患者癫痫发作，应遵医嘱合理使用抗癫痫药物。口服药应按时服用，不可擅自减量、停药。若患者以往没有接受过化疗，可给予替莫唑胺口服，防止肿瘤复发。剂量为 $200 \text{ mg}/(\text{m}^2 \cdot \text{d})$，28 天为一个周期，连续服用 5 天；若患者以往接受过其他方案化疗，建议患者起始量为 150 mg/(m² · d),28 天为一个周期,连续服用 5 天。

(四)日常生活指导

(1)指导患者建立良好的生活习惯,鼓励患者日常活动自理,树立恢复健康的信心。

(2)指导患者要保持心情舒畅,避免不良情绪刺激。家属要关心体贴患者,给予生活照顾和精神支持,避免因精神因素引起病情变化。

三、循证护理

胶质瘤是常见的颅内肿瘤,流行病学调查结果显示,尽管世界各地胶质瘤发病率存在差异,但就整体而言,其发病率约占原发脑肿瘤的一半,且近年来有不断上升的趋势。目前以手术治疗为主,同时配合其他手段如放疗、化疗、免疫治疗等,因此,对胶质瘤围术期的观察与护理及术后并发症的护理显得尤为重要。研究结果显示,对观察组 30 例脑胶质瘤患者进行中西医结合护理,包括鼓励患者饮用蜂蜜水,花生衣煮水,化疗次日饮用当归、何首乌、灵芝炖乌鸡汤,使用耳穴贴等,效果显著。有学者对 60 例脑胶质瘤患者间质内化疗的护理研究中提到,化疗前要帮助患者增强战胜疾病的信心,并取得家属的配合,发挥社会支持系统的作用。在对免疫治疗脑胶质瘤患者的研究结果中显示,术后 4～5 天要警惕颅内感染的发生,护士须监测患者的体温变化;在疫苗稀释液回输时,可能发生变应性休克,因此,输注时要有10～15 分钟的观察期,同时要控制滴速,观察期的滴速应为每分钟 10～20 滴,观察期结束后如无不适可调至每分钟 30～40 滴,输注完毕后应观察 4～6 小时后方可离院。免疫治疗过程中要注意观察患者是否有肌无力及关节疼痛发生,如有则应及时停止治疗或调整治疗方案。

中枢神经系统损伤的患者基础营养需求原因:①代谢率增高。②蛋白质需要量增加。③脂肪需要量增加。

中枢神经系统损伤时,患者的代谢反应过度。多数研究者证明,昏迷患者在安静状态下的代谢率是正常基础代谢率的 120%～250%。此时的机体为满足高代谢的能量需求,葡萄糖异生和肝清蛋白的合成显著增加,蛋白、碳水化合物和脂肪的利用增加。增加蛋白质和脂肪的利用不仅导致营养供给困难,加速禁食患者的营养不良。对于神经系统受损的患者,需要营养成分的比例发生改变,对蛋白和脂肪热量的需要要增多,而对碳水化合物的需要相对减少。

(王田田)

第十八节　椎管内肿瘤

椎管内肿瘤也称脊髓肿瘤,是指生长于脊柱和脊髓本身及椎管内与脊髓相邻近的组织结构(如神经根、硬脊膜、脂肪组织及血管等)的原发性肿瘤及转移性肿瘤的统称。目前病因尚不明确,可能的致病因素有先天性及遗传因素、物理、化学、生物等因素单独或相互作用的结果。椎管内肿瘤可发生在任何年龄,以 20～40 岁最多见。

椎管内肿瘤的症状可称为脊髓压迫症,主要包括疼痛、感觉障碍、运动障碍、大小便功能障碍。根据病程,可分为三期:刺激期、脊髓部分受压期和脊髓完全受压期。

按肿瘤与硬脊膜的关系,可分为髓内、髓外硬脊膜下和硬脊膜外肿瘤三类。髓内肿瘤常见为室管膜瘤和星形细胞瘤。髓外硬脊膜下肿瘤常见为神经鞘瘤和脊膜瘤。硬脊膜外肿瘤多为恶性,如转移瘤和淋巴细胞瘤,还有肉瘤、脂肪瘤、血管瘤、骨瘤、软骨瘤、神经鞘瘤和脊索瘤等。椎管内肿瘤可见于脊髓的任何节段和马尾神经,但以胸段最多(占 42%),颈段次之(26%),腰段与马尾又次之(各占 14%),圆锥部最少见(4%)。本病可见于任何年龄,最多见于 20~40 岁的成人。男女之比约为 1.5:1。

病变性质有良性恶性之分,以良性居多。肿瘤可起源于脊髓脊膜、脊神经根、脊髓供应血管,以及脊膜周围的脂肪、结缔组织,也可起源于脊柱及其他器官,如肺、乳房、前列腺等癌肿转移至椎管内。无论起源于何处,最终必然导致脊髓功能障碍。因此,必须提高认识,及早诊断,早期治疗。

一、髓外硬膜下肿瘤

髓外硬膜下肿瘤为最常见的椎管内肿瘤,以神经鞘瘤及脊膜瘤最多见,其次为血管瘤、脂肪瘤、神经胶质瘤、转移瘤等。

(一)诊断要点

1.病史与体检

起病与病程较缓慢。神经根性疼痛为早期较为突出的症状,神经根性疼痛出现早且常由一侧开始是其典型特点。

髓外硬膜下肿瘤引起的感觉障碍呈上行性发展,即从肢体的远端开始逐渐向近端发展,到晚期近端的感觉平面才能固定下来。因此,早期检查到的感觉缺失平面不能代表病变的真实部位。

病程的后期出现脊髓横贯性损害,表现为病变水平以下的肢体痉挛性瘫痪,感觉障碍,自主神经功能紊乱及营养障碍,膀胱和直肠括约肌的功能障碍。

神经根性疼痛和棘突叩痛的部位感觉缺失水平、腱反射的减弱或消失、肌萎缩的分布往往提示肿瘤所在脊髓平面的部位。

2.辅助检查

(1)脊髓 CT 扫描髓外硬膜下肿瘤可见椎管内偏侧性肿块,同侧远、近端蛛网膜下腔增宽,脊髓受压向对侧移位。神经鞘瘤增强 CT 特征为椎管内偏侧性肿块,均匀性强化,伸向椎间孔生长,或呈哑铃形,伴相应椎间孔扩大。脊膜瘤可见肿瘤钙化呈点状或斑片状,轻度均匀或非均匀性强化。

(2)脊髓 MRI 扫描大多数髓外肿瘤的 T_1 加权像表现为等信号或略低信号。在 T_2 加权像上,神经鞘瘤与脊膜瘤的信号都比脊髓高,但前者更高。

(3)脑脊液检查:可使症状加重,较少采用。

(4)病理检查:对于局部软组织肿块形成,伴肿瘤生长延伸至椎管内的可采取 CT 引导下肿瘤穿刺活检明确肿瘤病理类型,指导后期手术。

3.鉴别诊断

(1)一般性腰背痛:椎管内肿瘤早期出现神经根性疼痛,与颈肩腰背痛相似。但椎管内肿瘤痛点固定,病程长,症状进行性加重。

(2)与硬脊膜外肿瘤鉴别(表 3-2)。

表 3-2　髓外硬膜下肿瘤与硬脊膜外肿瘤鉴别要点

鉴别要点	髓外硬膜下肿瘤	硬脊膜外肿瘤
病程发展	较慢	较快
两侧体征	不对称,可引起脊髓半切综合征	常对称
脑脊液改变	较明显	不明显
X线检查改变	少见	多见

(3)蛛网膜炎:发病急,多有感染病史、高热等炎症表现。

(4)脊髓空洞症:多有家族史,起病缓慢,病程长,好发于脊髓下颈段及上胸段,有感觉分离现象。

(5)运动神经元疾病:表现为进行性肌肉无力、肌肉挛缩、腱反射亢进等,肌肉活检呈典型的神经性肌萎缩性病理改变。

(6)脊柱结核:多具有结核病症状,即低热、盗汗、食欲减退等,X线片可见椎体及附件破坏、椎间隙狭窄或消失、椎旁脓肿等。

(二)治疗

1.手术治疗

手术治疗是髓外硬膜下肿瘤的最佳治疗方法。

(1)适应证:髓外硬膜下肿瘤大部分为良性,包膜完整,手术完整切除率高,疗效较好,一旦确诊,立即手术。

(2)禁忌证:年老体衰,心肺等重要脏器功能差,肢体完全瘫痪 3 个月以上,手术无希望恢复者。

(3)术前准备:①完善常规术前检查、备血,准备显微镜及显微器械,做好医患沟通等。②病变部位脊柱正侧位片、CT、MRI。

2.放疗与化疗

效果多不明确。

二、硬脊膜外肿瘤

椎管内硬脊膜外肿瘤占椎管内肿瘤 25%,硬脊膜外肿瘤分为良性肿瘤和恶性肿瘤。恶性肿瘤居多,也可为身体其他部位肿瘤转移到此。良性肿瘤常见于神经纤维瘤、脊膜瘤、脂肪瘤等。早期肿瘤生长较小,通常无临床症状。随着肿瘤逐渐生长可产生神经根刺激和脊髓压迫症状,脊髓压迫严重者可发生肢体瘫痪。硬脊膜外肿瘤的唯一有效的治疗方法是手术切除。

(一)诊断要点

1.病史与体检

(1)发病较急,早期可有根痛症状,且很快出现瘫痪。

(2)体检常可发现病变部位脊椎棘突叩击痛。

(3)X线片常有椎体破坏、椎旁阴影等明显变化。

2.辅助检查

(1)脊髓 CT 扫描可见肿块位于硬膜外腔,其同侧远近端硬膜外间隙增宽,硬膜囊和脊髓受压向对侧移位。硬膜外肿瘤恶性者居多,多为转移瘤,其次为淋巴瘤和肉瘤,增强肿块不规则,或围绕脊髓和神经根弥漫性生长伴有椎旁软组织侵犯和邻近椎骨破坏,病程发展快。硬膜外良性肿瘤以神经性肿瘤居多,肿块轮廓光整,椎管和椎间孔常有扩大,肿块呈哑铃状生长,与硬膜内、外生长的肿瘤的区别在于其同侧硬膜外间隙可见增宽。

(2)脊髓 MRI 检查:硬膜外肿瘤以转移瘤常见。转移瘤多有原发灶,可来源于乳腺癌、肺癌、黑色素瘤等。转移瘤多为纵形分叶状,常合并椎体及附件骨质破坏,椎体轮廓消失,椎间盘不受累及。MRI 呈等 T_1 长 T_2 信号,可见硬膜外征,即脊髓和肿瘤之间 T_1 加权像和 T_2 加权像的低信号带。

3.鉴别诊断

与髓外硬膜下肿瘤鉴别,如前所述。

(二)治疗

1.手术治疗

硬膜外肿瘤唯一有效的治疗方法是手术切除肿瘤。

(1)适应证:凡有脊髓或神经根压迫症状的患者,经特殊检查后确诊者都应施行手术治疗。

(2)禁忌证:①年老体弱、心肺功能不佳,难以耐受手术者。②严重高血压糖尿病急需先行治疗者。③疑为恶性肿瘤有下列情况之一者,累及椎管的多发肿瘤,继发性椎管内肿瘤患者有全身其他处转移者,全身恶病质。

(3)术前准备:①完善常规术前检查、备血,做好医患沟通等。②病变部位脊柱正侧位片、CT、MRI。

2.放疗或化疗

硬膜外恶性肿瘤尽量做到全切除,术后辅以放疗或化疗。

三、髓内肿瘤

脊髓髓内肿瘤相对少见,绝大多数为神经胶质瘤,如室管膜瘤、星形细胞瘤,其他较少见的有血管瘤、脂肪瘤、转移瘤等。肿瘤可发生于颈、胸和腰骶段,胸段多见。腰骶段主要为圆锥部肿瘤。血管瘤大都按照各段长度成比例地分布。室管膜瘤好发于圆锥,起源于中央管,可沿脊髓长轴发展到长达数个或十余个脊髓节段。肿瘤累及脊髓灰质,出现相应的结构损害之征象,如感觉障碍或感觉分离、肌肉萎缩等。椎管梗阻较髓外肿瘤出现晚。

(一)诊断要点

1.病史与体检

疼痛为最早出现的症状,疼痛部位与肿瘤所在节段相关,很少向远处放射,但随着肿瘤的增大疼痛的范围也随之增大。

约 1/3 患者的首发症状是感觉或运动障碍,症状的分布和进展与肿瘤的生长部位有关。上肢出现症状提示颈部肿瘤,典型症状是单侧或不对称的,感觉迟钝比麻木感多见,检查时可发现中枢性传导束受累的症状。胸段肿瘤引起痉挛和感觉异常,麻木感是最常见的主诉,常始于下肢远端,随后逐渐向近端发展,同时伴有肌肉痉挛和感觉功能障碍。腰膨大和圆锥的肿瘤常引起后背和腿痛,腿痛为多方向性的,病程早期可有排尿、排便障碍等自主神经紊乱的症状。

2.辅助检查

(1)脑脊液穿刺检查:一般无明显变化。

(2)脊髓造影。

(3)脊髓CT扫描髓内肿瘤可见脊髓膨大增粗,蛛网膜下腔变窄或闭塞,硬膜外脂肪间隙变窄或消失。CT平扫可观察椎管内病变的密度改变,低密度病灶代表肿瘤坏死、囊变或脂肪成分。

(4)脊髓MRI检查多数髓内肿瘤在T_1加权像上表现为等信号或稍低信号图像,通常仅表现为轻度脊髓增粗。T_2加权像较敏感,多数肿瘤与脊髓相比为高信号。几乎所有髓内肿瘤在T_1加权像上都可被增强。星形细胞瘤与室管膜瘤是较为常见的髓内肿瘤。星形细胞瘤表现为脊髓梭形增粗,肿瘤呈浸润性生长,与正常脊髓分界不清。T_1加权像多呈等或低等混杂信号,T_2加权像为高信号,增强扫描肿瘤呈条片状中等信号强度改变。室管膜瘤范围相对局限,呈膨胀性生长,长圆形或腊肠状,与邻近脊髓分界清楚。

(5)神经电生理检查:髓内肿瘤早期损害前角运动细胞,肌电图上出现前角细胞损害的特征。

(6)病理检查。

(二)治疗

1.手术治疗

(1)适应证:有脊髓或神经根受压症状,特殊检查确诊后。

(2)禁忌证:年老体弱、心肺功能不佳,不能耐受手术者。

(3)术前准备:①完善常规术前检查、备血,做好医患沟通等。②病变部位脊柱正侧位片、CT、MRI。

(4)经典手术方式:肿瘤切除术,切除程度取决于肿瘤与脊髓的相互关系,瘤体与周围脊髓分界清楚的良性肿瘤可以完全切除;估计术后可能出现严重感觉运动障碍者,做部分切除,硬脊膜一半不予缝合。

(5)预防并发症:易引起瘫痪及排尿排便障碍,应加强护理。

2.放疗及化疗

多不敏感。

四、术前护理常规

(1)执行外科术前护理常规。

(2)病情观察:密切注意呼吸情况,呼吸费力、节律不齐等提示高位颈髓肿瘤,遵医嘱给予氧气吸入。

(3)备皮:全背清洗,上胸段或颈部手术,剃除颈部及枕部毛发。

(4)术前1～2天进流质或半流质饮食,减少粪便形成。术前一晚清洁灌肠。

五、术后护理常规

(一)外科护理

执行外科术后护理常规。

(二)麻醉护理

执行全身麻醉后护理常规。

(三)术后疼痛护理

执行术后疼痛护理常规。

(四)卧位

平卧或俯侧卧,高颈段手术应用马蹄枕或沙袋固定头部,翻身轻、慢,保持头、颈、躯干一致。睡硬板床以保持脊柱的功能位置。

(五)病情观察

(1)监测生命体征变化:高颈段肿瘤者应注意呼吸情况,必要时行气管插管、气管切开或使用呼吸机。

(2)严密观察有无肢体功能障碍,感觉平面是否上升或下降,如有改变及时通知医师。

(六)伤口及引流护理

(1)注意伤口无菌垫有无渗血及污染,浸湿后及时更换敷料。

(2)观察引流液颜色、量和性质。保持引流管通畅,勿挤压,打折或脱出。

(七)对症护理

(1)马尾部肿瘤患者,常伴有直肠、膀胱括约肌功能障碍,术后应留置尿管。

(2)有便秘者给予缓泻剂,保持会阴部皮肤清洁。

(八)饮食护理

给予高热量、高蛋白、高维生素饮食及多纤维素食物。腰骶部肿瘤术后,肛门排气后方可进少量流质食物,逐渐加量。

(九)并发症的观察与护理

1.压力性损伤

患者截瘫易发生压力性损伤,保持床单位平整、清洁,保护骨隆突部位,并定时翻身、按摩。

2.肺感染

及时清除呼吸道分泌物,保持口腔清洁,定时进行雾化吸入。

3.泌尿系统感染

卧床排尿困难者,应定时按摩膀胱,鼓励患者多饮水,留置导尿管者严格无菌操作。

(十)促进康复的护理

(1)协助并指导患者进行功能锻炼,防止肌肉萎缩。

(2)保持肢体良肢位,防止关节强直或足下垂。

(十一)健康指导

(1)劳逸结合,保持情绪稳定。

(2)出院时带有颈托、腰托者,指导患者翻身时保持头、颈、躯干一致,以免脊柱扭曲引起损伤。

(3)遵医嘱规律服药,定期复查,如有不适应及时前往医院就诊。

(4)坚持功能锻炼。

(王田田)

第四章

精神科护理

第一节 精神科常见危急状态的防范与护理

精神疾病患者的危急状态及精神科意外事件是指患者在精神症状或药物不良反应的影响下,突然发生的、难以防范的危害个人安全的行为,常见的方式的有自缢、噎食、触电坠楼、吞服异物等,如不能及时发现、及时抢救,则后果十分严重,因此,护士应加强防范意识,并应有急救和处理意外事件的能力。本文将主要叙述精神科一些意外事件的抢救流程及护理措施,为大家提供一个参考。

精神病患者处于兴奋状态时,其精神运动性普遍增高,有的可有攻击性暴力行为,攻击的对象可以是物或人,对他人的攻击主要是躯体攻击,可以使人致伤、致残,严重者可以致死。所以一旦发现应立即采取措施。

一、冲动行为的防范预案

(一)冲动行为发生的原因及征兆

1.冲动行为的原因

(1)精神疾病与精神症状:与冲动有关的精神疾病有精神分裂症、情感性精神障碍、精神活性物质滥用等,精神症状包括幻觉、妄想、意识障碍、情绪障碍等。精神疾病引起的神经系统改变、疾病、药物、脑外伤等,都可以使人产生暴力倾向,从而出现冲动行为。

(2)心理因素:早期的心理发育或生活经历与冲动行为密切相关,它会影响个体是否选择非暴力应对方式的能力。例如,成长期经历过严重的情感剥夺,性格形成期处于暴力环境中,智力发育迟滞等会限制个体利用支持系统的能力,容易采取冲动暴力的应对方式。另外,个性受到挫折或受到精神症状控制时,是利用暴力行为还是退缩,压抑等方式来应付,与个体的性格、应付方式有关。许多研究表明,既往有冲动行为史是预测是否发生冲动行为的最重要预测因素,因此,习惯用暴力行为来应付挫折的个体最可能再次发生冲动行为。

(3)社会因素:社会环境、文化等因素会影响精神疾病患者冲动行为的发生。如对成员、同辈、媒体或周围人们不良行为方式的模仿会增加冲动倾向。环境中的不良因素如炎热、拥挤、嘈杂、冲突、缺乏交流也可引发冲动行为。

2.冲动行为的征兆

当精神疾病患者有下列反应时,常是即将发生冲动行为的征兆,护理人员要高度警惕。

(1)说话较平时大声且具威胁性,强迫他人注意。

(2)全身肌肉紧张度增加,尤其是脸部与手臂的肌肉。

(3)反常的活动量较平时增加,如不安地来回走动。

(4)动作增加,可能有甩门、捶打物体、握拳、用拳击物等行为。

(5)挑剔、抗议、不合理要求增多,或随意指责病友或工作人员。

(6)拒绝接受治疗或反复纠缠医务人员要求出院。

(7)精神症状加剧或波动大、情感不稳定、易激惹。

(二)冲动行为的防范

密切注意有暴力危险的患者,若发现患者有冲动行为的先兆,应进行及时有效的护理干预,把冲动行为消除在萌芽状态,下列措施可帮助护理人员预防冲动行为的发生。

(1)提供适宜环境,将患者安置在安静、宽敞、温度适宜的环境中,关掉音响、电视及其他可能的噪声,室内陈设简单,减少环境的刺激作用,禁止其他患者围观、挑逗患者。此外,要管理好各种危险物品,以免被冲动的患者拿作攻击的工具。

(2)减少诱发因素,适当满足患者的一些要求,如吸烟、打电话、吃零食、提前或推后一些打扰患者的治疗或护理项目,如留取标本、注射或物理治疗,处理个人卫生如洗澡、理发等,暂不安排这类患者参加竞争性的工娱活动,绝不与患者争执等。

(3)患者教育:通过沟通性咨询及健康教育,教会患者人际沟通的方法和表达愤怒情绪的适宜方式是一项有效预防冲动行为的措施,许多患者很难识别自己的情绪、需求与愿望,更难与他人交流这些想法。因此,应鼓励患者探讨自己被尘封、忽视或压抑的情感,与其一起讨论情绪的表达方式,向其提供处理愤怒情绪的一些实用方法,如进行体育锻炼、改变环境、听音乐等,以有效提高患者的自我控制能力,减少冲动行为的发生。

(4)提高交流技巧:精神科护理人员可以通过早期的语言或非语言的交流来化解危机状态,良好的治疗性护患关系会使冲动行为的发生率下降。用平静低沉的声音与患者说话可以降低患者的激动程度,激动的患者经常大声叫喊或咒骂,护理人员应该用简短的词句与激动的患者交流,并避免不恰当的笑。对双手握拳、情绪激动的患者,与其交谈应镇静、放松,告诉患者有话好好说,嘱其放松双手,深呼吸有助于缓解激动情绪。

在交流的过程中,有暴力倾向的患者常需4倍于常人的个人空间,因此护理人员应与患者保持交往的距离,并在身体之间形成一个角度。如果护理人员侵犯了患者的个人空间,会让其感到威胁,从而激发其攻击性,因此护理人员在接近患者时应细心观察患者的行为,紧握拳头,面部肌肉紧张或转身走开都提示患者可能感到威胁,应立即纠正与患者的距离。具体措施:①加强对精神症状的控制,把患者可能的冲动倾向及时告知医师,以便做出及时有效的医疗处理。②重点监护,对有冲动倾向的患者要采取必要的保护措施。③将兴奋患者与其他患者分开,以免互相影响,并阻止其他人围观和挑逗,以保护他们的安全。并减少外界的刺激。④对轻度兴奋的患者,要引起重视,转移其注意力。严重兴奋的患者,应住单间隔离以减少对其他患者的影响,并进行重点监护以确保安全。⑤对伤人毁物的患者要好言抚慰,答应其要求,尽量说服患者停止暴力行为。当劝导无效时,可以采取保护性约束。

二、冲动行为的应急处理流程

当早期的干预不能成功阻止患者的冲动行为时,就需要采取进一步的措施来处理已经发生的冲动行为。若患者的行为正在对自己或他人构成威胁时,要对患者采取一些身体上的限制性措施如隔离或约束等。

(1)控制场面当患者发生冲动行为时,要呼叫其他人员协助,以尽快控制场面。疏散围观病员,转移被攻击对象,维持周围环境的安全与安静,用简单、清楚、直接的语言提醒患者暴力行为的后果。在此过程中护士必须用坚定、平和的声音和语气与患者交流,不要把任何焦虑、急躁的情绪传递给患者,使患者害怕失去控制而造成严重后果。

(2)解除危险物品工作人员应向患者表达对其安全及行为的关心,并以坚定、冷静的语气告诉患者将危险物品放下,工作人员将其移开并向患者解释此物品是暂时保管,以后归还,取得患者信任,可答应患者提出的要求,帮助其减轻愤怒情绪,自行停止冲动行为。如果语言制止无效,可采用一组人员转移患者注意力,另一组人员乘其不备快速夺下危险物品。

(3)隔离与约束当其他措施不能控制患者的冲动暴力行为时,可以遵医嘱予以隔离与约束措施。隔离与约束是为了保护患者,使其不会伤害自己或其他人,帮助患者重建对行为控制的能力,并减少对整个病房治疗体系的破坏。

(4)对被约束的患者,要加强监护,应清除患者身上的危险物品,并防止其他患者攻击被约束者。

(5)加强巡视病房,定时给被约束者松解,督促上厕所、喝水等。约束患者应床旁交接,重点检查约束带的数量、松紧度及患者的特殊情况等。

(6)经治疗后患者安静下来表示合作,即可解除约束。严禁用约束对不合作的患者进行惩罚。

(7)正确及时书写护理记录,重点进行交接班。

(8)冲动行为的应急处理流程见图 4-1。

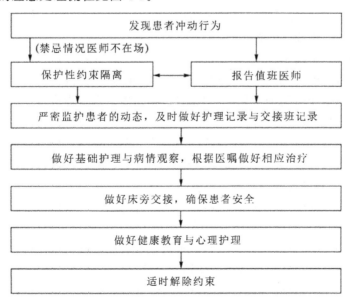

图 4-1 冲动行为的应急处理流程

三、自缢行为的防范预案

自缢是住院精神障碍患者中最多见的自杀方式。自缢致死的原因是由于身体的重力压迫颈动脉使大脑缺血缺氧,也可刺激颈动脉窦反射性地引起心搏骤停,导致死亡。患者自缢后的严重程度与自缢的时间长短和缢绳的粗细有关。患者自缢时间短暂,其面色发绀、双眼上翻、舌微外吐、呼吸停止、小便失禁,可有微弱心跳。随着时间延长,患者不仅心跳、呼吸停止,大小便失禁、四肢冰凉,抢救将十分困难。因此,及早发现是抢救成功的关键。对抑郁症的患者应尤为注意。

(一)自杀行为发生的原因及征兆

1.自杀行为的原因

(1)精神疾病:所有精神疾病都会增加自杀的危险性。自杀率比较高的精神疾病包括抑郁症、精神分裂症、酒精和药物依赖及人格障碍等。与自杀有关的精神症状包括抑郁、妄想、幻觉、睡眠障碍等。具有顽固强迫症的患者,因不能摆脱强迫观念和行为而痛苦不堪,或出现强迫性自杀观念者,自杀危险会更大。疑病性神经症伴有抑郁时自杀危险会加大。

(2)遗传因素:家族的自杀行为是自杀的重要因素,可能与家庭成员之间的认同和模仿、遗传物质的传递有关。

(3)躯体疾病:因躯体疾病导致功能受限或慢性疼痛,不能参加日常工作和社交活动,最终出现悲观绝望情绪。

(4)心理-社会因素:不良心理素质和个性特征与自杀有一定的关系,尤其心理脆弱性是导致自杀的主要心理因素。社会因素如严重的突发事件,使患者心理平衡被打破,缺少社会支持产生的孤独感,让患者无力应对而导致自杀。

2.自杀行为的征兆

有自杀倾向的患者往往在实施自杀行为前都会自觉或不自觉地流露出某些语言和行为征兆。因此,护士要充分重视患者所有关于自杀的言行举止,及时采取预防措施。

(1)有企图自杀的历史、家庭的自杀行为历史。

(2)失眠、情绪低落、绝望、经常哭泣。

(3)易冲动、易激惹、情绪不稳定、变化快。

(4)存在与自杀有关的幻觉或存在被迫害、被折磨、被惩罚的想法或言论。

(5)有对现实或想象中事物的自罪感,觉得自己不配生活在世界上。

(6)经常谈论与死亡、自杀有关的问题,并处理后事。

(7)将自己与他人隔离、把自己关在隐蔽的地方或反锁于室内。

(8)在较长一段时间的抑郁后突然很开心或生活方式突然改变、突然拒绝治疗等。

(9)有收集、储藏与自杀有关的物品,如绳子、刀具、药品等。

(二)自杀行为的防范

1.医护人员密切配合

全体医护人员都要互通信息,共同努力,加强防范。一些细微的征兆都可能反映了患者自杀的真实意图,如果忽视就可能错过挽救患者生命的良机。

2.安全的环境

有自杀意图的患者处于安全的环境可以防范自杀。查寻患者的危险品,包括刀具、玻璃、绳子、电源开关等。但是,除病情严重的患者外,不要把患者隔离或拿走患者的所有个人物品,这会加重患者的无用感。

3.建立良好的护患关系

在沟通、真诚、接纳、理解的基础上建立良好的护患关系。倾听患者的诉说,了解患者的内心感受,与患者一起分析导致痛苦或自杀企图的原因,探讨可以提供帮助的方法和途径,这对处于无助、无用、绝望的患者来说,是最好的预防自杀的措施。

4.密切观察病情

具有高度自杀危险的患者需要在安全的环境中持续性观察或间隔性观察(约15分钟一次)。密切观察会帮助患者控制和约束自己的行为。有些患者由于自杀的决心已定,计划安排好了,会有情绪得到释放和轻松的感觉,护士不要被患者的伪装所迷惑,不要让患者独处,不给患者留有自杀机会。同时,还要了解患者出现自杀行为的规律,如一般在凌晨、清晨、午睡或工作忙乱时及患者抑郁情绪突然好转时容易发生意外,这些时间护士要提高警惕,加强责任心,密切观察,杜绝意外。对高度自杀危险者应有专人护理。

5.制订约束契约

对有自杀意图的患者制订约束条约。通过口头或书面的形式,患者要同意在一定的时间内不会采取自杀行动。患者的家属、亲友也可以参与条约的制订和监督。当危险期过去之后,再根据具体情况,制订新的条约。用这样的方法可以降低伤害自己的危险,也给护士一段时间来帮助患者纠正危险的行为方式。

6.提高患者自尊

参加一些有意义的活动可以帮助患者释放紧张和愤怒的情绪,提高患者的自尊、自信,增加成就感、归属感、自我价值感等,逐步消除无用感。如打扫卫生、洗衣服、修理用具、发挥特长为大家服务等。

7.调动社会支持系统

社会资源缺乏是自杀的主要原因,重建社会支持体系是护理干预的重要手段。要帮助患者学会与人沟通;做好患者亲属、朋友的工作,进行与自杀干预有关的健康教育,增加对患者的理解、接纳,对消除患者自杀意念和行为有长期意义。

8.确保及时完成各项治疗

有效的治疗措施,尽快控制精神症状是防止自杀的关键所在。护士要及时向医师报告患者的自杀企图,以便尽快采取有效治疗措施,要保证各项治疗顺利进行,保证患者能遵医嘱服药,注意患者有无藏药,以防患者悄然积存药物用于自杀。

四、自缢行为的应急处理流程

(1)一旦发现患者采取自缢行为,应立即从背部抱住患者的身体,并向上托起,迅速解脱或剪断绳套,同时通知医师。

(2)顺势将患者轻轻放下,平卧于地,注意保护患者,防止坠地跌伤,解开领口和裤带,保持呼吸道通畅。

(3)立即检查呼吸和心跳情况,如呼吸心跳尚存,可将患者的下颌抬起,使呼吸道通畅,并给予氧气吸入;若呼吸、心跳微弱或已停止,应立即就地抢救,进行人工呼吸和胸外心脏按压,遵医嘱做好抢救和护理工作。

（4）严密观察患者的病情变化，如生命体征及意识等，注意尿量观察，及早发现肾衰竭症状，正确记录出入液量。

（5）正确做好护理记录，同时保护好自缢现场及相关物品，重点进行交接班。

（6）患者清醒后应予患者常规的劝导安慰和专门的支持性心理护理，避免意外的再次发生。

（7）自缢行为的应急处理流程见图4-2。

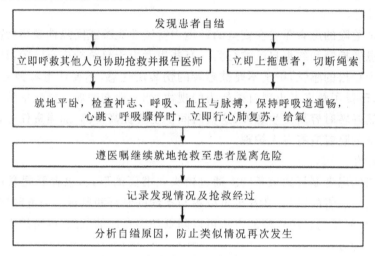

图 4-2　自缢行为的应急处理流程

五、出走行为的防范预案

出走是指患者在住院期间，未经医师的同意而擅自离开医院的行为。患者的出走会使治疗中断，而且由于患者自我防护能力下降，出走可能使患者受伤或伤害他人，产生各种意外事件，给患者或他人造成严重后果。

（一）出走行为发生的原因及征兆

1.出走行为的原因

（1）精神障碍的患者常无自知力，认为自己没有病而用不着住院；或受幻觉、妄想支配，认为住院是对其陷害而突然出走；抑郁症患者会因为想采取自杀行动而寻找机会离开医院；严重的精神发育迟滞或痴呆的患者会在外出时走失。

（2）封闭式管理的精神科，患者感到生活单调，行为受拘束和限制，处处不自由，想尽快脱离这种环境。

（3）一些病情好转的患者，因思念亲人，想早日回家，或急于完成某项工作而出走。

（4）患者对住院和治疗存在恐惧心理，如害怕被约束、对电抽搐治疗有误解等。

（5）工作人员态度生硬、对患者不耐心等也会使患者产生不满情绪而想离开医院。

2.出走行为的征兆

（1）有出走行为历史的患者。

（2）有明显幻觉、妄想的患者。

（3）不愿住院或强迫住院的患者。

（4）不适应住院环境，对住院和治疗恐惧的患者。

（5）强烈思念亲人，急于回家的患者。

（6）患者有寻找出走机会的行为表现。意识清楚的患者会采取隐蔽及巧妙的方法，平时积极与医务人员拉关系取得信任、窥探情况、寻找出走的途径，在工作人员防备不当时出走。患者在准备出走期间情绪上可能会表现出焦虑、失眠，部分患者出走前坐卧不安、烦躁、频繁如厕、东张西望等。意识不清楚的患者出走时无目的、无计划、不讲究方式，可能会不知避讳、旁若无人地从门口出去。

（二）出走行为的防范

1.严密观察病情

掌握病史，对有出走企图或不安心住院的患者应做到心中有数、及时发现随时防范，重点监护并重点交班。

2.加强安全管理

严格执行病房的安全管理和检查制度，对损坏的门窗及时修理，患者外出活动或检查要有专人陪同。对出走危险性较高的患者要加强巡视与观察，适当限制活动范围。经常巡视病房，巡视时间不定为好，以免患者掌握规律。

3.增进沟通

护士要与患者经常交流，建立良好的护患关系，指导患者如何正确解决生活中出现的问题与矛盾，满足其心理需求，消除出走的念头。注意服务态度和服务的方法，对患者提出的合理要求尽量解决，解决不了的要耐心细致的做解释，避免用简单生硬的语言刺激患者。

4.丰富住院生活

了解患者的兴趣、爱好，满足合理的要求，鼓励参加各种娱乐活动，消除焦虑恐惧和顾虑，适当安排工娱治疗，宣泄缓解不良情绪。

5.争取社会支持

要加强与患者家属、单位的联系，鼓励他们适时来医院探视，减少患者的被遗弃感和社会隔离感。

6.加强监护

对于精神发育迟滞、痴呆及处于谵妄状态的患者，应加强监护，防止发生意外和出走。

六、出走行为的应急处理流程

（1）发生出走后应立即通知保安封锁医院大门，注意各离开医院的人员，同时向病区护士长和主任报告。

（2）积极组织力量寻找，若判断患者已离开医院，立即报告上级部门。

（3）及时与家属联系，分析和判断患者出走的时间、方式、去向，配合寻找，必要时请公安部门予以协助。

（4）出走归院的患者，要慎重对待，做好心理护理，重点交班，制订防范措施，防止再次发生出走，切忌惩罚患者。

（5）出走行为的应急处理流程见图4-3。

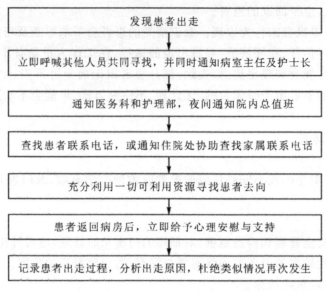

图 4-3　出走行为的应急处理流程

（陈俊玲）

第二节　成瘾物质所致精神障碍

一、疾病概述

网络成瘾症是由于反复使用网络,不断刺激中枢神经系统,引起神经内分泌紊乱,以精神症状、躯体症状、心理障碍为主要临床表现,从而导致社会功能活动受损的一组综合征,并产生耐受性和戒断反应。多发于青少年。男性多于女性,多发生在初次上网的 1 年以内,以聊天和网络游戏为主。网络成瘾对个体、家庭和社会产生一定负面影响。

（一）危害

1.生理方面的危害

(1)电磁辐射的危害:世界卫生组织通过大量的医学研究表明,电磁辐射有可能诱导细胞产生变异。生物体是细胞构成的,其遗传物质是 DNA。母细胞复制子细胞就是 DNA 的复制传递及表达过程。因而细胞变异会导致神经系统、内分泌系统、免疫系统的失调及各功能器官的损害。

(2)对视力的危害:医学研究证实眼睛长时间的注视电脑屏幕,视网膜上的感光物质视红质消耗过多,若未能补充其合成物质维生素 A 和相关蛋白质,会导致视力下降、近视、眼睛疼痛、怕光、暗适应能力降低等眼疾,过度疲劳还会引起房水运行受阻,导致青光眼、干眼症甚至失明等。

(3)对神经内分泌系统的损害:神经系统是人类思维、认知交流、情感传递的主要通道。网络成瘾不仅会对神经系统产生不良的刺激,而且会引起神经系统功能的异化。由于上网时间过长,会使大脑神经中枢持续处于高度兴奋状态,引起肾上腺素水平异常增高,交感神经过度兴奋,血压升高,体内神经递质分泌紊乱。这些改变可以引起一系列复杂的生理生化的变化,尤其是自主神经功能紊乱(如紧张、神经衰弱),体内激素水平失衡,机体免疫功能降低,可能导致个体生长发育迟缓,还可能引发心血管疾病、胃肠神经性疾病、紧张性头痛、焦虑症、抑郁症等,甚至可导致猝死。

(4)对身体功能的损害:长时间的上网,而缺乏必要的锻炼会使人们进入一个亚健康状态。①电脑操作时所累及的主要部位是腰、颈、肩、肘、腕等,长时间的操作电脑而缺乏锻炼,容易导致脊椎增生,出现脊椎畸形、颈椎病、腰椎间盘突出、腕关节综合征、关节无菌性炎症等慢性病。②长时间的使用网络会引发依赖骨骼肌收缩,回流的下肢静脉的压力增高,而长时间的静脉管腔扩张会引起静脉瓣功能性关闭不全,最终发展为器质性功能不全。③由于操作电脑时总是保持相对固定的身体姿势和重复、机械的运动,强迫体位的比重越来越大,极易突发肌肉和骨骼系统的疾病,出现重力性脂肪分布异常,产生肥胖症。有些甚至出现视屏晕厥现象,伴有恶心、呕吐、大脑兴奋过度,严重者还会造成睡眠节律紊乱。④电脑发出的气体可以危害人体的呼吸系统,导致肺部疾病的发生。

2.心理方面的危害

(1)认知发展受阻:青春期是逻辑能力、空间能力及发散性创造思维能力高度发展的关键时期,青少年本来应该有着活跃的思维和丰富的想象力,但是过度使用网络却让他们失去了平衡和多元化发展思维的关键时期。由于网络活动信息交流途径的单一,认知方式的刻板导致神经系统突触链接的次数减少或停止,产生神经回路废用现象,这将直接影响青少年认知思维的全面发展,更甚者会产生信息焦虑综合征和物理时间知觉错乱。

(2)反应功能失调:网络成瘾的患者整天把自己的思想情感沉浸于媒介内容之中,视野狭窄,对未来漠不关心,极端自我内化。久而久之,会造成抑郁焦虑的心理,甚至发展成抑郁等各类神经症。使得情感反应功能发生严重倒错,甚至出现"零度情感"现象。

(3)人格异化:患者长期生活在这种虚拟的环境中,必然使现实生活中形成的人格特质发生变化。他们会按照网络虚拟行为模式去组织生活方式,规范行为,最终导致心理层面的模式化和网络人格的变异,如分裂型、癔症型、强迫型、自恋型、偏执型、依赖型、反社会型、表演型等人格。

(4)此外,网络成瘾会导致患者学业荒废、工作无序、人际关系淡漠产生亲子冲突、情绪低落、思维迟缓,甚至产生自残和攻击的意念和行为,使人的社会性功能受到严重的损害。

3.公共社会方面的危害

(1)网络成瘾引发信任危机:网络空间是一个虚拟的数字社会,它很难形成像现实世界那样的社会规范,有很多行为也难以受到法律的明确约束。他们都以化名的形式上网,放纵自己的言行,忘却自己的社会责任,有的甚至任意说谎,伤害他人,从而丧失了道德感和责任感。久而久之,会使他们在现实生活中缺失真诚性而造成现实社会人际交往的混乱。

(2)网络成瘾引发网络犯罪:网络交往具有弱社会性和弱规范性的特征,他们自由自在、无所不为的网上行为特征使网络安全与犯罪问题凸显。

(3)网络成瘾引发道德沦丧:如因网恋而引发的婚外情,导致的家庭破裂和重组,有些网恋的双方在网上互相调情,后来证实是父女或是母子等。

(4)网络成瘾引发暴力犯罪:大多数网络成瘾的青少年没有经济来源,但因迷恋网络,又无法支付上网的费用,为弄钱上网而走上犯罪的道路。有关专家指出,目前网络成瘾症正在成为诱发青少年犯罪的重要因素。

据此,网络成瘾或网络病态,已成为一个世界性的社会问题,成千上万的人因此不能有正常的生活,成千上万的家庭也因此不能有正常的功能。所以,救治网络成瘾患者不仅是在拯救个人,也是在拯救社会。

(二)临床类型

网络成瘾症的类型可分为网络游戏成瘾、网络关系成瘾、网络色情成瘾、网络信息成瘾、网络交易成瘾等。其临床表现形式也多种多样,初期患者只是表现为对网络的精神依赖,之后就很容易发展成为躯体依赖。羞耻和隐瞒、回避是网瘾的根本特征。主要表现如下。

(1)患者随着反复使用网络,感觉阈限增高,对原有的上网行为不敏感,为了获得满足不断增加上网的时间和投入程度,即表现为耐受性增强。

(2)上网占据了患者整个思想与行为,表现为强烈的心理渴求与依赖。

(3)患者一旦停止或减少上网就会产生消极的情绪,表现出坐立不安、情绪波动、失眠、焦虑、双手颤抖、烦躁、食欲下降、注意力不集中、神情呆滞等症状,体现了戒断反应。

(4)对他人隐瞒迷恋网络的程度或因使用网络而放弃其他活动和爱好。

(5)在生理症状上,由于患者上网时间过长,会使大脑神经中枢持续处于高度兴奋状态,引起肾上腺素水平异常增高,交感神经过度兴奋,血压升高,体内神经递质紊乱。

(6)精神症状与心理障碍认知的改变,思维迟缓,注意力不集中,自知力不完整。情感反应及行为活动的异常;包括淡漠僵化和情绪极不稳定,表现冲动、毁物等行为,甚至萌生自杀或攻击性意念和行为。

(7)社会功能的缺失孤僻、不合群、胆小沉默、不爱交往,社会活动兴趣减弱、进取心缺乏、意志薄弱等,甚至引发亲子冲突、人际交往受阻等。

以上症状并不单一存在,病情严重者可以继发或伴有焦虑、抑郁、强迫、恐惧、人格改变及精神分裂症样的症状。

(三)辅助检查

首先完善其他病因的检查,然后进一步完善实验室及其他检查,对网络成瘾症并发症的诊断有着重要意义。根据疾病诊断的需要,进行必要的检查,如血、尿、大便、脑脊液等的检查,心电图、脑电图、超声波、核素及放射影像学检查等,心理测验和诊断量表也有一定的帮助。

(四)诊断要点

如果根据患者病史提示诊断该疾病并不困难,但是也需要排除其他疾病所致相同症状。

1.诊断标准

目前,国际上没有明确统一的诊断标准,但是每个国家诊断的核心依据大致相同,国内较为认可的是师建国提出的网络成瘾症诊断标准,内容如下。

(1)自己诉说具有难以控制的强烈上网欲望,虽然努力自控,但还是欲罢不能。

(2)戒断症状,如果有一段时间减少或停止上网后就会明显地焦躁不安。

(3)每周上网至少5天以上,每次至少4小时以上。

(4)专注于思考或想象上网行为或有关情景。

(5)由于上网社会功能明显受损。

(6)上网的时间越来越长。

(7)企图缩短上网时间的努力总以失败告终。

如果在过去12个月内表现出以上3条相符就可以确诊为网络成瘾症。

2.中国网瘾评测标准

(1)前提条件:上网给青少年的学习、工作或现实中的人际交往带来不良影响。

(2)补充选项:总是想着去上网;每当网络的线路被掐断或由于其他原因不能上网时会感到烦躁不安、情绪低落或无所适从;觉得在网上比在现实生活中更快乐或更能实现自我。

在满足前提条件的基础上必须至少满足补充选项中的任意一个,才能判定该网民属于网瘾,这是目前国内常用的网瘾测评标准。

3.网瘾临床病症分级

(1)偶尔上网,对正常生活与学习基本没有什么负面影响。

(2)时间比第一项稍长,但基本上自己可以控制。

(3)自己有些控制不住,但在家长的提醒下可得以控制,对学习已经产生一定影响。

(4)开始对家长的限制有反感,逐步对学习失去兴趣。

(5)有时瞒着家属上网,并且用说谎的方式为自己掩饰,开始厌学。

(6)已产生对网络的依赖,一天不上网就不舒服。

(7)与父母有公开的冲突,亲子关系紧张,上网成了生活的主要目的。

(8)对父母的强烈厌倦,经常逃学,连续上网,通宵不归。并有其他很不理智的行为:如开始在家有暴力行为,敲打或毁坏东西等。

(9)不顾一切也要上网,若父母干涉,非打即骂,不但毫无亲情,甚至伤害亲人、逼父母分居或离婚。

(10)为了上网不惜走上犯罪的道路。

4.网瘾诊断量表

目前网络瘾的诊断也可以通过量表进行测量,常用的量表有网络成瘾倾向的检测量表、网络瘾的诊断量表、网络瘾严重程度的测定量表(表 4-1～表 4-3)。

表 4-1　网络成瘾倾向的检测

(1)如果你不上网冲浪你是否会感到烦躁不安?	是	否
(2)你是否原来只打算上网 15 分钟,但最终竟超过了 2 个小时?	是	否
(3)你每月的电话账单是否越来越长?	是	否

注:如果以上回答均为是,则肯定有网络成瘾倾向。

表 4-2　网络瘾的诊断

(1)是否觉得上网已占据了你的身心?
(2)是否觉得只有不断增加上网的时间才能感到满足,从而使得上网的时间经常比预定的时间长?
(3)是否无法控制自己使用因特网的冲动?
(4)是否因在线线路被掐断或由于其他原因不能上网时感到焦躁不安或情绪低落?
(5)是否将上网作为解脱痛苦的唯一方法?
(6)是否对家人或亲人隐瞒迷恋因特网的程度?
(7)是否因迷恋因特网而面临失学、失业或失去家庭的危险?
(8)是否在支付高额上网费用时有所后悔,但第二天却依然忍不住还要上网?

注:如果有其中 4 项以上的表现肯定,且持续时间达 1 年以上,即为网瘾。

表 4-3 网络严重程度的测定

仔细阅读每道题,然后划出适合你的分数:1.几乎不会;2.偶尔会;3.有时候;4.大多数时间;5.总是

(1)你会发现上网时间常常超过原先计划的时间吗?	1	2	3	4	5
(2)你会不顾家事而将时间都用来上网吗?	1	2	3	4	5
(3)你会觉得上网时的兴奋感更胜于伴侣之间的亲密感吗?	1	2	3	4	5
(4)你常会在网上结交新朋友吗?	1	2	3	4	5
(5)你会因为上网费时间而受到他人的抱怨吗?	1	2	3	4	5
(6)你会因为上网费时间而产生学习和工作的困扰吗?	1	2	3	4	5
(7)你会不由自主地检查电子信箱吗?	1	2	3	4	5
(8)你会因为上网而使得工作表现或成绩不理想吗?	1	2	3	4	5
(9)当有人问你在网上做什么的时候,你会有所防卫和隐藏吗?	1	2	3	4	5
(10)你会因为现实生活纷扰不安而在上网后得到欣慰吗?	1	2	3	4	5
(11)再次上网前,你会迫不及待地想提前上网吗?	1	2	3	4	5
(12)你会觉得"少了网络,人生是黑白的吗"?	1	2	3	4	5
(13)当有人在你上网时打扰你,你会叫骂或是感觉受到妨碍吗?	1	2	3	4	5
(14)你会因为上网而牺牲晚上的睡眠时间吗?	1	2	3	4	5
(15)你会在离线时间对网络念念不忘或是一上网便充满"退思"吗?	1	2	3	4	5
(16)你上网时会常常说"再过几分钟就好了"这句话吗?	1	2	3	4	5
(17)你尝试过欲缩减上网时间却无法办到的体验吗?	1	2	3	4	5
(18)你会试着隐瞒自己的上网时间吗?	1	2	3	4	5
(19)你会选择把时间花在网络上而不想与他人出去走走吗?	1	2	3	4	5
(20)你会因为没上网而心情郁闷、易怒、情绪不稳定,但一上网就百病全消吗?	1	2	3	4	5

注:评分标准:各题分数相加,得总分。得分 20~49 分:你是正常上网行为,虽然有时候你会多花了时间上网消遣,但仍有自我控制能力;得分 50~79 分:你正面临着来自网络的问题,虽然并未达到积重难返的地步,但是你还是应该正视网络带给你人生的全面冲击;得分 80~100 分:你的网络生涯已经到了引起严重生活问题的程度了,你恐怕需要很坚强的意志力,甚至需要求助于心理医师才能恢复正常了。

(五)治疗要点

网络成瘾症的治疗是需要多种治疗相结合的系统治疗,包括药物治疗、饮食治疗、物理治疗、心理治疗等。

本病主要通过鉴别致瘾原与其他成瘾行为进行鉴别。

1.药物治疗

在临床实践中,发现相当一部分网络成瘾的患者会伴有体内微量元素含量的异常及精神症状,如抑躁状态、焦虑症状、强迫症状、睡眠障碍等生理、心理问题。故患者可通过有效的药物使用来纠正患者神经内分泌紊乱和排除体内重金属物质的蓄积,改善伴有的精神症状,中医补气、补血,调整体内的阴阳失衡,也可使患者恢复正常的身体状况。

2.饮食治疗

经过对人类的大脑的深入研究,人的精神行为除了与遗传因素和环境因素有关外,饮食结构对精神行为亦有一定的影响。如体内维生素 C 缺乏可引起抑郁症、孤僻、性格改变等精神障碍。因此,针对网络成瘾患者调配适合他们营养状态的饮食,如牛奶、动物肝脏、玉米、绿色蔬菜、鱼

类、水果等。如香蕉可以更好地补充因上网带来的营养物质的缺乏及造成的精神行为的改变。此外,多饮绿茶可以抵抗电脑的射线。

3.物理治疗

利用物理治疗仪参照中医穴位针灸刺激治疗,以及运用中医理论给予经络给氧疗法,提高血氧含量,调节大脑供血等来缓解患者的自主神经功能紊乱症状。

4.心理治疗

心理治疗在网络成瘾症患者的治疗中很重要,但大多数患者是在家长的要求下,被迫接受治疗的。其对心理治疗的接受、顺从或抵触程度也各有不相同,缺乏治疗的积极动机,对治疗的过程和目标也缺乏认识;对言语性的治疗不感兴趣,部分存在的或完全不存在的自知力等是他们所共有的特性。因此,他们需要专业的心理治疗师根据他们各自不同的情况给予制订各自不同的治疗方案,并给予足够的耐心去解决他们各自的问题。

5.其他治疗

(1)家庭治疗:孩子戒除网瘾,父母也得改错。必须打破原来一味地打骂埋怨或者放纵溺爱,应该学会转移孩子的兴趣。

(2)内观疗法:是日本吉本伊信先生于1937年提出的一种源于东方文化的独特心理疗法。内观疗法的三个主题是“他人为我所做的”“我给他人的回报”和“我给他人带来的麻烦”。内观者围绕这三个主题,把自己的一生分成若干年龄段进行回顾,对自己人生中的基本人际关系进行验证,从而彻底洞察自己的人际关系,改变自我中心意识。这种治疗方法有一定的效果。

(3)此外,临床心理学家奥尔扎克认为:网瘾治疗方案与治疗赌博和酗酒的方法类似,但是网络瘾患者面临着一大挑战,就是电脑已经成为日常生活的一部分,诱惑依然存在。他们必须学会有节制地使用电脑,就像饮食失调症患者必须学会为了生存而进食一样。

二、护理

网络成瘾患者的护理对护理人员的要求较高,它涉及多门学科,专业知识面广,患者心理依赖突出,应实行整体护理,另外,还须配合医师和专业心理治疗师进行有针对性的护理干预,以提高网络成瘾患者在住院期间的康复护理质量。

(一)护理评估

进行生理、心理和社会状态评估的主要方法是客观检查、心理测评、访谈及心理和行为观察。

1.生理方面

(1)患者的营养发育是否正常、有无躯体疾病及健康史。

(2)患者的生活习惯、有无特殊嗜好、生活自理能力、个人卫生等。

(3)患者的生理功能方面、睡眠情况、二便情况等。

(4)患者的自主神经功能状态。

2.心理方面

(1)患者对住院的态度及合作程度。

(2)患者以前的应激水平,正常的应激能力的高低。

(3)患者对疾病的理解程度。

(4)患者的精神状态焦虑、抑郁、认知状态、情感反应等。

(5)患者对网络的认识程度。

3.社会功能方面

(1)患者的一般社会情况与同伴、家人的关系及社会适应能力。

(2)患者文化程度的高低、家属的文化程度,以及对患者的关心程度、教育方式等。

(3)患者网络成瘾后主要的心理社会问题。

(二)护理诊断

(1)幻觉妄想、焦虑抑郁、自卑:与网络依赖引起的认知改变、情感反应变化有关。

(2)潜在或现存的冲动行为:与网络依赖引起的认知改变、焦虑等情感反应有关。

(3)自知力不全或缺乏:与网络依赖引起的认知改变有关。

(4)潜在或现存的自伤自杀行为:与网络依赖引起羞耻和隐瞒、回避症状等有关。

(5)社会功能障碍:与网络依赖引起认知改变、情感反应变化、自知力不全或缺乏有关。

(6)有外走的危险:与网络依赖引起认知改变、情感反应变化有关。

(7)不合作:与网络依赖引起认知改变、自知力不全或缺乏有关。

(8)应激能力减退:与网络依赖引起的认知改变、焦虑等情感反应有关。

(9)网络依赖:与反复使用网络,所产生的精神依赖与躯体依赖有关。

(三)护理问题

(1)患者潜在或现存的营养不足,表现为少食、偏食。

(2)睡眠障碍,失眠。

(3)生活自理能力下降或丧失。

(4)知识缺乏。

(四)护理目标

(1)患者能够摄入足够的营养,保证水、电解质的平衡。

(2)患者的睡眠状况改善。

(3)患者没有受伤,并能述说如何预防受伤。

(4)患者未因感知、思维过程改变出现意外,并能正确应对。

(5)患者能对疾病有恰当的认识和评价,适应环境的改变,焦虑和恐惧情绪减轻。

(6)患者生活应激能力逐步提高。

(7)患者维护健康的能力和信心得到提高。

(8)患者对网络的依赖程度下降。

(五)护理措施

1.生活安全护理

(1)提供良好的病房环境,安全、安静、卫生。

(2)做好日常生活护理,注意态度,建立良好的护患关系。

(3)注意对患者的安全教育,争取病友、家属的理解和支持。

(4)遵医嘱给予相关的治疗,并观察药物的治疗作用与不良反应。

2.心理护理

(1)患者心理依赖突出,应予整体认知疗法护理。

(2)年龄跨度大,护理措施应予个性化实施。

(3)大部分患者为被动入院,抵触情绪较大,环境的改变也会加重患者的焦虑程度,是心理活动复杂化,应积极与患者进行语言或非语言的沟通。

(4)积极开展心理治疗与护理,协助患者根据个人能力和以往的经验培养其解决问题的能力。

(5)重视非语言性的沟通,因其对思想,情感交流有重要作用。

(6)经常深入的接触患者,了解病情的动态变化和心理活动。针对不同病情的患者采取不同的心理护理方法。

3.特殊护理

(1)大多数患者思想活跃,反应灵敏,但自律能力差,缺乏自理能力,因此应予进行社会行为技能的训练,包括生活、学习、工作能力与社交能力等方面,主要培养患者生活自理能力,建立个人卫生技能量表,如洗漱,洗衣、饮食、整理内务等活动。要求整理房间规范、整齐、培养患者的自立、责任感。

(2)通过工娱治疗和适当的健身训练,鼓励网瘾患者积极参与群体活动,扩大交往接触面,达到提高生活情趣、促进身心健康的目的。如听音乐、看电视、庆祝节日等,以及带有学习和竞技的参与性活动,如健身、球类、书画等,通过大量的体能训练过剩的能量得到宣泄释放,恢复健康的心理状态。

(3)组织其观看优秀的青春励志影片,共同探讨积极的话题,引导患者从积极的方面去思考和解决生活中的实际问题。

(4)网络成瘾的患者一旦脱离网络会产生不同程度的戒断反应,甚至伴有精神症状和冲动行为,必要时应予保护性约束和隔离,因病情具有突发性和爆发性。应避免强光、声音等刺激,经常巡视病房,预防自伤、自残、毁物等意外情况的发生。应避免患者接触可能产生伤害的刀叉,玻璃等锐利工具。外出活动应给予患者适当的活动指导,防止肌肉拉伤。

(5)尽可能地创造一个社会性的体验学习环境,提高其应对现实问题的能力。

(六)护理评价

(1)患者的饮食生活规律。

(2)患者的独立生活能力增强。

(3)患者的精神状态,情感活动正常。

(4)患者未发生冲动行为。

(5)患者对网络的依赖性减弱或消失。

(七)健康指导

(1)指导患者以理智的态度严格控制网络使用时间。网上娱乐一天不要超过 2 小时,通常连续操作电脑 1 小时应休息 5~10 分钟,父母与患者共同签订一个协议,并使他们懂得人生的任何游戏也像网络游戏一样,是有规则的,遵守规则才能继续,从而达到预防网络成瘾的目的。

(2)以健全的心态进入网络。强化自我防范意识,增强抵御网上不良诱惑的心理免疫力。随时提醒自己上网的目的,在面对网络上纷繁复杂的信息时,有一个清醒的辨识。

(3)鼓励患者积极参加社会活动,逐步建立信任的、和谐的、支持的人际关系。保持正常而规律的生活,娱乐有度,不过于痴迷。每天应抽出时间与同学、同事、家人交流,感受亲情、友情。

(4)如果发现自己无法控制上网的冲动,要尽快借助周围的力量监督自己,从而获得支持和帮助,培养自己对家庭和社会的责任心。

(5)应对家属和患者同时进行指导,对患者作出行为界定,并与家属和患者达成共识。

三、预后及预防

(一)预后

网络成瘾症经过一段时间的系统治疗后,一般可以完全康复,但是需要家庭、社会、学校对患者的关注,加强警戒教育,并指导其正确的使用网络,避免再次成瘾。

(二)预防

青少年网络成瘾症的预防要以个人-家庭-社会总动员的模式:首先,自己要培养成熟的心理品质、积极自我的认知,培养自己的自尊自信及有效的压力管理能力,培养自己的沟通技巧及有效的时间管理能力;其次,对于家庭来说,良好的亲子沟通对于预防网瘾有着举足轻重的作用,根据他们的身心特征调整教养方式,和孩子有效的沟通帮助其规划人生,了解网络知识并言传身教,正确使用网络;第三,对于学校来说,应该构建多维的评价体系,丰富学校的主题活动,建立良好的师生关系,开展网络实践活动,正确的利用网络提高青少年的学习兴趣;而对于社会,我们应该建立完善的网络法规和监管制度,努力净化网络环境。总之,建立科学有效的预防策略已是迫在眉睫的首要任务。

(陈俊玲)

第三节　心理因素相关生理障碍

心理因素相关生理障碍是指一组在病因方面以心理社会因素为主要原因,临床表现方面以生理障碍为主要表现形式的一组疾病。随着社会的发展,生活、工作节律的加快,人们的生活方式发生着变化,心理因素相关生理障碍越发引起关注。

一、进食障碍

(一)疾病概述

进食障碍指以进食行为异常为显著特征的一组综合征,主要包括神经性厌食症、神经性贪食症和神经性呕吐。也有人将单纯性肥胖症和异食癖归入进食障碍。该综合征的临床特征容易识别,多见于青少年女性。

1.临床类型及表现

(1)神经性厌食:本病的主要临床表现通常起病于 10～30 岁,女性多见。本病可呈急性、亚急性起病。若无系统化的治疗,以后多呈慢性持续状态,自然病程预后不良,导致多种心理、社会和躯体后果。即使参与治疗,患者阻抗较大。临床表现如下。①心理症状:对发胖有强烈恐惧、过分关注体形、即使明显影响健康也在所不惜。表现为患者主观上自觉过胖。除此核心症状之外,还可合并有其他精神症状,较常见的是抑郁、焦虑、强迫、恐惧等。部分患者具有突出的人格特征,如固执、完美主义倾向等。②节食行为:主动节制饮食,使体重显著减轻,或者使体重明显达不到生长发育阶段的要求。患者故意减少食量,避免进食有营养的食物,偏食低热量食物。加强减轻体重的效果。常过度运动、诱导呕吐,或使用泻药、利尿药物、食欲抑制剂。部分患者在饥饿感或自责、内疚感的驱使下,出现阵发性贪食症,继而又采取前述的各种减肥措施。③躯体症状和体征:出现饥饿、营养不良相关的全身代谢和内分泌紊乱,以及各种器官的功能障碍、形态学改变。常见的有轻到重度营养不良,体重低于正常,面色差,皮肤干燥、变薄、皮下脂肪消失、微循环差、水肿、毛发稀疏、低体温;怕冷、肌肉瘦弱、下丘脑-垂体-性腺轴功能低下;副性特征减弱或不明显、性发育迟缓、女性闭经;低血压、心律不齐、心包积液;消化功能减弱,胃炎、腹胀、便秘、肠梗阻等。④实验室检查:可见相应的微量元素低下、激素分泌减少、骨密度降低、脑代谢降低等。

(2)神经性贪食:本病是一种以反复发作性暴食及强烈的控制体重的先占观念为特征的综合征。作为进食障碍的一种类型,它可以是神经性厌食的延续,比神经性厌食常见。西方社会中女性的患病率估计为 2%～4%,约高出男性 10 倍;普通人群中的患病率约为 1%。虽然此病患者比神经性厌食症患者更愿意求助,但由于部分患者体重正常,且一些患者对贪食、暴食行为有羞耻感而不愿告诉别人,甚至在诊治与此相关的精神障碍或躯体疾病也不愿意告诉医师,贪食行为的识别率却较低。起病多见于青少年期,女性多见。临床表现如下。①暴食行为:患者经常在不连续的较短时间内过量进食,通常吃到十分难受为止。症状持续时间超过 3 个月。约一半的患者在出现暴食行为之前出现过短暂的或较长的厌食行为。②心理症状:暴食发作时感到对过量进食失去控制,对此感到内疚、恐惧、烦躁,害怕体重增加、身材发胖,继而有抵消进食效果的冲动。除此之外,可伴有其他精神症状,如抑郁、焦虑、强迫、恐惧、冲动控制不良、易怒、叛逆等。③补偿性减肥行为:常过度运动、诱导呕吐,或使用催吐药、泻药、利尿药、食欲抑制剂等。④躯体症状和体征:视减肥行为的不同效果,体重可以保持正常,也可以低于或高于正常。在低体重患者,也可以出现与饥饿、营养不良相关的代谢疾病。此外,由于频繁地呕吐可能出现低钾、低氯性碱中毒的表现。

(3)神经性呕吐:是指一组自发或故意诱发反复呕吐的心理障碍。不影响下次进食的食欲,常与心情不快、紧张、内心冲突有关,无器质性病变。临床表现:①反复发生进食后的呕吐(自发的或故意诱发的),呕吐物为刚吃进的食糜。②体重减轻不显著(体重保持在正常平均体重值的80%以上)。③无害怕发胖和减轻体重的想法。④无导致呕吐的神经和躯体疾病。没有癔症症状。

2.辅助检查

(1)由于进食不良导致的营养不良可导致电解质紊乱和各种微量元素低下。

(2)地塞米松抑制试验呈阳性。

(3)CT 检查:可见不同程度的脑萎缩,可见骨密度改变等。

(4)激素分泌检查:可发现生长激素水平升高、性腺激素水平低下等,这些改变随着体重的回升而恢复正常。

(5)可出现代谢性碱中毒,以及其他各种异常,如贫血、低蛋白血症、电解质的紊乱、低血糖、各种激素水平的异常等。

3.诊断要点

(1)神经性厌食:本症的诊断必须符合下列条件。①体重保持在标准体重期望值的 85% 以下的水平,即体重减轻超过了期望体重的 15% 以上,或 Quetelet 体重指数为 17.5 或更低[Quetelet 体重指数=体重 kg/(身高 m)^2]。②体重减轻是自己造成的,包括拒食"发胖食物",即下列一种或多种手段:自我引吐、自行导致的腹泻、过度运动、服用食物抑制剂。③有特异的精神病理形式的体像歪曲,表现为持续存在一种害怕发胖的无法抗拒的超价观念,患者强加给自己的一个较低的体重限度。④下丘脑-垂体-性腺轴广泛的内分泌障碍。在女性表现为闭经,男性表现为性欲减退。下列情况也可以发生:生长激素及可的松水平升高,甲状腺素外周代谢变化及胰岛素分泌异常。⑤如果在青春期前发病,青春期发育会减慢甚至停滞。随着病情的恢复,青春期多可以正常度过。⑥症状至少已3个月,可有间歇发作的暴饮暴食。排除躯体疾病所致的体重减轻。

(2)神经性贪食:本症的诊断标准包括以下几点。①存在一种持续的难以控制的进食和渴求食物的优势观念,并且患者屈从于短时间内摄入大量食物的贪食发作。②至少用下列一种方法抵消食物的发胖作用:自我诱发呕吐;滥用泻药;间歇禁食;使用厌食剂、甲状腺素类制剂或利尿剂。如果是糖尿病患者,可能会放弃胰岛素治疗。③常有病理性怕胖。④常有神经性厌食既往史,两者间隔数月至数年不等。⑤发作性暴食至少每周两次,持续3个月。⑥排除神经系统器质性病变所致的暴食,以及癫痫、精神分裂症等精神障碍继发的暴食。

(3)神经性呕吐:本症的诊断标准包括以下几点。①自发的或故意诱发的反复发生于进食后的呕吐,呕吐物为刚吃进的食物。②体重减轻不显著(体重保持在正常平均体重值的80%以上)。③可有害怕发胖或减轻体重的想法。④这种呕吐几乎每天发生,并至少已持续1个月。⑤排除躯体疾病导致的呕吐,以及癔症或神经症等。

4.治疗要点

治疗包括门诊和住院条件下的心理治疗和躯体治疗。最重要的治疗目的是:①矫正核心病理信念,重建自我观念,改进情绪及行为调节能力。②患者愿意主动进食,停止异常进食及减肥行为,体重恢复到并维持在正常范围。③处理合并症、并发症。④5年内持续随访,预防复发。具体治疗方法如下。

(1)住院治疗:对于患者的疾病特点及患者的合作程度、个人的应对能力都应该制订适合个体的治疗方案,但是大部分含有进食行为管理、体重监测、个别心理治疗;家庭教育与家庭治疗;营养治疗,处理躯体并发症,必要时辅以精神药物治疗。

(2)心理治疗。①一般心理治疗:给予患者解释、疏泄、安慰、鼓励,帮助其了解与进食障碍相关的知识,并予以心理支持。②认知心理治疗:通过探讨和纠正患者的错误认知,可帮助患者正确认识自己的体像和疾病,从而消除心理冲突。③行为治疗:通过充分利用正强化和负强化的方法,调动患者自己的积极性,可以有效地改善清除行为,逐渐建立规律适量是饮食习惯,对短期内增加体重有一定治疗效果。

(3)家庭治疗:尽可能对患者家庭进行访谈,选择家庭干预方法,包括心理教育式家庭治疗、结构式家庭治疗、认知行为家庭治疗和系统式家庭治疗。

(4)药物治疗:药物治疗主要针对患者的抑郁,焦虑等情感症状,选用抗抑郁药、抗精神病药等。

(二)护理

1.护理评估

主要包括营养状况、生命体征、体重变化情况、饮食习惯和结构、节食情况、情绪状况、患者所认为的理想体重和对自身体型的看法、患者为减轻体重所进行的活动种类和量、患者对治疗的合作程度、患者与家属的关系及家属对疾病的知识和态度等。

2.护理诊断

(1)营养失调:营养摄入低于机体需要量,限制和/或拒绝进食,或存在消除行为有关。

(2)体液不足:体液不足与摄入不足或过度运动、自行吐泻行为导致消耗过大有关。

(3)应对无效:应对无效与感觉超负荷、支持系统不得力、对成长过程的变化缺乏心理准备有关。

(4)身体意向紊乱:身体意向紊乱与社会文化因素、心理因素导致对身体形象看法改变有关。

(5)活动无耐力:活动无耐力与饮食不当引起的能量供给不足有关。

(6)有感染的危险:感染与营养不良导致机体抵抗力下降有关。

3.护理问题

(1)家庭应对无效、妥协或无能:家庭应对无效、妥协或无能与家庭关系矛盾有关。

(2)患者心理应对无效:患者心理应对无效与患者的认知功能失控,心理平衡调节失控有关。

(3)患者的饮食习惯改变:患者的饮食习惯改变与患者自身体像认知功能障碍有关。

(4)患者对治疗依从性改变:患者对治疗依从性改变与患者的认知失控,心理冲突没有得到消除有关。

4.护理目标

(1)恢复正常营养状况。

(2)重建正常进食行为模式。

(3)纠正体像障碍,重组导致进食障碍发生的歪曲信念。

(4)掌握可行的应对策略,预防复发。

5.护理措施

(1)生理护理:①向患者讲解低体重的危害,并解释治疗目的,以取得患者配合。②评估患者达到标准体重和正常营养状态所需的热量,与营养师和患者一起制订饮食计划和体重增长计划,确定目标体重和每天应摄入的最低限度、热量及进食时间。③鼓励患者按照计划进食,并提供安静舒适的进食环境,鼓励患者自行选择食物种类,或提供适合患者口味的食物。④每天定时使用固定体重计测量患者体重,并密切观察和记录患者的生命体征、出入量、心电图、实验室检查结果(电解质、酸碱度、血红蛋白等),直至以上项目指标趋于平稳为止。⑤进食时和进食后须严密观察患者,以防患者采取引吐、导泻等清除行为。⑥其他生理护理问题,如贫血和营养不良导致的活动无耐力、体液不足、有感染的危险等,须采取相应护理常规。

(2)心理护理:①与患者建立相互信任的关系,向患者表示关心和支持,使患者有被接纳感。②评估患者对肥胖的感受和态度,鼓励患者表达对自己体像的看法,帮助患者认识其主观判断的错误。③帮助患者认识"完美"是不现实的,并通过正向反馈如表扬、鼓励等,帮助患者学会接受现实的自己。④帮助患者正确理解体型与食物的关系,帮助其认识营养相关问题,重建正常进食行为模式。⑤帮助患者识别引起逃避食物摄取行为的负性认知,如"进食导致肥胖""感到肥胖就是真的肥胖"等。指出其思维方式和信念是不合理的,并帮助患者学习以合理的信念思考问题。⑥教会患者处理应激事件的策略,使其掌握可行的应对策略,预防复发。⑦其他心理问题的护理,如有无抑郁、有无自杀的危险等,根据情况进行相应的心理护理。

(3)家庭干预:主要方法是指导家庭对患者的教育管理方法,提倡疏导而不是制约;指导家庭与患者之间加强沟通等。

6.护理评价

(1)患者营养状况是否改善,躯体并发症是否好转。

(2)患者能否遵从治疗计划。

(3)患者是否已建立健康的进食习惯。

(4)患者对形象的理解是否现实。

(5)患者家庭是否能够提供足够支持。

(6)患者是否已掌握有效可行的应对策略。

7.健康指导

(1)鼓励家属携带患者特别喜好的家庭制作的食品。

(2)避免饮咖啡(会降低食欲)和碳酸盐饮料(导致饱胀感)。

(3)限制过量活动,活动量以能增加营养物质的代谢和作用,以增加食欲为宜。

(4)告知患者家属摄入足够、均衡营养的重要性:高热量和高蛋白、足量维生素的食物可以促进体重增加和维持氮平衡。

(三)预后及预防

1.预后

神经性厌食症的病程变异较大,有的一次发作不久即完全缓解,但更多的则是迁延数年不愈。完全治愈的病例不多,部分患者症状有好转,但仍会持续存在体像障碍、进食障碍和心理问题。本病的死亡率为 $10\%\sim20\%$。

神经性贪食症呈慢性病程,症状可迁延数年。如无电解质紊乱或代谢低下等病症时对患者的生命没有严重伤害。约 30% 患者可完全缓解,40% 患者残留部分症状。

与进食障碍预后良好相关的因素:发病年龄小、病程短、不隐瞒症状、病前的心理社会适应情况较好、体重降低不太明显、对疾病的自我认识水平较高。预后不良的因素多是家庭矛盾突出,病前的心理社会适应情况差,社会经济水平低,体重降低过多,对疾病认识不足,有诱吐、服泻剂等清除行为,有强迫、焦虑、抑郁等症状。

2.预防

进食障碍的预防包括对社区加强知识宣教,尤其是目标人群如青春期、女性、学生等人群定期进行多途径的相关知识介绍。宣传体形美的正常标准和内涵、合理营养的必要性及过度消瘦的后果。

二、睡眠障碍

(一)疾病概述

睡眠是一种周期性、可逆的静息现象,它与醒觉交替进行,且与昼夜节律相一致。睡眠的调节系统和过程,是一种基于自主生理心理基础调节的,受环境、认知和心境影响的中枢多维神经网络调节系统和过程。精神科常见的睡眠障碍是各种心理社会因素引起的非器质性睡眠和觉醒障碍,包括失眠症、嗜睡症、发作性睡病、异常睡眠等。

1.临床类型及表现

(1)失眠症:是一种对睡眠的质和量持续相当长时间的不满意状况,是最常见的睡眠障碍。失眠症的临床表现主要为入睡困难、睡眠不深、易惊醒、自觉多梦、早醒、醒后不易再睡、醒后感到疲乏或缺乏清醒感。其中最常见的症状是难以入睡,其次是早醒和维持睡眠困难,如经常醒转、多梦、醒后不易再睡等。

(2)嗜睡症:是指不存在睡眠量不足的情况下出现白天睡眠过多,或醒来时达到完全觉醒状态的过渡时间延长的情况。本病的临床表现为白昼睡眠时间延长,醒转时要想达到完全的觉醒状态非常困难,醒转后常有短暂的意识模糊,呼吸及心率增快,常可伴有抑郁情绪。部分患者可有白天睡眠发作,发作前多有难以控制的困倦感,常影响工作、学习和生活,患者为此感到苦恼、焦虑。

(3)发作性睡病:又称为醒觉不全综合征,是一种原因不明的睡眠障碍,主要表现为长期警醒程度降低和不可抗拒的发作性睡眠。大多数患者有一种或几种附加症状,如猝倒症、睡前幻觉或睡瘫,如包括以上全部症状,则成为发作性睡病四联症。本病最基本的症状是白天有不可抗拒的短暂睡眠发作,发作时常在1~2分钟进入睡眠状态,时间一般持续数分钟至数十分钟。睡眠发作前有不可抗拒的困倦感,部分患者可无发作先兆,从相对清醒状态突然陷入睡眠。发作性睡病可在任何活动中入睡。因此,睡眠发作的后果有时很严重。

(4)异常睡眠:是指在睡眠过程或觉醒过程中所发生的异常现象,包括神经系统、运动系统和认知过程的异常。分为3类:梦魇症、夜惊症和睡行症。①梦魇症:指在睡眠过程中被噩梦所惊醒,梦境内容通常涉及对生存、安全的恐惧事件,如被怪物追赶、攻击或是伤及自尊的事件。该症的一个显著特征是患者醒后对梦境中的恐惧内容能清晰回忆,伴有心跳加快和出汗,但患者能很快恢复定向力,处于清醒状态,部分患者难以再次入睡。患者白天可出现头昏、注意力不集中、易激惹,使工作生活能力受到影响。②睡惊症:是出现在夜间的极度恐惧和惊恐发作,伴有强烈的语言、运动形式和自主神经系统的高度兴奋状态。患者表现为睡眠中突然惊叫、哭喊、骚动或坐起,双目圆睁,表情恐惧,大汗淋漓,呼吸急促,心率增快,有时还伴有重复机械动作,有定向障碍,对别人问话、劝慰无反应,历时数分钟而醒转或继续安睡。患者若醒转,仅能对发作过程有片段回忆,次晨完全遗忘,且无梦境体验。③睡行症:俗称梦游症,是睡眠和觉醒现象同时存在的一种意识模糊状态。主要表现为患者在睡眠中突然起身下床徘徊数分钟至半小时或进食、穿衣出家门等,有的口中还念念有词,但口齿欠清,常答非所问,无法交谈。睡行时常表情茫然、双目凝视,难以唤醒,一般历时数分钟,少数持续0.5~1.0小时,继而自行上床或随地躺下入睡。次日醒后对所有经过不能回忆。

2.辅助检查

(1)了解睡眠障碍的最重要方法是应用脑电图多导联描记装置进行全夜睡眠过程的监测。因为睡眠不安和白天嗜睡的主诉有各种不同,而脑电图多导联描记对于准确诊断是必不可少的。各种测定量表如夜间多相睡眠图(NPSG)、Epworth睡眠量表(ESS)、多相睡眠潜伏期测定(MSLT);NPSG最适用于评价内源性睡眠障碍如阻塞性睡眠呼吸暂停综合征和周期性腿动或经常性深睡状态如REM行为紊乱或夜间头动。对于失眠尤其是入睡困难为主的失眠的评价则无裨益。MSLT常在NPSG后进行用于评价睡眠过度,该法常可发现发作性睡病中的日间过度睡眠和入睡初期的REM期。MSLT应该在患者正常的清醒周期中进行,并随后观察一个正常的夜间睡眠。

(2)其他辅助检查:CT及MRI等检查、血常规、血电解质、血糖、尿素氮、心电图、腹部B超、胸透。

3.诊断要点

(1)失眠症。①症状标准:几乎以失眠为唯一症状,包括难以入睡、睡眠不深、多梦、早醒,或醒后不易再睡,醒后不适感、疲乏,或白天困倦等;具有失眠和极度关注失眠结果的优势观念。②严重标准:对睡眠数量、质量的不满引起明显的苦恼或社会功能受损。③病程标准:至少每周发生 3 次,并至少已 1 个月。④排除标准:排除躯体疾病或精神障碍症状导致的继发性失眠。如果失眠是某种躯体疾病或精神障碍(如神经衰弱、抑郁症)症状的一个组成部分,不另诊断为失眠症。

(2)嗜睡症。①症状标准:白天睡眠过多或睡眠发作;不存在睡眠时间不足;不存在从唤醒到完全清醒的时间延长或睡眠中呼吸暂停;无发作性睡病附加症状(猝倒、睡眠瘫痪、入睡前幻觉、醒前幻觉)。②严重标准:明显痛苦或影响社会功能。③病程标准:几乎每天发生,至少已一月。④排除标准:不是由于睡眠不足、药物、酒精、躯体疾病、某种精神障碍的症状组成部分。⑤多导睡眠图检查:平均睡眠潜伏期小于 8 分及小于 2 次的快速眼动睡眠。

(3)发作性睡病:①嗜睡或突然感觉肌无力。②白天频繁小睡或突然进入睡眠,症状持续至少 3 个月。③猝倒发作。④相关症状还包括睡眠瘫痪、睡眠幻觉、自动行为、夜间频繁觉醒。⑤多导睡眠图证实下述一项以上:睡眠潜伏期<10 分钟;REM 睡眠潜伏期<20 分钟;多次小睡潜伏期实验(MSLT)平均潜伏期<5 分钟;出现两次或两次以上睡眠始发的 REM 睡眠。⑥HLA检测证实 DQB1:0602 或 DR2 阳性。⑦临床症状不能用躯体和精神方面疾病解释。⑧可以伴有其他睡眠障碍,如周期性肢体运动障碍、中枢性或外周性睡眠呼吸暂停,但不足以称为引起以上症状的主要原因。上述 8 项中如符合②和③项,或符合①④⑤和⑦项,均可诊断。

(4)睡眠异常。①梦魇症:从夜间睡眠或午睡中惊醒,并能清晰和详细地回忆强烈恐惧的梦境,这些梦境通常危及生存、安全,或自尊,一般发生于后半夜的睡眠中;一旦从恐怖的梦境中惊醒,患者能迅速恢复定向和完全苏醒;患者感到非常痛苦。②睡惊症:反复发作地在一声惊恐性尖叫后从睡眠中醒来,不能与环境保持适当接触,并伴有强烈的焦虑、躯体运动,以及自主神经功能亢进(如心动过速、呼吸急促,以及出汗等),持续 1~10 分钟,通常发生在睡眠初 1/3 阶段;对别人试图干涉夜惊发作的活动相对缺乏反应,若干涉几乎总是出现至少几分钟的定向障碍和持续动作;事后遗忘,即使能回忆,也极有限;排除器质性疾病(如痴呆、脑瘤、癫痫等)导致的继发性夜惊发作,也须排除热性惊厥;睡行症可与夜惊并存,此时应并列诊断。③睡行症:反复发作的睡眠中起床行走,发作时,睡行者表情茫然、目光呆滞,对别人的招呼或干涉行为相对缺乏反应,要使患者清醒相当困难;发作后自动回到床上继续睡觉或躺在地上继续睡觉;尽管在发作后的苏醒初期,可有短暂意识和定向障碍,但几分钟后,即可恢复常态,不论是即刻苏醒或次晨醒来均完全遗忘;不明显影响日常生活和社会功能;反复发作的睡眠中起床行走数分钟至半小时;排除器质性疾病(如痴呆、癫痫等)导致的继发性睡眠-觉醒节律障碍,但可与癫痫并存,应与癫痫性发作鉴别,排除癔症;睡行症可与夜惊并存,此时应并列诊断。

4.治疗要点

失眠症的治疗主张首先使用非药物治疗,并强调调节睡眠卫生和体育锻炼的重要性。一些研究表明,体育锻炼可以获得和某些药物相当的疗效。

(1)心理治疗:①支持性心理治疗是最基本最普遍的心理治疗措施,其内容包括给失眠者以关心与安慰,向他们解释失眠的性质,并宣讲睡眠卫生知识。②认知行为治疗是失眠心理干预的重要组成部分,其目的是改变使失眠持续存在的适应不良的认知行为活动,加强睡眠行为与卧床、睡眠时间和卧室周围的环境之间的联系,使患者睡在床上的时间比以前缩短并加强睡眠。

③认知治疗方法是引导患者重新评估自己对失眠原因、失眠过程的症状体验和可能后果的看法的正确性,改变不良的潜在的认知过程以缓解心理上的困扰,纠正不良的睡眠习惯,最终改变睡眠模式。

(2)药物治疗:常用的改善睡眠药有苯二氮䓬类、巴比妥类和醛类镇静催眠药及中药等。但是进行药物治疗需要有药物治疗的指征:①期望立即控制症状。②失眠导致严重的功能受损。③非药物治疗疗效不满意。④其他医学情况得到治疗后失眠仍持续存在。

(二)护理

1.护理评估

了解失眠发生的时间、失眠的表现、失眠的原因、既往治疗情况和效果、患者对待失眠的态度和认识、患者的精神症状、心理状态及患者的躯体症状,如生命体征、是否有受伤史、应激原、睡眠习惯、工作状态等。

2.护理诊断

(1)睡眠形态紊乱:与社会心理因素刺激、焦虑、睡眠环境改变、药物影响等有关。

(2)疲乏:与失眠、异常睡眠引起的不适状态有关。

(3)焦虑:与睡眠形态紊乱有关。

(4)恐惧:与异常睡眠引起的幻觉、梦魇有关。

(5)绝望:与长期处于失眠或异常睡眠状态有关。

(6)个人应对无效:与长期处于失眠或异常睡眠有关。

3.护理问题

(1)社会功能受损:与长期睡眠习惯改变导致社会功能改变有关。

(2)情绪不稳定:与长期睡眠习惯改变导致心境改变有关。

(3)个人角色功能改变:与异常睡眠导致角色功能发挥受阻有关。

4.护理目标

(1)对于失眠症患者重建规律、有质量的睡眠模式。

(2)对于其他睡眠障碍患者要做到保证患者安全、减少发作次数、消除心理恐惧。

5.护理措施

(1)对失眠患者的护理:包括心理护理、睡眠知识宣教、用药指导等。

1)心理护理:①建立良好的护患关系,加强护患间的理解和沟通,了解患者深层次的心理问题。②帮助患者认识心理刺激、不良情绪对睡眠的影响,使患者学会自行调节情绪,正确面对心理因素,消除失眠诱因。③帮助患者了解睡眠的基本知识,如睡眠的生理规律、睡眠质量的高低不在于睡眠时间的长短等,引导患者认识睡眠,以正确的态度对待失眠,消除对失眠的顾虑,解除心理负担。

2)睡眠知识宣教:①生活规律,将三餐、睡眠、工作的时间尽量固定。②睡前避免易兴奋的活动,如看刺激紧张的电视节目、长久谈话等,避用浓茶、咖啡、可乐等兴奋剂。③白天多在户外活动,接受太阳光照。④睡前使用诱导放松的方法,包括腹式呼吸、肌肉松弛法等,使患者学会有意识地控制自身的心理生理活动,降低唤醒水平。⑤营造良好的睡眠环境:保持环境安静,空气流通,温湿度适宜,避免光线过亮等。⑥教会患者一些促进入睡的方法,如睡前喝杯热牛奶,听轻音乐等。

3)用药指导:指导患者按医嘱服药,并向患者讲解滥用药物的危害,以及正确用药的5个基本要点。①选择半衰期较短的药,并使用最低有效剂量,以减轻白天镇静作用。②间断给药(每周2～4次)。③短期用药(连续用药不超过3～4周)。④缓慢停药,酌情减量。⑤用药不可同时饮酒,否则会增加药物成瘾的危险性。

(2)对其他睡眠障碍的护理:包括保证患者安全、消除心理恐惧、减少发作次数等。①保证患者安全:对家属和患者进行健康宣教,帮助其对该病的认识,增强他们的安全意识,以有效防范意外的发生。②消除心理恐惧:对患者和家属进行健康宣教,帮助他们认识该病的实质、特点及发生原因,以纠正其对该病的错误认识,消除恐惧、害怕心理。同时又要客观面对该病,做好终身带病生活的思想准备。③减少发作次数:帮助患者及家属认识和探索疾病的诱发因素,尽量减少可能诱使疾病发作的因素,如睡眠不足、饮酒等。另外,建立生活规律化、减少心理压力、避免过度疲劳和高度紧张、白天定时小睡等,都可使患者减少发作的次数。发作频繁者,可在医师指导下,服用相应药物,也可达到减少发作的目的。

6.护理评价

(1)患者睡眠是否改善。

(2)患者对其睡眠质量是否满意。

(3)患者睡眠过程中是否无安全意外发生。

(4)患者及家属对睡眠障碍的相关知识是否已了解。

7.健康指导

(1)生活要规律:指导睡眠障碍患者生活要规律,将三餐、睡眠、工作的时间尽量固定。①睡前避免易兴奋的活动,如看刺激紧张的电视节目、长久谈话等,避用浓茶、咖啡、可乐等兴奋剂。②白天应多在户外活动,接受太阳光照。③睡前使用诱导放松的睡眠方法,包括腹式呼吸、肌肉松弛法等,学会有意识地控制自身的心理生理活动,降低唤醒水平。④营造良好的睡眠环境,保持环境安静,空气流通,温湿度适宜,避免光线过亮等。⑤教会患者一些促进入睡的方法,如睡前喝杯热牛奶、听轻音乐等。

(2)按医嘱服药:指导患者按医嘱服药,并向患者讲解滥用药物的危害,以及正确用药的5个基本要点。①选择半衰期较短的药,并使用最低有效剂量,以减轻白天镇静作用。②间断给药(每周2～4次)。③短期用药(连续用药不超过3～4周)。④缓慢停药,酌情减量。⑤用药不可同时饮酒,否则会增加药物成瘾的危险性。

(三)预后及预防

1.预后

睡眠与健康的关系历来受到人们的重视,对于各种原因引起的睡眠障碍,首先要针对原发因素进行处理,经过科学规范的治疗后一般预后良好。少数由于器质性所致的睡眠障碍预后较差。

2.预防

(1)首先要缓解精神过度的紧张。

(2)要纠正对睡眠的种种误解,消除对失眠的畏惧心理。

(3)要正确评价自己。

(4)客观看待外界事物,学会疏泄自己。

(5)可采用一些自我催眠措施。

(6)建立良好、规律的生活方式,适当锻炼。

三、性功能障碍

(一)疾病概述

性功能障碍是指个体不能有效地参与所期望的性活动,不能产生满意的性交所必需的生理反应和体会不到相应的快感。在人的一生中,约有40%的男性和60%的女性出现过性功能障碍。

1.临床类型及表现

(1)性欲障碍。①性欲减退:性欲减退是指成年人对性的渴望与兴趣下降,也称为性冷淡。患者主要表现为对性生活不感兴趣,无性交愿望,常导致夫妻关系紧张、婚姻危机甚至家庭破裂。②性厌恶:性厌恶是指对性生活的极度恐惧和不安。当患者想到或即将要与性伴侣发生性关系时,即产生负情绪,表现为紧张、不安、焦虑和恐惧,并采取回避行动,部分患者会有呕吐、恶心、心悸、大汗等现象。

(2)性兴奋障碍。①男性性激起障碍:表现为阴茎勃起障碍,也称为阳痿。②女性性激起障碍:表现为持续存在或反复出现阴道干燥,润滑性分泌液减少,缺乏主观的兴奋和快感,也称阴冷症。

(3)性高潮障碍。①早泄:指持续地发生性交时射精过早,在阴茎进入阴道之前、正当进入阴道时或进入不久或阴茎尚未充分勃起即发生射精,以致使性交双方都不能得到性快感或满足。②阴道痉挛:指性交时环绕阴道口外1/3部位的肌肉非自主性痉挛或收缩,使阴茎不能插入或引起阴道疼痛。

2.辅助检查

(1)实验室检查:包括血常规、尿常规、肝肾功能、血糖、尿糖、血脂、卵泡刺激素(FSH)、黄体生成素(LH)、睾酮(T)、催乳素(PRL)、雌二醇(E_2)、甲状腺刺激素(TSH)、糖耐量试验,必要时须查染色体等。根据各项检查的临床意义,可以作出是否为内分泌勃起功能障碍或其他疾病所致勃起功能障碍的诊断。

(2)体格检查:除一般体检外,应重点了解心血管、神经、生殖系统及第二性征发育情况。①如有的人足背动脉搏动扪不清,但能触到胫后动脉搏动,提示阴茎动脉可能存在疾病。②神经系统要进行深反射、浅反射、自主神经反射检查,如怀疑为神经性勃起功能障碍,还应测定海绵体肌反射时间有无延长和尿路动力学检查。③外生殖器检查应观察阴茎的长度、大小和在疲软状态时有无畸形,注意有无包茎、包皮炎、阴茎头炎。阴茎部尿道下裂或会阴不尿道下裂若伴有痛性阴茎勃起,往往导致勃起功能障碍。④睾丸的大小与质地的检查。一般睾丸小于6 mL会明显影响睾酮的分泌,睾丸畸形或无睾症及第二性征发育不良,也可导致勃起功能障碍。⑤前列腺的大小、质地和有无结节的检查,以了解有无前列腺良性增生、炎症或癌肿。

(3)特殊检查:①视听觉性刺激反应测定(VSS)、夜间阴茎勃起测试(NPT),以及观察快速严冬相睡眠期(REM),用以鉴别是心理性勃起功能障碍还是器质性勃起功能障碍。②球海绵体肌反射、骶髓延迟反射、躯体感觉诱发电位试验、尿流率、尿流动力学等试验,用以确定是否为神经性勃起功能障碍。③多普勒超声阴茎血压指数测定、阴茎海绵体灌流试验、阴茎海绵体造影、阴茎内动脉造影等,用以确定是否为血管性勃起功能障碍。

3.诊断要点

指一组与心理-社会因素密切相关的性功能障碍。一般表现为对性活动缺乏兴趣或缺乏快感、没有能力体验或控制性欲高潮,或者患有某种妨碍有效性交的生理障碍(比如阴茎勃起失败、阴道不能润滑)。常见为性欲减退、阳痿、早泄、性高潮缺乏、阴道痉挛、性交疼痛等。可以同时存在一种以上的性功能障碍。

(1)症状标准:成年人不能进行自己所希望的性活动。

(2)严重标准:对日常生活或社会功能有所影响。

(3)病程标准:符合症状标准至少已3个月。

(4)排除标准:不是由于器质性疾病、药物、酒精及衰老所致的性功能障碍,也不是其他精神障碍症状的一部分。

4.治疗要点

(1)心理治疗:对起病与心理精神因数关系密切的患者,可对其实施心理治疗,包括夫妻治疗、认知行为治疗和精神分析治疗。夫妻治疗的主要任务是帮助夫妻增进感情,以减少对性生活的心理压力以及对性交失败的担心。认知行为治疗可帮助患者增强对性行为的正确的正性感受和满意度,并消除负行为,建立新的适应行为。精神分析治疗主要是帮助患者找出导致其性欲下降的相关心理因素或心理创伤。

(2)药物治疗:如西地那非,但药物治疗对提高患者性功能的作用有限。抗抑郁药可提高部分患者的性欲,镇痛剂可减轻性交疼痛。

(3)技术治疗:如抚摸性器官、身体接触等,此治疗方法可有效降低夫妻双方在性交全过程中可能出现的焦虑或担忧,适用于各种性功能障碍。

(二)护理

1.护理评估

由于多数患者羞于谈及性问题,因此在评估前首先要保证环境安静、私密,并征得患者同意,同时向患者保证谈话内容保密后,才进行评估。评估一般包括以下几方面内容。

(1)患者性生活的类型和质量:性生活方式、性交频率、是否获得过快感。

(2)患者既往和现有的性问题:性问题的表现、程度、持续时间。

(3)患者对现存性问题和潜在性问题的感受:患者是否担心、焦虑,是否认为性问题影响自己的生活。

(4)患者的性观念:患者对性和性生活的认识水平。

(5)可能的影响因素:夫妻关系及情感,有无健康问题、压力、焦虑,童年生活经历及创伤情况。

(6)既往和目前的治疗情况:接受哪些治疗方法,效果如何。

2.护理诊断

(1)无效性生活形态:与害怕怀孕,对生活应激缺乏有效应对、与性伴侣关系紧张等因素有关。

(2)性功能障碍:指个体所经受的一种得不到满足和不愉快、不恰当的性功能改变的状态,与价值观冲出、对相关知识缺乏或误解、有过创伤经历等因素有关。

(3)焦虑:与长期不能获得满意性生活有关。

(4)个人应对无效:与性问题长期存在有关。

3.护理问题

(1)家庭功能受损:与个人生理方面与患者的性功能不良有关。

(2)情绪不稳定:与性功能障碍导致情绪改变有关。

(3)知识缺乏:与缺乏相关性科学知识有关。

4.护理目标

(1)患者能确认与性功能障碍有关的压力来源。

(2)患者能建立有效的应对方式。

(3)患者能恢复满意的性生活。

5.护理措施

(1)评估患者的性生活史和对性生活的满意度,影响患者性功能的因素及患者对疾病的感受。

(2)探明患者的家庭环境、出生成长经历,找出引起其消极性态度(如压抑、低自尊、内疚、恐惧或厌恶)的原因。

(3)帮助患者理解生活压力与性功能障碍的关系。

(4)帮助患者确认影响其性功能的因素有哪些。

(5)与患者讨论如何改变其应对压力的方式,和怎样变通解决问题的方法。

(6)帮助患者寻找增加性生活满意度的方法,如自慰、在性生活前采取淋浴、相互爱抚等增加性生活情趣的技巧,以患者降低对性生活的焦虑恐惧,可有效提高性欲或消除性交疼痛。必要时向患者提供相关材料。

(7)了解患者的用药史和药物不良反应,确认性障碍是否是由药物所致。

(8)向患者讲解有关性解剖和性行为的基础知识,帮助患者正确认识和理解,以降低患者的无能感和焦虑程度。

(9)如患者紧张不安,不能有效参与性治疗时,可在治疗前向患者教授放松技巧。

(10)帮助患者认识其性欲的降低来自于自己的心理因素,例如,不愉快的回忆或者性配偶的行为特征,如动作粗暴、缺乏修饰等,使患者能有意识的避免这些因素对性生活带来的负性影响。

6.护理评价

(1)患者是否能够确认与性功能障碍有关的压力来源。

(2)患者是否掌握有效的应对方式。

(3)患者是否恢复满意的性生活。

(4)患者是否正确认识和理解有关性和性功能的知识。

7.健康指导

(1)遇到烦恼忧伤,应冷静思考,不应长期背上精神负担,及时放松与调整紧张心态,缓和与消除焦虑不安的情绪。做一些自己喜欢的事情,如欣赏音乐、参加集体活动和阅读有益的书籍,或找家人亲友倾诉,心情反而会舒畅,性压抑也会逐渐消失。

(2)积极参加体育锻炼持续的、适当的体育锻炼和户外活动很有益处,坚持日常运动,可调节紧张的脑力劳动或神经体液失衡,如每天慢跑或散步30分钟。争取有规律的生活,保证充足的睡眠,积极减肥。

(3)避免不良生活习惯:避免不健康的饮食习惯,减少应酬,避免酗酒,控制饮食,充分认识到戒烟的重要性和必要性。

（4）必要时应去医院，排除泌尿系统疾病，如慢性前列腺炎、附睾炎、尿道炎，或其他如内分泌疾病、各种慢性疾病。

（三）预后及预防

1.预后

由于个体差异或病因不同，性功能障碍的预后也不尽相同，部分患者可自然缓解，多数患者有复发的可能，甚至终身患病。总病程受患者与性伴侣的关系及患者年龄的影响较大。

2.预防

增加对性相关知识的了解、加强体育锻炼、增加配偶间的沟通交流、积极治疗躯体疾病、减少服用对性功能有影响的药物等，均能有效预防性功能障碍的发生。

（陈俊玲）

第四节　症状性精神病

症状性精神病是指各种躯体疾病，如心、肝、肺、肾疾病，内分泌功能紊乱，代谢和营养障碍，以及感染中毒等所伴发的精神障碍。这种精神障碍是躯体疾病临床症状表现的一部分，故称之为症状性精神病。症状性精神病的发生除与各种躯体疾病本身直接有关外，尚与个体功能特点、神经系统功能状态等因素有关。

一、病因与病理

常见的病因有感染、中毒、严重贫血，以及心、肝、肺、肾等内脏器官的严重疾病。发病机制不是单一的，与躯体疾病引起体内各系统功能的改变有关，如高热、脱水、酸碱平衡失调、电解质代谢异常、有毒代谢产物蓄积；脑缺氧、脑微循环改变、血流量减少；或微生物毒素侵入；维生素缺乏，特别是 B 族维生素缺乏；各种引起大脑生化代谢的因素，特别是神经递质代谢的改变等，都可引起脑功能失调，从而出现精神症状。

二、临床表现

（一）临床特点

症状性精神病的病因虽不同，但临床表现有其共同特点，常见综合征如下。

1.脑衰弱综合征

脑衰弱综合征多见于躯体疾病的初期、恢复期或慢性躯体疾病的过程中，表现为头痛、头昏、疲倦无力、注意力不集中、记忆力减退、睡眠障碍，以及情绪不稳、易激惹、激动或焦虑不安等。有的患者伴有思维迟钝、理解困难，也可有癔症样发作或疑病症状等。

2.意识障碍

意识障碍多见于躯体疾病的急性期或慢性躯体疾病的症状恶化期。其主要表现为不同程度的意识障碍，从嗜睡直到昏迷，但以谵妄状态最常见。这时患者意识清晰水平降低，周围环境定向力和/或自我定向力障碍，伴有丰富的错觉及幻觉，以恐怖性视、听幻觉多见，内容生动逼真，常伴有紧张、恐惧情绪及兴奋躁动不安，或动作增多而紊乱的不协调性精神运动性兴奋，患者思维不连续并可出现片段的妄想。症状常昼轻夜重,持续时间可数小时到数天不等。意识恢复后,患者可有部分遗忘或全部遗忘。

3.性格行为变化

性格行为变化多见于严重躯体疾病之后,也可由意识障碍清醒后发展而来,但这类变化较少见,主要表现为性格、行为和智力改变。儿童患者多表现为行为障碍、兴奋性增高、好动、残忍或精神萎靡、活动减少。此外,本病往往可影响发育速度,使发育停滞等。常合并有轻重不等的神经系统症状,如肢体瘫痪、抽搐发作等。但有些患者经过积极治疗精神症状后可好转或消失。

一般急性躯体疾病伴发的精神症状以意识障碍最常见,恢复期则出现脑衰弱综合征。慢性中毒或代谢营养疾病以脑衰弱综合征多见,随着疾病的发展部分患者可出现性格行为变化。儿童青少年在患躯体疾病时易出现意识障碍,老年患者则易出现性格行为变化。

(二)临床类型

1.感染性精神病

这是指全身感染或脑部感染时所并发的一种精神症状,常见的感染疾病有败血症、流行性感冒、肺炎、尿路感染、伤寒,以及原因不明的发热等。其发病原理认为是由于高热、细菌毒素或代谢亢进、体内消耗增加,使某些营养物质缺乏,以及代谢产物蓄积和脑血液循环障碍所引起。目前认为,感染性精神病是由于B族维生素缺乏,影响脑的代谢所致。

主要临床表现为不同程度的意识障碍,可由嗜睡进入谵妄状态,最后可发展成昏睡。大多数患者表现为谵妄,多在发热期出现,一般夜间变重。

2.中毒性精神病

这是指一些有毒因素如重金属(铅、汞、锰、砷等)、有害气体(一氧化碳、硫化氢)、药物(米帕林、溴剂和莨菪碱类)、有机化合物(二硫化碳、苯、硝基苯、汽油、有机磷农药等),以及有毒植物(毒蕈、莽草)进入体内造成中枢神经功能紊乱或器质性损害所引起的精神症状。其发生与毒物的理化性质、摄入的速度与数量、身体健康状况、对药物的敏感度,以及神经系统功能的稳定性有很大关系,因此,在同样的中毒情况下,有些人易引起中毒性精神病,而另一些人则不引起精神障碍。

各种原因引起的中毒性精神病,其临床表现大致相同。如毒物所致的慢性中毒,多表现为神经衰弱症候群;一次摄入大量毒物所致的急性中毒,多表现为谵妄状态;严重的急性或慢性中毒,可引起记忆、计算、理解、判断能力减退,并伴有思维困难、激惹性增高及大小便失禁等痴呆状态。

3.内脏器官疾病引起的精神障碍

这是由内脏器官的严重病变造成缺氧、中毒、代谢障碍等所致大脑功能紊乱引起的精神障碍。

(1)心力衰竭:由于脑部供血不足引起脑缺氧,临床上可出现健忘、失眠、注意力不集中、情绪不稳定及谵妄状态等。

(2)肝性脑病、病毒性肝炎、急性黄色肝坏死、肝癌和胆道疾病损害肝实质时,由于肝功能障碍使血氨增高及氨基酸代谢紊乱,可引起精神症状。早期临床表现为情绪改变,患者情绪不稳、易怒、激动、失眠、遗忘、错构及虚构,有的焦虑不安、猜疑,甚至出现被害妄想及幻听。意识障碍最为多见,开始为忧伤,以后可出现意识模糊、嗜睡、木僵状态或昏迷。有时出现谵妄状态、兴奋躁动、幻觉及言语错乱等。

(3)肺性脑病:慢性气管炎及肺部疾病晚期可出现肺性脑病,而出现精神症状。若同时合并有肺源性心脏病并发心力衰竭,则肺功能障碍更加严重,精神症状亦更显著。其主要临床表现为头痛、头晕、嗜睡、意识模糊,严重时可出现谵妄状态和昏迷。本病患者的意识障碍具有阵发性的特点,当肺部疾病好转时,意识障碍也逐渐恢复正常。

(4)肾衰竭的精神障碍:肾衰竭出现尿毒症时,血中氮质增高,常出现精神症状,患者可有意识障碍,表现为一时清楚,一时糊涂,同时有兴奋不眠、欣快、言语多,或有猜疑妄想、幻觉及行为异常等。当出现酸碱中毒伴有电解质紊乱时,患者表现为淡漠、嗜睡、意识模糊、谵妄状态,甚至昏迷。当尿毒症并发高血压性脑病时,患者出现头痛、恶心、呕吐、躁动不安、谵妄、昏睡及癫痫发作等。

(5)内分泌疾病的精神障碍:甲状腺功能亢进是常见的内分泌疾病,其中伴发精神障碍者占50%～90%,几乎所有的患者均伴有急躁、易怒、失眠、注意力不集中等脑衰弱综合征。早期患者可出现明显的情绪变化、性格改变,表现为紧张易冲动、变态反应猜疑、恐惧不安、抑郁、焦虑或喜悦、愉快等。疾病进一步发展时则出现轻躁狂状态,老年人则以抑郁状态、焦虑状态多见。也可见幻觉妄想状态,以幻听及系统固定的被害、关系妄想为多。甲状腺危象出现之前可有精神运动性兴奋或精神运动性抑制,甲状腺危象时可出现谵妄状态。

(6)溃疡病的精神症状:主要表现为自身感觉不佳、敏感多疑、心情苦闷、情绪焦虑及各种精神衰弱症状。少数患者情绪低落,可有严重的抑郁状态。

(7)严重贫血、中枢神经系统白血病、副肿瘤综合征、中枢神经系统恶性淋巴瘤等精神障碍。

4.结缔组织疾病的精神障碍

如系统性红斑狼疮患者精神障碍的发生率为17%～50%。精神症状颇为复杂多样,如智力障碍、焦虑不安、抑郁、强迫观念、衰弱无力等较轻的精神症状,或幻觉、妄想、错觉甚至谵妄状态等较严重的精神症状。

5.手术后精神障碍

如心脏移植术、肝脏移植术等术后可出现精神障碍。急性者以意识障碍为多见,如麻醉清醒后2～5天又出现嗜睡、谵妄、精神错乱状态。部分患者在谵妄状态后残留幻觉妄想。有的出现抑郁状态、幻觉妄想状态,多发生于术后1～2周。脑衰弱综合征或虚弱状态一般多出现在术后恢复期。整个病程中症状波动性大,历时较短,1～3周消失。

三、治疗

(一)病因治疗

根据躯体疾病病因性质的不同给以相应的治疗。如感染引起者应首先控制感染;中毒所致者应积极排毒、解毒;心脏功能衰竭引起者应积极控制心力衰竭,这是首要的。

(二)支持疗法及对症处理

感染中毒及各种严重躯体疾病的理化、生物学致病因素,对机体某些功能带来明显失调,必须及时纠正,如补充营养及水分,纠正酸碱平衡失调及电解质紊乱,保持心血管系统的功能,补充大量 B 族维生素及维生素 C。对脑衰弱综合征或性格行为变化的患者,可给以促进神经营养代谢药物,如谷氨酸、γ-氨酪酸、三磷酸腺苷、灵芝、蜂皇精等,以促进大脑神经细胞功能的恢复。有脑水肿者可给脱水剂。

(三)精神药物对症治疗

根据精神症状及患者的躯体特点,给以不同的精神药物,但因躯体疾病对药物的耐受力差,特别是急性患者、老年人和儿童,精神药物剂量宜小。对兴奋躁动的患者可选用安定、奋乃静、异丙嗪和氯丙嗪;对心血管疾病或有肝脏功能损害者可给小量氟哌啶醇,年老体弱及儿童使用精神药物更宜慎重。对有明显幻觉妄想者,可行抗精神病药物系统治疗,如奋乃静、氟哌啶醇等,一般在1~2个月即可见效。抑郁情绪严重者,可给小量抗抑郁药物如多塞平。

四、症状性精神病患者的护理

(一)临床护理

1.一般护理

将患者安置于比较安静的单房间,护士态度要和蔼,操作要认真,给患者以情感支持和心理安慰,解除患者的恐惧。注意营养和液体的补充。注意体温、脉搏、呼吸、血压的变化,仔细观察患者意识改变。门窗应关好(尤其是楼房),必要时加床栏,以免坠床,确保患者安全。对昏迷患者,应定时翻身、搓背,以防压疮。

2.对症护理

根据不同的病因和主要临床表现而确定对症护理。如中毒引起者,应根据医嘱进行排毒、解毒。急、慢性感染引起者,应注意体温变化、营养状况和是否需要隔离。营养代谢障碍引起者,要特别注意营养的补充。患者意识不清又有躁动兴奋者,往往拒食,对治疗、护理不合作,因而加重了躯体疾病,同时也打乱了病房的治疗护理秩序,因而必须及时、有效地控制其躁动兴奋,以便于医疗护理工作的正常进行。对有酒瘾和药物依赖者,应给患者多鼓励和精神支持,严格护理管理制度,杜绝患者获得有药物依赖性的药物。

3.治疗护理

症状性精神患者的躯体情况,多数比较弱,精神异常又往往干扰躯体疾病治疗的进行,因而躯体情况更差。在控制患者的精神症状时,必须照顾患者的躯体情况,这就要求在应用精神药物时,密切观察患者的血压、脉搏、睡眠、意识状态等。尤其是在肺性脑病、肝性脑病时,要慎用吩噻嗪类药物,以免抑制呼吸中枢而引起死亡。禁用麻醉剂和催眠药物。如有失眠或焦虑不安,可用小剂量的安定类抗焦虑药。如患者兴奋、躁动和不合作,可适当进行保护性约束或肌内注射小剂量的氟哌啶醇、奋乃静,以控制其精神症状,防止意外发生。精神症状改善后即刻停药。在服用精神药物治疗期间严密观察药物不良反应。对于药物依赖者,严格遵循缓慢撤药物依赖性药的医疗原则,避免出现戒断反应。

(二)康复护理

症状性精神病患者病情基本恢复,或是精神症状大部消失后,患者躯体情况尚未完全复原。心理上又害怕他人歧视,患者往往是躯体心理都有顾虑,直接影响着他们的生活和交往。此时应创造条件促进患者的体力恢复,防止原发躯体疾病的复发或恶化。至于有些难以完全恢复的躯体病患者,应着重做好心理护理,减轻其思想顾虑,教给一些所患疾病的常识,使其了解一些治疗和预后方法。症状性精神病,一般不复发。对于药物依赖者,应引导其逐步适应原来的工作,并要求患者亲属及其单位同事,予以监督、支持,以巩固其疗效。

（陈俊玲）

第五节 偏执性精神障碍

一、概述

偏执性精神障碍又称妄想性障碍,旧称偏执状态、偏执狂、偏执性精神病,这是一种以系统妄想为突出临床特征的精神病性障碍。

偏执性精神障碍的诊断至今在精神病学者之间仍有很大分歧。有人认为不存在这种诊断,而将这类疾病划入精神分裂症,他们认为偏执性精神障碍与偏执型精神分裂症无本质区别,只是临床发展进程的快慢不同。也有的学者将这种精神障碍称为妄想痴呆,他们认为妄想痴呆为精神分裂症的一个特殊亚型。但是多数学者认为偏执性精神障碍应划入独立的疾病单元,因其与精神分裂症在起病年龄,遗传倾向、症状表现及转归方面都不同。近年来,我国学者倾向于将偏执性精神障碍与精神分裂症区别开来。在 1984 年中华医学会精神疾病分类中列为独立疾病诊断单元。

此病病因未明,也未发现病理解剖学改变。起病年龄多在 30 岁以后。病前性格多具固执、主观、敏感、猜疑、好强等特征。一般认为,本病是在个性缺陷的基础上遭受刺激而诱发。生活环境的改变如移民、服役、被监禁及社会隔绝状态,可能成为诱因。老年人中出现的感官功能缺陷如失聪、失明,也易伴发妄想症状。若有幻觉则历时短暂且不突出。病程多迁延,但较少引起精神衰退,人格保持完整。在不涉及妄想的情况下,一般无明显的其他心理方面的异常。

本组疾病不常见,中国内尚无确切统计数字。据国外统计,终身患病概率为 0.5%~1.0%。

二、病因

病因不明,可能是异质性的。遗传因素、人格特征及生活环境在发病中起一定的作用。本病患者患病前往往存在特定的个性缺陷,如主观、固执、敏感、多疑、高傲、自负和容易嫉妒等,面对社会常抱着不满的心理,当遭遇某种心理-社会因素或内在冲突时将事实加以曲解或赋予特殊意义,认为他们是社会不公的牺牲品,错误地理解他人的举动和态度,把挫折和失败归因于社会和他人;不断地从环境中寻找可以理解其挫折和失败的线索和证据,而且仅选择和接受可以证明其妄想信念的一面,认为这些材料才是真的。患者逐渐将有关材料联系起来,在歪曲和误解的基础上发展成结构较为严密的妄想系统。

也有人认为,偏执性精神障碍患者基本信赖的心理没有得到发展。弗洛伊德(Freud)认为,偏执症状来源于心理防御机制中的否认和投射。一个人不会有意识地承认自己的不足与不信任,但却把它投射到环境之中,怪罪于他人。弗洛伊德还认为,同性恋愿望是偏执性思维的主要原因,其妄想是在无意识中否定其同性恋感情时产生的。但临床上发现偏执性精神障碍患者多不是同性恋者。按照巴甫洛夫学派的观点,这类人的神经系统具有抑制过程不足、兴奋过程亢进的特点。当遭遇挫折时,神经系统的兴奋过程就过度进展,在大脑皮质形成了病理惰性兴奋灶。这个"孤立性病灶"与异常牢固的情感体验和意图有关,并且由于他的兴奋性非常强烈,通过负诱导的机制在其周围出现广泛的抑制,阻滞了大脑皮质其他部分对它的影响,因而患者对自己的精神状态缺乏批判,从而形成系统的妄想。总之,该病的发病原因可能是个人素质因素和某些诱发因素相互影响、相互作用的结果。

三、临床表现

本组精神障碍发展缓慢,多不为周围人所察觉的特点是出现一种或一整套相互关联的妄想,妄想往往持久,有的持续终身。妄想的内容变异很大,常为被害妄想、疑病妄想、嫉妒妄想或夸大妄想等,有的与诉讼有关;有的坚信其身体畸形,或确信他人认为自己有异味或是同性恋等。典型病例缺乏其他精神病理改变,但可间断地出现抑郁症状,某些患者可出现短暂、片段的幻觉,如幻听、幻嗅、幻味等。通常中年起病,但有时可在成年早期发病(尤其是确信身体畸形的病例)。妄想的内容及出现时间常与患者的生活处境有关,如少数民族患者出现的被害妄想。除了与妄想或妄想系统直接相关的行为和态度外,情感、言语和行为均正常。

本类障碍主要有两大类主要表现:偏执狂和偏执状态(偏执性精神障碍)。偏执狂发病缓慢,且以系统妄想为主要症状,可伴有与系统妄想有关的情感和意向活动,人格保持较完整。妄想建立在与患者人格缺陷有关的一些错误判断或病理思考的基础上,条理分明,推理具备较好的逻辑性,内容不荒谬、不泛化,常不伴幻觉,患者坚信不疑,多见于40岁左右的中年人,男性占70%,脑力劳动者的发生率较高。偏执状态的妄想结构没有偏执狂那么系统,也不十分固定,有的可伴有幻觉,多于30～40岁起病,以女性较常见,未婚者居多。

以下列举一些特殊的偏执性精神障碍。

(一)被害狂

被迫害偏执狂较为常见,常常与夸大性偏执狂同时存在。患者在生活或工作中遭受挫折时,不但不能实事求是地检查和分析主观和客观原因,反而片面地把失败归咎于客观条件,坚信不疑地认为是他人在暗中捣鬼,有意陷害,以致疑窦丛生,捕风捉影,把周围发生的现象或别人的一言一行皆牵强附会地加以歪曲,认为这一切变化都是针对他的。在猜疑的基础上形成关系妄想和被害妄想,患者往往以反抗的态度进行斗争,尽管到处碰壁,也绝不妥协。经常向法院和公安机关控诉"迫害者"的罪行,要求伸张正义,保障自己的安全。患者在进行反"迫害"斗争时可能发生伤人或其他暴力行为。在分析别人为什么要加害于他时,有的患者会产生夸大妄想,也可以夸大妄想为主要症状,认为自己有特殊的才干,因而引起他人的嫉妒,遭到种种打击和陷害,这又加强了患者的被害妄想,因而不断的申诉和控告。夸大和被害交织在一起,相互影响。

(二)诉讼狂

诉讼狂也是偏执性精神障碍中较为多见的一个类型。患病前往往具有强硬、自负、固执己见,同时又很敏感、脆弱的人格缺陷。妄想的形成以好诉讼性人格障碍为前提,在某些生活事件的作用下,部分人由好诉讼性人格转为诉讼妄想,其间并无明显的界限。如果追溯妄想的形成,发现患者往往有委屈、失意、受到不公正待遇等生活经历。诉讼妄想一旦形成,患者不再怀疑自己行为、态度的正确性和合法性。患者坚持认为自己受到不公待遇、人身迫害、名誉受损、权利被侵犯等,而采用上访、信访、诉讼等手段。患者的陈述有逻辑性,层次分明,内容详尽,即使内容被查明不属实、诉讼被驳回,依然不肯罢休,坚持真理在自己手中,听不进他人的劝告,极不理智,不断夸大敌对面,从最初的所谓"对手"扩大至其他人、主管部门,甚至整个国家和社会,给相关人员和部门带来极大的麻烦。

(三)被钟情偏执狂

被钟情偏执狂多见于女性。患者坚信某一男性,而且通常是年龄较大社会地位较高的男性迷恋于她,便想尽办法追求和接近对方,甚至发展到不择手段的地步。这类妄想往往具有一个基本的公式:即是对方挑动了情网,他是唯一的,最爱我的人。患者带有一种超人的洞察力和少有的幸福感来留神对方的一举一动,将对方的一言一行都罗织进系统化妄想中,即使对方对己大发脾气,甚至辱骂、殴打,也不能减轻追求的狂热。患者往往反而认为这些只是对她的爱情的考验。很多患者的发展过程中常经历 3 个时期:希望、苦恼和怨恨。在怨恨的阶段,常常派生出主题意外的一些妄想,如怀疑有人在暗中破坏而派生的被害妄想。

(四)嫉妒狂

嫉妒狂患者坚信配偶或性伴侣对自己不忠,有外遇,常常千方百计地寻找配偶或性伴侣对自己不忠的证据,并由牵强附会、不可靠的证据得出不正确的结论,引证自己的结论。妄想常伴强烈的情感反应和相应的行为。常常对配偶或性伴侣进行质问,甚至拷打,得不到满意的答复时,往往采取跟踪监视,偷偷检查配偶或性伴侣的提包、抽屉、信件或手机,或偷偷打印对方的通话记录,试图找到可靠的证据,甚至在日常活动中限制其自由。严重者可发生暴力行为。此类患者具有潜在攻击伤害的风险。男性多于女性。

(五)夸大狂

夸大狂患者自命不凡,坚信自己才华出众,智慧超群,能力巨大,或声称有重大发明,或者自感精力充沛,思维敏捷,有敏锐的洞察力,能遇见未来等,到处炫耀自己的才华。

四、诊断与鉴别诊断

(一)诊断

该组精神障碍的诊断主要依靠完整的病史采集、可靠细致的临床评估,诊断时须排除伴有妄想的其他精神障碍,并对患者的危险度进行评定。严谨的诊断过程有以下几个环节。

1.全面调查

为了全面掌握患者情况,亲自调查有时十分必要,调查内容包括患者的一贯人格特征、有关的生活事件真相等。调查对象要包括涉及的各方面人员。尽可能收集患者的书面材料。

2.细致检查

精神检查的关键是让患者暴露想法,因此检查者要有足够耐心及精湛技巧,多用开放式的提问,不要当患者的想法一露头,马上转换话题,而应“一鼓气”询问追究到底。如果患者合作,明尼苏达多项人格测验(Minnesota multiphasic personality inventory,MMPI)有参考价值。

3.客观分析

医师要站在客观立场,利用调查所得材料及精神检查所见,用客观态度去进行分析。

4.完整记录

要把所发现的精神症状客观地、完整地、及时地记录下来,不要仅记录症状术语,一定要记录患者原话,这样才可能在发生诊断异议时经得起考验。

典型的临床症状是诊断本组精神障碍的最基本条件。一种或一整套相互关联的持久性妄想是最突出的或唯一的临床特征,妄想必须存在至少 3 个月,必须明确地为患者的个人观念,而非亚文化观念。可间断性地出现抑郁症状甚至完全的抑郁发作,但没有心境障碍时妄想仍持续存在。患者社会功能严重受损。

(二)鉴别诊断

1.精神分裂症

两者都以妄想为主要临床表现,人格都可相对保持完整,有些偏执型分裂症患者可以长时期地保持相对良好的社会适应功能,与荒谬妄想"和平共处",因此两者的鉴别主要是根据妄想的特点,还是根据人格及社会适应状况,在对待具体病例的诊断上,临床上常出现见仁见智现象。

根据传统的观点及近代的精神障碍分类与诊断标准,都认为偏执性精神障碍以系统妄想为主要症状,人格保持相对完整,社会适应良好,但患者对妄想的存在无自知力。这里所指系统妄想主要是指妄想的结构,至于妄想内容,虽大多有一定的现实联系,但夸大性、钟情性、虚构性妄想的内容可显得荒谬而不切实际,仍可出现在偏执性精神障碍的患者。下列特点倾向于偏执型分裂症诊断。①妄想的结构:不严密、支离破碎、推理荒谬、对象泛化。②幻觉的频度和内容:存在持久而频繁的幻觉(尤其是幻听),而且有与妄想联系的幻觉内容,为争议性、评论性、命令性幻听等。③存在思维形式障碍及被动体验。④情感和意志状态:相对淡漠和减退。

2.偏执性人格障碍

这两种精神障碍的鉴别核心取决于是否存在妄想。因后者是以结构严密的系统妄想为特征的精神病。偏执性人格障碍经常可有超价观念。偏执性人格障碍的超价观念与偏执性精神障碍的系统妄想,两者的形成都可能发现与其人格和个人经历有关,内容也反映现实生活中的遭遇,患者人格都保持相对协调,持续而不发生精神衰退,因此两者鉴别的难度极大,在临床工作与司法鉴定中两者发生误诊的情况经常发生,尤其多见把偏执性人格障碍误诊为偏执性精神障碍。

临床上最常出现判断混淆的是被害观念与被害妄想、嫉妒观念与嫉妒妄想,前者属于超价观念。很多发生判断失误的病例,其关键是只看表面,未能做到"透过现象看本质",即仅从患者的言行表现去进行判断。例如,听患者说到"被人诬害""报复"等以为是被害妄想;又如发现有的人执意盘问配偶是否有外遇,并且出现跟踪、监视、检查等行为,以为就是嫉妒妄想,其实有些怀有嫉妒观念的人也可出现这些过火言行。如何做到"透过现象看本质",这就需要有细致、全面的精神检查过程,并结合客观调查进行分析,去发现是否存在不符合实际的推理,还是仅是言行上的过激、过火。对于这些推理的环节和依据了解得越深刻,越会使诊断结论更符合实际;反之,对病史的粗糙了解及不耐心的精神检查必然会使诊断陷入误区。

3.器质性精神障碍

本组障碍没有确凿的脑部疾病的证据。在部分器质性精神病也常可见到偏执症状,但他们往往有器质性证据,他们对自己周围发生的事情不能清楚地掌握了解,以致产生误解甚至猜疑,如有妄想也比较短暂和片段。

4.心境障碍

严重的抑郁症常会出现偏执症状,往往有情感低落、自罪与迟缓的表现及一系列生物学症状。如果情绪症状出现较早,且比偏执症状更重,那么抑郁时原发性的可能较大。躁狂症也可出现偏执症状,其妄想往往是夸大而不是被害。心境障碍多为发作性病程,社会功能虽明显受损,但治疗效果良好。

五、治疗及预后

偏执性精神障碍治疗较困难,且是一个系统的工程。首先,其妄想有一定的现实基础,不易为别人察觉;其次,患者缺乏自知力,不承认自己有精神障碍,拒绝接受治疗。即便接受治疗,疗效也很有限。一般情况下可以不治疗。但当患者在妄想的支配下出现激越行为、暴力行为或社会功能受到严重损害时必须采取积极的治疗,尽可能住院治疗。主动求医者甚少,多由家人陪伴来诊。

治疗时要建立良好的医患关系,因为患者不承认有病,所以与患者建立起良好的医患关系,取得患者的信任和合作是治疗成功的基础。治疗开始时可以先从非主要症状入手,如睡眠问题、情绪问题等,患者易于接受和配合,逐步过渡到核心症状的治疗。治疗原则是药物治疗和心理治疗相结合。良好的环境条件也有助于妄想改善。病程多呈持续性,有的可终身不愈;但老年后由于体力与精力日趋衰退,症状可有所缓解,个别患者经治疗缓解较彻底。

(一)药物治疗

目前尚无特异性有效药物。但药物治疗有利于稳定情绪、控制行为。当出现兴奋、激越或影响社会治安行为时,可采用低剂量抗精神病药物治疗。药物种类的选择没有特殊原则,应考虑药物的安全性,选用不良反应小的药物,易于被患者接受,也可提高治疗依从性。首选新型非典型抗精神病药。但药物治疗最大的障碍是患者不依从,必要时可使用长效针剂。使用长效针剂时一定要注意从小剂量开始,在证实不良反应可以耐受时再开始常规剂量治疗。

(二)心理治疗

心理治疗针对的不是妄想型体验,而是这种妄想体验的根源。如能早期治疗,可使一部分患者的妄想动摇,但多数情况下并不能缓解。尽管如此,心理治疗对患者是有益的,至少可帮助患者达到某种妥协,使患者的痛苦减轻,有些患者可变得对妄想能够忍受。心理治疗取得良好效果者少见。在具体的心理治疗过程中,从以下几个方面着手可能对患者有益。

1.建立一种治疗性的医患关系

建立一种治疗性的医患关系在这类患者中是相当困难的,患者对医师的猜疑,可能是医师也被列入其妄想的对象而拒绝与医师建立密切的关系。对待此类患者,医师应采取诚实开放的职业态度,避免过分的幽默和热情。不能操之过急,一个良好的关系的建立,可能需要很长的时间。

2.以同情的态度倾听患者所关注的问题

应容许患者有充分的时间来发泄他的委屈和不满。对和现实相关的内容尽可能加以核实,可在患者的同意下,安排和家人、朋友沟通。

3.纠正患者的偏执信念

在听取患者陈述后,不必认同和说服其改变信念。而应耐心地和患者分析在现实生活中出现类似问题时其他结论的可能性,长此以往,可能影响患者对事物的看法。

4.避免集体性的治疗

此类患者多具有高度的戒备心,在不具备信任的前提下,应尽量避免。以免患者的妄想扩大,加大治疗的难度。

对有危害社会行为者,应加以监护,必要时需较长时间的住院监护治疗,急性偏执性精神障碍的治疗效果较好,可用抗精神病药物的同时加用电休克治疗。电休克治疗对疾病严重期的妄想、幻觉往往可以取得良好的疗效。

六、偏执性精神障碍患者的护理

(一)临床护理

1.一般护理

与患者建立良好关系,以取得其信任,使患者对住在医院中有安全感,不至于使其感到医护人员是帮凶。照顾其饮食、睡眠。如对饭菜有疑,可让其自己挑选,或是让其自己去盛饭。

2.对症护理

偏执性精神患者,皆有敏感、多疑,凡事想的都多,故不要在患者面前低声耳语,以减少其疑心。对于患者的妄想,只听不表态,更不与其争辩谁是谁非,以减少患者的反感。如果患者自己对其妄想内容半信半疑,或是对妄想有所动摇而不坚信,则可以普遍常识或列举事实促其扭转。如果患者认为医护人员参与了对他们的迫害,是在扮演着帮凶的角色,这也无须表明,也不急于反驳。对患者的态度仍要热情、关心、认真、负责,除非患者有攻击行为,尽量不要约束。一旦对患者进行了约束,仍应按时观察、照顾。尽量做到谁保护,谁解除,以减少患者对给予约束的人产生敌对情绪。

3.治疗护理

按时给患者服药,一定要认真检查,确保药物服下,如有疑惑问题,应耐心解释。一旦发现妄想有所动摇,应列举事实,进行客观分析,帮助其扭转。

(二)康复护理

帮助患者改善人际关系,指出其性格上的缺陷,使其有所认识并逐步改正。鼓励其多参加集体活动。在日常生活中提倡相互帮助,相互交流,使其认识到信赖别人者也得到别人信赖,愿帮他人者也易得到他人帮助,减少其疑心、猜忌,以期更好地适应现实社会生活。

(陈俊玲)

第六节 脑器质性精神障碍

一、疾病概要

脑器质性精神障碍指大脑组织器质性病理改变所致的精神疾病,与之相对应的则称功能性精神病。脑器质性精神障碍包括颅内感染、颅内肿瘤、头颅外伤、脑血管疾病及癫痫时的精神障碍。尽管致病原因不一,但却有着共同的临床表现,神经系统检查常有阳性体征,颅脑 CT 检查常有异常发现。

脑器质性精神病的发病,与脑部病变所在部位、范围、病变进展的速度及严重程度等有关。急性起病者,临床常表现有意识障碍,对时间、地点及人物定向力消失、思维活动受损,行为紊乱,患者对发病期的表现常常不能回忆,特称之为急性脑病综合征。慢性起病者,常有不同程度的记忆减退和智能低下,近记忆减退尤为明显,对于近期内接触过的人,身旁刚刚发生过的事最易忘记。上述情况常见于脑缺氧、脑肿瘤、脑萎缩等。严重者表现为全面智能减退,记忆、计算、常识、理解、判断等能力明显下降,达到痴呆的程度,往往同时伴有一定程度的人格改变。基本生活的自理能力也受到不同程度的影响,这种情况则称为慢性脑病综合征。上述急慢性脑病综合征,也可在同一患者的不同病期分别出现。如各种原因的脑炎,在其急性期,表现主要为意识障碍。到病的后期,则主要表现为记忆和智能的低下,在脑器质性精神患者中,后期多半不能自理生活,不能自己照顾自己。

二、临床护理

（一）一般护理

对于脑器质性精神患者来说，良好的护理措施，比一般药物治疗更为重要。病室设施宜简单。床、椅高低适度，减少倾跌、饮食数量宜足，温度要适宜，肉去骨、鱼去刺。帮其梳洗、料理个人卫生。保证充足睡眠、外出应有专人陪同、照顾，防止患者走错门、睡错了铺，以减少不必要的争吵和误会。

（二）对症护理

对有意识障碍者，尽量少给具有强镇静作用的药物，以免加重意识障碍。白天不给具有催眠作用的药物，以免引起嗜睡。最好有专人陪护（患者亲属最好），使患者具有熟悉感。痴呆者出门后常迷途忘返，吃饭不知饥饱，日常生活自理困难。故护理的主要原则是照顾好患者的生活，保护其安全。尽量避免长期卧床，鼓励其适当活动，参与一些力所能及的体力活，使其躯体功能得到一定的改善。指导、训练其生活自理能力，为日后康复打基础。

（三）治疗护理

脑器质性精神病的治疗，目前尚无特效药物和方法。其主要是支持性治疗和生活护理为主。在应用抗精神病药物治疗时，多从小剂量开始（一般成人用量的 $1/3 \sim 1/2$）缓慢递增，症状好转后即减量。治疗过程中严密观察药物不良反应。一旦发现患者血压降低，立即报告医师。

（四）康复护理

此类患者的康复护理，应以功能训练为主，以期保持患者原有的生活自理能力。稳定其情绪和心理状态，以延缓其衰退的进程。在生活自理的功能训练中，如进食、穿衣、梳洗、大小便等自理过程，多需要耐心照顾，亲自指导，必要时需要手把手地教。另为确保营养和水分的摄入。根据气温变化而增减被服。对那些智能影响较轻者，可引导其做一些力所能及而又无危险性的劳动或手工，使其从劳动中获取乐趣，对恢复患者的自尊、自信也有一定作用。

（吕兴芹）

第七节　神　经　症

一、概述

神经症是由不同心理因素影响而成的缺乏器质性病变为基础的大脑功能紊乱，它不是指某一特定的疾病单元，而是指包括病因、发病机理、临床表现及治疗均不一致的一组轻度精神障碍的总称。

根据 1993 年我国最新拟定的精神疾病分类方案，神经症可分为恐怖性神经症、焦虑性神经症、强迫性神经症、癔症和神经衰弱。各种神经症均有如下共同特点：①起病可与精神应激或心理-社会因素有关。②症状复杂多样，但无任何可证实的器质性基础。③患者有自知力，求医心切。④社会适应良好。

神经症与重性精神病(如精神分裂症)比较,相同点在于都有头痛、失眠、乏力、焦虑、内感不适等精神症状,不同点则为神经症没有幻觉、妄想等认知障碍,也没有情绪行为异常,精神患者不仅如此,还有自知力缺乏,不愿就医,社会功能严重受损,不能适应社会环境。

神经症与心身疾病(如糖尿病、胃溃疡)比较,心身疾病不仅有类似神经症的主观症状,而且可查到体征性或器质性疾病存在。而神经症除了主观体验,不能查出相应的客观体征。

二、发病原因

神经症的病因尚不十分明了,一般认为与下列 3 种因素有关。

(一)促发因素

促发因素即导致神经症的种种心理-社会因素,如学习工作负担过重,任务要求过高难以完成等;长期精神应激状态使神经系统功能过度紧张和疲劳,可引起神经兴奋和抑制的调节紊乱;心理冲突和精神创伤,引起负性情绪体验,使患者感到压抑、怨恨、委屈等。

(二)易感素质

易感素质主要指遗传倾向和人格类型。迄今为止,尚无研究证实神经症是一种遗传性疾病,但已证实与遗传有某种关系。在人格类型方面,具有胆怯、敏感、多疑、依赖性强、缺乏自信、遇事紧张无自制力的内向型人格容易罹患此病。

(三)持续因素

持续因素指患者所处的社会文化背景及个体病后附加的反馈信息不良,使疾病形成恶性循环,迁延不愈。如长期的家庭不和睦导致发病,发病后仍处于这种环境,得不到理解和支持,使疾病难以治愈,治愈后又易复发。

三、神经症的表现

神经症的临床表现多种多样,常见症状如下。

(一)精神易兴奋、易疲劳

患者事无巨细均能引起兴奋,对声、光刺激或细微躯体不适高度敏感,而又易感到疲劳,休息后也不恢复。

(二)情绪不稳

焦虑、恐惧、抑郁、易激惹。

(三)强迫症状

有强迫观念、强迫情绪和冲动,强迫动作。

(四)内感不适

内感不适多表现为慢性疼痛、胃肠不适等。

(五)睡眠障碍

睡眠障碍有失眠、早醒、多梦、觉醒不充分。

(六)疑病观念

患者怀疑患了某种躯体疾病,与健康状况不符,医师解释和检查结果也不足以消除患者疑虑。

四、发病率及预后

神经症的总发病率为 22.2‰,女性高于男性,发病年龄在20～29 岁,文化程度低、经济水平差、家庭关系不和睦者发病率高。神经症一旦消除顾虑,改善社会环境,适当休息,及时治疗,可得到缓解和治愈,预后一般较好。若合并人格障碍,预后则差。

五、治疗

神经症的治疗以心理治疗为主,辅以药物治疗。心理治疗方法有行为疗法、认知疗法、精神分析法和人本主义方法。药物治疗包括抗焦虑药、抗抑郁药、促进大脑代谢及调节自主神经功能药。此外,还可尝试运动疗法、针灸等物理疗法。

六、护理

(一)心理护理

(1)首先要关心患者,安慰患者,引导患者认识疾病性质是功能性而非器质性,是可以治愈的,以消除患者的疑虑。

(2)对有心理-社会因素为诱因的,要指导患者正确对待病因,改变自己的不良个性,不要有不切实际的过高要求,注意调整人际关系,在缓解矛盾的同时,提高自己对挫折的应付能力,纠正不良行为模式,主动适应环境,避免形成恶性循环。

(3)对伴有焦虑、恐惧、绝望的患者,要设法稳定患者的情绪,教会他们正确的疏导情绪方法,正确评价自己,避免过激行为发生。

(4)对有强迫观念或强迫行为的患者,要为其制订切实可行的行为训练计划,并督促患者执行。

(5)做好患者周围人的工作,增加患者的社会支持,为患者创造一个和谐的现实环境,打破恶性循环,巩固疗效,避免复发。

(二)服药指导

治疗神经症的药物有抗焦虑药,如地西泮、艾司唑仑、阿普唑仑,小剂量短期使用,无特殊不良反应,若长期服用高剂量,可产生耐受性和依赖,一旦停药便可出现戒断症状。抗抑郁药一般选用丙咪嗪、阿咪替林、赛洛特、百忧解等。不良反应有口干、视物模糊、便秘、震颤、静坐不能,可有心电图的改变,一旦药物不良反应明显不能耐受,要寻求医师给予帮助,调整药量或使用拮抗剂。促进大脑代谢药有 γ-氨酪酸,调节自主神经功能药有谷维素,一般无明显不良反应。

(三)饮食指导

神经症患者在饮食上无特殊禁忌,只要求饮食富于营养即可,品种力求多样化以增进食欲。

(四)活动与睡眠指导

神经症患者大多白天思睡、乏力、不愿活动,晚上又不能入睡,因此,要协助患者制订作息时间表,建立规律的活动与睡眠习惯,白天多参加体育锻炼和做一些力所能及的劳动,工作要有张有弛,不要全休在家,以免更加焦虑。按时就寝,保持良好的睡眠环境,必要时服催眠药,对顽固性失眠的患者要主动关心,多方开导,引导其入睡,尽量减少由失眠引起的继发症状。

(陈俊玲)

第八节 精神分裂症

一、概述

精神分裂症是一种常见的病因未明的精神病,占我国住院精神病患者的50%左右。其主要症状有特殊的思维、知觉、情感和行为等多方面的障碍和精神活动与环境的不协调,一般无意识障碍及智能障碍。精神分裂症多发于青壮年,尤其好发于青年期。病程迁延、缓慢进展,有相当一部分患者病情缓解后常有复发,部分患者趋向慢性化,甚至最终走向精神衰退。

人们对精神分裂症的认识,经历了一个漫长的过程。早在公元4~7世纪,中医学就有类似精神分裂症的描述。如隋代医学家巢氏在《诸病源候论》中记载:"其状不同,或言语错谬,或啼笑惊走,或癫狂错乱,或喜怒悲哭……"清代钱镜湖著《辨证奇闻》中记载:"人有患呆病者,终日闭门独居,口中喃喃,多不可解……"等,生动描述了近似本病症状多种多样的言语荒谬、喜怒无常及行为离奇等特点。19世纪中叶,现代医学迅速发展,欧洲许多精神病学家对精神分裂症进行观察与研究。德国精神病学家克雷丕林(Kraepelin)在长期临床观察研究的基础上认为:上述多种多样的描述与命名并非多种疾病,而是同一种疾病的不同类型。他观察到这种病多发病于青年时期,最后发展为痴呆,因而建立了"早发性痴呆"的概念。20世纪初(1911年),瑞士精神病学家布鲁勒(E.Bleuler),在克雷丕林的研究基础上做了进一步细致的临床观察与研究,他通过大量病历资料发现:本病并非都发病于青年期,最终也并不全部出现痴呆的结局。同时,他发现本病主要表现是精神活动的分裂,于是,布鲁勒修改了"早发性痴呆"的概念,命名为精神分裂症。之后,布鲁勒及其儿子(M.Bleuler)对精神分裂症的研究,做了大量艰苦的工作。克雷丕林和布鲁勒父子对精神分裂症的研究具有巨大贡献,至今被称为精神病学奠基人。他们对精神分裂症基本概念的理解,至今仍被全世界精神病学家所接受,布鲁勒命名的精神分裂症的名称沿用至今。

近年来,由于精神药物的广泛应用,尤其是精神病社区防治工作的发展及管理水平的提高,使精神分裂症患者的寿命普遍延长,因此,精神分裂症的患病率也在逐年增长。

二、病因

精神分裂症的病因,虽经多方面研究,但至今尚未完全明了。大量研究资料只能证明其发病与以下因素有很重要的关系。

(一)内在因素

1.遗传因素

致病因素如何造成精神分裂症的病理生理尚不清楚,目前对精神分裂症的研究,只限于对患者亲属的调查。国内外的调查发现,一般群体中精神分裂症的患病率约为1%;而父母一方患精神分裂症,子女患同病的风险约为15%;父母双方均患精神分裂症,子女患同病的风险高达40%。20世纪80年代以来,分子遗传学技术的进步,定位了一些染色体的部位,分析并确定了特殊的候选基因。临床遗传学的研究成果,将会对指导精神分裂症的预防产生巨大的应用价值,但目前精神分裂症的遗传方式尚无定论。

2.素质

素质指的是一个人的先天解剖生理学特征,主要包括感觉器官,神经系统及运动系统的生理特点,素质与遗传有密切关系。素质的形成,除先天因素,可通过后天的环境因素的作用而逐渐形成一个人的素质。一般是在遗传基础上,经过幼年期环境与躯体作用,逐渐形成个体特性,如由于后天发展与生活经验所塑造的行为反应模式,到青春期即基本定型。素质是大的心理发展的生理条件,素质在生活实践中逐步成熟。素质的一些缺陷可能容易得某些疾病,如对一般的精神刺激即易引起焦虑,反应快速而强烈,一旦反应出现,久久不易平静。有这类表现的人则易于患精神分裂症。

3.年龄

精神分裂症有 60%～70%在 20～30 岁发病。25 岁是发病的高潮。至于为什么在青壮年时期发病,目前尚无明确解释。

(二)环境因素

1.生物学因素

赫尔辛基一项母孕期环境因素的调查研究发现,胎儿第 4～6 个月暴露于 A2 病毒流行者,其成年后精神分裂症的发生率高于对照组,推测病毒感染影响胎儿神经发育。而围产期的产科并发症也会使精神分裂症的患病率增加。

2.家庭环境

母亲是婴儿的第一位教师,母亲的性格直接影响儿童性格的形成。其他成员如父亲,兄弟姐妹等对性格形成虽然都有影响,但最主要的是母亲。母亲患精神分裂症,不但对儿童有遗传影响,而且又形成了环境影响。儿童与精神分裂症患者生活在一起,使他们发病机会增多。家庭成员之间的不和睦,影响着儿童性格的形成与发展。尤其是父母的不和睦及对儿童教育不当,都可使儿童性格怪僻,形成精神分裂症的发病温床。幼年丧亲(17 岁以前父母死亡或永久性分离)同样会使精神分裂症的患病率增加,特别是 9 岁以前丧亲的影响更为明显。

3.社会环境

在我国对全国 12 个地区精神病流行病学的协作调查中发现,精神分裂症的患病率城市明显高于农村;不论城乡,精神分裂症的患病率均与家庭经济水平呈负相关。

三、发病机制

尽管影响精神分裂症发病的因素有很多,但致病因素如何造成精神分裂症的病理生理尚不清楚。近年来,对精神分裂症的病因学研究认为,精神分裂症患者体内有生化代谢异常,尤其是神经介质代谢的异常及脑结构的异常。

(一)神经生化因素

神经生化、生理及精神药理等学科的迅猛发展,推动了本病神经生化基础的研究,目前较成熟的假说包括了多巴胺功能亢进假说、谷氨酸生化假说及多巴胺系统和谷氨酸系统不平衡假说。

1.中枢多巴胺能神经元功能亢进假说

吩噻嗪类抗精神病药物能有效地控制精神分裂症的症状,促进了精神药理的研究,从而提出了多巴胺功能亢进的假说。此假说的根据首先是抗精神病的药物的药理作用是通过阻滞 DA 受体的功能而发挥治疗作用,是 DA 受体阻断药,之后进一步证实抗精神病药物的效价是与亲和力强弱有关。拟精神病药物苯丙胺能在正常人引起与急性妄想型精神分裂症临床十分相似的症状,而苯丙胺的药理作用是在中枢突触部位抑制 DA 的再摄取,使受体部位多巴胺的含量增高。高香草酸(HVA)是 DA 的代谢产物,有研究资料发现血浆 HVA 与患者精神症状呈正相关,精神症状较重者,血浆 HVA 水平较高。支持 DA 功能亢进假说的直接证据来自对患者 DA 受体的研究,Crow 等发现基底神经节和隔核 D_2 受体数目增加,并在之后发现与患者生前评定的阳性症状呈正相关,而阴性症状则否。

2.谷氨酸假说

谷氨酸是皮质神经元的主要兴奋性神经递质,是皮质外投射神经元和内投射神经元的氨基酸神经递质。用放射性配基结合法研究精神分裂症患者尸检脑组织谷氨酸受体发现受体结合力在边缘皮质下降,而在前额部增高。在临床方面,谷氨酸受体拮抗剂在人类可以引起一过性精神症状,出现幻觉和妄想,也能引起阴性症状。据此推测谷氨酸受体功能障碍在精神分裂症的病理生理中起重要作用。

3.多巴胺系统和谷氨酸系统功能不平衡假说

Carlsson 通过长期对纹状体、丘脑和皮质等不同部位神经通路的研究指出:大脑皮质控制感觉输入和警觉水平的功能,是通过包括纹状体、丘脑、中脑网状结构的反馈系统完成的。刺激 DA 机制可增加感觉输入和警觉水平;而皮质纹状体系统则相反,起抑制作用。故认为精神分裂症是由于皮质下 DA 功能系统和谷氨酸功能系统的不平衡所致。

4.自体中毒假说

有人试验性地把精神分裂症患者的尿经无毒处理后给犬做静脉注射。结果发现被试验的犬出现明显自主神经症状或类似紧张症的表现,而注射正常人的尿,试验犬只出现轻度自主神经症状。

5.其他假说

其他假说还有中枢去甲肾上腺素通路损害假说、单胺氧化酶活性下降与 5-羟色胺代谢障碍假说及内啡肽假说等,都对研究精神分裂症的病因与发病机制开辟了新的途径。

(二)大脑结构变化及神经发育异常假说

近年来,CT、MRI 的应用发现与年龄相当的正常人对照,精神分裂症患者有侧脑室扩大;脑皮质、额部和小脑结构小;且此种变化与既往是否治疗无关。在疾病过程中反复检查,并未发现脑室又继续扩大,提示这种异常并非因病程的进行性发展所造成。组织病理学研究则发现患者的海马、额皮质、扣带回和内嗅脑皮质有细胞结构的紊乱。

四、流行病学

(一)发病率

精神分裂症的发病率,由于受早期不易诊断等因素影响,各国统计数字有很大差异。美国为 0.72‰,英国为 0.3‰,我国为0.09‰~0.27‰。

(二)患病率

精神分裂症见于不同人群,患病率居重性精神疾病首位,这是各国较为一致的看法。Jablendky A(2000 年)在总结最近一个世纪精神分裂症流行病学一文中指出其在居民中的患病率为1.4‰~4.6‰。但由于地区不同,诊断标准不一致而各国统计数字差距悬殊。1993 年我国在 7 个地区进行调查,城市患病率明显高于农村,前者总患病率 8.18‰,时点患病率 6.71‰;后者总患病率5.18‰,时点患病率 4.13‰。与 1982 年相比城乡患病率均有所上升,但未达显性差异。

（三）发病年龄

各国统计资料一致认为，精神分裂症的好发年龄是青壮年时期。但不同的疾病类型，发病年龄有异。一般说来，偏执型发病较晚，单纯型则较早。

（四）性别

性别差异以 35 岁以上年龄组明显，其他年龄组则无明显差异。35 岁以上年龄组男性患病率低于女性，男女比例为 1.0∶1.6。

近年有人研究，精神分裂症的发病可能与出生季节、月份有一定关系，但尚未有明确的数据加以证明。

五、临床表现

典型的精神分裂症，临床经过可分为早期阶段、症状充分发展阶段、慢性阶段及精神衰退阶段。不同的疾病阶段，有不同的症状表现。

（一）早期（初发阶段）

1.起病形式及主要表现

（1）缓慢起病：约占全部精神分裂症的 70%。一般说来，起病缓慢者，病程进展也缓慢，有时很难确切估计起病时间。缓慢起病的概念是在数月、甚至数年中，精神分裂症的基本症状零散出现。症状的严重程度也呈缓慢演进，开始症状可极轻微，甚至使人觉察不到，经过一段相当时间才较明显。

缓慢起病的早期症状表现多种多样。有的患者初发症状酷似神经衰弱。如一位两年前考取外贸学院的学生黄某某，性格孤僻，不好交往，入学后因英语学习较吃力而经常开夜车。在第一学期末，他经常感到头痛、失眠，上课注意力不集中，有时情绪急躁，表现为好与同学发脾气。同学们都说他患了神经衰弱。但他自己却对疾病漠不关心，后来由班主任督促并陪同，他才肯到精神科门诊检查。医师询问病史发现，在患者头痛，失眠等症状出现之前，在 1 年之间，他生活明显较前懒散，很少洗漱，不更换衣服；长时间不洗澡以致身上有异味。几个月都不与家里联系。同学们多次催促他去找医师看看"神经衰弱"病，总是被他说声"没什么，不用看"搪塞而过。根据这些情况分析，他患的不是神经衰弱，而是精神分裂症早期。还有的患者疾病初起时表现无端地怕脏、怕自己说错话、怕别人看自己等类似强迫症状。这些患者可逐渐出现焦虑、多疑和疑病观念等症状。也有部分患者无原因地渐渐孤独、淡漠、沉默、消极、懒散、寡言、离群。少数患者疾病早期出现躯体感知综合障碍：感到自己体形变了，认为面孔变得极为难看而常常照镜子。也有的患者早期出现幻觉和妄想。由于早期症状轻微，有的患者尚能工作和学习，故不易被人发现。如果仔细深入观察，与患者交谈时，就能发现其回答问题不中肯，表情较平淡，对任何事物都缺乏应有的热情和相应的内心情感体验。进一步接触及深入交谈会使你感到情感与思想交流困难。

（2）亚急性起病：从可疑症状出现到明显精神异常 2 周至 3 个月。多以情感障碍为初发症状如无原因地忧郁、急躁、看谁都不顺眼、周围一切事物都不称心等，或者出现强迫性症状、疑病症状。精神分裂症的基本症状比缓慢起病者明显。

（3）急性起病：有些患者可在明显的精神刺激下起病，或在躯体感染、中毒或分娩等因素下急性起病。症状在 1～2 周急骤出现及迅速发展。突出表现是兴奋、冲动，伤人、毁物，思维凌乱，言语破碎，内容荒诞无稽，可出现意识障碍。如一位黑龙江建设兵团女战士杨某某，有一天在清晨起床后，杨某突然对女伴大喊大叫，只穿内衣往田野里跑去，声称要和世界的美男子举行婚礼，有个国王在向她求婚。时而又大哭不止,说是有人破坏了她的婚姻。由数人陪护送到精神病医院,诊断为青春型精神分裂症。

2.早期阶段持续时间

精神分裂症早期阶段持续的时间,各病例不尽相同,一般为数周、数月,有的长达数年。曾有多位学者统计过入院患者早期症状出现时间,但因所用的调查工具不同,结果也不尽相同,大致范围为 2.1~5.0 年。

3.先兆期症状

Hafner(1992 年)曾对德国 232 例首次发病的患者在症状缓解后进行症状评定结合知情人提供资料,发现大多数患者(73%)非特异性症状或阴性症状在精神病性症状出现之前已有数年之久。在再次出现精神分裂症典型症状以前,所出现的失眠、多疑、易激惹、反应迟钝、记忆力下降和头痛等,称为先兆症状。先兆症状常随之疾病复发。

(二)症状发展期(急性期)

1.主要临床表现

典型的精神分裂症历经早期阶段,进入症状充分发展期。此期的临床标志是精神活动与社会脱节,以及精神活动不协调的特征充分显现出来。患者在短时间内出现大量荒谬离奇的思维联想障碍、思维逻辑障碍或思维内容障碍。如破裂性思维、象征性思维和各种妄想等。与此同时,早期不易被人发觉的细微情感缺乏发展到明显的情感淡漠、情感不稳定或情感倒错。意志行为障碍也常常较严重,如意志减退、生活懒散,终日闭门不出,与世隔绝,或到处裸体乱跑。有的患者受幻觉妄想支配出现病理性意志增强,终日废寝忘食到处告发他的妄想对象。精神分裂症发展到此阶段,整个精神活动的统一性与完整性遭到明显破坏,患者的言行与社会活动格格不入。患者完全生活在自己的病态精神世界之中。尽管精神活动的破坏极为严重,但在一般情况下无智能障碍,全部精神症状多在意识清晰背景下发生,查体缺乏特殊阳性所见,患者不具有自知力,因此,坚决否认自己有精神病。

2.临床类型

疾病进入充分发展期,临床症状明朗化,形成各种占主导地位的症状群,临床上据此划分出不同的临床亚型。但应该认识到在疾病过程中不同时期,特殊的亚型可能同时存在或互相转化。

精神分裂症的临床分型,自 1896 年 Kraepelin 将"早发性痴呆"分为紧张型、青春型、类偏狂型;1911 年 E.Bleuler 又将早发性痴呆命名为"精神分裂症";增添了单纯型以后,迄今国内外对四个传统性基本类型的划分看法较为接近。众所周知,近年来经典类型如青春型、单纯型、紧张型比较少见了,分析原因可能主要是精神症状得到不同程度的早期干预,使症状不能按照自身的规律发生发展。同时,随着对疾病诊断的研究,有取消精神分裂症分型的趋势。

(1)单纯型(简单型):此型发病较早,多于青少年时期起病,发病前多无明显精神诱因。缓慢起病,病程多呈缓慢持续进展,很少有自发缓解。临床主要表现为逐渐加重的孤独、淡漠、退缩症状群。如生活懒散、行为乖僻、对亲人冷漠无情,对学习工作缺乏进取心。也可有独语、自笑及窥镜等离奇行为,少有兴奋或躁动不安。思维贫乏,少语寡言,交谈时很少有主动言语,思想交流及情感交流均极为困难。单纯型患者精神症状的突出特点是日益加重的情感淡漠、思维贫乏与意志减退,行为退缩等整个精神活动的广泛异常。严重时,患者可终日闭门独居,与他人毫无来往,饮食、起居与大小便均需他人督促。精神活动严重脱离现实,社会功能减退。由于以上症状缓慢发生、零散出现,病程又极缓慢持续进展,因此早期症状往往不被人发现。就诊时往往已经过了数月甚至数年,错过了最佳的治疗时机,预后不良。

部分单纯型患者偶有幻觉、妄想及感知觉障碍等附加症状,但这些症状具有片段、不系统与一过性的特点。

我国统计资料,本型占住院精神分裂症患者1%～4%。此型多数患者治疗效果不佳,具有明显慢性化倾向,大部分患者最终出现精神衰退。

(2)青春型(混乱型):本型临床以思维联想障碍为主导症状,主要表现思维联想散漫,严重时出现大量破裂性思维。思维内容支离破碎,荒谬离奇,缺乏逻辑性使人难以理解。青春型患者的情感障碍特点是喜怒无常、变幻莫测,患者可无原因地哈哈大笑或突然号啕大哭不止。有时做鬼脸、出怪相,表情显得轻浮、幼稚、愚蠢可笑,称为愚蠢性欢乐。也可表现为情感倒错。如一位女患者听到母亲去世的噩耗后高声大笑。青春型患者的意志行为障碍极为突出,常常在思维联想障碍与情感反复无常的同时,出现低级意向活动,如裸体外跑,不避亲疏、追随异性、打人毁物。如一位男患者在街上突然拥抱一个女青年,声称:"我爱你,你一定要和我结婚"。一位女患者,表现本能活动亢进,暴食暴饮,抢食别人的东西。另一位大学文化程度的女患者,表现为意向活动倒错,吃大便、喝痰盂中的污水。另一男患者无端地把自己住所点火焚烧,燃起熊熊大火,患者站在一旁捂嘴笑。

荒谬离奇的思维障碍、反复无常的情感异常,以及各种奇特行为、荒诞无稽的意向活动常同时出现,构成青春型特有的临床症状群。这种以兴奋性增高的整个心理过程四分五裂,临床上称为不协调的精神运动性兴奋,也有人称之为青春性兴奋。

青春型精神分裂症患者的幻觉、妄想等附加症状,具有内容杂乱、片段且多变的特点。患者对妄想内容肯于暴露,但很少支配行为。其临床表现可简单归纳为以下几条:经常出现的思维破裂,不系统的幻觉妄想,情感倒错及不适当的愚蠢的行为。

青春型好发于青春期前后,多数患者起病于25岁以前,其主要诊断依据是其特有的临床相。发病年龄仅为参考。我们曾见到30岁以上发病的典型的青春型精神分裂症。

青春型发病前部分患者可有精神刺激诱因,呈急性或亚急性起病较多见。部分患者病程进展迅速,1～2年病情急骤恶化,很快出现精神衰退,即所谓急骤恶化、预后恶劣的危险型精神分裂症。然而我们观察到,近年由于抗精神病药物的广泛、早期应用,这种类型几乎不见。部分患者可自发缓解,但很快复发。大多数患者经治疗后症状缓解。复发倾向仍较突出。因此,病程呈现多次复发与缓解交替出现。历经多次复发后最终进入慢性期,疾病后期则表现为精神衰退。

青春型占住院精神分裂症患者8%～26%。

(3)紧张型:本型为精神分裂症较少见的类型。占住院精神分裂症患者的6%～16%。近年由于人们对精神疾病认识的提高,患者能够较早地得到治疗,此型患者具有典型症状的患者在临床上已很少见。

紧张型发病年龄较晚,一般起病于青壮年时期。病前可有一定精神刺激诱因,急性或亚急性起病较多见。临床主要症状是以不同程度的精神运动性抑制占主导地位的紧张综合征。具体表现紧张性木僵与紧张性兴奋交替出现,或单独出现紧张性木僵。如患者突然表现不同程度的精神运动性抑制。轻者动作缓慢、言语减少。重者则终日卧床不起,不食不动,缄默不语,对外界刺激毫无反应。甚至由于咽喉部的肌肉运动抑制而使唾液含在嘴里不下咽。部分患者可有木僵状态、蜡样屈曲、空气枕头和被动服从。个别患者可有幻觉妄想,须用特殊的检查方法才能使其暴露出来(如麻醉分析法)。

紧张性木僵的患者虽然由于广泛的运动抑制而不吃不喝,不语不动,但这些症状是在意识清晰背景上发生的,对周围环境中发生的一切事物都有感知的能力。因此,在木僵状态的患者面前仍要注意施行保护性医疗措施。木僵状态可持续数天、数周至数月、数年。不少患者由紧张性木僵突然转为紧张性兴奋。

紧张性兴奋的表现为突然产生的兴奋,但言语及行为单调刻板、不可理解。比如有一紧张型男患者入院后数天不吃不喝、不语、不动,天天须鼻饲进餐以维持必要的营养。每天突然下床打毁病房门窗玻璃并打伤1名患者。问其为什么打人与打坏玻璃,患者一言不发。茫然张望四处,并刻板地模仿医师的某一句话。

紧张型精神分裂症的病程具有发作性特点,有些患者不经治疗可自然缓解,因此,预后比其他类型好。少数患者会多次复发,最终走向慢性化。

(4)偏执型(妄想型):临床表现以各种妄想症状群为主,是精神分裂症最常见的一个类型。社区资料和住院患者资料占精神分裂症患者的一半以上。

偏执型发病年龄较晚,常在30岁以后起病,病前精神刺激因素不明显。多数患者缓慢起病,疾病初期,常先有多疑、敏感、逐渐发展形成各种系统妄想。近年发现不少偏执型患者呈急性或亚急性起病,突然产生大量原发性妄想。

偏执型患者的妄想有以下特点。①妄想具有发生-泛化-系统化的过程:如患者开始只怀疑单位某人迫害他。以后随病情加重,妄想对象的范围逐渐扩大,邻居也与单位某人合谋加害于己。由于患者自知力缺乏否认自己有精神病,而把送他住院的亲人、为他治疗的医护人员也视为仇敌。以至坚信这些人勾结在一起对他进行种种迫害。②妄想内容多为被害妄想、关系妄想、嫉妒妄想或钟情妄想等,妄想内容互有联系,结构较完整。③与妄想同时,常伴随幻觉。两者互为因果。除原发性妄想以外,可伴有幻觉及与幻觉内容有关的继发性妄想。④偏执型患者的妄想,常常隐蔽不肯暴露,但多支配情感与行为。不少偏执型患者,衣着整洁如常人,生活能自理,可在一段时间内能上班工作。使周围人看不出他是一个精神患者,实际上存在着严重的思维内容障碍,将顽固、系统的妄想隐蔽着,如果恰好是他妄想中的攻击对象时,他可出乎意料地实行攻击与伤害。因此,偏执型精神分裂症对社会及他人安全的危害性极大。如一患者长时间怀疑他的班组长给他向领导做了不好的汇报,后来坚信班组长对他进行暗算与迫害,预谋将班组长杀害。一天正在干活时,趁班组长不备,用斧头将其击伤。另一位男性患者,受嫉妒妄想支配,认为妻子不贞,与某男性有不正当性关系,他的一子一女均不是自己的孩子。这种妄想从未向别人泄露,妻子也毫无防备。一天深夜用菜刀将妻、子、女砍死。有的患者受妄想支配,可能伴有病理性意志增强,用尽各种办法,经受千辛万苦,长途跋涉到北京控告他想象中的仇人。也有的患者上街演讲,到公共场所出丑闹事。因此,偏执型精神分裂症在症状活跃时,应严加管理及早采取必要的医疗措施。

(5)未分化型:由于精神分裂症的临床症状常常同时存在致使难以分型者并不少见,称为未分化型。未分化型精神分裂症指的是患者的精神症状符合精神分裂症的诊断标准,有明显的精神病症状,如幻觉、妄想、破裂思维或严重的行为紊乱,但又不完全符合单纯型、紧张型、青春型或偏执型的诊断。往往这时患者存在不止一个类型的精神症状,但又难以判断何种为主要临床相。

(三)慢性期

1.慢性期的划分

精神分裂症历经早期阶段,症状充分发展阶段后,不少患者发展为慢性阶段,即精神分裂症慢性期。部分患者起病后可在早期即表现慢性期的临床相，缺乏从早期症状充分发展期过渡到慢性期的典型的临床演变过程，对这类患者也称为慢性精神分裂症。

急性精神分裂症与慢性精神分裂症的区别在于前者急性起病，临床症状急骤出现，活跃而明显，有治愈的可能，慢性精神分裂症则相反。多数慢性期精神分裂症是由急性发展而来。

2.慢性期的临床标志

精神分裂症充分发展期的丰富症状逐渐平淡，不再有新的症状出现，预示慢性期开始。原有内容复杂的幻觉妄想变得单调、刻板与支离破碎。患者对妄想的内容已不认真对待，与残留幻觉能"和平共处"。如与患者交谈，涉及其被害妄想时，患者听之任之，既无动怒与气愤的情感体验，也无与之抗争的举动。慢性期患者思维内容逐渐贫乏，表现了整个精神活动的减少。各种治疗只能改善症状，减缓疾病向不良结局的演变进程，而不能使症状全部消失。因此，慢性精神分裂症的临床标志是阳性症状消失、病情相对稳定、各病型界限模糊、治疗效果不佳。以上4条并非同时出现，而是历经一个临床过程，这个过程中，只具备4条中的1～3条时，称慢性化倾向。4条全部出现后连续病期5年以上，才应诊断慢性精神分裂症或慢性期精神分裂症。

3.慢性期临床类型

当精神分裂症演变到慢性期，充分发展期各类型的特别症状群已不多见。

为了便利分类管理及采取恰当的康复治疗措施，国内曾有精神病工作者将慢性期的种种临床表现进行总结归类，试分成各种临床类型，以精神活动的某些特征性症状群分为以下4个类型。①孤独型：长年孤独离群，淡漠无欲，不能情感交流，突出表现为情感障碍。②兴奋冲动型：意志减退、易激惹、常冲动伤人、毁物、意向倒错，以意志行为障碍为主。③思维紊乱型：平时安静，交谈时可引出大量思维联想障碍、破裂性思维或片段，零散的幻觉妄想。以认知活动障碍为主。④安静合作型：此型患者情感淡漠、意志低下、思维贫乏、安静合作，无主动要求，能简单自理生活但不能出院。在工作人员督促下，可从事简单劳动。突出表现为社会功能减退。

临床上更常用到且得到公认的慢性精神分裂症临床类型则包括以下几类。

(1)残留型：指精神分裂症的慢性期，疾病从明显的精神活动期进入晚期，以长期、但并非不可逆转的阴性症状为特征。残留症状可以是某些片段零散的阳性症状、阴性症状或人格改变，以及那些以缓慢形式起病，经短暂急性发作后，症状的明显性很快消失，突出表现思维障碍、情感淡漠、社会功能减退但尚能维持简单生活的患者。此类患者在某种程度上酷似单纯型。

(2)衰退型：指一组缓慢起病、病程进展缓慢冗长、突出表现行为孤僻退缩、思维杂乱无章、孤独淡漠、整个精神活动与社会隔绝的患者。此型以缓慢起病、病情急骤恶化、迅速走向精神衰退的青春型为主。

(3)老年期精神分裂症：指首次发病于60岁以后，或在60岁之前发病且症状持续到60岁之后未缓解或存在残留症状的患者。临床以持续的偏执观念为主要特征，思维松散、情感不协调比青壮年发病者少见。患者意识清楚，人格保持完整，且有充分的依据排除脑器质性疾病所致的精神病。

(4)分裂症后抑郁：克雷丕林曾提出过抑郁症状是精神分裂症的常见症状，有数据显示精神分裂症患者抑郁症状的发生率为20%～70%。原发因素复杂，发生机制是否类似抑郁症与神经递质有关还在探索之中。而继发因素则可能与长期用药导致药源性抑郁，自知力恢复时心理-社会因素的影响，以及反复发作的病程给患者造成的压力有关。

(四)精神衰退

克雷丕林提出早发性痴呆概念时,认为此病最后结局全部出现痴呆。布鲁勒命名为精神分裂症后提出有1/4发展为痴呆(精神衰退)。目前精神病临床工作者对衰退的看法,意见尚不一致。人们通过临床观察认识到精神分裂症的精神衰退,不同于器质性痴呆,而是由于长期情感淡漠、意志低下、对周围事物不关心所造成的一种特殊痴呆状态。精神衰退产生于精神分裂症慢性期的症状基础之上。但并非所有慢性精神分裂症最后都产生精神衰退。

精神衰退的本质及临床相较为复杂,很多问题目前正在研究与探讨之中。临床见到的精神衰退临床相与精神分裂症慢性期症状群缺乏严格界限,它们的区别在于,慢性期的症状不像急性期那样丰富、活跃。通过治疗不能使症状消失,但能取得某些症状的好转。在经过精心调整治疗,药物维持在一定剂量时,某些类型患者可较好地从事文娱治疗。而精神衰退患者则是整个精神活动的广泛缺损,各种治疗难以使这种衰退状态有所改善,如果让这些患者从事简单劳动,也需花费大气力进行训练与再教育后才能做到。

精神衰退的临床标志应该是整个精神活动表现缺损、社会功能丧失、治疗无效、病情不可逆转。

精神衰退是精神分裂症最恶劣的结局,其标准应严格掌握。

六、诊断与鉴别诊断

(一)诊断

在精神分裂症的病因与发病机制尚未明了之前,其诊断方法仍有赖于详尽可靠的病史、精神检查所见、症状的动态变化、病程特点、病前个性等综合性临床资料做出诊断,即建立在临床观察和描述性精神病理学的基础上。

(1)完整的病史能为诊断提供重要线索。采集病史时,要设法向家属询问对诊断有帮助的各种资料,如准确的发病年龄、起病时间、起病形式、异常表现等。弄清上述情况对诊断和鉴别诊断都有重要意义。

在采集病史时,还要对患者有同情态度,使病史提供者感到亲切而愿意提供真实的资料。医师在询问病史时,不要用暗示性语句,如"某某患者有骂人症状吗",而应使用提醒式的询问,如"有没有……表现"或"怎么不正常"。有时病史提供者说些笼统的话,如"患者经常胡说八道"。医师应详细询问具体内容,有助于诊断及精神检查。在询问病史时,对个人史、家族史、既往史等应予以注意,尤其是个人史。对有助于诊断及鉴别诊断的内容详细记载。

(2)精神检查通过对患者听其言、观其行及深入交谈,以获得患者全面精神活动的全部情况。当接触患者进行精神检查时,要设法与患者做深入交谈。可发现谈话缺乏主题、内容松散,使人难以理解等对诊断有特殊意义的症状。同时在交谈过程中应详细观察患者面部表情。有时一次精神检查不易成功,应多次检查才能发现症状。医师与患者交谈时,须进行情感交流、思想交流,要注意交流的困难程度,兴奋患者可有哭笑无常或情感倒错。与患者完全不能进行思想与情感交流时,则应依靠观察。精神检查时,应注意相似症状之间的区别,边查边肯定或否定,并记录具体的症状内容。一般情况下,精神分裂症患者应意识清晰,因此,判断患者的意识情况对诊断极为重要。

(二)鉴别诊断

典型的精神分裂症患者,按照诊断标准操作,诊断并不困难。但在疾病早期或者精神症状尚未充分发展的阶段,明确诊断就存在一定的困难。所以在诊断精神分裂症时须与下列疾病鉴别。

1.情感性精神障碍

精神分裂症青春型,常有兴奋、话多,须与躁狂症鉴别。其区别在于躁狂症情感高涨、思维奔逸、行为增多,其精神活动互相配合、协调,症状富有感染力。部分躁狂患者,当其行为受到约束时,可能产生妄想,但其多持续时间短暂,缺乏系统、泛化、固定的妄想结构的特点,其内容与情感、行为一致。而精神分裂症则思维紊乱、情感反复无常、行为古怪奇特,精神活动呈现互不统一的不协调的精神运动性兴奋,具有杂乱、四分五裂的青春性兴奋特点。

精神分裂症单纯型的情感淡漠及紧张型的精神运动性抑制,常常需要与抑郁症区别开来,尤其当抑郁症患者也出现听幻觉时。要注意到抑郁症的情感低落是一种负性情感增强的表现,患者情绪低沉,终日忧心忡忡,愁眉不展,悲观失望,抑郁症的幻觉常与精神抑郁内容相一致。如有自罪妄想的抑郁症,听到声音说他有罪、应该死等。与情感淡漠有本质区别。而且精神分裂症的情感淡漠常与思维贫乏、意志低下同时存在。

2.偏执性精神障碍

偏执型精神分裂症,除了具有精神分裂症基本症状外,同时有各种系统的妄想,应与偏执性精神障碍进行鉴别。偏执性精神障碍包括偏执狂、偏执状态与妄想痴呆。

偏执性精神障碍的临床突出症状是妄想。妄想多具有顽固、系统、持久的临床特征。其内容多不荒谬和现实生活有一定联系,与精神分裂症妄想的荒谬、离奇及脱离现实的临床特征截然不同。偏执性精神障碍从精神病理学角度来看,除妄想外,其他心理、社会功能多保持正常。而精神分裂症则是整个精神活动的损害。偏执性精神障碍的妄想具有治疗效果不佳,甚至持续终身,不出现精神衰退的特点,而精神分裂症的妄想,多数在各种抗精神病药物治疗后变得淡化,甚至消失。

3.心因性精神障碍

部分急性起病的精神分裂症,病前具有明显发病诱因,疾病早期酷似心因性精神障碍,要注意鉴别。

心因性精神障碍的急性应激障碍是由急剧、重大精神刺激作用而发病的。不仅发病时间与精神刺激因素的时间密切相关,而且精神症状也与精神刺激因素有内在联系,其病程和预后也取决于精神因素是否能及早去除。而精神分裂症的临床症状经常与精神因素联系不密切。开始时,言语内容可能与精神刺激因素有些联系,但随病程发展逐渐背离,精神刺激去除后也不能使疾病获得缓解。

4.神经症

(1)不少单纯型精神分裂症早期具有类神经衰弱综合征。表面看上去酷似神经衰弱。曾有1例男性患者误诊为神经衰弱达3年之久,失去了早期治疗机会。

神经衰弱与精神分裂症的主要区别在于前者为轻性精神病,疾病无论多严重,大脑精神活动始终保持着完整性与统一性。患者虽周身不适,主诉颇多,但能坚持学习与上班工作,精神活动的社会功能保持良好,人际关系及进行情感与思想交流全无障碍,对疾病关心,迫切求医。而精神分裂症则在"神经衰弱"症状群掩盖下,存在着精神分裂症的蛛丝马迹,如症状虽多,但缺乏应有的内心痛苦体验,无迫切求医的积极性,与其交谈能发现患者的谈话内容空洞,思维结构显得松散,缺乏主题,自知力也欠完整。偶可有呆愣、窥镜等行为异常或感知综合障碍等。

(2)癔症与精神分裂症的共同点是临床表现症状均多种多样。但其疾病本质却迥然不同。青春型精神分裂症急性起病时,常突然表现兴奋躁动、话多,个别患者呈癔症情感暴发样表现,情感色彩显得较突出,需要进行鉴别。癔症患者全部都有明确的心理因素致病,各种症状都只有明显的暴发性,而精神分裂症发病多无明显诱因,大部分患者缓慢起病。癔症患者的症状多具有明显暗示性,通过暗示治疗可获得戏剧性效果。如经言语暗示后给一次电针或电痉挛治疗即可疾病痊愈,完全恢复常态。精神分裂症的兴奋、躁动等症状则较持久,暗示治疗无效。

(3)强迫性神经症:有些精神分裂症,突出表现强迫症状,须与强迫性神经症进行鉴别(表4-4)。

表 4-4 强迫性神经症与精神分裂症的区别

鉴别要点	强迫性神经症	精神分裂症
病因	多有明显精神症状	多无明显诱因
病前个性	强迫个性	分裂个性
症状特点	单调、而容易理解	同时两个以上症状荒谬不可理解
对症状的体验	深刻	不深刻
要求摆脱症状态度	迫切	不迫切
社会适应能力	良好	不良
病程	症状持久,病程冗长	症状多变,病程可短可长
预后	良好	差

5.器质性精神障碍

精神分裂症青春型、紧张型急性起病,伴有意识障碍时,应注意与急性脑器质性精神病相鉴别。前者意识障碍程度往往较浅,持续时间短暂,后者则意识障碍较深,伴随意识障碍出现进行性加重的智能障碍。缓慢起病的精神分裂症及精神分裂症慢性期的临床相酷似器质性痴呆。慢性脑器质性精神障碍以突出的进行性智能障碍为特点,而精神分裂症则以精神活动的四分五裂为特征。两者表面相似,但有本质区别,可用智力检查的方法进行鉴别。

总之,精神分裂症诊断与鉴别诊断的方法,目前多以临床表现、症状学特点进行综合分析。不少诊断标准可作为日常工作参考。典型病例的诊断并不困难,疑难病例则须经临床动态观察,根据病程演变、症状的转归,到一定时间后才能作出肯定诊断。如临床曾有病例经病程 5 年,3 次住院才被确定诊断。

七、治疗

(一)治疗原则

根据疾病不同阶段和临床症状特点,应掌握以下原则。

(1)早期及症状充分发展期:在精神症状活跃阶段,应采取药物或合并物理治疗充分治疗以尽快控制精神症状。药物包括第一代抗精神病药如氯丙嗪、奋乃静、氟哌啶醇等,第二代抗精神病药如氯氮平、利培酮、奥氮平等,物理治疗则包括电刺激、经颅磁刺激等治疗。

(2)当精神症状减轻,疾病进入恢复阶段时,有针对性的治疗方案是药物治疗合并心理及工娱治疗,用来帮助患者认识症状,自知力恢复,解除因患精神病所带给患者的精神负担,鼓励他们积极参加活动,较好地配合治疗,以达到早日康复的目的。

(3)慢性阶段:精神分裂症慢性期,患者处于不同程度的精神缺损状态,有各种残留症状。如好发脾气或情感反应迟钝或对任何事缺乏意向活动（缺乏进取、上进心），零散的幻觉、片段的妄想等。设法加强这些患者与社会的联系，活跃患者生活，以延缓或避免进入精神衰退是治疗的总原则。因此，慢性阶段的合理治疗措施是必要的药物维持治疗合并有组织的工娱治疗及行为治疗。

总之，精神分裂症的治疗在急性阶段，以药物治疗为主。慢性阶段，必须药物维持治疗，心理-社会康复指导也很重要。

（二）治疗方法

1.药物治疗

抗精神病药物，又称为神经阻滞剂，能有效地控制精神分裂症的症状。自 20 世纪 50 年代发现氯丙嗪，至现在临床上已普遍应用的第二代抗精神病药物，各种抗精神病药物都有控制精神分裂症症状的作用。从临床治疗实践中也可以体会到某些药物对某些症状群，有相对选择性。

（1）急性期药物治疗：首次发病或者缓解后复发的患者，抗精神病药物治疗力求充分和系统，已达到较高的临床缓解。一般急性期治疗需要 8～10 周。常用的抗精神病药物如下。

1）氯丙嗪：在无躯体禁忌证情况下，氯丙嗪为控制兴奋的首选药物。立即控制兴奋，可采取静脉注射途径给药。常用剂量为盐酸氯丙嗪 50～100 mg，溶于 0.9％氯化钠 20 mL 中。缓慢静脉注射，每天 1～2 次，能有效地控制青春型精神运动性兴奋及偏执型受各种幻觉妄想支配而兴奋躁动。亚急性兴奋者，可用复方氯丙嗪（盐酸氯丙嗪与盐酸异丙嗪混合液）做臀部深层肌内注射，每次 50～100 mg，每天 2～3 次。各种类型精神分裂症，兴奋控制后可改为口服法给药，做系统的疗程治疗。

2）氟哌啶醇：兴奋躁动同时伴肝功能异常，或以行为障碍为突出症状者，应选用氟哌啶醇。开始可肌内注射 5～20 mg，每天 3～4 次。

有效地控制精神分裂症的兴奋躁动，与使用抗精神病药物治疗同时，可辅助以一般镇静安眠药，如肌内注射或静脉注射地西泮注射液 10～20 mg、睡前口服水合氯醛等。

氯丙嗪与氟哌啶醇不但能有效地控制兴奋，而且对精神分裂症的幻觉妄想也有良好效果。这两种方法目前在临床上也在广泛应用。第一代抗精神病药物中还有其他种类的药物，但在急性期治疗中多受到起效时间的限制，使用时常合并上述的两种治疗方式。如奋乃静、三氟拉嗪、氟哌噻吨及舒必利等。这几种药物，以及氯丙嗪、氟哌啶醇都对幻觉、妄想有良好的效果，其中氟哌噻吨、舒必利还对阴性症状有一定的改善作用。

3）自 20 世纪 90 年代以来，出现了第二代抗精神病药物。这类药物的药理作用不仅限于 D_2 受体，同时作用于 $5\text{-}HT_2$ 受体及其他受体。其特点是锥体外系不良反应明显低于第一代抗精神病药物。①氯氮平：虽然其具有明显的抗精神病作用，且锥体外系不良反应轻，曾有多项研究显示，氯氮平是目前唯——个对难治性精神分裂症有效的药物。但因其有引起粒细胞减少甚至缺乏的可能，而使其在临床的应用一波三折，故在使用此药治疗时需要定期监测粒细胞，一旦出现粒细胞减少，应立即停药。如果长期应用，有引起血糖增高、血脂代谢异常的可能性，比其他药物所致的风险更高，因此，定期检查血糖和血脂也是必要的。由于氯氮平长期应用常引起难以处理的代谢综合征，因此，选用氯氮平治疗，应当慎重考虑。可将氯氮平作为三线用药。②利培酮：较早出现的新型抗精神病药物，特点是 $5\text{-}HT_2/D_2$ 受体平衡拮抗剂，除对阳性症状有效外，也能改善阴性症状。此药有片剂、口服液及长效针剂 3 种剂型，可适用于不同的患者，是目前临床上使用比较广泛的第二代抗精神病药。常见的不良反应有锥体外系不良反应和月经间隔延长或停经等。利培酮有长效注射剂，对依从性不良者可以应用。③奥氮平：药理作用与氯氮平相似，但少见粒细胞减少或缺乏的不良反应，也很少见锥体外系不良反应。对阳性和阴性症状均有疗效。

在不良反应方面,应当注意体重增加、血脂代谢异常和镇静作用。④喹硫平:对精神分裂症的阳性症状的治疗作用较弱,但可改善情感症状,并对精神分裂症伴随的强迫症状有一定的改善作用。常见不良反应有镇静作用。⑤阿立哌唑:结构和药理作用都较特殊,是DA和5-HT系统稳定剂。对精神分裂症的阳性和阴性症状及抑郁症状都有改善作用。无催乳素升高的不良反应,对糖脂代谢无明显影响。常见的不良反应有恶心、呕吐,随用药时间加长而逐渐减轻或消失。⑥齐拉西酮:该药与餐同服可使其生物利用度增加到100%,因此服药时间应在进餐时,或最晚不超过饭后半小时。其特点为对精神分裂症的阳性和阴性症状及抑郁症状都有改善作用。基本不影响糖脂代谢和体重。此药有胶囊、片剂和针剂3种剂型。针剂用于快速控制精神分裂症的兴奋、激越、冲动,疗效与氟哌啶醇注射液相当。常见不良反应有镇静作用,可引起嗜睡或睡眠失调,表现为入睡困难,昼间睡眠时间过长。⑦帕利哌酮:为利培酮代谢物的有效成分,特点是起效迅速,每天一次服药,不良反应较少,有的病例可能出现和利培酮相似的不良反应,一般程度较轻。对改善患者的社会功能有一定作用。⑧氨磺必利:具有独特的药理学特性,对精神分裂症阳性和阴性症状疗效较好,不良反应轻。

(2)继续治疗与维持治疗:在急性期症状得到控制后,应继续使用抗精神病药物治疗,剂量维持时间目前尚无统一意见,但是近年来趋向于长时间用药,多数学者意见维持治疗不低于3年或5年,如果有复发的病史的患者应当长期用药。有关维持其治疗药物的剂量问题,争论的时间已经很久。选用第一代抗精神病药,其维持治疗的剂量可用急性期有效剂量的1/3～1/2。而第二代的维持治疗剂量就是急性期治疗的有效剂量。有的研究显示,在维持治疗期降低利培酮原用的有效剂量,复发率和再住院率都明显提高。可见维持治疗的药物剂量保持其急性期治疗量将减少患者病情的复燃与复发的概率。

维持治疗的目的在于减少复发或症状波动,有资料表明,药物的维持治疗对预防本病的复发十分重要。有学者报道维持治疗三年的观察,发现抗精神病药物维持治疗组在预防复发上较安慰剂组高2～3倍。因间断治疗症状再现,恢复治疗后其疗效不如连续服药治疗。

在继续治疗与维持治疗阶段,对于有明显症状而拒绝服药,以及处于巩固疗效,预防复发的患者可使用长效针剂。长效针剂主要有氟奋乃静癸酸酯、癸酸氟哌啶醇、哌泊噻嗪棕榈酸酯及棕榈酸帕利哌酮,这几种针剂均为每月注射1次。还有利培酮微球注射液,需要每月注射2次。另外,还有一种五氟利多片,可每周服用1次。

2.心理治疗

除兴奋躁动、不合作的患者外,在精神分裂症的不同疾病阶段,均应配合药物给予心理治疗。

3.工娱治疗

疾病恢复期及慢性期,要在药物维持治疗基础上,组织患者从事各种工娱治疗活动。

八、精神分裂症患者的护理

(一)临床护理

1.一般护理

由于这些患者的精神活动脱离现实和情感淡漠,护士应督促,提醒或协助其料理个人卫生,使其注意自己的仪表,督促患者进食、饮水。对因疑心而不敢进食者,可让其从饭菜中挑选,也可由护士尝吃,以释其疑。对退缩和木僵患者,要劝吃、喂吃,实在不吃即鼻饲。应鼓励患者多饮水。为保证患者安全,对有冲动、攻击、自伤及伤人行为者,应适当隔离、保护,定时进行危险物品的检查。

2.对症护理

精神分裂症患者行为多退缩,爱幻想,喜欢孤居独处。可通过为患者更衣、扫床、理发、剪指甲等,引导其与别人交流、来往。劝其参与学唱歌、做游戏、下象棋、打扑克等,以与现实外界接触,将其注意力转移到外部世界。对于幻觉和妄想,患者多信以为真,护士尽量不与其争辩,但可列举其他患者的事例来说明,尽量不给当事人以直接否定。事实上,与患者争论幻觉和妄想的真实性是无济于事的,应使其随着治疗的进行而逐渐动摇、消失。对于那些具有迫害、嫉妒妄想患者的叙述,最好是只听不表态。

3.治疗护理

精神分裂症患者一般病期较长,治疗显效较慢,即便病情缓解,仍有相当一部分患者复发。患者本人及其家属,往往对治疗信心不足,配合不够默契。这就要求做好其心理护理,积极协助、配合治疗的进行。患者服药时。一定亲自看着其将药服下,并注意观察药物不良反应。对胰岛素休克治疗的患者,一定要观察患者的进食情况,督促进餐,减少继发性低血糖反应的发生。电痉挛治疗者,治疗前晚八点后禁食,执行疗前药物注射等。

(二)康复护理

抗精神病药物的维持治疗,是巩固治疗效果、预防病情复发、进行康复治疗和护理的基础。药物的品种和剂量,因人而异。但以能够保持原来的治疗效果,而又无明显不良反应的最小剂量为宜。药物维持治疗,贵在持之以恒。药物剂量可以适当减低,但绝不能停止应用。一定要定期门诊复查,在医师的指导下用药。注意工作技能训练,有利于促进康复并重反社会,其具体措施是发掘患者原有的才能,促使其特长得以发挥,同时给予一定的经济报酬,以激励其向正常人身份的角色转移。也可通过工娱治疗或集体活动,改善其社会活动能力,以减轻脱离社会现实的倾向。通过对患者家属教育、讲课,改善其家庭气氛,提高帮助患者对付应激的保护能力,减少病情的波动和复发。也可为精神分裂症患者创设一个"模拟社会生活区",该生活区有几名医护人员做指导,进行必要的医疗照顾,生活上患者自己管理自己,贴近现实生活。白天各自去工作、学习,晚上回生活区休息。通过一个阶段的过渡,然后重返社会。

九、预防

对精神分裂症的预防,包含着两个内容,即预防发病和防止复发。

(一)预防发病

精神分裂症的发病与病前个性有密切关系。因此,幼儿期的心理卫生教育及个性锻炼,对去除发病因素有重要作用。

加强精神卫生科普宣传,提高人民群众的精神病常识,使精神分裂症能被早期发现,得到早期治疗。优生优育,减少遗传因素对儿童的影响,以减少精神分裂症的发病率。如建议育龄期患者,处于症状活跃期时不宜生育等。

精神分裂症的一级预防尚未能实施以前,预防的重点应放在早期发现、早期治疗和预防复发上。

(二)预防复发

精神分裂症有明显复发倾向,经临床资料调查,导致复发的重要因素是患者不能按医嘱坚持服药。因此,反复向患者与家属强调维持治疗的重要性,说服动员患者坚持服药,是预防复发的重要措施。在维持治疗期间应当后续康复措施,以降低复发率,提高回归社会的机会。

另外,掌握患者复发前症状特点,及时调整治疗也是预防复发的有力措施之一。合理安排患者生活、学习、使患者过有规律的疗养生活,经常对患者做心理治疗,均对预防复发起积极作用。

(陈俊玲)

第九节 神 经 衰 弱

神经衰弱是由于脑神经活动长期持续性过度紧张,导致大脑的兴奋与抑制过程失调而产生的神经症,主要以脑和躯体功能衰弱为特征,主要特点是精神易兴奋和脑力易疲乏,以及紧张、烦恼、易激惹等情绪症状和肌肉紧张性疼痛、睡眠障碍等生理功能紊乱症状。症状不是继发于躯体或脑的疾病,也不是其他任何精神障碍的一部分。在我国 15~19 岁居民中,神经衰弱患病率为 13.03%,占全部神经症的 58.7%,居各类神经症之首。

一、病因与发病机制

(一)社会-心理因素

神经系统功能过度紧张,尤其长期心理冲突和精神创伤引起负性情感体验是常见原因,如生活节奏紊乱,过分劳累紧张,学习和工作不适应,家庭纠纷,婚姻、恋爱问题处理不当等。

(二)器质性病变

感染、中毒、颅脑创伤、营养不良、内分泌失调等。

(三)素质因素

巴甫洛夫认为,高级神经活动类型属于弱型和中间型的人,个性特征表现为孤僻、胆怯、敏感多疑、急躁、易紧张者容易得病。但没有人格缺陷的人,在强烈而持久的精神因素作用下,同样可以发病。

神经衰弱大多缓慢起病,症状呈慢性波动性,症状的消长常与心理冲突有关。具有易感素质的个体如果生活中应激事件多,疾病往往波动且病程迁延,难以彻底痊愈。

二、临床表现

(一)脑功能衰弱

脑功能衰弱的症状是神经衰弱的常见症状,包括精神易兴奋与易疲劳。

1.兴奋症状

感到精神易兴奋,表现为回忆和联想增多,对指向性思维感到费力,而缺乏指向的思维却很活跃,且控制不住,因难以控制而感到痛苦,伴有不快感,但没有言语运动增多。这种情况在入睡前较多,有时对声光很敏感。

2.衰弱症状

脑力易疲劳是神经衰弱患者的主要特征。患者无精打采,自感脑子迟钝,注意力不集中或不能持久,记忆差,脑力和体力均易疲劳,效率显著下降。有以下特点:①疲劳常伴有不良心境,休息不能缓解,但随着心境的恢复而消失;②疲劳常有情境性;③疲劳常有弥散性;④疲劳不伴有欲望与动机的减退;⑤以精神疲劳为主,不一定伴有躯体的疲劳。

(二)情绪症状

情绪症状主要表现为容易烦恼和易激惹等。其内容常与现实生活中的各种矛盾有关,感到困难重重,难以应付。可有焦虑或抑郁,但不占主导地位。这些情绪在健康人中也可见到,一般认为这些情绪症状必须具备下述 3 个特点才算病态:①患者感到痛苦而求助;②患者感到难以自控,遇事易激动,好发脾气,但事后又后悔,或伤感、落泪;③情绪的强度及持续时间与生活事件或处境不相称。约 40％的患者在病程中出现短暂、轻度的抑郁情绪,但不持久,一般不产生自杀意念或企图。

(三)心理-生理症状

神经衰弱患者常常有大量的躯体不适症状,经各种检查找不到病理性改变的证据。

1.头痛

常为紧张性头痛,头痛多无固定部位,时间不定,痛时可耐受,偶然可伴恶心,但无呕吐。看书、学习时头痛加剧,如情绪松弛,或睡眠好,得到充分休息,头痛可明显减轻,有时头部有压迫或紧箍感。

2.睡眠障碍

睡眠障碍是患者主诉较多的症状,最常见的是入睡困难,患者感到疲乏、困倦,但上床后又觉兴奋,辗转难眠。另外,还有多梦、易醒,或自感睡眠浅。还有一些患者缺乏真实睡感,即睡醒后否认自己入睡过。

3.自主神经功能障碍

可出现心动过速、血压高或低、多汗、有时发冷、厌食、便秘和腹泻、尿频、月经不调、遗精、早泄或勃起功能障碍等。

4.继发性反应

继发性反应是病后继发性病理心理反应,由于患者的躯体症状和自主神经功能紊乱的影响,过分关注这些不适,而产生疑病,如心悸则怀疑是心脏病,胃肠不适则怀疑是胃癌,从而易烦恼焦虑不安,加重神经系统功能的负担,而使病程迁延,症状加剧,又反过来增加焦虑不安,以致成为恶性循环。

三、诊断标准

神经衰弱是一种功能障碍性病症,临床症状表现繁多,但要诊断本病,应具备以下 5 个特点。

(1)显著的衰弱或持久的疲劳症状:如经常感到精力不足,萎靡不振,不能用脑,记忆力减退,脑力迟钝,学习工作中注意力不能集中,工作效率显著减退,即使是充分休息也不能消除疲劳感。对全身进行检查,无躯体疾病,也无脑器质性病变。

(2)表现以下症状中的任何两项:①易兴奋又易疲劳;②情绪波动大,遇事容易激动,烦躁易怒,担心和紧张不安;③因情绪紧张引起紧张性头痛或肌肉疼痛;④睡眠障碍,表现为入睡困难,易惊醒,多梦。

(3)上述情况对学习、工作和社会交往造成不良影响。

(4)病程在 3 个月以上。

(5)排除其他神经症和精神病。

五、护理诊断

(一)睡眠形态紊乱
与焦虑有关。

(二)疲乏
与患者主诉疲乏无力有关。

(三)疼痛
与患者有躯体不适、疼痛的主诉有关。

(四)便秘或感知性便秘
与自主神经功能紊乱有关。

(五)营养失调:低于机体需要量
与食欲缺乏、消瘦有关。

(六)情境性自我贬低
与患者自觉做事效率减低、能力不足有关。

(七)保持健康能力改变
与个人适应能力差有关。

六、护理措施

(一)心理护理
患者对人际关系较为敏感,护理人员在与患者交往的过程中要以同情、尊重态度对待患者,与患者建立良好的护患关系。帮助患者认识自己的性格特点,面对现实,接受现实,采用顺其自然的态度。鼓励患者配合治疗,发挥主观能动性,帮助患者与他人建立良好和谐的人际关系,进而调节自己的不良情绪。改变患者的认知,鼓励患者诉说烦恼和苦闷,可用转移法宣泄自己的不良情绪,指导患者学习生物反馈方法进行放松训练。

(二)睡眠护理
住院治疗的神经衰弱患者绝大部分有睡眠障碍,且为睡眠问题而焦虑,护理人员应尽量给患者提供适当的睡眠环境,如安静、温湿度适宜的病室,不和其他精神运动性兴奋患者同一病室,指导患者进行睡前准备,如喝热牛奶,用热水泡脚,听轻音乐,睡前不做剧烈运动,忌饮浓茶、咖啡等。禁止患者白天卧床睡眠,鼓励患者日间参加力所能及的文娱活动及体育锻炼。

(三)对症护理
患者常有脑力及躯体疲劳的症状,应让患者注意劳逸结合,科学规律地安排日常活动,适当进行体力劳动并加强体育锻炼,保持良好的睡眠。当存在易兴奋症状时,要尽量创造安静环境,调节患者的不良心境。患者出现头痛时,首先让患者休息,保持良好睡眠,如不能缓解,可遵医嘱给予地西泮或抗抑郁药等服用。患者出现心动过速、血压改变、多汗、便秘或腹泻等躯体不适时,告诉患者随着神经衰弱症状的缓解,躯体不适可逐渐减轻,直至消失。

七、健康指导

(一)患者
介绍神经衰弱的病因、表现等相关知识,培养患者乐观豁达的情绪。帮助患者科学规律地安排生活,劳逸结合,加强体育锻炼。克服不健康的性格特点,正确对待各种困难和挫折,建立并维持健康的正性情绪。

(二)家属

向家属介绍疾病知识,取得家属和社会支持,消除各种不良因素的干扰,有利于患者的治疗和康复。协助患者建立良好的人际关系,帮助纠正患者的错误认知。

(吕兴芹)

第十节 恐 惧 症

恐惧症是以恐惧症状为主要临床表现的神经症。患者对某种特定的客体、处境或与人交往时产生持续的和不合理的恐惧,并主动采取回避方式来解除。

一、病因与发病机制

遗传调查发现,广场恐惧症患者的家属中有 19% 的人患有类似疾病,且女性亲属的患病率较男性亲属高 2～3 倍。恐惧症患者具有一定人格特征,如害羞、被动、信赖、焦虑等。生化研究约 50% 的社交恐惧症患者,在出现恐怖的同时有血浆肾上腺素含量的升高,惊恐发作则无。社会-心理因素精神分析理论认为,成人单纯性恐惧症来源于儿童时期曾有过的体验,随着年龄的增长,一般至青春期消失,但当人体因疾病而变得软弱或被新的精神刺激所诱发,过去经历过的恐惧就可能再显出来。条件反射理论认为,恐惧症是由于某些无害的事物或情境与令人害怕的刺激多次重叠出现,形成条件反射,成为患者恐怖的对象,促使患者采取某种行为去回避它。如果回避行为使患者的焦虑得到减轻或消除,便合成为一种强化因素,通过操作性条件反射,使这种行为本身固定下来,持续下去。

二、临床表现

恐惧症的中心症状是恐怖,并因恐怖引起剧烈焦虑甚至达到惊恐的程度。恐惧症的共同特征:①某种客体或情境常引起强烈的恐惧;②恐惧时常伴有明显的自主神经症状,如头晕、晕倒、心悸、心慌、战栗、出汗等;③对恐惧的客体和情境极力回避,因为要回避常影响正常的生活,愈是回避说明病情愈重;④患者知道这种恐惧是过分的或不必要的,但不能控制。常见的临床类型有以下 3 种。

(一)场所恐惧症

场所恐惧症又称广场恐惧症、旷野恐惧症、聚会恐惧症等,在恐惧症中最为常见,约 60%。多起病于 25 岁左右,35 岁左右为发病高峰,女性多于男性。患者看到周围都是人或空无一人时,会产生剧烈的恐怖,担心自己无法自控或晕倒,或出现濒死感或焦虑不安。有时候害怕较小的封闭空间,如害怕使用公共交通工具,如乘坐汽车、火车、地铁、飞机。害怕到人多拥挤的场所,如剧院、餐馆、菜市场、百货公司等;对高空、黑暗等产生恐怖,而不愿立足于高处,甚至不敢在高楼上居住,或不敢独自一人处于黑暗之中;害怕排队等候;害怕出远门等。严重的患者,可长年在家,不敢出门,甚至在家中也要人陪伴。有的患者在有人陪伴时恐惧症状有所减轻。

(二)社交恐惧症

主要表现为在社交场合中出现恐怖,患者害怕出现在众人面前,在大庭广众面前害怕被别人注意,害怕会当众出丑,因此当着他人的面不敢讲话、不敢写字、不敢进食,不敢与人面对面就座,甚至不敢如厕,严重者可出现面红耳赤、出汗、心跳、心慌、震颤、呕吐、眩晕等。患者可因恐怖而回避朋友,与社会隔绝而仅与家人保持接触,甚至失去工作能力。

如果患者害怕与他人对视,或自认为眼睛的余光在窥视别人,因而惶恐不安者,则称为对视恐怖。如果患者害怕在与人相处时会面红或坚信自己有面红,则称为赤面恐怖。

(三)特定的恐惧症

特定的恐惧症或称特定的单纯恐惧症。表现为对以上两种类型以外的某些特殊物体、情境或活动的害怕。单纯恐惧症症状恒定,多只限于某一特殊对象,但部分患者在消除对某一物体的恐惧之后,又出现新的恐惧对象。多起始于童年,女性多见。

1.物体恐惧症

患者主要表现为对某些特定的物体如动物等产生恐怖,患者害怕的往往不是与这些物体接触,而是担心接触之后会产生可怕的后果,如害怕猫、老鼠、狗、鸟类或昆虫等小动物。在青春期前,对动物恐怖的男女患者比例相近,成人后则以女性为多。有些患者表现为对尖锐物体的恐怖,而不敢接触尖锐物体,害怕自己或别人会受到这些物体的伤害,也有的患者可表现为害怕见到血液等。

2.自然现象恐惧症

对打雷、闪电、波浪等恐惧。对雷雨恐怖者,不仅对雷雨觉得恐怖,而且对可能发生雷雨的阴天或湿度大的天气也可能感到强烈的不安。甚者为了解除焦虑主动离开这些地方,以回避雷雨发生。

以上各种恐惧症可单独出现,也可合并存在。

三、诊断标准

恐惧症是一种以过分和不合理地惧怕外界客体或处境为主的神经症。患者明知没有必要,但仍不能防止恐惧发作,恐惧发作时往往伴有显著的焦虑和自主神经症状。患者极力回避所害怕的客体或处境,或是带着畏惧去忍受。

(1)符合神经症的诊断标准。

(2)以恐惧为主,须符合以下4项:①对某些客体或处境有强烈恐惧,恐惧的程度与实际危险不相称。②发作时有焦虑和自主神经症状。③有反复或持续的回避行为。④知道恐惧过分、不合理,或不必要,但无法控制。

(3)对恐惧情景和事物的回避必须是或曾经是突出症状。

(4)排除焦虑症、精神分裂症、疑病症。

五、护理诊断

(一)社交障碍

与社交恐怖有关。

(二)个人应对无效

与缺乏信心、无助感有关。

(三)精力困扰

与过度紧张有关。

(四)有孤立的危险

与社交恐怖有关。

(五)自尊紊乱

与因恐惧症状而自卑有关。

(六)情境性自我贬低

与感觉自己无法控制局面有关。

六、护理措施

(一)心理护理

护士应以非评判性态度,认真倾听,多鼓励患者,及时肯定其进步。帮助患者认识其性格特点,认清各种负面想法,培养良好的个性。鼓励患者接触自己恐惧的事物和情景,根据患者的不同特点选用不同的方法。有的只是想象恐惧对象,有的真实面对,有的采用系统性脱敏方法,有的直接面对最高刺激,采取暴露疗法等。应鼓励患者主动反复练习,直至适应。患者接触恐惧对象时注意陪同,给予支持性心理护理。教会患者放松的方法,指导在面对恐惧对象和场合时,用放松方法对抗。鼓励患者参加文娱治疗,降低自我专注倾向,转移注意力。还可采用团体方式,让患者彼此讨论社交焦虑发病时情况及其带来的困扰,使患者知道自己的问题不是孤立的,并提供面对面与人交往的机会。

(二)观察

观察患者恐惧的类型、恐惧对象、恐惧发生时间,给予记录;观察患者睡眠情况、情绪变化,有无严重自主神经功能紊乱等,观察用药治疗后的不良反应。

(三)对症护理

患者出现恐惧情绪时,尽量安慰;欲晕厥时,可报告医师给予地西泮或普萘洛尔口服。对新入院患者,详细介绍住院环境和病友,消除其陌生感,尽快熟悉病房环境。患者产生焦虑时,应允许其来回走动,让其表达和倾诉。当患者为了避免紧张不安,产生回避行为时,护理人员要鼓励患者循序渐进接近恐惧对象,避免患者回避社会和社交而产生退缩行为。

七、健康指导

(一)患者

向患者介绍疾病的相关知识,教育患者认识自己错误的认识方式,改变不良性格特征。循序渐进地使自己暴露在恐惧的对象和环境中,正视恐惧的体验,不回避害怕的对象。遵医嘱使用药物辅助治疗。

(二)家属

帮助家属认识恐惧症特点,明确患者恐惧的对象。帮助家属采取正确态度对待患者,鼓励及陪同患者接触恐惧的场合及对象。

(吕兴芹)

第十一节 焦 虑 症

焦虑症是以焦虑、紧张的情绪障碍,伴有自主神经功能兴奋和过分警觉为特征的一种慢性焦虑障碍。焦虑并非由于实际的威胁所致,其紧张惊恐的程度与现实情况很不相称。焦虑症是一种普遍的心理障碍,发病于青壮年期,女性发病率比男性高一倍。临床分为广泛性焦虑障碍与惊恐障碍两种主要形式。

一、病因与发病机制

焦虑症的起因,不同学派的研究者有不同的意见,这些意见相互补充。

(一)遗传

已有资料支持遗传因素在焦虑障碍的发生中起一定作用,如 Kendler 等(1992 年)研究了1 033 对女性双生子,认为焦虑障碍有明显的遗传倾向,其遗传度约为 30%,且认为这不是家庭和环境因素的影响。但是某些研究表明,上述遗传倾向主要见于惊恐障碍,而在广泛性焦虑障碍患者中并不明显。

(二)生化因素

焦虑症患者有去甲肾上腺素能活动的增强,焦虑状态时,脑脊液中去甲肾上腺素的代谢产物增加。另外,许多主要影响中枢 5-羟色胺的药物对焦虑症状有效,表明 5-羟色胺参与了焦虑的发生,但确切机制尚不清楚。此外,苯二氮䓬类常用于治疗焦虑症取得良好效果,提示脑内苯二氮䓬受体异常可能为产生焦虑的生物学基础。

(三)心理因素

行为主义理论认为,焦虑是对某些环境刺激的恐惧而形成的一种条件反射。心理动力学理论认为,焦虑源于内在的心理冲突,是童年或少年期被压抑在潜意识中的冲突在成年后被激活,从而形成焦虑。焦虑症患者的病前性格大多为胆小怕事,自卑多疑,做事思前想后,犹豫不决,对新事物及新环境不能很快适应。在有生活压力事件或自然灾害发生的情况下,焦虑症患者比一般人更倾向于把模棱两可的,甚至是良性的事件解释成危机的先兆,从而出现焦虑症,压力事件还可使焦虑症状维持下去。

二、临床表现

焦虑症的具体症状包括以下特点,这些症状可以单独出现,也可以一起出现。

(1)身体紧张:焦虑症患者常常觉得自己不能放松,全身紧张。

(2)自主神经系统反应性过强。

(3)对未来无名的担心:担心自己的亲人、财产、健康等。

(4)过分机警:患者对周围环境充满警惕,影响了其他工作,甚至影响睡眠。焦虑症有两种主要的临床形式,惊恐障碍和广泛性焦虑。

(一)惊恐障碍

惊恐障碍又称急性焦虑症,据统计约占焦虑症的 41.3%。发作的典型表现常是患者在日常活动中,突然出现强烈恐惧,对外界刺激易出现惊恐反应,常伴有睡眠障碍,如入睡困难、睡眠不稳、做噩梦、易惊醒。患者感到心悸,有濒死感,有胸闷、胸痛、气急、喉头堵塞窒息感,凶此惊叫、呼救或跑出室外。有的伴有显著自主神经症状,如过度换气、头晕、多汗、口干、面部潮红或苍白、震颤、手脚麻木、胃肠道不适等,也可有人格解体、现实解体等痛苦体验。

发作并不局限于任何特定的情况或某一类环境,发作无明显而固定的诱因,以致发作不可预测。发作突然,中止迅速,10 分钟内达到高峰,一般持续 5~20 分钟,发作时意识清晰,事后能回忆发作的经过。此种发作虽历时较短暂,但不久又可突然再发,两次发作的间歇期,没有明显症状。大多数患者在间歇期因担心再次发病而紧张不安,并可出现一些自主神经活动亢进症状,称为预期性焦虑。在发作间歇期,多数患者因担心发作时得不到帮助,因此主动回避一些活动,如不愿单独出门、不愿到人多的场所、不愿乘车旅行等。惊恐发作患者也可有抑郁症状,有的有自杀倾向,须注意防范。

(二)广泛性焦虑症

广泛性焦虑症又称慢性焦虑症,是焦虑症最常见的表现形式。起病缓慢常无明显诱因,有显著的自主神经症状、肌肉紧张和运动性不安,患者难以忍受又无法解脱。

1.焦虑和烦恼

对未来可能发生的、难以预料的某种危险或不幸事件的经常担心是焦虑症的核心症状。患者常有恐慌的预感,终日心烦意乱,坐卧不宁,忧心忡忡,注意力难以集中,对日常生活中的事物失去兴趣,导致生活和工作受到严重影响。尽管知道这是一种主观的过虑,但患者不能控制使其颇为苦恼。

2.运动性不安

表现为搓手顿足、来回走动、不能静坐等,手指和面肌有轻微震颤,精神紧张时更为明显。患者可出现紧张性头痛,常表现为顶、枕区的紧压感。有的患者肌肉紧张和强直,特别在背部和肩部,经常感到疲乏。

3.自主神经功能兴奋

以交感神经系统活动过度为主,如心慌、心跳加速、胸闷、气急、头晕、多汗、面部潮红或苍白、口干、吞咽梗阻感、胃部不适、恶心、腹痛、腹胀、腹泻、尿频等。有的可出现勃起功能障碍、早泄、月经紊乱和性欲缺乏等性功能障碍。

4.过分警觉

表现为惶恐、易惊吓、对声音变态反应、注意力不集中、记忆力下降等。难以入睡和容易惊醒,同时可合并抑郁、疲劳、恐惧等症状。

三、诊断标准

(1)在过去 6 个月中的大多数时间里,对某些事件和活动过度担心。

(2)个体发现难以控制自己的担心。

(3)焦虑和担心与至少下面 5 个症状中的 3 个(或更多)相联系(至少有某些症状至少在过去 6 个月中的大多数时间里出现,在儿童中,只要一个症状就可以):①坐立不安;②容易疲劳,难以集中注意力,心思一片空白;③易激惹;④肌肉紧张;⑤睡眠问题(入睡困难、睡眠不稳或不踏实)。

(4)焦虑和担心的内容不是其他神经症障碍的特征内容。

(5)焦虑、担心和躯体症状给个体的社交、工作和其他方面造成了有临床显著意义的困难。

(6)上述症状不是由于药物的生理作用或者躯体疾病所引起,也不仅仅是发生在情绪障碍、精神病性障碍或普遍发展障碍之中。

五、护理诊断

(一)焦虑
与担心再次发作有关。

(二)恐惧
与惊恐发作有关。

(三)精力困扰
与精力状态改变有关。

(四)孤立的危险
与担心发作而采取回避方式有关。

(五)睡眠障碍
与焦虑有关。

(六)有营养失调的危险
与焦虑、食欲差有关。

六、护理措施

(一)心理护理
建立良好的护患关系,在尊重、同情、关心患者的同时,又要保持沉着冷静的态度。帮助患者认识焦虑时的行为模式,护士要接受患者的病态行为,不进行限制和批评。鼓励患者用语言表达的方式疏泄情绪,表达焦虑感受。教会患者放松技巧,鼓励其多参加文娱治疗,转移注意力,减轻焦虑。

(二)观察
观察患者的面部表情、目光、语调、语气等,评估患者的焦虑程度、持续时间和躯体症状;观察用药后病情变化及睡眠情况;对伴自杀倾向的患者更要严密观察,防止意外。

(三)生活护理
改善环境对住院患者的不良影响,保持病室安静、整洁、舒适,避免光线、噪声等不良刺激,尽量排除其他患者的不良干扰。关注睡眠环境,必要时根据医嘱使用催眠药物。观察用药的情况及不良反应,及时报告医师给予处理。饮食障碍患者,要合理安排饮食,鼓励进食。

(四)对症护理
对焦虑患者应耐心倾听其痛苦和不安,可按医嘱给予抗焦虑药物;改善患者的焦虑情绪和睡眠,鼓励患者参加力所能及的文娱活动和体育锻炼。患者出现坐立不安、血压升高、心率增快、口干、头痛等症状时,要说明这些症状往往随着焦虑的控制而缓解,并配合生物反馈疗法减轻躯体不适。患者出现睡眠障碍时,注意保持生活规律,按时作息。避免导致患者情绪激惹的因素或话题,允许患者倾诉自己的情感,允许来回走动,发泄自己的情绪。

七、健康指导

(一)患者
介绍焦虑症的有关知识,寻找产生焦虑症的原因并避免,使者明确躯体症状的产生原因,学会控制焦虑的技巧。积极参加各种活动,转移注意力。自信缺乏的患者要充分发挥自己的积极因素,提高自信。

(二)家属

介绍疾病相关知识,协助患者分析产生焦虑的原因。学会对患者支持的方法,主动督促患者参加各种社交活动。在焦虑发作时注意保护患者安全,并给予安慰。

(吕兴芹)

第十二节　强　迫　症

强迫症是一种以强迫症状及强迫行为为主要临床症状的神经症,其共同特点:①患者意识到这种强迫观念、意向和动作是不必要的,但不能靠主观意志加以控制。②患者为这些强迫症状所苦恼和不安。③患者可仅有强迫观念和强迫动作,或既有强迫观念又有强迫动作,强迫动作可认为是为了减轻焦虑不安而做出来的准仪式性活动。④患者自知力保持完好,求治心切。女性发病率略高,通常在青少年期发病,也有起病于儿童时期。一般而言,强迫症预后不良,部分患者能在1年内缓解。病情超过1年者通常呈持续波动的病程表现,可长达数年。

一、病因与发病机制

(一)遗传因素

该症有一定的家族遗传倾向。研究表明强迫症患者中A型血型较高,而O型血型较低。家系调查表明,强迫症患者的一级亲属中焦虑障碍发病危险率明显高于对照组,但患强迫症的危险率并不高于对照组。患者组父母的强迫症状危险率明显高于对照组父母,单卵双生子中的同病率高于双卵双生子。

(二)生化因素

有人认为,强迫症患者5-羟色胺能神经系统活动减弱导致强迫症产生,用增加5-羟色胺生化递质的药物可治疗强迫症。

(三)器质性因素

现代脑影像学研究发现,强迫症患者可能存在涉及额叶和基底节的神经回路的异常。

(四)社会-心理因素

行为主义理论认为,强迫症是一种对特定情境的习惯性反应,患者认为强迫行为和强迫性仪式动作可减轻焦虑,从而导致了重复的仪式行为的发生。生活事件和个体的人格特征(强迫型人格)在疾病的发生中也起了一定的作用。如工作环境的变化、处境困难、担心意外或家庭不和、性生活困难、怀孕、分娩造成的紧张等压力源的存在,可促发强迫症状。患者往往表现为墨守成规、优柔寡断、过分仔细、做事古板、苛求完美、力求准确的个性特征。但亦有部分患者没有强迫性格。

二、临床表现

(一)强迫观念

强迫观念多表现为同一意念的反复联想,患者明知多余,但欲罢不能,这些观念可以是毫无意义的。

1.强迫怀疑

患者对自己行为的正确性产生疑虑,虽然明知这种怀疑没有必要,但却无法摆脱。如患者离家后怀疑屋门是否锁好、煤气是否关闭、电灯是否熄灭。在此基础上,患者出现强迫行为,总是疑虑不安,常驱使自己反复查对才能放心,严重时可以影响工作及日常生活。

2.强迫性穷思竭虑

对于日常生活中的琐事或自然现象,明知毫无必要,但无休止地思索。如患者反复思考"天为什么会下雨""先有鸡还是先有蛋"等,但更多的则是日常生活中遭遇某种事情后出现。

3.强迫联想

患者看到或在脑子里出现一个观念或一个词语时,便不由自主联想到另一观念或词语,而大多是对立性质的,此时叫强迫性对立思维。如看到"温暖"即想到"寒冷",看见"安全"便想到"危险",造成内心紧张。

4.强迫表象

患者头脑里反复出现生动的视觉体验(表象),常具有令人厌恶的性质,无法摆脱。

5.强迫回忆

患者对于经历过的事情,不由自主地反复显现于脑海中,虽然明知无任何实际意义,但却无法摆脱。

(二)强迫意向

在某些场合下,患者出现一种与当时情况相违背的念头,而且被这种意向纠缠。患者明知这是违背自己意愿的,但却无法控制其出现。如患者见到墙壁上的电插座,就产生"触摸"的冲动;站在高楼上,就有"跳下去"的冲动。但是患者决不采取行动,患者意识到这种冲动的不合理,事实上也不曾出现过这一动作,但冲动的反复出现却使患者焦虑不安、忧心忡忡,以致患者回避这些场合,损害社会功能。

(三)强迫行为

1.强迫性洗涤

因害怕不清洁而偎患某种传染病,患者接触某物后反复洗手,明知手已洗干净,无须再洗,但却无法控制。

2.强迫性检查

常常表现为核对数字是否有误,检查门、窗、煤气炉是否关好,如患者将门锁上后,担心未锁紧,用钥匙打开验证,每开一次都证明确实已锁牢,但仍不放心,如此反反复复数十次,患者甚感痛苦。

3.强迫性计数

与强迫联想有关的不可克制的计数。患者不自主地计数一些事物,如计数自己的脚步、路边楼房的玻璃窗、公路旁边的标志灯。患者自知无任何意义,但无法控制。

4.强迫性仪式动作

强迫性仪式动作是某种并无实际意义的程序固定的刻板的动作或行为,但患者欲罢不能。此种仪式性动作往往对患者有特殊的意义,象征着吉凶祸福,患者完成这种仪式从而使内心感到安慰。如一患者进门时先进二步,再退一步,表示能逢凶化吉;进门时要完成一套动作表示他孩子的病就能逢凶化吉,自己明知毫无意义,但如不做到则焦虑不安。

5.强迫性迟缓

临床少见,这些患者可能否认有任何强迫观念,缓慢的动机是努力使自己所做的一切都非常完美。由于以完美、精确、对称为目标,所以常常失败,因而增加时间。患者往往不感到焦虑。

三、诊断标准

(1)符合神经症的诊断标准,并以强迫症状为主,至少有下列 1 项:①以强迫思想为主,包括强迫观念、回忆或表象,强迫性对立观念、穷思竭虑、害怕丧失自控能力等。②以强迫行为(动作)为主,包括反复洗涤、核对、检查或询问等。③上述的混合形式。

(2)患者称强迫症状起源于自己内心,不是被别人或外界影响强加的。

(3)强迫症状反复出现,患者认为没有意义,并感到不快,甚至痛苦,因此试图抵抗,但不能奏效。

(4)社会功能受损。

(5)符合症状标准至少已 3 个月。

(6)排除其他精神障碍的继发性强迫症状,排除脑器质性疾病特别是基底节病变的继发性强迫症状。

五、护理诊断

(一)焦虑

与强迫症状有关。

(二)睡眠障碍

与强迫观念有关。

(三)社交障碍

与强迫症状所致活动受限有关。

(四)保持健康能力改变

与强迫行为有关。

(五)生活自理能力下降

与强迫行为有关。

(六)有皮肤完整性受损的危险

与强迫行为有关。

六、护理措施

(一)心理护理

护士应与患者建立良好的护患关系,给予患者有力支持,使患者获得安全感和信任感,能主动与医护人员配合。在患者接受症状和相互信任的基础上,让患者参与护理计划的制订,使患者感到被关注和信任,减少焦虑情绪和无助感。帮助患者进行放松训练或进行生物反馈治疗,消除精神紧张及精神压力,转移注意力。用行为训练,如厌恶疗法等消除强迫行为及强迫思维。在患者的病情有所改善时,及时予以肯定和鼓励,让患者对疾病的康复抱有乐观的态度。

(二)生活护理

1.睡眠障碍

评估患者的睡眠状况并记录,做好交班。为患者创造良好的睡眠环境,维持病室的安静。白天督促患者多参加文娱活动,指导患者养成良好的睡眠习惯。必要时遵医嘱给予患者适量的催眠药物。

2.保持皮肤黏膜完整

每天详细评估患者洗涤处皮肤的情况,了解其损伤的程度,并做交班记录。洗涤时选择性质温和、刺激性小的肥皂,注意水温不能过热或过冷。临睡前,在皮肤上涂上护肤的营养霜或药膏。为患者制订每天的活动计划,督促患者多参加文娱活动,转移注意力。尽可能避免让患者在有水的地方停留过长的时间,以减少患者洗涤的次数和时间。对症状顽固者应适当限定其活动范围和施行必要的保护。

（三）安全护理

在疾病久治不愈、反复发作的情况下,患者可产生悲观厌世的情绪,严重者可出现自杀观念和行为。首先应与患者建立有效的沟通,了解患者的内心体验,及时、准确地掌握患者的情绪变化,并采取必要的防范措施。注意沟通技巧,避免使用中伤性的语言和使用粗暴的行为去制止患者的强迫动作和行为。以支持心理治疗为主,坚定患者的治疗信心。观察患者有无反常行为和语言,对有强烈自杀企图和行为的患者进行保护性约束时,要向患者讲清保护的目的,避免患者误解为是对他的惩罚而出现极端的行为反应。

七、健康指导

（一）患者

介绍强迫症的有关知识。教导患者采取顺应自然的态度,学习应付各种压力的积极方法和技巧。进行自我控制训练和放松训练,学会用合理的行为模式代替原有的不良行为模式,减少强迫症状和焦虑情绪。转移注意力,多关注日常生活、学习和工作,多参加体育锻炼。

（二）家属

帮助家属了解疾病知识和患者的心理状态,正确对待患者。教家属配合患者实施自我控制的强化技能,协助患者安排生活和工作。

（吕兴芹）

第十三节 心 境 障 碍

一、躁狂发作

（一）临床表现

躁狂发作主要有 3 个临床特征,即情感高涨或易激惹、思维奔逸和精神运动性兴奋,又称三高症状。如果上述症状一次发作持续在 1 周以上,称为躁狂发作(或称躁狂症)。

1.情感高涨

情感高涨是躁狂发作必备的症状。患者主观体验愉快,自我感觉良好,整天兴高采烈,欢欣喜悦,感到天空格外晴朗,周围事物的色彩格外绚丽,自己无比快乐和幸福。心境高涨往往生动、鲜明,与内心体验和周围环境相协调,具有感染力,常引起周围人的共鸣。患者虽然失眠,但自感精力充沛,心情舒畅。

有的患者情绪反应不稳定、易激惹,时而欢乐愉悦,时而激动暴怒。部分患者以愤怒、易激惹、敌意为特征,并不表现为情感高涨,动辄暴跳如雷、怒不可遏,甚至可出现破坏及攻击行为,但常常很快转怒为喜或赔礼道歉。

2.思维奔逸

患者表现为联想迅速,自觉大脑反应格外敏捷,思维内容丰富多变,概念接踵而至,有时感到说话跟不上思维的速度,常表现为说话声大、语速变快、高谈阔论、滔滔不绝、手舞足蹈、眉飞色舞。但讲话内容较肤浅,且凌乱无意义,常给人以信口开河之感。患者注意力不集中,常随境转移,讲话的内容常从一个主题很快转到另一个主题,表现为意念飘忽,有的患者可出现音联和意联。

3.活动增多

患者精力显得异常旺盛,兴趣范围扩大,喜热闹、交往多,精力旺盛,忙碌不停,爱管闲事,好打抱不平,兴趣广泛但无定性。动作快速敏捷,活动明显增多,但做任何事常常是虎头蛇尾,有始无终。对自己的行为缺乏正确判断,如任意挥霍钱财,乱购物,处事欠深思熟虑,行为轻率不顾后果。注重打扮装饰,但并不得体,行为轻浮,好接近异性。工作上,自认为有过人的才智,乱指挥别人,训斥同事,狂妄自大,但毫无收获。自觉精力充沛,不知疲倦,睡眠明显减少。病情严重时,自我控制能力下降,举止粗鲁,甚至有冲动毁物行为。

4.躯体症状

患者很少有躯体不适主诉,可有交感神经功能兴奋症状,表现为面色红润、双目有神、瞳孔轻度扩大、心率加快、便秘等。因患者体力过度消耗,容易引起失水、体重减轻等。患者食欲增加,性欲亢进,睡眠需要减少,往往影响周围人的正常休息。

5.精神病性症状

部分患者在情绪高涨的基础上可能出现幻觉与妄想。幻觉多为幻听,内容多是称赞自己的才能和权力,与其情绪相符合。妄想的内容常与其自我评价过高密切相关,甚至形成夸大妄想,但内容并不荒谬,与现实联系紧密,经过努力可能办到;而且妄想很少是固定不变的。有时也可出现关系妄想、被害妄想等,一般持续时间不长。

6.其他症状

躁狂发作时患者的主动和被动注意力均有增强,但不能持久,易为周围事物所吸引。在急性发作期这种随境转移的症状最为明显。部分患者有记忆力的增强,常常充满许多细节琐事,对记忆的时间常失去正确的分界,以致与过去的记忆混为一谈而无连贯。在发作极为严重时,患者呈极度的兴奋躁动状态,可有短暂、片段的幻听,行为紊乱而毫无指向,伴有冲动行为;也可出现意识障碍,有错觉、幻觉及思维不连贯等症状。多数患者在疾病的早期即丧失自知力。

躁狂发作临床表现较轻者称为轻躁狂。患者可存在持续至少数天的情感高涨、精力充沛、活动增多,有显著的自我感觉良好,注意力不集中,也不能持久,轻度挥霍,社交活动增多,性欲增强,睡眠需要减少。有时表现为易激惹,自负自傲,行为较莽撞,但不伴有幻觉、妄想等精神病性症状,对患者社会功能有轻度的影响。部分患者有时达不到影响社会功能的程度,一般人常不易觉察。

老年躁狂发作的患者临床上表现为心境高涨的较少,主要表现为易激惹,狂妄自大,有夸大观念及妄想,言语增多,但常较啰唆,可有攻击行为。意念飘忽和性欲亢进等症状亦较少见。病程较为迁延。

（二）病程和预后

无论是单次躁狂发作，还是复发性躁狂症，大多数为急性或亚急性起病，好发季节为春末夏初。躁狂症的发病年龄在 30 岁左右，当然也有的发病较早，在 5～6 岁发病，也有的在 50 岁以后发病，但 90％以上的患者起病于 50 岁以前。

躁狂发作的自然病程，一般认为持续数周到 6 个月，平均为 3 个月，有的患者只持续数天，个别患者可达 10 年以上。有人认为反复发作的躁狂症，每次发作持续时间几乎相仿，多次发作后可成慢性，有少数患者残留轻度情感症状，社会功能也未完全恢复至病前水平。现代治疗最终能使 50％的患者完全恢复。有人认为在一生中只发作一次的患者仅占 5％，但也有人认为可高达 50％。在最初的 3 次发作，每次发作间歇期会越来越短，以后发作间歇期持续时间不再改变。对每次发作而言，显著和完全缓解率为 70％～80％。

（三）诊断标准

以情感高涨为主，与其处境不相称，可以从高兴愉快到欣喜若狂，某些患者仅以易激惹为主。病情轻者社会功能无损害或仅有轻度损害，严重者可出现幻觉、妄想等精神病性症状。

（1）症状：以情绪高涨或易激惹为主，并至少有下列 3 项（若仅为易激惹，至少需 4 项）。①注意力不集中或随境转移。②语量增多。③思维奔逸（语速增快、言语急促等）。④联想加快或意念飘忽的体验。⑤自我评价过高或夸大。⑥精力充沛、不感疲乏、活动增多、难以安静，或不断改变计划和活动。⑦鲁莽行为（如挥霍、不负责任，或不计后果的行为等）。⑧睡眠需要减少。⑨性欲亢进。

（2）严重标准：严重损害社会功能，或给别人造成危险或不良后果。

（3）病程标准：符合症状标准和严重标准至少已持续 1 周。可存在某些精神分裂性症状，但不符合精神分裂症的诊断标准，若同时符合精神分裂症的症状标准，在精神分裂症状缓解后，满足躁狂发作标准至少 1 周。

（4）排除标准：排除器质性精神障碍，或精神活性物质和非成瘾物质所致躁狂。

（四）护理评估

1.评估主观资料

（1）认知活动：评估患者有无联想障碍、注意力障碍，有无夸大观念、妄想，以及对自己精神状态的认识能力和程度。

（2）情感活动：评估患者的情绪有无不稳定、自我感觉很好、容易激惹、急躁，评估患者的心情是否高涨。

（3）意志行为活动：评估患者有无活动明显增多、行为异常，是否为兴奋状态，自我控制能力如何，有无冲动、攻击行为等。

2.评估客观资料

（1）躯体状况：评估患者有无睡眠需要减少、精力异常旺盛，以及食欲情况，有无交感神经兴奋表现等。

（2）对精神疾病的认知：评估患者有无自知力及损害程度。

（3）社会-心理状况：评估患者的家庭环境、各成员之间关系是否融洽、经济状况、受教育情况、工作环境及社会支持系统。

（4）既往健康状况：评估患者的家族史、患病史、药物变态反应史。

(5)治疗用药情况:评估患者以往治疗用药情况、药物不良反应,有无碳酸锂中毒等情况。

(6)实验室及其他辅助检查:评估患者的血、尿、便常规,血生化、心电图、脑电图检查,以及特殊检查等结果。

(五)护理诊断

1.有暴力行为的危险

与情感控制力下降、激惹状态、挑衅滋事、意识障碍所致谵妄和错乱等有关。

2.有外走的危险

与情绪控制力下降、缺乏自知力有关。

3.营养失调:低于机体需要量

与极度兴奋、活动过多,消耗增加、摄入不足等有关。

4.睡眠形态紊乱

入睡困难、睡眠需求减少,与精神运动性兴奋有关。

5.思维过程障碍

与躁狂所致的思维联想过程和思维内容障碍有关。

6.个人应对不良

与好管闲事、情绪不稳定、易激惹有关。

7.自知力不全或缺乏

与疾病所致精神症状有关。

8.生活自理能力下降

与极度兴奋有关。

9.便秘

与生活起居无规律、饮水量不足等有关。

10.感知改变

与躁狂的感知改变有关。

11.不合作

与自知力缺乏有关。

12.社交障碍

与极度兴奋、易激惹有关。

(六)护理目标

(1)减少过度活动及体力消耗。

(2)患者住院期间不会伤害自己和他人。

(3)建立和维持营养、水分、排泄、休息和睡眠等方面的适当生理功能。

(4)建立良好的护患关系并协助患者建立良好的人际关系。

(5)帮助患者完成自己制订的各项活动计划。

(6)指导患者及其家属认识疾病、预防复发。

(七)护理措施

1.一般护理

(1)提供安全和安静的环境:躁狂患者情绪兴奋,躁动不安,且注意力增强,很容易受周围环境影响,因此应提供一个较宽大的空间,居室需安静、舒适,保持空气新鲜、避免阳光刺激。室内物品要求颜色淡雅、整洁,尽量简化以避免患者兴奋毁物。应与其他冲动易激惹的患者分开管理,以减少患者间情绪相互感染。密切注意患者的精神状态,对情绪亢奋、行为不能自制者,须防止其毁物伤人;对情绪低落者,须防止其自杀。

(2)维持适当的营养:患者由于极度兴奋,整日忙碌于他认为有意义的活动,而忽略了最基本的生理需求,护理人员必须以少量多餐的方式主动地提供高营养、易消化的食物及充足的饮水,满足患者的生理需求。同时,合理地安排患者活动、休息和睡眠的时间,并提示患者维持适当的穿着及个人卫生。

(3)指导患者重建规律的睡眠模式:指导并督促患者每天养成定时休息习惯,如有入睡困难,应做好安眠处理,以保证患者足够的休息时间,这有利于控制症状,安定情绪,促使病情早日康复。

(4)引导患者正确消耗过剩的精力:躁狂症患者往往精力充沛、不知疲倦,加之急躁不安、自控力差、易激惹,容易使精力发泄变成破坏性行为,护理人员应正面引导患者做不需要专心、又无竞争性的活动,以发泄过剩的精力,如参加文娱治疗、打球、跑步、拔河比赛、擦地板等活动,并加以鼓励和肯定。

2.症状护理

部分躁狂症患者以愤怒、易激惹、敌意为特征,甚至可出现破坏和攻击行为。护理人员须及时了解患者既往发生暴力行为的原因,是否有新的诱发因素出现,设法消除或减少这些因素。护理人员要善于早期发现暴力行为的先兆,如情绪激动、无理要求增多、有意违背正常秩序、出现辱骂性语言、动作多而快等,以便及时采取预防措施,避免暴力行为的发生。对处在疾病急性阶段的患者,应尽可能地满足其大部分要求,对于不合理、无法满足的要求也应尽量避免采用简单、直接的方法拒绝,以避免激惹患者。当确定患者有明显的暴力行为先兆时,应立刻按照暴力行为的防范措施处理。

3.用药护理

躁狂患者有不同程度的自知力缺乏,不安心住院,甚至拒绝治疗。应耐心劝说,鼓励患者表达对治疗的感觉和看法,针对个体进行帮助分析并设法解决。在用药的过程中,护理人员应密切观察患者的合作性、药物的耐受性和不良反应,特别是对应用锂盐治疗的患者要更加关注,注意血锂浓度的监测,防止发生锂盐中毒。对恢复期的患者,应明确告知维持用药对巩固疗效、减少复发的意义,并了解患者不能坚持服药的原因,与患者一起寻找解决的办法。对容易忘记服药的患者,则必须与其商量将吃药与日常活动配合在一起的方法并取得家属配合。

4.心理护理

建立良好的护患关系。患者常常兴奋好动,语言增多。患者诉说的诸多感受,往往并非是真正的内心感受和体验,而是用否认的意念来逃避真正的想法。因此,建立良好的护患关系有利于护患间的沟通和交流,让患者表达内心的真实想法,以利病情的缓解。

(八)健康指导

1.患者

(1)协助患者认识疾病的有关知识,教会患者控制情绪的方法,学习新的应对技巧。

(2)指导患者掌握症状复发的先兆,预防复发。

(3)教患者掌握药物的不良反应,坚持用药。

(4)定期门诊复查。

3.家属

(1)指导家属疾病知识及预防复发的知识,教会家属为患者创造良好的家庭环境,锻炼患者的生活和工作能力。

(2)指导家属学会识别、判断疾病症状的办法。

(3)使家属了解督促和协助患者按时服药、定期复查的重要性。

(九)护理效果评估

(1)患者情绪稳定。

(2)患者营养状况良好,维持正常睡眠,生活自理能力恢复。

(3)患者的精神症状得到缓解或消失,自知力恢复。

(4)患者能与护士和病友正常地进行交谈,能反映心理问题与心理需要。

(5)患者配合治疗和护理,积极参与文娱治疗活动。

(6)患者的社交能力、社会适应能力恢复。

二、抑郁发作

(一)临床表现

抑郁发作以明显而持久的心境低落为主,并有相应的思维和行为改变,病情严重者可有精神病性症状,表现可分为核心症状、心理症状群与躯体症状群 3 个方面。如果抑郁症状一次发作持续存在 2 周以上即为抑郁发作,也称抑郁症。

1.核心症状

核心症状包括心境或情绪低落、兴趣缺乏及乐趣丧失 3 个主征,是抑郁的关键症状。

(1)情绪低落:患者终日忧心忡忡、愁眉苦脸,可从轻度心情不佳、闷闷不乐到忧伤、悲观、绝望。此种低落的情绪不为喜乐的环境而改变,患者即使碰到令人高兴的事也高兴不起来,对现在感到无用和无助,对将来感到无望。患者常常可以将自己在抑郁状态下体验的悲观、悲伤情绪与丧亲所致的悲哀相区别。有时患者也会察觉到自己与别人不同,因而尽力掩饰伪装,称之为微笑性抑郁。典型的患者的抑郁心境具有晨重夜轻节律的特点,清晨或上午陷入心境低潮,下午或傍晚渐见好转,此时能进行简短交谈和进餐。

(2)兴趣缺乏:丧失既往生活、工作的热忱,对任何事都兴趣索然。患者行为缓慢,活动减少,生活被动、疏懒,多终日独坐一处,不想做事,不愿和周围人接触交往,逐渐发展到不去工作、疏远亲友、回避社交。

(3)乐趣丧失:患者无法从生活中体验到乐趣,或称为快感缺失。

2.心理症状

(1)焦虑:常是抑郁症的主要症状,常与抑郁伴发,患者表情紧张、恐惧,坐立不安,惶惶不可终日,搓手顿足、来回踱步等,特别是更年期和老年抑郁症患者更明显。伴发的躯体症状可以掩盖主观的焦虑体验而成为临床主诉。

(2)自罪自责:在情感低落的影响下,患者自我评价过低,往往以消极和否定的态度看待自己,过分贬低自己的能力、才智,对过去感到自责自罪,严重时可达妄想程度。

(3)自杀观念和行为:是患者最危险的症状。有些患者病理性意志增强,可反复出现自杀观念和行为,不惜采用各种手段和途径,进行周密计划以达到自杀目的。抑郁者的自杀率是正常人的 20 倍,约有 67% 的患者有自杀观念,有 10%～15% 的患者有自杀行为,有过一次重度抑郁(达到要住院的程度)的人群中,最后有 1/6 死于自杀。抑郁症自杀行为可出现在疾病的任何时期,但往往发生在缓解期,可能是重症期精神运动性抑制而不能将自杀行为付诸行动。

(4)精神病性症状:抑郁症患者悲观失望,有罪过感、无价值感,在此基础上形成妄想,如罪恶妄想、疾病妄想、被害妄想等。可有轻度的感知觉障碍,如幻听、幻视,但抑郁心境缓解后不持续存在。对疾病缺乏自知力。

(5)认知症状:主要是注意力和记忆力的下降。这类症状可逆,随治疗的有效而缓解。认知扭曲也是重要特征,如对各种事物均做出悲观解释,将周围一切都看成灰色的。

(6)精神运动性迟滞:患者思维联想速度缓慢,反应迟钝,注意力集中困难,记忆力减退。临床表现为主动言语减少,回答问题拖延很久,语速明显减慢,声音低沉,患者感到脑子不能用了,思考问题困难,工作和学习能力下降。有的患者回答问题过程中,声音越来越小,语速越来越慢,词语越来越减少,严重者无法进行交流。严重时可达木僵状态,称为抑郁性木僵。部分患者可出现激越症状。

3.躯体症状

(1)睡眠障碍:典型的睡眠障碍是早醒,比平时早醒 2～3 小时,醒后不能再入睡,在早醒的同时常伴有情绪的低潮。有的表现为入睡困难,睡眠不深,少数患者表现为睡眠过多。

(2)食欲减退、体重减轻:多数患者都有食欲缺乏、胃纳呆症状,患者不思茶饭或食之无味,味同嚼蜡,常伴有体重减轻。体重减轻与食欲减退不一定成比例,少数患者可表现为食欲增强、体重增加。

(3)性功能减退:疾病早期即可出现性欲减低,男性可能出现勃起功能障碍,女性患者有性感缺失。

(4)非特异性躯体症状:患者可表现身体任何部位的疼痛,躯体不适主诉可涉及各脏器,自主神经功能失调的症状也较常见。抑郁发作临床表现较轻者称之为轻度抑郁,主要表现为情感低落、兴趣和愉快感的丧失、易疲劳,自觉日常工作能力及社交能力有所下降,不会出现幻觉和妄想等精神病性症状,但临床症状较环性心境障碍和恶劣心境为重。老年抑郁症患者除有抑郁心境外,多数患者有突出的焦虑烦躁情绪,有时也可表现为易激惹和敌意。精神运动性迟缓和躯体不适主诉较年轻患者更为明显。因思维联想明显迟缓及记忆力减退,可出现较明显的认知功能损害症状,类似痴呆表现,如计算力、记忆力、理解和判断能力下降,国内外学者将此种表现称之为抑郁性假性痴呆。躯体不适主诉以消化道症状较为常见,如食欲减退、腹胀、便秘等,常常纠缠于某一躯体主诉,并容易产生疑病观念,进而发展为疑病、虚无和罪恶妄想。病程较漫长,易发展成为慢性。

(二)病程和预后

抑郁症大多数表现为急性或亚急性起病,好发季节为秋冬季。女患者可在月经期间发病。60 岁后首次发病者较少。每次发作持续时间因人而异,持续时间比躁狂症长,病程为 6～8 个月,少数发作持续长达 1～2 年。病程长短与年龄、病情严重程度及发病次数有关。一般认为发作次数越多,病情越严重,伴有精神病性症状,年龄越大,病程持续时间就越长,缓解期也相应缩短。

心境障碍的预后与遗传、人格特点、躯体疾病、社会支持、治疗充分与否等因素有关,预后一般较好,间隙期精神状态基本正常。但反复发作、慢性、老年、有心境障碍家族史、病前为适应不良人格、有慢性躯体疾病、缺乏社会支持系统、未经治疗和治疗不充分者,预后往往较差。研究发现,大多数经治疗恢复的抑郁症患者,仍有 30％在一年内复发;有过 1 次抑郁发作的患者,其中 50％的患者会再发;有过 2 次抑郁发作的患者,今后再次发作的可能性为 70％;有 3 次抑郁发作患者,几乎 100％会复发。

(三)诊断标准

以情感低落为主,与其处境不相称,可以从闷闷不乐到悲痛欲绝,甚至发生木僵,严重者可出现幻觉、妄想等精神病性症状,某些患者的焦虑与运动性激越很显著。

(1)以情感低落为主,并至少有下列 4 项:①兴趣丧失、无愉快感;②精力减退或疲乏感;③精神运动性迟滞或激越;④自我评价过低、自责,或有内疚感;⑤联想困难或自觉思考能力下降;⑥反复出现想死的念头,或有自杀、自伤行为;⑦睡眠障碍,如失眠、早醒,或睡眠过多;⑧食欲降低或体重明显减轻。⑨性欲减退。

(2)严重标准:社会功能受损,或给本人造成痛苦或不良后果。

(3)病程标准:符合症状标准和严重标准至少已持续 2 周。可存在某些精神分裂性症状,但不符合精神分裂症的诊断。若同时符合精神分裂症的症状标准,在精神分裂症状缓解后,满足抑郁发作标准至少 2 周。

(4)排除标准:排除器质性精神障碍,或精神活性物质和非成瘾物质所致抑郁。

(四)护理评估

1.评估主观资料

(1)认知活动:评估患者有无自责自罪观念及妄想、疑病观念、疑病妄想、被害妄想和关系妄想,有无自卑、无价值感,有无无助、无望及无力感,以及对自己疾病的认识情况。

(2)情感活动:评估患者是否兴趣减退或丧失,有无愁眉不展、唉声叹气、悲观绝望、哭泣流泪、焦虑恐惧、自罪感、负罪感等。

(3)意志行为活动:评估有无意志活动减少、不愿参加平素感兴趣的活动,有无懒于生活料理及不顾个人卫生,有无自杀自伤的消极企图及行为。

2.评估客观资料

(1)躯体状况:评估患者有无疲乏无力、心悸、胸闷、胃肠不适、便秘、性功能下降等,有无体重明显减轻或增加。

(2)对疾病的认识:评估患者的自知力和损害程度。

(3)社会-心理状况:评估患者的家庭环境、经济状况、受教育情况、工作环境及社会支持系统。

(4)既往健康状况:评估患者的家族史、患病史、药物变态反应史。

(5)治疗用药情况:了解患者以往用药情况、药物不良反应等。

(6)实验室及其他辅助检查:评估患者的血、尿、便常规,血生化、心电图、脑电图的结果。

(五)护理诊断

1.有自伤(自杀)的危险

与抑郁、悲观情绪、自责自罪观念、自我评价低、无价值感等有关。

2.焦虑

与情绪抑郁、无价值感、罪恶感、内疚、自责、疑病等因素有关。

3.营养失调:低于机体需要量

与抑郁所致食欲下降,自罪、木僵状态等所致摄入量不足有关。

4.睡眠形态紊乱

早醒、入睡困难,与情绪低落等因素有关。

5.思维过程障碍

与认知障碍、思维联想受抑制有关。

6.个人应对无效

与情绪抑郁、无助感、精力不足、疑病等因素有关。

7.自知力不全或缺乏

与精神疾病症状有关。

8.自我防护能力改变

与精神运动抑制、行为反应迟缓有关。

9.生活自理能力下降(缺失)

与精神运动迟滞、兴趣减低、无力照顾自己有关。

10.便秘与尿潴留

与日常活动减少、胃肠蠕动减慢、药物不良反应有关。

11.情境性自我贬低

与抑郁情绪、自我评价过低、无价值感等有关。

12.不合作

与自知力缺乏有关。

13.社交孤立

与抑郁悲观情绪、社会行为不被接受、社会价值不被接受等有关。

14.绝望

与严重的抑郁情绪、认知功能障碍等有关。

(六)护理目标

(1)患者住院期间不会伤害自己。

(2)建立和维持营养、水分、排泄、休息和睡眠等方面的适当生理功能。

(3)与患者建立良好的护患关系并协助患者建立良好的人际关系。

(4)患者能以言语表述问题,能显现自我价值感的增强。

(5)患者能主动在病房群体中与病友和工作人员相处。

(6)患者能以有效的途径解决问题,进而减轻无力感。

(7)没有明显的妄想及病态的思维。

(七)护理措施

1.一般护理

(1)**饮食护理:**食欲缺乏、便秘是抑郁患者常出现的症状。饮食种类应选择患者较喜欢的食物,食物宜含有充足热量、蛋白质、维生素及富含纤维。可采取少量多餐的进食方式。若患者有低价值感或自罪妄想不愿进食或拒食时,按相应护理措施处理。若患者坚持不肯进食,或体重持续减轻,则必须采取进一步的护理措施,如喂食、鼻饲、静脉输液等。

(2)**生活护理:**抑郁患者由于情绪低落、悲观厌世、毫无精力和情绪顾及自己的卫生及仪表,对轻度抑郁患者护理人员可鼓励其在能力范围内自我料理;重度抑郁患者则应帮助其洗脸、洗脚、口腔护理、会阴护理、更衣、如厕、仪表修饰,使患者感到整洁、舒适。允许患者适度的依赖,有助于减轻心理压力。

(3)保证充足睡眠:患者大部分时间卧床不动、不易入睡、睡眠浅、易醒或早醒,而这些又会加剧患者的情感低落,患者的许多意外事件,如自杀、自伤等,就发生在这种时候。护理人员应主动陪伴和鼓励患者白天参加多次短暂的文娱活动,如打球、下棋、唱歌、跳舞等。为患者创造舒适安静的入睡环境,可采取睡前喝热饮、热水泡脚或洗热水澡等协助患者入睡,避免看过于兴奋、激动的电视节目或会客、谈论病情。

2.安全护理

与患者建立良好的治疗性人际关系,随时了解患者自杀意志的强度及可能采取的方法,密切观察有无自杀的先兆症状,尤其在交接班时间、吃饭时、清晨、夜间或工作人员较少时,不让患者单独活动,可陪伴患者参加各种团体活动。谨慎地安排患者生活和居住的环境,安置患者住在护理人员易观察的房间,环境设施安全,光线明亮,整洁舒适,墙壁以明快色彩为主,以利于调动患者积极良好的情绪。严格管理制度,定期巡视。加强对病房设施的安全检查,严格做好药品及危险物品的保管工作,杜绝不安全因素。

3.心理护理

建立良好的护患关系,要有温和、接受的态度,对患者要有耐心和信心,鼓励患者抒发自身的感受,帮助患者了解抑郁症的知识,护理人员应设法打断患者的一些负性思考,帮助患者回顾自己的优点、长处、成就,培养正性的认知方式。严重抑郁患者思维过程缓慢,思维量减少,护理人员应鼓励患者表达自己的想法,引导患者增加对外界的兴趣,协助患者完成某些建设性的工作和参与社交活动,为患者创造和利用各种个人或团体人际接触的机会,以协助患者改善处理问题、人际互动的方式,增强社交的技巧。

(八)健康指导

1.患者

(1)向患者介绍疾病的有关知识,指导患者识别疾病复发的先兆及预防复发方法。

(2)教患者掌握药物的不良反应和预防措施,鼓励患者坚持用药,定期到门诊复查。

(3)鼓励患者积极主动参加家庭和社会活动,锻炼自理能力和社会适应能力。

(4)帮助患者面对和恰当处理现实环境中的各种应激源。

3.家属

(1)指导家属有关疾病知识和预防疾病复发的常识,为患者创造良好的家庭环境和人际互动关系。

(2)指导家属帮助患者管理药物并监护患者按时服药,密切观察病情变化和药物不良作用,保护患者不受冲动或自残行为的伤害。

（吕兴芹）

第十四节　品　行　障　碍

品行障碍是以显著而持久、重复出现的行为模式为特点,这些行为模式通常具有社交紊乱、攻击或对抗的色彩。这些行为模式迥异于儿童常见的幼稚性调皮捣蛋或青春期的反抗行为,严重背离人们对与该年龄相称的社会性预期。孤立的反社会或者犯罪行为模式才是真正的问题所在。国内调查发现患病率为 1.45%～7.35%，男女之比为 9∶1，患病高峰年龄为 13 岁。可能由生物学因素、家庭因素和社会环境因素相互作用引起。

一、临床表现

临床形式表现多样，但主要有下列几点。

(一)反社会性行为

反社会性行为指一些不符合道德规范及社会准则的行为。表现为偷窃钱物、勒索或抢劫他人钱财；强迫与别人发生性关系，或有猥亵行为；对他人故意进行躯体虐待或伤害；故意纵火；经常撒谎、逃学、离家出走，不顾父母的禁令而经常在外过夜；参与社会上的犯罪团伙，一起从事犯罪行为等。

(二)攻击性行为

表现为对他人或财产的攻击，如经常挑起或参与斗殴，采用打骂、折磨、骚扰及长期威胁等手段欺负他人；虐待弱小、残疾人和动物；故意破坏他人或公共财物等。

(三)对立违抗性行为

对立违抗性行为指对成人，尤其是对家长的要求或规定不服从、违抗。表现为不是为了逃避惩罚而经常说谎，暴怒或好发脾气，喜欢怨恨和责怪他人、好记仇或心存报复，与成人争吵、与父母或老师对抗，故意干扰别人，违反校规或集体纪律，不接受批评等。

(四)合并问题

常合并多动、情绪抑郁或焦虑、情绪不稳或易激惹，也可伴有发育障碍，如语言表达和接受能力差、阅读困难、运动不协调、智商偏低等。品行障碍患儿一般以自我为中心，喜欢招人注意，好指责或支配别人，为自己的错误辩护，自私，缺乏同情心。

二、诊断要点

ICD-10 关于品行障碍的常见分类以及诊断要点如下。

(一)局限于家庭的品行障碍

本诊断要求患儿在家庭环境以外没有显著的品行紊乱，家庭以外的社会交往也在正常范围内，大多由患儿与某一位或几位核心家庭成员的关系恶化而引起。

(二)未社会化的品行障碍

与同伴玩不到一块是本障碍与社会化的品行障碍的关键区别，这个区别比所有其他区别都更重要。与同伴关系不良主要表现为被其他儿童孤立和排斥，或不受欢迎；在同龄人中缺乏亲密朋友，也不能与同龄人保持持久、交心和相互的关系；与成人的关系倾向于不和谐、敌意和怨恨。

(三)社会化的品行障碍

鉴别本障碍的关键特征是患儿与其他同龄人有着持久良好的友谊。与有权威的成人关系常常不好，但与其他人却可有良好的关系，情绪紊乱通常很轻。

(四)对立违抗性障碍

本型品行障碍特别见于 9 岁或 10 岁以下的儿童。定义为具有显著的违抗、不服从和挑衅行为，但没有更严重的触犯法律或他人权利的社会紊乱性或攻击性活动。

四、护理评估

(一)健康史

询问患儿既往的健康状况,有无较正常儿童易于罹患某些疾病。

(二)生理功能

与同龄孩子比较,躯体发育指标如身高、体重有无异常;有无躯体畸形和功能障碍;有无饮食障碍;有无营养失调及睡眠障碍;有无受伤的危险(跌倒、摔伤);有无容易感染等生理功能下降。

(三)心理功能

1.情绪状态

有无焦虑、抑郁、恐惧、情绪不稳、易激惹或淡漠迟钝等异常情绪,有无自卑心理。

2.认知功能

有无注意力、记忆和智能方面的障碍。

3.行为活动

患儿的主要异常行为有哪些,严重程度如何,哪些是最需要解决的行为问题。

(四)社会功能

1.生活自理能力

有无穿衣、吃饭、洗澡,大小便不能自理等。

2.环境的适应能力

学习能力,有无现存或潜在的学习困难;语言能力,有无言语沟通困难;自我控制与自我保护能力,有无现存或潜在的自我控制力、自我防卫能力下降;社交活动,有无人际交往障碍,是否合群。

(五)其他

有无家庭养育方式不当、父母不称职、家长对疾病有无不正确的认知;有无现存的或潜在的家庭矛盾和危机;家庭能否实施既定的治疗方案;是否伴随有多动障碍、违拗障碍、情绪障碍及发育障碍。

五、护理诊断

(一)社会交往障碍

与反社会性行为、攻击性行为、对立违抗性行为有关。

(二)语言沟通障碍

与疾病所致行为与社会要求不相一致、不被社会所接受有关。

(三)个人应对无效

与社会交往障碍、语言沟通障碍有关。

(四)有暴力行为的危险

与社会交往障碍、语言沟通障碍、反社会性行为、攻击性行为、对立违抗性行为等有关。

(五)自我概念紊乱

与疾病所致多动、情绪抑郁或焦虑、情绪不稳或易激惹等有关。

(六)知识缺乏

与缺乏心理方面的相关知识有关。

（七）焦虑、恐惧

与个人行为不能自主控制、又不能被社会所接受和理解有关。

（八）父母角色冲突

与语言沟通障碍、反社会性行为、攻击性行为、对立违抗性行为有关。

（九）执行治疗方案无效

与疾病所致遵医行为缺陷、不能按医嘱准确执行方案有关。

（十）生活自理能力缺陷

与疾病所致生活自理能力下降有关。

（十一）睡眠形态紊乱

与疾病所致情绪抑郁、焦虑、情绪不稳或易激惹有关。

六、护理目标

（1）行为更符合道德规范和社会准则。

（2）情绪稳定，破坏性、攻击性行为减少。

（3）患儿的社交能力、学习能力、人际关系得到改善。

（4）患儿的家庭关系得到改善。

七、护理措施

（一）生活、安全及生理方面的护理

培养良好的生活规律，从日常生活小事中培养患儿遵纪守法的习惯。

（二）心理护理

以耐心、关爱、同情、包容的态度与患儿建立良好的护患关系，取得患儿的信任和合作。讲解疾病的性质，使患儿对自己的病态行为有正确的认识。以支持、肯定和给予希望的语言与患儿交流，使患儿树立起战胜疾病的信心。

（三）行为矫正训练

行为矫正训练主要有行为治疗和认知行为治疗两种方式。可采用个别治疗和小组治疗的形式，小组治疗的环境对患儿学会适当的社交技能更为有效。最好是家长、老师及医护人员在一起讨论，制订认识统一的治疗方案，切忌在患儿面前表现出不同的意见和争执。进行行为矫正技术应注意以下几点。

（1）将精力集中在处理主要问题上。

（2）行为指令要明确而不含糊，使患儿易于理解和执行。

（3）父母、照料者和老师要统一规则。

（4）奖罚结合：奖励的东西最好不是钱物，而是患儿喜欢而又无害的活动。较常用的阳性强化方式是：周末推迟就寝时间，适当延长玩耍时间或给予一个选择就餐方式的机会。典型的阴性强化是关在房子里或不准看电视。

（5）对攻击行为不明显的患儿可以应用忽视技术，对患儿的病态行为不表现出情感反应，使患儿感觉得不到注意而减少负性强化。

（四）认知治疗

对冲动性行为有效，要点包括让患儿学习如何去解决问题；学会预先估计自己的行为所带来的后果,克制自己的冲动行为;识别自己的行为是否恰当,选择恰当的行为应对方式。

(五)督促服药

对需要服药者,应让家长和患儿理解药物治疗的好处和可能的不良反应,消除他们的顾虑,配合医师治疗;告知家长应经常与医师保持联系,定期接受咨询。

八、健康指导

包括对父母的训练和对老师的训练,提高家长的识别和处理能力,正确认识疾病和协调家庭关系,老师应协助家长观察患儿表现,强化其在家庭中所取得的成绩,提高识别和处理问题的能力。强化不导致品性障碍的保护因素,消除不利于品行障碍恢复的因素,如增强患儿的社交能力,减少患儿的应激,避免负性强化,限制看与暴力、物质滥用、性行为有关的电视和杂志等。

九、护理效果评估

(1)患儿的饮食、睡眠等生理状况是否改善。

(2)患儿伴随的病态症状是否控制,如注意缺陷、多动障碍、抑郁、焦虑、情绪不稳等。

(3)患儿不良行为是否改善,反社会行为、冲动行为、对立违拗行为是否减少或消除。

(4)患儿社会功能是否有改善,包括社会交往能力、学习能力、社会适应能力、与周围环境的接触、伙伴关系等。

(5)家庭功能是否改善,家庭参与、配合的程度是否提高,家庭态度和教养方式是否变得合理,家属对疾病的性质是否有正确理解等。

(吕兴芹)

第十五节 抽 动 障 碍

抽动障碍是一种起病于儿童时期,以抽动为主要临床表现的神经精神性疾病,为一组原因未明的运动障碍,主要表现为不自主的、反复的、快速的、无目的的一个部位或多部位肌肉运动性抽动或发声性抽动,并可伴有多动、注意力不集中、强迫性动作和/或其他精神行为症状。抽动障碍的抽动症状可以时轻时重,呈波浪式进展,间或静止一段时间。新的抽动症状可以代替旧的抽动症状,或在原有抽动症状的基础上出现新的抽动症状。

抽动障碍的病因尚不明确,其发病是遗传、生物、心理和环境等因素相互作用的综合结果。症状较轻者无须特殊治疗,症状影响了学习、生活和社交活动的患儿需及时治疗,采用药物与心理调适相结合的综合治疗方法。抽动障碍经常共病注意缺陷多动障碍、强迫障碍、睡眠障碍、情绪障碍等心理行为障碍,给病情带来一定的复杂性,同时也给临床治疗带来一定的难度。

一、临床表现

主要表现为运动抽动或发声抽动,包括简单或复杂性抽动两种形式。简单的运动抽动表现为眨眼、耸鼻、张口、歪嘴、耸肩、转肩、摇头或斜颈;复杂的运动抽动如蹦跳、跑跳和拍打自己等动作。简单的发声抽动表现为类似咳嗽、清嗓、咳嗽、嗤鼻或犬吠的声音,或"啊""呀"等单调的声音;复杂的发声抽动表现为重复语言、模仿语言、秽语等。抽动可发生在单一部位或多个部位,有的抽动症状可从一种形式转变为另一种形式。

抽动症状的特点是不随意、突发、快速、重复和非节律性。若患者有意控制可以在短时间内不发生,但却不能较长时间地控制自己不发生抽动症状。患者在遭遇不良心理因素、情绪紧张、躯体疾病或其他应激情况下发作较频繁,睡眠时症状减轻或消失。

二、临床类型

(一)短暂性抽动障碍

短暂性抽动障碍为最常见类型。主要表现为简单的运动抽动症状,多首发于头面部。少数表现为简单的发声抽动症状,也可见多个部位的复杂运动抽动。抽动症状每天多次出现,持续2周以上,病程一年以内,部分患者可能发展为慢性抽动障碍或发声与多种运动联合抽动障碍。

(二)慢性运动或发声抽动障碍

多数患者表现为简单或复杂的运动抽动,少数患者表现为简单或复杂的发声抽动,但不会同时存在运动抽动和发声抽动。抽动部位除头面部、颈部和肩部肌群外,也常发生在上下肢或躯干肌群。某些患者的运动抽动和发声抽动交替出现。抽动可能每天发生,也可断续出现,发作间隙期不超过2个月。慢性抽动障碍病程1年以上。

(三)发声与多种运动联合抽动障碍

发声与多种运动联合抽动障碍又称 Tourette 综合征,是以进行性发展的多部位运动抽动和发声抽动为特征的抽动障碍,部分患者伴有模仿言语、模仿动作,或强迫、攻击、情绪障碍,及注意缺陷等行为障碍,起病于童年。一般首发症状为简单运动抽动,以面部肌肉的抽动最多,少数患者的首发症状为简单的发声抽动。随病程进展,抽动的部位增多,逐渐累及到肩部、颈部、四肢或躯干等部位,表现形式也由简单抽动发展为复杂抽动,由单一运动抽动或发声抽动发展成两者兼有,发生频度不断增加,约30%出现秽语症或猥亵行为。多数患者每天都有抽动发生,少数呈间断性,但发作间隙期不超过2个月。病程持续迁延,对患者的社会功能影响很大。

三、其他症状及共病

部分患者伴有重复语言、重复动作、模仿语言和模仿动作。患者中30%～60%伴强迫障碍,30%～50%伴注意缺陷多动障碍,还有与心境障碍或其他焦虑障碍共病者。

四、实验室及其他检查

(一)颅脑 CT 检查

大多数抽动障碍患者的颅脑 CT 检查无异常发现,仅在少部分患者显示有孤立的不重要的脑结构改变,包括脑室轻度扩大、外侧裂明显加深、蛛网膜囊肿、透明隔间腔和大脑皮层轻度萎缩等。

(二)颅脑磁共振检查

抽动障碍患者的脑内皮质-纹状体-丘脑-皮质环路功能存在异常,功能磁共振成像研究发现环路内腹侧纹状体、额前皮质、壳核、皮质辅助运动区等部位激活异常。

(三)单光子发射型计算机断层扫描

显示抽动障碍患者的基底神经节、额叶、颞叶、枕叶等部位存在局限性血流灌注减低区。

五、诊断要点

抽动障碍诊断标准主要涉及3个诊断系统,包括 CCMD-3、ICD-10 和 DSM-Ⅴ。目前,国内外多数学者倾向采用 DSM-Ⅴ中抽动障碍诊断标准作为本病的诊断标准。其实,DSM-Ⅴ诊断标准与 ICD-10 和 CCMD-3 中所涉及的诊断标准条目类同。目前,我国学者倾向于采用 CCMD-3 或 DSM-Ⅴ诊断标准作为抽动障碍诊断标准。

(一)CCMD-3 关于抽动障碍的诊断标准

1.短暂性抽动障碍

(1)有单个或多个运动抽动或发声抽动,常表现为眨眼、扮鬼脸或头部抽动等简单抽动。

(2)抽动天天发生,1 天多次,至少已持续 2 周,但不超过 12 个月。某些患者的抽动只有单次发作,另一些可在数月内交替发作。

(3)18 岁前起病,以 4～7 岁儿童最常见。

(4)不是由于 Tourette 综合征、风湿性舞蹈病、药物或神经系统其他疾病所致。

2.慢性运动性或发声性抽动障碍

(1)不自主运动抽动或发声,可以不同时存在,常 1 天发生多次,可每天或间断出现。

(2)在 1 年中没有持续 2 个月以上的缓解期。

(3)18 岁前起病,至少已持续 1 年。

(4)不是由于 Tourette 综合征、风湿性舞蹈病、药物或神经系统其他疾病所致。

3.Tourette 综合征

(1)起病于 18 岁之前。

(2)表现为多种运动抽动和一种或多种发声抽动,运动和发声抽动同时存在。

(3)抽动 1 天内发生多次,可每天发生或间断出现,病程持续 1 年以上,但 1 年之内症状持续缓解期不超过 2 个月。

(4)日常生活和社会功能明显受损,患者感到十分痛苦和烦恼。

(5)排除小舞蹈症、药物因素或神经系统其他疾病。

(二)DSM-Ⅴ关于抽动障碍的诊断标准

1.短暂性抽动障碍

(1)一种或多种运动性抽动和/或发声性抽动。

(2)自从首发抽动以来,抽动的病程少于 1 年。

(3)18 岁以前起病。

(4)抽动症状不是由某些药物(如可卡因)或内科疾病(如亨廷顿舞蹈病或病毒感染后脑炎)所致。

(5)不符合慢性运动性或发声性抽动障碍或 Tourette 综合征的诊断标准。

2.慢性运动性或发声性抽动障碍

(1)一种或多种运动性抽动或发声性抽动,但在病程中仅有一种抽动形式出现。

(2)自从首发抽动以来,抽动的频率可以增多和减少,病程在 1 年以上。

(3)18 岁以前起病。

(4)抽动症状不是由某些药物(如可卡因)或内科疾病(如亨廷顿舞蹈病或病毒感染后脑炎)所致。

（5）不符合 Tourette 综合征的诊断标准。

3.Tourette 综合征

（1）具有多种运动性抽动及一种或多种发声性抽动,而不必在同一时间出现。

（2）自从首发抽动以来,抽动的频率可以增多和减少,病程在 1 年以上。

（3）18 岁以前起病。

（4）抽动症状不是由某些药物（如可卡因）或内科疾病（如亨廷顿舞蹈病或病毒感染后脑炎）所致。

七、护理措施

（一）病情观察

抽动障碍患儿大多数以运动性抽动为首发症状,其中以眨眼最多,家长对此病缺乏认识,以为是不良习惯而加以训斥,或者错误就诊于眼科,因而延误诊断与治疗。护士要认真观察抽动障碍患者抽动发作的部位、形式、频率、强度、复杂性及干扰程度等,并做详细记录,以作为临床诊断和疗效观察的依据。充分了解引起抽动症状加重或减轻的因素,同时要注意观察有无发作先兆或诱因。

（二）用药护理

抽动障碍患儿常需服用硫必利、氟哌啶醇、可乐定、阿立哌唑等药物治疗,应向患儿及家长主动介绍药物的名称,用药时间、方法、剂量,药物的作用,注意事项及可能出现的不良反应。指导家长给患儿按时、按量服药,防止少服、漏服和多服;并告诉家长不要随便换药或改变剂量,需要调整用药时一定要在医师指导下进行;要求家长注意观察用药期间可能出现的不良反应及告知处理方法,减轻患儿及家长对药物治疗的顾虑及产生不良反应时的恐惧心理。如果出现不良反应,轻者不需要特殊处理,临床观察即可;重者应在医师的指导下减少药物剂量或更换药物品种,并进行必要的相关处理。

（三）生活护理

1.日常生活

应合理地安排好抽动障碍患儿的日常生活,做到生活有一定的规律性,如每天的作息时间相对比较固定等。要保证患儿有充足的睡眠时间,避免过度疲劳、紧张或兴奋激动等。患儿的饮食可以和正常儿童一样,但最好给予富于营养易于消化的食物,多食清淡含维生素高的蔬菜和水果,不食辛辣、刺激性食物,勿暴饮暴食。保持良好的生活习惯,注意头发不宜过长,衣领不可过高过硬。

当然,有部分抽动障碍患儿可因抽动给其生活带来不便,如头颈部抽动可影响患儿的进食;四肢抽动可影响患儿穿衣;膈肌的抽动可引起呕吐;膀胱肌肉抽动可引起尿频;还有的患儿出现频繁的强迫性咬唇、咬嘴、咬牙等症状,造成躯体感染。对于这部分患儿,在生活上必须给予照顾,如喂饭、协助穿衣、协助大小便等。

此外,抽动障碍患儿可以按时进行常见传染病的疫苗预防接种;如果因患其他方面的疾病万一需要手术时,也可以采用各种麻醉方法实施外科手术。

2.居室环境

抽动障碍患儿的居室环境除了要注意开窗通风、湿度、温度以外,最重要的是要求环境安静,减少噪声。噪声是一种公害,频率高低不一、振动节律不齐、难听的声音被称为噪声。过强的噪声会打乱人的大脑皮层兴奋与抑制的平衡,影响神经系统正常的生理功能,有害于健康。长期生活在较强噪声环境里,可使人感觉疲倦、不安、情绪紧张、睡眠不好。严重时则出现头晕、头痛、记忆力减退。抽动障碍患儿存在着中枢神经系统功能紊乱,如噪声长期干扰,必将加重病情或诱发抽动。所以,当儿童患有抽动障碍后,要保证居室安静,尽量减少噪声,如空调、冰箱、洗衣机等要离患儿居室远些;不要大声放摇滚乐、打击乐,可适当放些古典乐、小夜曲等缓慢、柔和的音乐。使患儿生活在一个相对安静的环境中,将有利于疾病的康复。

3.管教

对抽动障碍患儿的管教,应当像普通小孩一样去正常管教,不要娇惯。管教方式应该是耐心地说服教育,不要打骂或体罚。家长不要担心患儿有病就不敢管,否则,最后患儿的病治好了,却留下一身坏毛病,如不懂礼貌、任性、脾气暴躁、打骂父母等。关于游戏活动,不要让患儿玩电子游戏机或者电脑游戏,禁止看一些惊险、恐怖的影片或电视节目,对于武打片要少看甚至不看,以避免精神过度紧张而诱发抽动症状加重。对于秽语患儿,要正确引导使用文明语言。

4.上学

由于抽动障碍患儿的智力一般不受影响,故可以正常上学,但要注意患儿的学习负担不要过重,家长更不要对患儿提一些不切实际的要求,比如要求各门功课达到多少分以上,更不要过分强求患儿课外学习。患儿通常可以参加学校组织的各种活动,如春游、参观和课外文娱活动等。患儿也可以参加体育活动,至于参加哪种体育活动,可以根据患儿的年龄特点及兴趣选择,但要注意运动不要过量,有一定危险的活动应有人在旁边照看。但是,当患儿抽动发作特别频繁、用药不能控制或同时伴发比较严重的行为问题时,就需暂时停学一段时间,待临床症状明显减轻或基本控制后,再继续上学。

(四)心理护理

抽动障碍患儿虽然没有生命危险,但可能影响患儿的心理健康,影响患儿与家长、老师、同学及朋友的交流;长大成人后还可能影响社会交往,产生自卑,失去自信。因此,抽动障碍患儿的心理护理十分重要。首先应向抽动障碍患儿家长、老师和同学进行本病的特点、性质的解释与宣教工作,争取全社会对本病的了解及对患儿的理解和宽容。尤其是家长更要主动配合医师治疗,对患儿出现的抽动症状不给予特别注意或提醒,努力造就患儿良好的性格,保持一个稳定的情绪。

医护人员应对抽动障碍患儿进行精神安慰与正面引导,建立良好的护患关系,以友好的方式去主动接触患儿,主动与患儿交谈,语言和蔼,多使用表扬和鼓励的语言;耐心地了解患儿的心理活动,决不可表现出不耐烦和焦虑。当患儿发脾气时,不要激惹他(她),更不能训斥,而要耐心劝导、讲道理,以理服人。尽可能不谈及患儿不愉快的事情,用医护人员的爱心、耐心和同情心去关心体贴患儿,使患儿对我们充满着信任感。此外,在与患儿接触和交谈过程中,要树立医护人员的威信,为患儿办事认真求实,说一不二,答应的事一定办到。对年长患儿还要辅以奖励的正强化方法,以增强患儿的自知力,从而达到治疗之目的。

在心理护理中另一不可缺少的环节是争取家庭和社会配合,以保证患儿的情绪稳定性。家长应给患儿以耐心和关怀,平时要多关心照顾,合理安排生活。当患儿犯错误时,不能辱骂、殴打或大声吵闹,要细心开导,耐心说服,以使患儿的情绪平稳顺从。要与学校老师取得联系,让老师多给以正面引导,让同学们多给予帮助,其目的在于不要让同学或周围人对患儿有歧视,让患儿觉得到处都是温馨和安全的环境,让患儿感到生活中有快乐感,从而消除自卑心理,降低心理防御水平,有利于缓解抽动症状。

对于学习有可能的患儿,应给与主动帮助,不可训斥,以免加大精神压力。家长要正确评估患儿的能力,创造轻松愉快的学习环境,促进儿童健康成长,提高生活质量。

八、健康指导

(一)家长

就家长而言,当小孩患抽动障碍被确诊后,家长要尽量保持平静的心态,与医师做好配合对患儿进行治疗。虽然此病治疗较麻烦,但大部分预后良好,特别不要在患儿面前讲此病的难治性,更不要不时在患儿面前过多提及或过分关注其表现的症状。患儿表现的抽动症状为病理情况,并非患儿品质问题或坏习惯,家长不要认为是小孩故意捣乱,进而责骂甚至殴打。要知道,患儿对症状无控制能力,责骂或殴打会加重精神负担,可能使病情加重或反复,还将造成父母之间、父母和小孩之间的矛盾。另外,夫妻吵架、激烈动画片及电影、紧张惊险的小说等均对儿童不利,家长要尽量避免此类因素对患儿的影响。个别患儿有自残及伤害他人行为,家长要把利器、木棒等放在适当位置,不让孩子容易拿到。另外,也不要认为小孩有病就过分溺爱、顺从,以免促使患儿养成任性、固执、暴躁或不合群等不良性格。

家长要配合医师对患儿进行必要的治疗,认为没有治疗的必要,待青春期自愈的观点是不对的,特别是伴有行为异常的患儿更应积极干预治疗。如由于注意力不集中及无目的的活动太多,造成学习困难,长此以往必将影响学业,即使青春期抽动停止,但学习成绩下降,行为讨厌,也必将受到周围人们太多的批评,使儿童幼小天真的心灵受到伤害,形成自卑心理,对成年后进入社会不利。所以,当小孩患抽动障碍后,家长应积极主动地配合医师对患儿进行早期治疗,虽然短期内给家长及患儿带来一些麻烦,但对患儿以后的学习及身心健康是有好处的。此外,对抽动障碍的治疗不要频繁更换医师,因为本病是一种病程长易于反复的疾病,在治疗期间,要克服急于求成的心理,配合医师寻找一种合适的药物和剂量。抽动障碍虽然有通用的治疗方法,但不是对每例患者都有效,医师也各有自己的治疗经验和体会,当一种方法疗效不佳时,要酌情及时调整治疗方法,直至病情得到控制。在临床上可以见到一些家长见患儿服几次药效果不明显后,就认为这位医师治法不好,赶紧换一位医师,屡次换医师对每一位医师来说,都是第一次治疗该患儿,摸不准剂量及方法,对患儿非常不利。更有甚者,有的家长让患儿同时服用好几位医师的药,多种神经阻滞剂同时服用,这样不仅对患儿的治疗不利,而且还可能带来较多的不良作用。

(二)患儿

在小孩患有抽动障碍的家庭里,抽动障碍患儿像所有其他小孩一样,首先要了解他们自己及周围的世界。正是家庭给了他们对疾病的最初认识,也使得患儿的自我约束、自知力、自信及自尊等得到提高。抽动障碍多起病于学龄前期或学龄期儿童,这个年龄组的儿童,具备了一定的思考判断能力,家长要把此病适当地告诉儿童。当患儿知道自己的疾病后,可以充分调动主观能动性,对疾病的康复是有好处的。

为了促进病情的康复,建议儿童要做到以下几点:①树立战胜疾病的信心,了解自己的病是有可能治好的,积极主动地配合家长和医师的治疗。②了解自己的不可控制症状是因疾病而致,就像头痛时捂头一样自然,同学们是可以理解的,不要自己看不起自己。主动和同学交往,以增进友谊。③当影响学习使成绩下降时,要知道是暂时的,通过加倍努力后会追上或超过别人的。④避免情绪波动。平时少看电视,不玩游戏机,不看恐怖影视片。与同学和睦相处,不打架斗殴。

(三)社会

抽动障碍被确定诊断后,如何让患者本人及其家人、师长和朋友了解并接受抽动障碍比任何治疗方式都重要,而社会开明到可以完全接纳抽动障碍患者尤为重要。尽量帮助家长开始适应他们这种变化了的家庭生活,接纳家长的愤怒和倾听他们诉说的犯罪感,使他们从日益增加的失望、愤怒、犯罪感的循环中解脱出来。对患儿的学习能力和神经心理问题进行评估,当发现有异常后,要及时与家长取得沟通,做出相应的矫正对策。帮助家长关注患儿的全面发展,包括自尊、自信,以及自我保护能力,积极参与活动的能力,离开家庭结交朋友的能力。还应该考虑对抽动障碍患儿的同胞兄弟或姊妹提供帮助。如果患儿的同胞抽动症状比较轻,可能容易被人们所忽视,但他们常常担心其症状会同他们的兄弟或姐妹一样变得严重。对于未患抽动障碍的同胞常常担心他们将来有可能会患该病,内心总是充满着恐惧感。因此,在提供任何家庭帮助的同时,也应为患儿的同胞提供教育和支持。

(吕兴芹)

第五章

影像科护理

第一节　影像科护理安全管理

护理安全是指在护理工作服务的全过程中,不因护理失误或过失面使患者的机体组织、生理功能、心理健康受到损害,甚至发生残疾或死亡。影响护理安全的因素包括人员因素、管理因素、技术因素、患者因素、物质因素(设备等)、环境因素等方面。

一、影像科常见护理风险

影像科常见的护理风险有造影剂不良反应(ADR)、造影剂渗漏、金属异物吸入磁体、患者识别错误导致检查错患者或检查错部位、检查中发生坠床、发错报告或胶片、检查过程中患者突发病情变化处置不及时导致病情加重或死亡等。

二、影像科常见护理风险的预防措施

(一)MR 检查患者的安全预防措施

(1)MR 室护士必须经过 1 个月的岗前培训才能上岗。

(2)制定安全检查操作流程,严格按照检查流程进行操作。

(3)MR 操作间和设备间的钥匙由专职护士或指定专职人员负责保管。

(4)护士具备高度责任心和慎独精神,认真做好检查前健康教育,组织观看健康教育视频,严格执行检查前筛查工作。

(5)被检查者需签署《磁共振检查者知情同意书》,在无法确定被检查者是否可以安全进行 MR 扫描的情况下,严禁进行检查。

(6)进入 MR 扫描室的患者或家属,必须使用金属探测仪检查,去除身上的手机、磁卡、手表、硬币、钥匙、打火机、皮带、项链、耳环、纽扣等金属物品。

(7)严禁将各类大型金属物体放入磁体间,如铁制的平车、担架、轮椅,以及氧气瓶、消毒灯、非抗磁性高压注射器等。以防止吸入磁体造成严重的设备损害,甚至危及人身安全。

(8)体内有任何电子装置(如心脏起搏器)的患者及家属,禁止进入 MR 检查室。

(9)体内有植入物或金属异物的患者需向 MR 护士说明,同意后方可进行 MR 检查。

(10)妊娠 3 个月内的孕妇应尽量避免进行 MR 检查,必要时取得患者及家属同意,签字确

认后方可进行检查。

(11)生命体征不稳定的危重患者禁止进行 MR 检查。婴幼儿、躁动、精神异常、幽闭恐惧症患者,必要时需给予镇静药或监测麻醉,由专人陪同患者完成检查。

(12)严禁患者体位在体内形成回路(两手不能交叉放在一起,双手不与身体其他部位的皮肤直接接触,其他部位的裸露皮肤也不能相互接触以免产生回路),同时患者皮肤不能直接触碰磁体内壁及各种导线,防止患者灼伤。

(13)婴儿检查前 0.5 小时不可过多喂奶,防止检查时溢乳导致窒息发生。需行监测麻醉者应禁食水 4～6 小时。

(14)技师与护士在检查中应通过观察窗动态观察患者的病情变化或定时询问患者的感受。

(二)CT 检查防止患者坠床的预防措施

(1)将检查床调至方便患者上下床的高度。

(2)护士、技师站于检查床两边。

(3)一人扶患者的头、肩坐起,一人抬患者的双腿慢慢上下检查床。

(4)使用平车的患者,检查床与平车平行靠拢,4 人平行移动患者于检查床上。

(5)躁动和不配合者先镇静后检查,意识不清、躁动、危重患者妥善固定。

(6)必要时专人陪同检查(取得家属同意)。

(7)上下检查床时询问患者有无不适,防止因直立性低血压、低血糖导致跌倒的风险。

(8)对行动不便的患者应搀扶进出检查室。

(三)防止检查错患者、检查错部位的预防措施

严格查对制度,查对姓名、性别、年龄、ID(住院号)、检查部位及检查设备,做好登记时、准备时、检查前的出声查对,参加核对的人员有登记员、护士与技师。

三、影像科应急预案

(一)碘造影剂不良反应应急预案

掌握碘造影剂不良反应预防与处理。

(二)金属异物吸入磁体应急预案

金属异物吸入磁体是指检查前未严格执行操作规程,使金属异物被带入磁体间,导致金属异物吸入磁体而引起的一系列后果,轻者影响图像质量,重者导致工作人员、患者受到伤害或设备损坏。

(1)技师与护士立即现场评估严重程度,判断有无人员受伤、设备损坏。

(2)技师立即逐层上报:操作技师－技师长－总技师长(护士长)－科主任。

(3)技师在安全地方拍摄现场。

(4)护士观察患者情况,与技师快速将患者从磁体间转移到抢救室。

(5)患者受伤时立即通知影像科医师(同时通知急救部)进行对症处理,心电监护,记录临床症状、生命体征、抢救时间、医师到达时间、参与抢救人员、处理方法、抢救效果等,快速将患者转入急救部或病房。

(6)技师长评估机器能否正常运行,上报科室工程师,工程师无法解决时上报设备科,设备科通知维修部。

(7)填报不良事件报告表,记录发生时间、原因、经过、措施、目前状态。

（8）召开异常事件分析会,提出整改措施,杜绝再次发生。

（三）检查中患者发生坠床应急预案

（1）检查过程中突发患者坠床,技师与护士立即到达检查床边,就地观察和询问患者情况。

（2）立刻通知影像科医师,共同评估伤情,判断受伤情况,采用正确的搬运方法将患者转移到观察室留观,监测生命体征、意识(必要时进行心电监护)。

（3）门诊患者通知急诊科(住院患者通知经管医师),邀请相关科室会诊,如无异常,观察30分钟方可离开检查室;如发现患者有异常体征,严重者就地抢救,平稳后转入相应科室进行对症治疗。

（4）护士详细填写影像科病情观察记录单,记录坠床发生时间、医师到达时间、患者主诉、临床征象、生命体征、意识、瞳孔、处理方法、结果等。

（5）上报院所不良事件平台,组织人员进行分析,查找原因,提出改进措施,防止再次发生。

（四）检查中患者突发癫痫应急预案

（1）检查中患者出现抽搐,立即停止检查,将检查床调至方便实施抢救的位置。

（2）技师与护士立刻进入检查间,保护患者,防止坠床。

（3）就地抢救,不能搬动或用力按压患者(MR检查室禁止将金属类抢救物品带入磁体间,必要时立即将患者转移到抢救室处理)。

（4）护士进行评估,观察病情,保持呼吸道通畅,给予高流量吸氧(每分钟5～8 L)。

（5）通知影像科医师,住院患者通知经管医师、门诊患者通知急诊部。

（6）遵医嘱缓慢静脉注射地西泮(安定),观察呼吸情况。

（7）癫痫大发作者注意保护患者的舌头,防止舌咬伤(备开口器、舌钳)。

（8）必要时行心电监护,观察意识、瞳孔、生命体征。

（9）护士详细填写影像科病情观察记录单,记录癫痫发生时间、医师到达时间、临床征象、生命体征、意识、瞳孔、处理方法、结果等。

（五）检查中患者发生躁动应急预案

（1）停止检查,技师与护士保护患者安全。

（2）通知影像科医师,住院患者通知经管医师、门诊患者通知急诊部。

（3）遵医嘱缓慢静脉注射地西泮或苯巴比妥钠,MR检查者必要时由麻醉师在监测麻醉下进行,严密观察呼吸情况。

（4）护士详细填写影像科病情观察记录单。

（六）检查中引流管不慎脱落应急预案

（1）检查中由于搬运患者时引流管放置不当导致脱落(如胸腔闭式引流管、T形管、脑部引流管等)时,首先用无菌纱布或棉垫封闭伤口,快速完成扫描。

（2）技师通知影像科医师、临床科室医师,观察患者情况,评估其严重性。

（3）将患者快速送回病房进行对症处理,与临床护士做好交接。

（4）上报院所护理不良事件平台,组织技师与护士对不良事件进行分析,提出改进措施,防止再次发生。

（七）失超事故应急预案

1.可能导致失超事故发生的原因

（1）大型金属异物吸入磁体,人力无法取出时。

（2）金属异物飞入导致人员卡在磁体与金属间，并危及生命时。

（3）发生火灾。

2.MR 失超事故发生后应急方案

（1）立即终止 MR 检查，启动磁场急停按钮，MR 系统立刻发出警报。

（2）工作人员立即进入磁体间，解除患者与设备的连结、固定，撤离至安全区域。

（3）迅速撤离有关人员，警告所有人员不要触摸排气管，医学影像科护理工作人员不要站在排气管下，避免明火且不要吸烟。

（4）如有人员因液氮挥发导致冻伤，谨记：不要摩擦冻伤的皮肤区，小心去除有关部位的衣物，用微温水冲洗冻伤的皮肤，使用消毒过的绷带覆盖冻伤的皮肤，不要使用粉或膏，立刻就医。

（5）发生火灾，用非磁性二氧化碳灭火器。

（6）及时报告院部、消防部门、卫生行政部门。

四、影像科急救管理

随着影像设备的快速发展和 CT、MR 增强技术的应用，目前临床 80％以上的患者需要到影像科进行检查，其中急重症患者和增强检查患者比例明显提高，检查的潜在风险因素也有所增高。如造影剂不良反应、肺栓塞、多发伤、等待或检查中突发呼吸、心搏骤停、动脉瘤破裂等意外，因此加强影像科急救管理和医务人员急救技能培训特别重要。

（一）影像科急救用品的配备

1.急救物品

听诊器、血压计、体温表、舌钳、开口器、压舌板、氧气面罩、吸氧管、吸痰管、简易呼吸器、手电筒、止血带、各种型号的注射器、输液器、输血器、连接管、留置针、头皮针、敷贴、肝素帽、安尔碘、棉签、胶布、手套、电极片、玻璃接头、应急灯、插线板、气管插管包等。

2.急救设备

急救车、氧气筒、便携式氧气瓶、吸引器、心电监护仪、除颤仪、呼吸机等。

3.急救药品

各种急救药品根据需要备 3～5 支，常用的备 10 支，并在盒外有醒目的标志，包括药名、剂量、数量、有效期，按照一定顺序排列，一目了然，随手可取。

（1）呼吸兴奋药：尼可刹米、洛贝林。

（2）拟肾上腺素药：肾上腺素、去甲肾上腺素、异丙肾上腺素。

（3）升压药：多巴胺、间羟胺。

（4）强心药：毛花苷 C（西地兰）。

（5）抗心律失常药：利多卡因、普罗帕酮（心律平）。

（6）H 受体阻滞药：盐酸异丙嗪注射液（非那根）。

（7）血管扩张药：硝酸甘油。

（8）利尿剂：呋塞米（速尿）。

（9）激素类药：地塞米松、甲泼尼龙、氢化可的松。

（10）抗胆碱药：阿托品、山莨菪碱。

（11）抗惊厥药：地西泮。

（12）止血药：巴曲酶、酚磺乙胺、氨甲苯酸。

(13)其他药品:50%葡萄糖注射液、20%甘露醇注射液、5%碳酸氢钠注射液、10%葡萄糖酸钙注射液、各种大输液液体(如0.9%氯化钠注射液、复方氯化钠、右旋糖酐-40等)。

(二)影像科急救管理

(1)检查室配备完善的抢救物品及药品,做到定位、定数、定人管理、定期消毒。

(2)急救车有检查登记及补充记录,每天每班有交接记录,护士长每周检查并签名。

(3)影像科医技护人员均应熟悉抢救药品器材种类、作用和使用方法,急救药品及器材随时处于完好备用状态,合格率100%。

(4)急救车内的各种无菌包,必须定期检查其有效期,一经使用后要及时灭菌。

(5)急救药品标签清楚、正确,有效期明显,无过期、失效、变质。

(6)急救物品不得任意挪用和外借,以保证抢救工作顺利进行。

(7)建立急救设备仪器维护保养制度,定期保养检查维修,并有记录,确保急救设备功能完好。

(8)危重患者检查实行"绿色通道",保证急、危、重患者得到及时、准确、有效检查。

(9)定期对影像科医技护人员进行心肺复苏、除颤仪、微量泵、吸痰器、呼吸机操作培训,每月进行造影剂不良反应急救演练1次。

(10)危重患者经影像科初步抢救处理后及时转运至病房或急诊科进一步治疗。

(三)影像科造影剂不良反应急救培训

1.影像科急救培训方案

(1)培训对象:包括所有的影像科医师、技师和护士。

(2)培训目标:培训中应注意对医技护人员急救意识与应变能力的培养,注重急救技能的训练与操作,提高培训者理论联系实践的能力。通过培训,使培训者掌握急救物品、药品的准备,急救设备、器材的操作和使用方法,熟练掌握造影剂不良反应抢救流程和抢救预案,增强急救意识,提高抢救技能和配合能力。

(3)培训方法。①专题授课:内容包括造影剂种类、理化性质,不良反应的发生机制、相关因素、临床表现、诊断和鉴别诊断,以及抢救处理;危重患者等待或检查中突发病情变化的应急处理方法(多发伤、颅内动脉瘤破裂出血、肺栓塞、呼吸心跳停止、癫痫大发作等);学习急救药品的作用、不良反应、适应证、禁忌证、使用方法和剂量等。②急救器材的使用培训:定期组织医技护人员进行急救设备的培训,急救技术现场技能的示教,并组织考试。③造影剂不良反应的急救演练。

(4)人员分配:将全科人员分成若干组,轮流演练,循环进行,每组5人,其中医师1名、技术员2名、护士2名。每月组织1次,每次1组人员参加情景演练,时间30~60分钟,其余人员观摩。演练完毕进行讨论,指出演练中存在的问题,同时请急诊科、麻醉科人员进行指导,不断改进、完善抢救工作。

(5)情景设计:情景设计是在训练过程中,创造与培训内容相符的生动具体场景。将理论知识演化为直观内容,并有机地与急救技术相结合。根据演练计划和造影剂不良反应的临床表现,精心设置造影剂不良反应发生情景,如严重呕吐、变应性休克、喉头水肿、支气管痉挛、呼吸心跳停止等。

(6)情景演练:选择模仿能力强,经过简单培训的本科工作人员进行模拟,主要模拟严重呕吐、变态反应性休克、喉头水肿、支气管痉挛、呼吸心跳停止。当发生造影剂不良反应时,按照急救预案和流程的要求,技师、护士、医师共同投入到抢救中,分工合作,各有重点,抢救流程清晰,无重复性操作,迅速抢救、转移患者。

(7)技师抢救流程演练:在进行扫描时(技师1为扫描者,技师2为体位摆放者),要求技师具备高度责任心,良好的沟通能力、观察能力;当患者出现异常情况,迅速、果断做出反应。技师1立即停止注射造影剂、扫描,通知护士、医师,严重者通知急诊科(熟记急诊科、麻醉科电话号码);技师2迅速将患者移出扫描架,检查床回到方便实施抢救的位置,解除患者与设备的连接与固定,协助护士实施抢救医嘱,保护好设备的安全,保存好使用的药品、管道,准备转科平车,维持抢救环境,稳定患者家属及候诊患者的情绪。

(8)护士抢救流程演练:当发生不良反应时,护士首先迅速观察病情(意识、面色、呼吸)。分离高压注射管道、保留留置针;与医师、技师一起将患者安全转移到抢救室实施急救。根据患者的不同表现,对症处理。当发生严重呕吐时,嘱患者平卧位、头偏向一侧,保持呼吸道通畅,嘱患者深呼吸有助于缓解恶心、呕吐;必要时吸氧,遵医嘱使用抗变态反应药;安慰患者,做好患者的心理护理,静脉补液水化,以加速造影剂的排泄。当发生支气管痉挛、喉头水肿、变应性休克等严重反应时,保持呼吸道通畅、建立静脉通道、生命体征监测是抢救关键,遵医嘱静脉注射肾上腺素、抗变态反应药、补充血容量、使用血管活性药;同步进行面罩加压给氧,协助医师进行气管插管,正确使用简易呼吸器、呼吸机。当发生呼吸、心跳停止时,协助医师迅速进行人工呼吸、人工循环,观察心肺复苏的有效指征;同时遵医嘱纠正酸中毒、快速脱水、头戴冰帽、冬眠亚低温疗法等保护大脑细胞至关重要。

(9)医师抢救流程演练:观察病情,迅速作出诊断,指挥实施抢救,根据患者的情况下达医嘱,正确处理突发病情变化;熟练进行气管插管、人工呼吸、胸外心脏按压等抢救技术。

2.影像科急救培训考核内容及标准

由考核组负责急救理论与急救技术的考核,参考对象为医技护。考核方式:个人考核或医技护小单元捆绑式考核,考核项目为15项,理论5项,操作10项,每项10分,总分为150分。操作考试:定期考核与随时抽考相结合(如急救演练配合、实战抢救配合),其中理论考试采用软件快速应答或集体笔试。原则上每年每人或每组接受急救理论与操作考核1次,并且抽考项目数一致。考核成绩达到抽考项目总分×80%为合格,达到抽考项目总分×90%以上为优秀,并将此成绩纳入年度考核中。

五、影像科感染监控

影像科作为医院的重要组成部分,具有患者多、流动性大、病种复杂、感染性疾病与非感染性疾病患者混合候诊、患者与健康体检人员在同一检查室检查等特点,使患者与患者之间,患者与医护人员之间,患者与健康体检人员之间存在交叉感染的机会。为了保证患者、体检者和医护人员的身体健康,加强影像科感染监控管理是非常必要的。

(一)环境

1.空气消毒

检查后及时采用消毒液湿式拖地减少灰尘飞扬,各检查室定时开门通风,保持室内空气流通和新鲜,减少空气污染。CT普放检查室每晚紫外线消毒(或安装换气系统),并建立消毒登记本。MR室禁止使用紫外线消毒,可安装换气系统。

2.桌面、地面消毒

每天检查后用400～700 mg/L,含氯消毒液热水擦拭桌面和地面,如有血液、粪便、体液污染应用1 000 mg/L含氯消毒液擦拭或拖地。

(二)设备

使用CT、MR、X线透视等设备进行各类检查时,由于未能区分感染与未感染患者,病原微生物可通过设备在患者之间间接传播或传播给医护人员。特别是患者的分泌物、血液、尿液污染设备(如接触患者体表的X线摄片盒、检查床等)时,应及时进行消毒处理,避免交叉感染的发生。

1.检查床

及时更换检查床单,每天用50～60 ℃温热水(或75％乙醇)擦拭检查床;如遇患者的血液、体液、排泄物污染,应先用1 000 mg/L含氯消毒液消毒,再用热水擦拭干净后,再行下一位患者的检查。

2.线圈

应定期对检查线圈进行保养及消毒处理,每天检查患者后用75％乙醇擦拭线圈,防止交叉感染。特殊感染患者污染后用1 000 mg/L。有效含氯消毒液擦拭后再用清水擦拭。

3.高压注射装置

每天清洁擦拭1次,高压注射装置每天用50～60 ℃热水擦拭,如不慎被血渍污染应及时消毒处理后擦拭干净再用。

(三)一次性耗材的使用及处理

增强使用的高压注射器、高压连接管应一人一管,禁止一管多用,并有出入库记录,由专人定时回收,当班护士和回收者签字确认,禁止重复使用和回流市场。

(四)垃圾分类

正确处理医疗废物,医用垃圾和生活垃圾应分类放置,标志醒目,医疗锐器放入锐器盒内;空针、高压注射器、高压连接管应放入医用垃圾;由专人定时回收,当班护士和回收者签字确认。

(五)手部卫生

一是在摆放体位、进行技术操作时要养成勤洗手的习惯,尤其是直接接触患者体表的操作后必须洗手。二是掌握正确的洗手方法。在每个操作间放置免洗手消毒液。检查室门外放置免洗手消毒液,供患者及家属使用,减少交叉感染的发生。接触患者血液、体液、分泌物、排泄物等需戴手套,按标准预防隔离。

(六)静脉穿刺

做到一人一巾一管。

(七)隔离患者检查

必须在申请单上注明隔离种类,受污染的检查床或其他物品按感染控制要求进行处理。

六、影像科放射防护管理

(一)辐射安全和防护的目的

放射防护的目的在于防止有害的确定性效应的发生,并限制随机性效应的发生概率使之达到可以接受的水平。确定性效应是可以防止的,只要使适用于这种效应的累积剂量限值保持在相应阈值以下,就能使这种确定性效应的危险限制到零。随机性效应是不能防止的,只有在放射防护方面采取一些方法和措施,才能使这种效应的发生概率降到可以接受的水平。随机性效应之所以不能防止,就在于这种效应与受照剂量之间呈线性关系,没有剂量阈值。

(二)辐射安全防护三原则

1.实践的正当化

只有当实践带来的利益大于所付出的代价(包括对健康损害的代价)时才能认为是正当的,该实践为正当化实践。

2.辐射防护和安全的最优化

辐射防护和安全的最优化原则是在考虑经济和社会因素之后,使任何辐射照射保持在可以合理做到的最低水平。

3.个人剂量限值

个人剂量限值涉及的是职业性人员和公众人员。正当化是最优化的前提,个人剂量限值是最优化的约束条件。在实施正当化与最优化两项原则时,要保证个人所受照射剂量不超过规定的限值。这就可保证影像科工作人员的个人不致接受过高的危险度。

(三)外照射防护的基本方法

1.时间防护

受照剂量和时间成正比,缩短受照时间可达到减少受照剂量的目的。在不影响工作质量的前提下,尽量缩短人员受照射时间。

2.距离防护

对于点状源,在不考虑空气对射线的吸收时,人体受照射的剂量与距离的平方成反比,即距离每增加1倍,照射剂量减少3/4。

3.屏蔽防护

在放射源和人体之间,放置能够吸收放射线的屏蔽材料,以衰减或消除射线对人体的危害。需要在X线管与工作人员之间设置某些屏蔽物质,如铅围裙、铅手套、铅屏风及隔室透视装置等,这些均属屏蔽防护,以使工作人员所受到的剂量降低。屏蔽材料的要求从防护性能、结构性能、稳定性能和经济成本等综合考虑,常用的屏蔽材料有铅、铁、混凝土、泥土等。

(四)工作人员的防护

(1)对所有从事放射辐射工作人员要进行国家相关的放射辐射卫生标准与技术规范的培训,以辐射防护最优化为原则,将一切不可避免的照射保持在可以合理达到的最低水平。

(2)在从事放射辐射工作前,对工作人员进行岗前健康体检。

(3)从事放射辐射工作的人员每两年接受1次职业健康体检,如发现异常再增加检查频度及检查项目。

(4)在放射辐射工作人员离岗时,对其进行健康体检。

(5)从业人员是否具备继续从事放射辐射工作的身体条件,由具有职业健康体检资质的医学检查单位根据体检结果进行鉴定。

(6)放射辐射工作人员上班必须佩戴个人剂量监测仪。个人剂量监测仪每季度送检,尊重检测报告所指出的问题,按要求采取相应措施。

(7)医疗科负责管理放射辐射工作人员的职业健康档案,内容包括职业健康检查报告和个人剂量监测报告等。医疗科须及时将报告结果上报放射安全委员会并向相应科室反馈。

(8)从事放射辐射工作的妇女妊娠6个月内不接触射线。

(9)合理增加营养,避免过度劳累。合理排班,严格休假管理制度。

(五)接受放射辐射检查患者防护

(1)放射辐射检查过程中,不支持家属陪同。如果必须家属陪同,需让家属穿上防护铅衣、戴铅帽。

(2)3个月内的妊娠妇女不进行放射辐射检查。已终止妊娠或必须进行放射检查者须与医师联系沟通,并由患者签字确认。

(3)对患者进行放射辐射检查时,对非检查部位的射线敏感部位应用铅防护进行保护。

(4)对儿童进行放射辐射检查时,对其性腺等射线敏感部分适当进行铅防护保护。

(5)技师认真查对、评估,操作熟练,定位准确,防止因准备不足、操作失误导致患者的重复检查。

(6)检查中提倡以最小的照射剂量达到诊断的目的。

(六)放射辐射工作环境及设备管理

(1)对新、改、扩建项目必须在项目立项时向卫生监督部门提出申请,并且要进行职业病危害预评价、控制效果评价和竣工验收。

(2)引进新设备安装调试完毕后,须取得辐射安全许可证后方可投入使用。

(3)放射辐射工作场所有电离防辐射警示标志、工作指示灯清晰。

(4)每年对已开展工作的放射辐射设备进行检测,内容包括放射辐射剂量、图像分辨率、线性、重复性等。

(七)防护用品的保养、清洁与消毒

(1)防护用品使用后应平放或用衣架挂起,不能折叠,以免长期折叠造成破裂,发生漏线现象。

(2)应储存在相对湿度不大于80%.无阳光直射,远离热源,无腐蚀气体和通气良好的室内;严禁与酸、碱等其他有损于产品的物品接触,延长其使用寿命。

(3)防护用品的使用年限为4~5年,应定期检查。检查方法是用手平摸或拆下布面,以目力观察,如果有1/3的裂纹产品就不能使用,必须报废更新。

(4)防护用品表面有污渍应尽快清洗掉,可用凉水或柔性清洗剂擦洗,不能用高温消毒处理。

(王佃芹)

第二节 X线特殊检查与造影检查的护理

一、常见造影检查的护理

(一)食管吞钡(碘水)检查患者护理要点

食管吞钡(碘水)造影检查是诊断食管病变的基本方法,检查是以透视为先导,摄取适当的点片,以显示病变的细节,结合形态及运动功能变化作出诊断。

1.适应证

(1)有吞咽困难或咽部不适需明确诊断者。

(2)疑食管肿瘤、异物、贲门痉挛、食管静脉曲张及食管先天性疾病。

(3)了解纵隔肿瘤、甲状腺肿块、心血管疾病所致的食管外压性或牵拉性改变。

(4)疑食管肿瘤或经食管镜及拉网检查发现而常规检查未发现者和食管癌普查或常规检查疑有食管肿瘤及食管病变,但不能确诊者,应做双对比检查。

(5)疑有食管穿孔、食管气管瘘、吞咽动作失调、腐蚀性食管炎,用食管碘水检查。

2.禁忌证

(1)腐蚀性食管炎的急性炎症期。

(2)食管穿孔、食管静脉曲张大出血时。大出血后,检查时服用稀钡。

(3)食管气管瘘、食管纵隔瘘者,但此时确需检查,可用水溶性碘剂或碘油。

(4)完全肠梗阻者禁用钡剂检查。

(5)先天性婴幼儿食管闭锁者气管食管瘘或延髓性麻痹者。

(6)对碘产生变态反应者禁用碘水检查。

(7)心肺功能不全,重度衰竭的患者。

(8)抗胆碱药物禁忌者,不宜做双对比检查。

3.护理要点

(1)检查前的护理要点。①患者的评估:护士仔细阅读检查申请单,核对患者信息(姓名、性别、年龄、检查部位等),详细询问病史,评估患者病情,确认患者信息、检查部位、检查方式的正确。②消化道准备:检查前一般不需禁食,但进食后不宜立即进行食管检查,以免因有食物残渣黏附在黏膜上影响检查结果。贲门痉挛、食管裂孔疝、食管下端贲门部肿瘤者需禁食空腹;食管内食物潴留多时,造影前要尽量抽出。③环境准备:调节室内温度为 22～24 ℃,湿度 40％～60％,保持环境清洁、整齐,冬天注意保暖。④心理准备与健康教育:加强与患者的沟通,给患者讲解食管吞钡(碘水)检查的目的、过程和注意事项及配合技巧。钡剂色白、气香、无味,碘剂无色透明、味略苦涩,检查时先让患者含一大口钡,在医师的指令下嘱咐患者一口咽下,同时进行摄片,含在口腔里的钡剂量不宜过多,避免吞下时呛咳;过少不能充分充盈食道黏膜;尽量全部吞下,避免喷出污染屏幕或衣物,造成照射伪影;吞下过程中,头尽量后仰,保持头部不动,以保证检查质量。⑤造影剂准备:稠钡剂,钡水比(3～4):1,调成糊状,约 40 mL;碘剂 40～50 mL。配制钡剂浓度应适宜,太浓导致患者吞咽困难,头部的摆动不便于食管的透视观察及摄片;太稀的钡剂使食管黏膜显影不充分,有可能导致小病灶的遗漏,造成漏诊;若为观察食管异物,可吞服钡棉,观察其钡棉搁置和挂住在异物上的特征。有梗阻者,用 40％～50％稀钡。⑥急救物品、药品、器材的准备:配备急救车、各种抢救药品、氧气筒、氧气枕、血压计、心电监护仪、吸痰器、平车、急救包等,定期检查,保持 100％完好无损。⑦碘水造影的患者检查前签署碘造影剂使用知情同意书。⑧指导或协助患者去除被检部位的金属物件及高密度伪影的衣物,以防止伪影的产生。

(2)检查中的护理要点:①再次核对患者信息。②协助患者进机房,让其取站立位,后背紧贴检查床,必要时用约束带固定患者于检查床上,避免检查床转动时患者跌倒。有引流管的应妥善固定,防止牵拉、脱落。③将准备好的钡剂放置在固定架上,便于患者取放。④再次交代检查中的注意事项及配合事宜。⑤先胸腹常规透视,再根据病情采用不同的体位,在医师的指令下吞服钡剂(碘剂)检查。⑥检查中注意观察患者的反应。

(3)检查后的护理要点:检查完毕后协助患者清洁口腔,根据病情嘱其多饮水,多食含粗纤维的食物,加速钡剂的排泄;同时告知患者次日解大便为白色,不用紧张;如排便困难者可使用缓泻剂和灌肠促进排便。碘水造影的患者需观察有无不良反应的发生。

(二)上消化道钡剂(碘剂)检查患者护理要点

上消化道造影是指从口咽至十二指肠水平部,包括食管、胃、十二指肠造影检查。

1.适应证

(1)食管:见食管吞钡(碘水)检查。

(2)胃:慢性胃炎、胃下垂、胃黏膜脱垂、胃排空延迟、胃癌、胃溃疡、贲门失弛缓症、胃食管反流、胃和十二指肠反流、胃空肠吻合狭窄。

(3)十二指肠:十二指肠壶腹炎、十二指肠球部溃疡、十二指肠憩室、肠系膜上动脉综合征、十二指肠手术后复查。

(4)先天性胃肠道异常者。

(5)腹上区肿块需明确与胃肠道的关系。

2.禁忌证

(1)见食管吞钡(碘水)检查禁忌证。

(2)急性胃肠道穿孔、急性胃肠炎者。

(3)急性胃肠道出血,一般在出血停止后2周,大便隐血试验阴性后方可检查。如临床急需检查,可在准备应急手术的条件下进行。

(4)肠梗阻,尤其是结肠梗阻者。但对单纯不全性或高位小肠梗阻,为明确原因可酌情用稀钡或碘剂检查。

3.护理要点

(1)检查前的护理要点。①患者的评估:护士仔细阅读检查申请单,核对患者信息(姓名、性别、年龄、检查部位等),详细询问病史,评估患者病情,确认患者信息、检查部位、检查方式的正确。②消化道准备:造影前1天不要服用含铁、碘、钠、铋、银等药物;造影前1天不宜多吃纤维类和不易消化的食物。造影前1天晚餐吃少渣、不易产气饮食,如稀饭等。禁食、水6～8小时。③环境准备:调节室内温度为20～24 ℃,湿度40％～60％,保持环境清洁、整齐,关闭门窗。冬季注意保暖。④心理护理与健康教育:向患者讲解上消化道钡剂检查的目的、过程和注意事项,训练配合技巧。说明钡剂色白、气香、无味,碘剂无色透明、味略苦涩,检查时在医师的口令下吞服钡剂,可能会出现恶心、呕吐症状,深呼吸可以缓解;检查中体位会出现改变,如有不适及时告诉医务人员;检查后嘱患者多饮水,加速钡剂的排泄,同时告之患者次日所排大便为白色,不用紧张。⑤造影剂准备:钡水比例为1∶1.5,总量60～100 mL或碘水60～100 mL。⑥急救物品、药品、器材的准备:配备急救车、各种抢救药品、氧气筒、氧气枕、血压计、心电监护仪、吸痰器、平车、急救包等,定期检查,保持100％完好无损。⑦碘水造影的患者检查前签署碘造影剂使用知情同意书。⑧指导或协助患者去除被检部位的金属物件及高密度伪影的衣物,以防止伪影的产生。

(2)检查中的护理要点:①再次核对患者信息。②协助患者进机房,让患者背靠于检查床上,双手交叉上举拉住头顶固定环,用约束带固定患者。有引流管的应妥善固定,防止牵拉、脱落。③将准备好的钡剂放置在固定架上,便于患者取放。④再次交代检查中的注意事项及配合事宜。⑤按照医师指令吞服造影剂,依次进行各部位的摄片检查。⑥检查过程中密切观察患者的病情变化,发现异常及时处理等。⑦加强安全管理,防止体位改变引起不适或坠床。

(3)检查后的护理要点:同食管吞钡(碘水)检查。

(三)全消化道钡剂(碘剂)检查患者护理要点

全消化道造影检查是指从口咽至结肠,当造影剂到达回盲部时进行最后的摄片,检查结束,观察有无肠道梗阻,回盲部结核、肿瘤等。

1.适应证

(1)同食管吞钡(碘水)检查适应证。

(2)同上消化道钡剂(碘水)检查适应证。

(3)怀疑小肠炎症和肿瘤者。

(4)不明原因的腹痛、腹胀、腹泻者。

(5)胃肠道出血经胃、十二指肠及结肠检查阴性而怀疑出血来自小肠者。

2.禁忌证

(1)同食管吞钡(碘水)检查禁忌证。

(2)同上消化道钡剂(碘水)检查禁忌证。

3.护理要点

(1)检查前的护理要点。①造影剂准备:钡水比1:1.2,量约100 mL,加入甲氧氯普胺粉剂20～130 mg,或碘剂100～120 mL。②其他同上消化道钡剂检查。

(2)检查中的护理要点:①检查后告知患者下次摄片的时间,嘱患者多走动或取右侧卧位,以促进造影剂尽快到达回盲部。②其他同上消化道钡剂检查。

(3)检查后的护理要点:同食管吞钡(碘水)检查。

(四)钡灌肠检查护理要点

钡灌肠即从肛门插入一根肛管,利用灌肠机灌入钡剂,再通过 X 线检查,可用于诊断结肠占位、肠息肉、炎症、溃疡、梗阻、先天性巨结肠等病变,也可作为下消化道内镜检查的补充检查。

1.适应证

(1)结肠肿瘤、息肉、溃疡、憩室、结核等器质性病变及腹腔肿瘤。

(2)肠梗阻:鉴别低位小肠梗阻与结肠梗阻。

(3)肠套叠(有一定的治疗作用,但要注意套叠的时间,避免肠道因长时间缺血而坏死,灌肠时压力过大而穿孔)。

(4)结肠先天性异常如巨结肠等。

2.禁忌证

(1)结肠活动性大出血、穿孔、坏死。

(2)急性阑尾炎、急性肠炎或憩室炎者。

(3)妊娠期妇女。

(4)结肠病理活检后(24 小时内)。

(5)心力衰竭、呼吸衰竭等全身情况差者。

(6)高龄患者(相对禁忌)。

3.护理要点

(1)检查前的护理要点。①患者的评估:护士仔细阅读检查申请单,核对患者信息(姓名、性别、年龄等),详细询问病史、变态反应史,评估患者病情,确认患者信息的正确。同时了解患者有无其他检查,如同时进行 CT 腹部检查,应安排患者先做 CT,再做钡灌肠。②消化道准备:造影前 2 天不要服用含铁、碘、钠、铋、银等药物;造影前 1 天不宜多吃纤维类和不易消化的食物;造影前 1 天晚上,吃少渣饮食,如豆浆、面条、稀饭等。禁食、水 6～8 小时。检查前排空大便,清洁灌肠后 2～3 小时行钡灌肠(若查巨结肠则无需洗肠)。③环境准备:调节室内温度 22～24 ℃,湿度 40%～60%,保持环境清洁、整齐,备好屏风和窗帘,保护患者的隐私,关闭门窗,注意保暖。④心理护理与健康教育:为患者及其家属讲解钡灌肠的目的、过程和注意事项。告知患者在灌钡肠的过程中,感到腹胀有便意时,尽量憋住,深呼吸可缓解,如不能耐受,请及时告知。检查中床会转动,不要紧张。⑤灌肠溶液准备:常用 1∶4 的钡水悬浊液(800～1 000 mL 水中加入 150～200 g 的硫酸钡)。成人每次用量 800～1 000 mL,小儿 200～500 mL。溶液温度 39～41 ℃。⑥灌肠物品准备:灌肠机、肛管、血管钳、液状石蜡、棉签、卫生纸、纱布、手套、一次性中单、治疗巾、便盆、温度计。⑦急救物品、药品、器材的准备:配备急救车、各种抢救药品、氧气筒、氧气枕、血压计、心电监护仪、吸痰器、平车、急救包等,定期检查,保持 100% 完好无损。⑧指导或协助患者去除被检部位的金属物件及高密度伪影的衣物,以防止伪影的产生。

(2)检查中的护理要点:①再次核对患者信息,询问是否行清洁灌肠,评估患者的情况,有无高危因素。②携用物至检查床旁,解释操作目的、灌肠时的反应、配合要点及注意事项。③洗手、戴口罩;关闭门窗,打开屏风。④扶患者上检查床取左侧卧位,臀下垫一次性尿布,脱裤至膝部,将臀部移至床沿,双膝屈曲。用棉被遮盖患者胸、背、腹部及下肢,给患者保暖,注意保护患者隐私。⑤戴手套,将准备好的灌肠液充分搅拌后倒入灌肠机水封瓶内,连接好管道和肛管。用棉签蘸液状石蜡润滑肛管前端 8～10 cm。⑥左手暴露肛门,用液状石蜡润滑肛门,右手持肛管轻轻插入肛门 7～10 cm,嘱患者张口呼吸。⑦协助患者取平卧位,改变体位时注意防止肛管脱落(将肛管用钳子固定在床沿),嘱患者双手交叉抓住检查床上的铁环,用约束带固定好患者,防止坠床。⑧先行腹部透视,再行钡剂灌入及适当充气。正确使用灌肠机遥控器,设置灌肠压力为 7～8 kPa;按压顺序,气泵→充气→压力→充钡→关充钡→关充气。⑨当钡剂充盈至回盲部时根据医师指示停止灌钡。⑩停止摄片后,解开约束带,用止血钳夹闭橡胶管,弯盘置于肛门前,左手暴露肛门,右手用纱布包住肛管并将其拔出,放入弯盘内,用纸巾擦净肛门,协助患者穿好衣裤,搀扶患者下检查床,嘱患者自行排便。⑪操作中的注意事项:插管时应轻柔,避免损伤直肠黏膜而引起出血与疼痛;妥善固定患者,避免床转动时患者从检查床上坠落或肢体撞伤;灌肠过程中严密观察患者神态、面色、呼吸,询问有无腹痛、腹胀等异常情况,及时发现、及时处理;观察钡剂灌入是否通畅,肛管有无打折、脱落等;严格掌握灌肠液的温度、量与灌肠的压力,温度过低易引起肠痉挛,过高易烫伤,量太少达不到回盲部,量太多会使腹内压过度增高。

(3)检查后的护理要点:①整理用物。②告知患者因钡剂不吸收,排出的大便为白色属正常现象,检查后 2～7 天大便仍是白色。③检查后嘱患者立即上厕所,尽量排出注入直肠内的钡剂。为老年、体质虚弱、行动不便的患者提供移动的坐便器。④嘱患者多饮水,食粗纤维食物,促进钡剂的排出。若为长期便秘者,可使用缓泻剂或灌肠帮助排便,避免钡剂长时间遗留于肠道内形成钡石。

(五)排粪造影检查护理要点

排粪造影是一种检查肛门直肠部功能性疾病的新兴检查方法,是将一定量的钡糊注入被检者直肠内,在符合生理状态下对肛门直肠及盆底行静态和动态观察。如直肠黏膜脱垂、直肠套叠、直肠前突、会阴下降综合征、盆底痉挛综合征、子宫后倾、直肠癌术后和肛门成形术后功能观察等,也是决定治疗方式的可靠依据。

1.适应证

(1)临床上有排便困难、便秘、黏液血便、肛门坠胀、排便时会阴及腰骶部疼痛,而经临床指肛、钡灌肠和内镜检查未见异常者。

(2)大便失禁、直肠癌术后及肛门成形术后了解肛门直肠功能者。

2.禁忌证

(1)病重、体质弱、心肺功能衰竭者。

(2)肛门手术或外伤未痊愈者。

3.护理要点

(1)检查前的护理要点。①患者的评估:护士仔细阅读检查申请单,核对患者信息(姓名、性别、年龄等),详细询问病史、变态反应史,评估患者病情,确认患者信息的正确。同时了解患者有无其他检查,如同时进行 CT 腹部检查,应安排患者先做 CT,再做排粪造影。②环境准备:调节室内温度 22～24 ℃,湿度40％～60％,保持环境清洁、整齐,备好屏风和窗帘,保护患者的隐私,关闭门窗,注意保暖。③心理护理:讲解检查程序,帮助患者了解检查相关内容,消除紧张心理;了解患者在自制便桶上,X 线透视下进行排便有胆怯、羞愧、紧张的心理,不能正确用力排便,钡糊排出不符合排粪要求,影响检查结果和诊断,多用激励性语言鼓励、肯定,避免用生硬、埋怨、责怪的语气。④健康宣教:检查前嘱患者排空小便,避免膀胱过度充盈压迫直肠,影响钡糊保留。检查前不需要做肠道准备,因为直肠通常处于空虚状态,对检查无影响。清洁灌肠后,直肠内残留液体将冲淡造影剂,使造影剂和直肠黏膜的黏附性降低,影响检查结果,因此不主张清洁灌肠;注入钡糊时,嘱患者收紧肛门,有便意时深呼吸,在医师的指导下排出钡糊,否则影响检查结果,在排钡糊时教会患者正确使用腹压;女性患者在检查结束后,要及时取出阴道内的标记物;对于排便困难的患者,可使用缓泻剂或灌肠促进钡剂排出,以免钡剂遗留于肠道,加重排便困难。⑤造影剂配制标准:250 mL水＋35 g 医用淀粉＋1 袋(250 g)钡剂,先将医用淀粉加入冷水搅拌均匀,水沸腾后将搅拌均匀的医用淀粉缓慢倒入,加入过程中不断搅拌以免成块,直至形成均匀稠厚的糊状物再加入钡剂,加热至沸腾后冷却备用。⑥肛门和阴道标记物的制作:为使肛管显示清楚,用市售鸡肠线,缝制成约 3.5 cm 长有一定硬度的小条浸泡钡剂,放入肛管内以显示其轮廓,便于准确画出排便前的肛管轴线。女性患者,用一浸钡纱条放入已婚女性患者阴道内,以显示直肠阴道隔。⑦其他物品准备:注钡器、镊子、止血钳、肛管、液状石蜡、自制阴道标记物送入钢条、一次性手套、自制便桶、橡胶单、治疗巾、卫生纸、纱布等。⑧指导或协助患者去除被检部位的金属物件及高密度伪影的衣物,以防止伪影的产生。

(2)检查中的护理要点:①再次核对患者信息,评估患者的情况,有无高危因素。②携用物至检查床旁,解释操作目的、配合要点及注意事项。③洗手、戴口罩;关闭门窗,打开屏风。④扶患者上检查床取左侧卧位,臀下垫橡胶单和治疗巾,脱裤至膝部,将臀部移至床沿,双膝屈曲。用棉被遮盖患者胸、背、腹部及下肢,给患者保暖,注意保护患者隐私。⑤戴手套,润滑肛管前端。⑥左手暴露肛门,用液状石蜡润滑肛门,右手将肛管轻轻插入直肠 2～3 cm,嘱患者张口呼吸。⑦右手用止血钳固定肛管位置,避免脱出,医师抽吸钡糊后经肛管注入直肠。⑧注射完毕右手持止血钳夹闭肛管,用纱布包裹住肛管轻轻拔出。⑨肛门内放入标记物,女性患者放入阴道标记物(未婚、未育女性除外)。⑩协助患者标准侧位端坐于排便桶上,两足踏平,双腿并拢、双手放于膝盖处、两股骨平行,与身体纵轴呈直角,以显示耻骨联合下缘,照片要包括尾骨尖,否则测量不准,甚至无法测量。⑪在透视下分别摄片。⑫操作中的注意事项:钡糊配制时要有一定的浓稠度和可塑性,与正常粪便相似。太稀排泄太快不能很好显示直肠黏膜的情况,影响检查结果和准确性,太浓影响操作。对于排便极其困难的患者,钡糊可相对稀薄些;详细询问女性患者有无婚史,未婚女性阴道内不能放置浸钡标记物;由于检查床过窄,患者转换体位时保护好患者,避免坠床;注射钡糊时,严密观察患者神志、面色、呼吸等,有便意时嘱患者深呼吸,收紧肛门,避免钡糊溢出,影响检查结果;插入肛管时,动作轻柔,避免损伤直肠黏膜。若患者肛周有痔(疮)或直肠脱出于肛门口,左手分开组织露出肛门口,再插入肛管。

(3)检查后的护理要点:①整理用物。②检查后嘱患者立即上厕所,尽量排出注入直肠内的钡剂。为老年、体质虚弱、行动不便的患者提供移动的坐便器。③嘱患者多饮水,食粗纤维食物,促进钡剂的排泄。

(六)盆腔造影检查护理要点

盆腔造影是在 X 线透视下,经右下腹穿刺点穿刺注射碘造影剂入盆腔内,以观察盆腔的解剖形态、轮廓,或结合排粪造影以诊断盆底功能性疾病。

1.适应证

(1)有排粪造影检查的适应证者。

(2)做过肛门直肠功能性疾病手术后症状仍不改善或没有改善者。

(3)有盆底沉重感、直立时背痛、卧位症状缓解者。

(4)直肠腹膜疝、间隔腹膜疝、阴道腹膜疝、网膜腹膜疝等。

2.禁忌证

(1)对碘造影剂产生变态反应者。

(2)腹膜炎、腹壁感染、腹膜粘连。

(3)尿潴留、肠道胀气、胃腹腔引流。

(4)出血体质。

(5)病重、体质弱、心肺功能衰竭者。

(6)肛门手术或外伤未痊愈者。

3.护理要点

(1)检查前的护理要点。①患者的评估:护士仔细阅读检查申请单,核对患者信息(姓名、性别、年龄等),详细询问病史、变态反应史,评估患者病情,确认患者信息的正确。②环境准备:调节室内温度 22~24 ℃,湿度 40%~60%,保持环境清洁、整齐,备好屏风和窗帘。③心理护理与健康教育:护士主动与患者交流、沟通,关心、爱护患者。为患者及其家属讲解盆腔造影检查的目的、过程和注意事项。告知患者碘造影剂应用的安全性及相关不良反应,碘造影剂具有一定的浓度和黏度,注入腹腔易刺激腹膜,可能会引起腹痛。④造影剂的准备:碘造影剂 20~30 mL,检查前详细询问相关用药史及变态反应史,签署碘造影剂使用知情同意书。⑤检查前嘱患者排尽大小便。⑥急救物品、药品、器材的准备。

(2)检查中的护理要点。①再次核对患者信息,评估患者的情况,有无高危因素。②携用物至检查床旁,解释操作目的、配合要点及注意事项。③洗手、戴口罩,打开屏风,保护患者的隐私。④穿刺的护理:检查床倾斜 45°,患者斜靠上面,穿刺部位选择在右下腹或肚脐下两横指处,严格无菌操作,以防腹腔感染。穿刺针头选择 9 号针头,穿刺不能过深或过浅,过深造影剂会进入肠腔;过浅则注入腹腔,使造影剂刺激腹膜引起疼痛。盆腔造影穿刺时应用无痛注射技术,解除患者的思想顾虑,分散其注意力,取合适体位,便于进针。注射时做到"二快一慢",即进针快、拔针快、推药速度缓慢并均匀,在 X 线的透视下注射造影剂20～30 mL。⑤病情的观察:由于注射体位及穿刺部位的特殊性,患者有恐惧害怕的心理,在穿刺注射时,应严密观察患者的神志、面色、呼吸等,患者有无面色苍白、大汗淋漓等表现;与患者交流,鼓励患者表达,从患者的语言中进行病情的观察;在摄片过程中,患者若感觉不适可及时告诉医师。

(3)检查后的护理要点:①让患者在候诊室休息 30 分钟,观察有无腹痛、恶心、呕吐等症状。发现病情变化及时处理,并做好记录。②嘱患者多饮水,以促进造影剂的排泄。

(七)膀胱造影检查护理要点

膀胱造影是运用导尿术注膀胱内入 100～150 mL 造影剂,以观察排尿形态动力学变化,主要为排尿困难或尿失禁的患者查找病因。

1.适应证

(1)膀胱肿瘤、憩室、结石、结核、慢性炎症及其所伴随的挛缩。

(2)瘘管。

(3)膀胱功能性病变。

(4)脐尿管未闭、囊肿、输尿管反流,输尿管囊肿等先天性畸形。

(5)膀胱外压性病变。

2.禁忌证

(1)严重血尿。

(2)泌尿系统感染。

(3)尿路狭窄。

(4)对碘造影剂产生变态反应。

(5)严重的心、肝、肾功能不全及其他严重的全身性疾病。

3.护理要点

(1)检查前的护理要点。①患者的评估:护士仔细阅读检查申请单,核对患者信息(姓名、性别、年龄等),详细询问病史、变态反应史,评估患者病情,确认患者信息的正确。②环境准备:调节室内温度 22～24 ℃,湿度 40％～60％,保持环境清洁、整齐,备好屏风和窗帘,以保护患者隐私。③签署碘造影剂使用知情同意书。④配制造影剂:碘剂：0.9％氯化钠注射液＝1∶1,配制量100～150 mL。⑤用物的准备:一次性导尿包、消毒剂、急救药品及物品。⑥心理护理与健康教育:护士主动与患者交流、沟通,关心、爱护患者。为患者及其家属讲解膀胱造影检查的目的、过程和注意事项。

(2)检查中的护理要点:①再次核对患者信息,评估患者的情况,有无高危因素。②携用物至检查床旁,解释操作目的、配合要点及注意事项。③医师洗手、戴口罩,打开屏风,保护患者的隐私。④体位的摆放:患者平卧于检查床上,臀下垫橡胶单及中单,脱下右裤腿,两腿分开放于检查床两侧,充分暴露会阴部;患者双手上举,握住头顶固定环。⑤插管的护理:插管时按照导尿术进行消毒,严格遵守无菌技术操作原则,动作轻柔;插管成功后,排空膀胱内的尿液,避免造影剂浓度的稀释造成膀胱及尿路显影的清晰度不够。⑥注入配制好的造影剂后先摄一张保留尿管的影像片,再摄患者排尿形态的动力学变化。患者因紧张或自身疾病的原因排不出尿而无法观察时,应多鼓励患者。⑦病情的观察:注射碘造影剂时严密观察患者病情的变化,有无不良反应的发生。

(3)检查后的护理要点:检查结束后再次询问患者有无不适的异常感受,要求患者在候诊处休息 15～30 分钟,严密观察患者血压、心率、呼吸,防止迟发反应的发生。

(八)四重造影检查护理要点

四重造影即排粪造影、盆腔造影、膀胱造影和女性阴道内放置浸钡标记物四者结合同时造影。先盆腔造影,再行膀胱造影(不摄排尿动力学变化),最后结合排粪造影观察排便及排尿形态动力学变化。

1.适应证

除有排粪造影和盆腔造影适应证者外,同时伴有泌尿系统症状,如压力性尿失禁者。

2.禁忌证

同盆腔造影禁忌证,同时有膀胱、尿道炎者。

3.护理要点

(1)检查前的护理要点。①患者的评估:护士仔细阅读检查申请单,核对患者信息(姓名、性别、年龄、检查部位等),详细询问病史、变态反应史,评估患者病情,确认患者信息、检查部位、检查方式的正确。②环境准备:调节室内温度 22～24 ℃,湿度 50%～60%,保持环境清洁、整齐,备好屏风和窗帘。③心理护理与健康教育:护士主动与患者交流、沟通,关心、爱护患者。为患者及其家属讲解四重造影检查的目的、过程和注意事项。告知患者碘造影剂应用的安全性及相关不良反应;碘造影剂具有一定的浓度和黏度,注入腹腔易刺激腹膜,可能会引起腹痛。④造影剂的准备:碘造影剂 20～30 mL;碘剂:生理盐水＝1∶1 比例配制 200 mL 备用。检查前详细询问相关用药史及变态反应史,签署碘造影剂使用知情同意书。⑤检查前嘱患者排尽大小便。⑥急救物品、药品、器材的准备。⑦备一次性导尿包 1 个。

(2)检查中的护理要点:①再次核对患者信息,评估患者的情况,有无高危因素。②携用物至检查床旁,解释操作目的、配合要点及注意事项。③洗手、戴口罩,打开屏风,保护患者的隐私。④穿刺的护理:检查床倾斜 45°,患者斜靠上面,穿刺部位选择在右下腹或肚脐下两横指处,严格无菌操作,以防腹腔感染。穿刺针头选择 9 号针头,穿刺不能过深或过浅,过深造影剂会进入肠腔;过浅则注入腹腔,使造影剂刺激腹膜引起疼痛。盆腔造影穿刺时应用无痛注射技术,解除患者的思想顾虑,分散其注意力,取合适体位,便于进针。注射时做到"二快一慢",即进针快、拔针快、推药速度缓慢并均匀,在 X 线的透视下注射造影剂20～30 mL 后行盆腔造影。⑤按导尿术放置尿管,排净尿液,从尿管注入配制好的造影剂 200 mL,拔出尿管。⑥按排粪造影的操作步骤注入钡糊,在肛门和阴道放置标记物。⑦协助患者标准侧位端坐于排粪桶上,左侧靠近荧光屏,双腿并拢,双手放于膝盖处。⑧在 X 线的透视下,同时进行尿路造影、排粪造影和阴道造影检查。⑨检查完毕,协助患者穿好裤子,再次查对患者。

(3)检查后的护理要点:①让患者在候诊室休息 30 分钟,观察有无腹痛、恶心、呕吐等不良反应。发现病情变化及时处理,并做好记录。②嘱患者多饮水,以促进造影剂的排泄。③嘱患者多食粗纤维食物,以便钡剂的排出,若为长期便秘的患者,可口服缓泻剂或灌肠帮助排便,避免钡剂长时间遗留于肠道内形成钡石。

二、特殊造影检查护理要点

(一)T 管造影护理要点

胆总管探查或切开取石术后,在胆总管切开处放置 T 管引流,一端通向肝管,一端通向十二指肠,由腹壁戳口穿出体外,接引流带。在电视监视下经 T 管注入造影剂 20～30 mL,碘剂:生理盐水＝1：1,动态观察胆管有无狭窄、结石、异物,胆道是否通畅。

(1)询问患者有无碘变态反应史,签署碘造影剂使用知情同意书。

(2)配制造影剂20～30 mL,碘剂：生理盐水＝1：1。

(3)协助患者平卧于检查床上,身下垫一次性中单。

(4)妥善固定引流管、引流带,避免在检查床转动时导致 T 管脱出。

(5)妥善固定患者,但应避开 T 管及伤口处。

(6)先夹闭引流管,消毒引流管接口,再将配制好的造影剂注入胆管。

(7)告诉患者在注射造影剂时会感觉右上腹胀痛,造影剂放出后症状将减轻。

(8)检查结束后开放引流管2～3天,使造影剂充分排出。

(二)窦道造影检查护理要点

从已知瘘道口注射入造影剂,在电视监测下了解各种窦道的深度、宽度、走向及有无其他开口等。

(1)询问患者有无碘变态反应史,签署碘造影剂使用知情同意书。

(2)根据窦道的部位,正确摆放体位,充分暴露窦道口以便于操作,身下垫一次性中单。

(3)根据窦道的深浅配制碘造影剂,碘剂：生理盐水＝1：1。

(4)严格按照无菌技术原则进行药物配制、消毒、注射。

(5)观察注射造影剂后有无不良反应发生。

(三)静脉肾盂造影检查护理要点

静脉肾盂造影是通过静脉注射碘造影剂后,造影剂经肾小球滤过排入尿路,使肾盂、肾盏、输尿管、膀胱显影的一种方法。此造影不但可以显示尿路的形态,还能了解肾的排泄功能。

1.造影前准备

(1)检查日前天晚上口服轻泻剂,清除肠内积粪和积气。

(2)检查日早晨禁食。

(3)造影前患者排尿,使膀胱空虚。

(4)询问患者有无碘变态反应史,签署碘造影剂使用知情同意书。

(5)选择合适的血管建立静脉通道,可用留置针或头皮针。

(6)准备好急救物品及药品。

2.检查方法

(1)造影前先摄尿路平片用以对照。

(2)在腹部两侧,输尿管前方各置一棉垫,用压迫带压紧。

(3)注射造影剂后 5 分钟、15 分钟、30 分钟、40 分钟各摄取前后卧位片 1 张,如肾功能延迟,需在1～2小时或以后再行摄片。前 2 张主要摄取肾盂肾盏影像,摄取第 3 张图像时,将压迫带取下,摄取全尿路影像,最后摄取膀胱充盈像。

(4)检查中观察患者有无异常反应。

(5)检查后观察患者 30 分钟且无不适方可离开。

(四)乳腺导管造影检查护理要点

乳腺导管造影术是将造影剂注入乳腺导管后进行钼靶摄片,根据造影剂分布形态,来显示病变性质和部位的一种检查方法。主要用于乳头溢血、溢液的检查。

(1)询问患者有无碘变态反应史,签署碘造影剂使用知情同意书。

(2)患者取坐位或仰卧位,患乳常规消毒,清除乳头分泌物至清晰暴露乳孔。戴无菌手套挤捏乳晕后方使溢液挤出,以确定造影乳孔。

(3)一手固定乳头并轻微上提,用 4 号半注射器针头(尖端磨平)慢慢插入乳管内 1.0～1.5 cm;缓慢推入造影剂 0.5～1.0 mL 后拔出针头,擦净溢出造影剂即行轴、侧位摄片各 1 张,摄片时轻度加压,以免造影剂溢出。完毕后嘱患者挤压乳房使造影剂尽量挤出。

(4)检查时注意事项:①注射造影剂时应谨慎,切勿将小气泡注入导管。②注射造影剂要适量,一般0.5～1.0 mL 即可。量多易渗透腺泡,致导管显示不清;量少小分支导管和末叶腺泡未能充盈,显示不够,造成误诊。注入造影剂的具体剂量应以术者感觉压力增大同时患者感觉胀痛时终止为宜,应避免压力过大使造影剂进入腺泡而造成患者痛苦。③乳腺导管针进入导管,患者不会有剧烈疼痛感,缓慢注入造影剂后,患者可有轻度胀感。若有明显胀感或胀痛,胀感消失,则可能为导管破裂,造影剂进入间质,故术者应避免过大、过快增加压力。若注射造影剂时术者发现有阻力,患者发生剧烈疼痛,则表示插管不当,人为造成一假道,此时应立即停止注射,拔出针头。

(5)检查后询问患者有无不适,观察 30 分钟后方可离开。

(王佃芹)

第三节　磁共振成像检查的护理

一、MRI 检查护理

(一)MRI 普通检查护理

1.检查前护理

(1)患者预约:患者凭检查信息通过 PACS 系统进行预约、登记确认。正确留取患者身高、体重,并记录在申请单上。

(2)检查分检:护士或登记员根据检查信息进行分检,指导患者到相应地点等待检查。

(3)评估核对:护士仔细阅读检查申请单,核对患者信息(姓名、性别、年龄、检查部位等),详细询问病史,明确检查目的和要求;评估患者病情,确认患者信息、检查部位、检查方式的正确;对检查目的要求不清的申请单,应与临床申请医师核准确认。

(4)风险筛查:确认受检者无 MRI 检查绝对禁忌证,患者进入机房前需将身上一切金属物品摘除,包括义齿、钥匙、手表、手机、发夹、金属纽扣,以及磁性物质和电子器件。安置有金属节育环的盆腔受检者,应嘱其取环后再行检查;由于某些化妆品含有微量金属,必要时检查之前卸妆。

(5)消化道准备:腹部脏器检查者于检查前 6～8 小时禁食、禁水;做盆腔检查者禁止排尿(膀胱内保持少量尿液);并进行严格的呼吸训练。

(6)心理护理和健康宣教:介绍检查的目的、禁忌证、适应证、注意事项、配合、环境及机器情况,过度焦虑紧张可由家属陪同(筛查有无焦虑症、恐惧症等)。告知患者扫描检查大概所需的时间,磁场工作时会有嘈杂声响或发热,均属正常,扫描过程中平静呼吸,不得随意运动,以免产生运动伪影(如吞咽动作易导致颈、胸部检查时出现运动伪影,眨眼和眼球运动易导致头颅、眼眶等检查时出现运动伪影,腹部运动过于明显易导致盆腔检查时出现运动伪影等)。若有不适,可通过话筒和工作人员联系。

(7)对于咳嗽的患者检查前遵医嘱止咳后再安排检查。

(8)婴儿检查前0.5小时不可过多喂奶,防止检查时溢乳导致窒息发生。需行监测麻醉者需禁食、水4～6小时。

(9)镇静准备:对小儿、昏迷、躁动、精神异常的受检者,应在临床医师指导下适当给予镇静处理(10%水合氯醛、苯巴比妥钠、监测麻醉等)。

2.检查中护理

(1)体位设计:按检查部位要求设计体位,安放线圈,指导患者保持正确的姿势,确保体位不动。严禁患者体位在体内形成回路(两手不能交叉放在一起,双手不与身体其他部位的皮肤直接接触,其他部分的裸露皮肤也不能相互接触,以免产生回路),同时患者皮肤不能直接触碰磁体内壁及各种导线,防止患者灼伤。

(2)患者沟通:再次告诉患者检查时间、设备噪声和发热现象。有特殊需要的患者给予保暖,防止患者着凉。

(3)听力保护:提供听力保护装置(比如耳塞、棉球或MRI专用耳麦等),保护受检者听力。

(4)观察病情:检查中注意观察患者有无异常反应。

(5)检查结束后询问患者情况,协助下检查床。

3.检查后护理

告知患者及家属取片与报告的时间及地点。

(二)MRI增强检查护理

MRI增强扫描可提供更多的诊断信息,可显示微小病灶,能够更清晰地分辨病灶的性质及范围,有助于明确诊断和鉴别诊断。磁共振增强扫描成功与否直接影响到疾病的诊断,患者配合的好坏是扫描成功的关键因素之一,全程有效的护理干预不但能保证患者安全,而且有利于提高图像质量和诊断效果。

1.检查前的护理

(1)患者预约:患者凭检查信息通过PACS系统进行预约、登记确认;正确记录患者身高、体重,并记录在申请单上,便于计算注射造影剂使用量。

(2)评估核对:护士仔细阅读检查申请单,核对患者信息(姓名、性别、年龄、检查部位、检查设备等),详细询问病史(既往史、检查史、用药史、现病史、变态反应史等),明确检查目的和要求;评估患者病情,筛选高危人群;确认患者信息、检查部位、检查方式的正确。对检查目的要求不清的申清单,应与临床申请医师核准确认。

(3)心理护理和健康宣教:在常规宣教的基础上重点告知增强检查的目的及注意事项、合理水化的重要性;注射造影剂后可能出现的正常现象(口干、口苦、口腔金属味、全身发热、有尿意等)和不良反应(如恶心、呕吐、皮疹等),进行针对性护理,消除患者紧张、焦虑的不良情绪。

(4)必要时镇静:对小儿、昏迷、躁动、精神异常的受检者,应在临床医师指导下适当给予镇静处理(10%水合氯醛、地西泮、监测麻醉等)。

(5)建立静脉通道:认真评估血管,安置22 G留置针;嘱患者等待中穿刺侧肢体制动,防止留置针脱出。

(6)指导患者或家属签署钆造影剂使用知情同意书。对于危重患者,原则上不做增强检查,如果特别需要,必须由有经验的临床医师陪同。

(7)急救准备:因 MRI 设备的特殊性,应在 MRI 检查室隔壁设立抢救室,常备各种急救药品和仪器,同定放置,定期查对。护理人员应熟悉抢救药品的药理作用、常用剂量及使用方法,熟练使用抢救器械。若患者发生了造影剂不良反应,应及时地进行抢救。并向临床医师说明发生意外不能在机房内实施抢救,必需转移到抢救室处理。

(8)其他内容参照 MRI 普通检查。

2.检查中的护理

(1)再次沟通:告诉患者检查时间、设备噪声、发热现象以及注射造影剂后可能出现的反应,减轻患者紧张情绪;有特殊需要的患者给予保暖,防止患者着凉。

(2)确保静脉通畅:按要求抽吸钆造影剂,连接高压注射器管道,试注水,做到"一看二摸三感觉四询问";确保高压注射器、血管通畅。

(3)严密观察:注射造影剂时密切观察患者有无局部和全身症状,防止不良反应的发生,及时发现、及时处理。

(4)检查结束后询问患者情况,评估有无不适,协助下检查床。

(5)指导患者到观察区休息 15～30 分钟,如有不适及时告知护士。

(6)其他参照 MRI 普通检查。

3.检查后的护理

(1)定时巡视:准备护士定时巡视观察区,询问患者有无不适,及时发现不良反应。

(2)合理水化:MRI 造影剂的半衰期为 20～100 分钟,24 小时内约有 90% 以原型在尿液中排出。若病情允许,指导患者进行水化(100 mL/h)以利于造影剂的排出,预防肾源性系统纤维化(NSF)的发生。

(3)观察 15～30 分钟患者无不适后方可拔取留置针,指导正确按压穿刺点,无出血方可离开观察区。

(4)告知患者回家后继续观察和水化,如有不适及时电话联系。

(5)发生不良反应的处理方法请参照钆造影剂预防与处理的相关内容。

(6)其他参照 MRI 普通检查。

二、MRI 常见部位检查护理要点

(一)头部 MRI 检查护理要点
头部 MRI 检查包括颅脑、鞍区、内听道、眼部、鼻旁窦、鼻咽、颅底、腮腺、内耳等部位。

1.检查前准备要点

参照 MRI 普通或增强检查。

2.检查中护理要点

(1)线圈选择:头部专用线圈。

(2)体位设计:患者仰卧在检查床上,头先进,头置于线圈内,人体长轴与床面长轴一致,双手置于身体两旁或胸前。头颅正中矢状面尽可能与线圈纵轴保持一致,并垂直于床面。

(3)成像中心:颅脑、鞍区以眉间线位于线圈横轴中心;内听道、鼻旁窦、鼻咽、颅底、腮腺、内耳以鼻根部位于线圈横轴中心;眼部以眶间线位于线圈横轴中心。即以线圈中心为采集中心,锁定位置,并送至磁场中心。

(4)制动并保护眼部:嘱患者保持头部不动,平静呼吸,眼球检查时嘱患者闭眼,双眼球不能转动,避免产生运动伪影。对于眼睑闭合不全的患者,可用纱布遮盖患者双眼。

(5)其他参照 MRI 普通或增强检查。

3.检查后护理要点

参照 MRI 普通或增强检查。

(二)颈部 MRI 检查护理要点

颈部 MRI 检查包括颈部软组织、颈部血管成像、喉及甲状腺。

1.检查前准备要点

参照 MRI 普通或增强检查。

2.检查中护理要点

(1)线圈选择:颈部专用线圈。

(2)检查体位患者仰卧在检查床上,头先进,颈部置于线圈内,人体长轴与床面长轴一致,双手置于身体两旁或胸前。头颅正中矢状面尽可能与线圈纵轴保持一致,并垂直于床面。

(3)成像中心:线圈中心对准甲状软骨,移动床面位置,使十字定位灯的纵横交点对准线圈纵横轴中点。即以线圈中心为采集中心,锁定位置,并送至磁场中心。

(4)嘱患者保持安静,平静呼吸,叮嘱患者尽量避免咳嗽或吞咽,以免产生伪影影响图像质量。确实无法控制咳嗽时,可在扫描间隙期进行动作(即机器没声音时)。

(5)其他参照 MRI 普通或增强检查。

3.检查后的护理要点

参照 MRI 普通或增强检查。

(三)胸部 MRI 检查护理要点

1.检查前准备要点

(1)呼吸训练:正确指导患者呼吸训练,耐心解释说明屏气重要性,使患者在实际检查过程中适应憋气扫描。

(2)其他内容参照 MRI 普通或增强检查。

2.检查中护理要点

(1)线圈选择:体表线圈或者专用心脏线圈。

(2)体位设计:患者仰卧在检查床上,头先进,人体长轴与床面长轴一致,双手置于身体两旁。

(3)成像中心:线圈中心对准胸部中点(胸骨柄切迹与剑突连线中点和正中矢状面),移动床面位置,使十字定位灯的纵横交点对准线圈纵横轴交点对准胸部中点,即以线圈中心为采集中心,锁定位置,并送至磁场中心。

(4)呼吸控制:呼吸门控放置于呼吸动度最大处,如呼吸动度过大,可加用腹带捆绑以限制患者的呼吸。

(5)在检查过程中,叮嘱患者尽量避免咳嗽或吞咽。

(6)其他参照 MRI 普通或增强检查。

3.检查后护理要点

参照 MRI 普通或增强检查。

(四)冠状动脉 MRI 检查护理要点

冠状动脉 MRI 受到心跳、呼吸等各种生理运动的影响,其成像质量与这些生理参数的控制密切相关,而患者在检查中的配合也至关重要。

1.检查前准备要点

(1)指导呼吸训练:呼吸运动是影响呼吸导航采集率的关键因素,直接影响图像的采集速度和质量。告知患者浅慢、均匀呼吸,避免深呼吸是冠状动脉检查成功的关键环节。耐心解释说明屏气重要性,使患者在实际检查过程中适应憋气扫描。

(2)控制心率:心率过快引起伪影是影响磁共振冠状动脉成像的主要因素之一,适当控制心率<75 次/分有助于减轻或消除冠状动脉的运动伪影。必要时给予 β 受体阻滞剂(美托洛尔)口服,适当降低心率。

(3)其他参照 MRI 普通或增强检查。

2.检查中护理

(1)线圈选择:体表线圈或者专用心脏线圈。

(2)体位设计:患者仰卧在检查床上,头先进,人体长轴与床面长轴一致,双手置于身体两旁。

(3)成像中心:线圈中心对准胸部中点(胸骨柄切迹与剑突连线中点和正中矢状面),移动床面位置,使十字定位灯的纵横交点对准线圈纵横轴交点对准胸部中点。即以线圈中心为采集中心,锁定位置,并送至磁场中心。

(4)安放电极:嘱患者保持体位不动,心脏检查者正确安放电极,右上电极(黄色)放右锁骨中线,左上电极(绿色)左侧第 2 肋间,左下电极(红色)放心尖处。告知患者在扫描过程中体表线圈和身体下矩阵线圈有发热感,属正常现象。

(5)呼吸控制:呼吸门控放置于呼吸动度最大处。如呼吸动度过大,可加用腹带捆绑以限制患者的呼吸。

(6)其他参照 MRI 普通或增强检查。

3.检查后护理

参照 MRI 普通或增强检查。

(五)乳腺 MRI 检查护理要点

MRI 是目前诊断乳腺疾病重要的检查手段,但是由于其检查环境的特殊性、检查时间长、俯卧位,以及检查中需动态增强等因素导致患者不舒适,而影响图像质量。因此检查前护士准备质量、检查中患者的配合程度是检查成功与否的关键因素。

1.检查前准备要点

(1)更换开式检查服或病员服。

(2)建立静脉通道:选择适宜的注射部位,建立静脉留置针,保持畅通。

(3)心理护理和健康教育:重点向患者说明乳腺检查时间,俯卧位可能导致体位不舒适、胸部及面部皮肤的压迹,如有其他特殊不适,请及时告诉技师。

(4)乳管内乳头状瘤的患者可有乳头溢液的现象,溢液通常是血性、暗棕色或者黄色液体,会污染内衣,在检查前协助患者用温水拭去外溢的分泌物,避免污染检查线圈,必要时在线圈内铺上治疗巾。

(5)乳腺囊性增生病主要是由于女性体内雌、孕激素比例失调,临床突出表现是乳房胀痛和肿块,疼痛与月经周期有关,在月经前疼痛加重。可以采用预约检查,也就是错过周期性疼痛的时间进行检查。

(6)其他参照 MRI 普通或增强检查。

2.检查中护理要点

(1)线圈选择:乳腺专用线圈。

(2)体位设计:取俯卧位,将头置于专用海绵圈内,双乳自然悬垂入线圈内。双手上举或放身体两旁,膝部、足部垫上软枕以起到支撑作用。乳腺癌及乳腺纤维腺瘤患者如疼痛感明显,采用俯卧位同时把乳腺线圈的头侧垫高15°~30°,以防止乳腺过度受压引起疼痛,尽量让患者保持舒适的体位,嘱患者保持体位不动。

(3)成像中心:线圈中心对准双乳头连线,移动床面位置,即以线圈中心为采集中心,锁定位置,并送至磁场中心。

(4)检查中注意保护患者的隐私。

(5)对乳腺癌术后体质虚弱的患者,检查中技师与护士重点观察呼吸情况,发现异常应及时处理。

(6)其他参照 MRI 普通或增强检查。

3.检查后护理

参照 MRI 普通或增强检查。

(六)腹部 MRI 检查护理要点

腹部 MRI 检查包括肝、胰腺、肾、前列腺、女性盆腔、尿路造影。

1.检查前准备要点

(1)消化道准备:腹部检查前需禁食、水 6~8 小时,尿路造影检查前 12 小时禁食、禁水,排便,禁服促进肠液分泌药物,如泻药等。

(2)正确指导呼吸训练:耐心解释说明屏气重要性,训练方式为深吸气-屏气-呼气,告知患者在扫描时需数次屏气,每次吸气幅度保持一致。另外,训练患者屏气最长时间达 22 秒,使患者在实际检查过程中适应憋气扫描。对一些屏气较差的患者,可采取加腹带及捏鼻的方法,使其被动屏气,也可获得很好的效果。

(3)盆腔检查者需要憋小便使膀胱充盈以便更好地显示盆腔脏器,女性在盆腔 MRI 检查前需取掉节育环。

(4)其他参照 MRI 普通或增强检查。

2.检查中护理要点

(1)线圈选择:体表线圈。

(2)体位设计:患者仰卧在检查床上,取头先进,体线圈置于腹部并固定于床缘,人体长轴与床面长轴一致,双手置于身体两旁或双手上举。

(3)成像中心:肝、胰腺线圈中心对准脐与剑突连线中点,肾、肾上腺线圈中心对准脐中心,盆腔线圈中心对准脐和耻骨联合连线中点,前列腺线圈中心对准脐和耻骨联合连线下 1/3 处前列腺中心。移动床面位置,开十字定位灯,使十字定位灯的纵横交点对准脐与剑突连线中点。即以线圈中心为采集中心,锁定位置,并送至磁场中心。

(4)其他参照 MRI 普通或增强检查。

3.检查后护理

参照 MRI 普通或增强检查。

(七)胰胆管水成像(MRCP)护理要点

1.检查前准备要点

(1)消化道准备:禁食、禁水 6 小时,可使胆胰管充分扩张,管壁显示清晰。

(2)造影剂准备:检查前 15 分钟左右饮温开水 300 mL 加枸橼酸铁铵泡腾颗粒铁剂 3 g (0.6 g 1 包),或 100 mL 温开水中加入 1～2 mL 钆喷酸葡胺口服,目的在于抑制周围肠道水信号,使十二指肠充盈良好,从而使十二指肠壶腹及乳头显示清晰,能更准确地判断该处是否存在梗阻占位病变。

(3)减少胃肠道蠕动:必要时检查前 10～15 分钟肌内注射山莨菪碱注射液 10 mg,以减少胃肠道的蠕动,避免出现运动性伪影。

(4)呼吸训练:检查前训练患者屏气(深吸气-屏气-呼气),告知患者在扫描时需数次屏气,每次吸气幅度保持一致。另外,训练患者屏气最长时间达 22 秒,使患者在实际检查过程中适应屏气扫描,清晰显示胰胆管的结构及十二指肠的形态。耐心说明屏气的重要性,如屏气不成功,会影响图像质量与诊断。

(5)必要时镇静或镇痛:胆胰疾病的患者伴有不同程度的疼痛,对于耐受力差的患者,必要时按医嘱给予镇痛药或镇静药,以解除疼痛,防止过度疼痛影响检查质量。

(6)其他参照 MRI 普通或增强检查。

2.检查中的护理要点

(1)线圈选择:体表线圈。

(2)体位设计:患者仰卧在检查床上,头先进,体表线圈置于腹部并固定于床缘,人体长轴与床面长轴一致,双手置于身体两旁或双手上举。

(3)成像中心:线圈中心对准脐与剑突连线中点,移动床面位置,开十字定位灯,使十字定位灯的纵横交点对准脐与剑突连线中点。即以线圈中心为采集中心,锁定位置,并送至磁场中心。

(4)患者制动:嘱患者在检查中避免咳嗽及身体运动,以免造成运动伪影。对于精神紧张的患者,此时再次耐心指导患者检查时如何配合,允许家属陪同,并采取腹部加压,盖上软垫或床单,以减少伪影的产生。

(5)对一些屏气较差的患者,可采取加腹带及捏鼻的方法,使其被动屏气,也可获得很好的效果。

(6)其他参照 MRI 普通或增强检查。

3.检查后的护理要点

参照 MRI 普通或增强检查。

(八)脊柱及四肢关节 MRI 检查护理

脊柱 MRI 检查包括颈椎、胸椎、腰椎、骶椎,四肢关节包括肩关节、肘关节、腕关节、髋关节、膝关节、踝关节等。

1.检查前准备要点

参照 MRI 普通或增强检查。

2.检查中护理要点

(1)线圈选择:根据不同的部位选择相应的线圈。颈椎选用颈线圈,胸椎、腰椎、骶椎、髋关节选用体表线圈,肩关节选用专用肩关节线圈,四肢关节选用专用四肢关节线圈。

(2)体位设计:脊柱 MRI 患者仰卧在检查床上,头先进,人体长轴与床面长轴一致,双手置于身体两旁。四肢关节 MRI 根据相应线圈和机器选择合适的检查体位。患者取仰卧位,用海绵垫垫平被查肢体并用沙袋固定,使患者舒适易于配合。单侧肢体检查时,尽量把被检侧肢体放在床中心。可用体表线圈行两侧肢体同时扫描,以便对照观察,或用特殊骨关节体表线圈。

(3)成像中心:颈椎成像中心在喉结处,胸椎对准双锁骨连线处,腰椎对准脐上两横指;肩关节对准喙突,下肢以踝关节为中心,膝关节以髌骨为中心,四肢关节成像中心应根据不同的关节部位而定。

(4)其他参照 MRI 普通或增强检查。

3.检查后护理要点

参照 MRI 普通或增强检查。

三、特殊患者 MRI 检查护理要点

(一)老年患者 MRI 检查护理要点

老年患者因机体器官功能逐渐减退,身体贮备能力下降,加上本身疾病因素、心肺功能不全、环境改变、MRI 噪声的影响,部分患者会出现紧张、焦虑、恐惧等不良情绪,给 MRI 检查带来了一定困难。因此,认真做好老年患者 MRI 检查前准备是检查成功的关键。

1.检查前准备要点

(1)患者评估:阅读申请单,评估患者病情、配合程度、精神状态,增强者重点评估变态反应史和肾功能情况。仔细询问有无 MRI 禁忌证,因老年患者体内接受置入物的相对频率较高,常见的有冠状动脉支架、人造心脏瓣膜、血管夹、人工耳蜗、胰岛素泵等。对此类患者除详细阅读 MRI 申请单外,还须向患者及家属进一步核实,发现有疑问应及时与临床医师核实,确认体内置入物是非铁磁性材料方可进行检查。对携带动态心电图的患者择日安排检查。

(2)心理护理、健康教育:向患者及家属交代 MRI 检查环境、设备噪声特点、检查时间等,组织患者观看视频,了解整个检查过程,消除患者焦虑、紧张、恐惧的心理,使患者愿意接受 MRI 检查。要求患者检查过程中制动,任何轻微的动作如咳嗽、吞咽、喘息等均会造成图像伪影;嘱患者平稳呼吸,手握报警球,如有不适随时与医护人员沟通。

(3)呼吸训练:胸腹部检查需使用呼吸门控、心电门控及屏气扫描技术,老年患者反应迟缓、听力差,检查前须反复进行呼吸训练,对屏气扫描者要求扫描前深呼吸 3~5 次,吸气末进行屏气,尽可能延长屏气时间。必要时由家属协助患者完成呼吸训练。

(4)检查前排空膀胱。

(5)必要时镇静。

(6)其他参照 MRI 普通或增强检查。

2.检查中的护理要点

(1)体位设计:上检查床时,护士与技师注意搀扶患者,防止跌倒。

(2)专人陪同:必要时检查中专人陪同患者完成检查。

(3)患者监测:危重患者检查时启用心电门控或使用 MRI 专用指夹式脉搏血氧仪,监测生命体征的变化。必要时氧气枕低流量吸氧,保持呼吸道通畅。扫描过程中严密观察患者情况,话筒开放,随时询问有无不适。

(4)注意保暖:由于扫描房间温度较低,防止受凉引起咳嗽。

(5)告知患者检查时一定要保持不动防止移动体位和咳嗽等动作。

（6）其他参照 MRI 普通或增强检查。

3.检查后的护理要点

（1）检查结束后询问、观察患者有无不适，协助患者下检查床，做到"一动、二坐、三下床"。"一动"就是检查结束时的四肢活动；"二坐"是在"一动"的基础上缓慢坐起；"三下床"是指扶患者下床并至安全位置休息以防跌倒，同时避免因体位突然改变引起不适。

（2）其他参照 MRI 普通或增强检查。

（二）幽闭症患者 MRI 检查护理要点

幽闭恐惧症是指被幽闭在限定空间内的一种病态恐惧，是一种心理疾病，在 MRI 检查过程中经常可以遇到（占 5%～10%），部分患者主动放弃检查。产生原因：MRI 扫描仪中央孔洞幽闭狭长、光线暗淡、视野受限、扫描中噪声刺激、活动受限、较长的检查时间和患者担心检查结果不好。曾有神经系统病变、肥胖、心肺疾病的患者发生率较高。因此，针对性地做好幽闭恐惧症患者检查的全程管理是检查成功的关键。

1.检查前准备要点

（1）患者评估：阅读申请单，评估患者病情、配合程度、精神状态。对曾有幽闭恐惧症病史的患者，护士应了解其发生过程、发生程度、临床表现、检查结果等，做到心中有数。

（2）心理护理与健康教育：检查前多与患者沟通，简单介绍 MRI 原理及步骤，如检查环境、MRI 扫描孔径的大小、噪声强度、检查时间等，组织患者观看健康教育视频，使患者了解整个检查过程及配合方法。必要时让已检查成功的患者介绍检查中的体会。

（3）熟悉环境：检查前让患者进检查室观看其他患者的检查过程，感受一下 MRI 噪声的特点，测试患者是否能承受。

（4）演示报警球的使用方法。机房播放轻音乐，分散患者注意力。

（5）药物控制：经准备仍无法完成检查者，在患者及家属同意后遵医嘱使用镇静药。

（6）其他参照 MRI 普通或增强检查。

2.检查中配合要点

（1）抚摸患者的肢体：可让家属陪同一起进入扫描室，让家属握住患者的手或抚摸患者的肢体使其有安全感。

（2）随时沟通：医务人员在检查时可通过话筒和患者保持通话，让患者感觉到近距离的接触，心情自然会放松。

（3）保护听力：让患者戴上耳塞，播放舒缓的音乐。

（4）改变体位：如仰卧位改为俯卧位，头先进改为足先进等。

（5）必要时吸氧：对检查前诉有头晕、胸闷、心悸者可给予氧气袋低流量吸氧。

（6）患者进入磁体腔之前嘱其闭上眼睛或戴上眼罩使患者不知道自己在密闭环境中；或者让受检者俯卧位抬高下巴，使其可以看到磁体腔外的环境，同时在磁体内安装反光镜，可以使患者看到磁体外的环境，分散患者的注意力。

（7）打开扫描孔内的灯，增加空间感。

（8）操作者要技术娴熟，定位准确，合理缩短检查时间，必要时可采用快速成像序列以缩短扫描时间。

（9）其他参照 MRI 普通或增强检查。

3.检查后的护理要点

(1)检查完后立即协助患者退出检查床,同患者交谈,给予鼓励、表扬等,缓解其紧张、恐惧、焦虑心理。

(2)其他参照 MRI 普通或增强检查。

(三)气管切开患者 MRI 检查护理要点

气管切开患者由于丧失了语言交流及呼吸道完整性,气道内分泌物多,检查时平卧位导致分泌物不易排出,而引起呛咳、呼吸不畅、缺氧等症状,使患者无法顺利完成检查,因此做好气管切开患者 MRI 检查全程的气道管理非常重要。

1.检查前准备要点

(1)患者预约:开设绿色通道,临床医师确定患者是否能完成 MRI 检查,提前将检查信息传至 MRI 室,提前电话通知并送入检查单。迅速阅读检查单,提前录入患者信息,确认患者到达时间。

(2)评估核对:患者到达检查室快速核查信息、评估病情(生命体征、意识、呼吸道是否通畅、有无气道危险)、配合程度等,详细询问病史(手术史、检查史、变态反应史),筛选高危人群。将金属套管更换为一次性塑料套管,并妥善固定。

(3)患者沟通:可采用笔、纸、写字板等工具,让患者将自己的感受、想法写出来进行交流。对于文化层次比较低的患者,仔细观察患者的表情、手势,并鼓励其重复表达,与家属配合能起到很好的交流及配合作用。

(4)清理呼吸道:进入 MRI 检查室前充分吸氧、吸痰,保持呼吸道通畅,防止检查时患者呛咳导致检查失败。

(5)备好氧气袋持续给氧,维持有效的血氧饱和度。

(6)其他参照 MRI 普通或增强检查。

2.检查中护理要点

(1)体位设计:由医师、技师与护士共同将患者转移到检查床,动作要轻,将头放于舒适的位置,避免咳嗽。

(2)专人陪同:由医师、护士或家属陪同患者完成检查。

(3)患者监测:检查时启用心电门控或使用 MRI 专用指夹式脉搏血氧仪,监测生命体征的变化。必要时给予氧气枕低流量吸氧,保持呼吸道通畅。扫描过程中严密观察患者情况,发现异常立即处理。

(4)注意保暖:由于扫描房间温度较低,防止患者因受凉引起咳嗽。

(5)对于清醒的患者告知检查时一定要保持不动,防止移动体位和咳嗽等动作。

(6)其他参照 MRI 普通或增强检查。

3.检查后护理要点

(1)检查结束后将患者安全转移至平车上,再次评估患者情况,必要时清理呼吸道,在医师或护士的陪同下将患者安全送回病房。

(2)其他参照 MRI 普通或增强检查。

(四)机械通气患者 MRI 检查护理要点

MRI 检查由于环境及设备的特殊性,检查中观察患者存在盲区,一些监测设备及抢救设备无法进入检查室,如何保证机械通气患者 MRI 检查的安全性是目前面临的难题。

1.检查前准备要点

（1）风险评估：由医师与家属详谈 MRI 检查的必要性与危险性，由家属签字同意后方可安排检查。主管医师认真评估及权衡检查的必要性与转送风险，制订检查计划。要求医师将金属气管导管更换为一次性塑料气管导管，并妥善固定。

（2）患者预约：开设绿色通道，临床医师确定患者是否能完成 MRI 检查，提前将检查信息传至 MRI 室，提前电话通知并送入检查单。迅速阅读检查单，确认患者到达时间，并向医师确认检查方式（平扫或增强），预先安置好留置针。

（3）检查前需遵医嘱查血气分析，在血氧饱和度及生命体征较稳定的情况下由护士和医师陪同检查，更换专用的便携式小型呼吸机或简易呼吸器。

（4）MRI 专用呼吸机准备：接通电源、开机、氧气充足、自检、设置患者体重、测试管道的密闭性、根据病情设置模式。

（5）评估核对：患者到达检查室后快速核查信息、评估病情（生命体征、意识、呼吸道是否通畅、有无气道危险），详细询问病史（手术史、检查史、变态反应史），筛选高危人群。并填写危重患者检查记录单。

（6）清理呼吸道：进入 MRI 检查室前充分吸氧、吸痰，保持呼吸道通畅。分离普通呼吸机管道，接好 MRI 专用呼吸机管道，调节参数，观察呼吸机运行是否正常，观察生命体征情况，并做好记录。

（7）嘱陪同医师、家属去除患者身上的一切金属异物，包括监护仪、微量泵等急救设备。护士运用金属探测器再次检查，确认患者身体无金属异物的存在。

（8）家属准备：询问家属有无手术史，禁止体内安有金属异物的陪护进入检查室，并取下身上的一切金属物品，护士运用金属探测器再次检查以确保安全。并交代家属所有转运患者的工具不能进入检查室，并指导转运方法。

（9）保持静脉补液通畅，暂时夹闭其他引流管。

（10）其他参照 MRI 普通或增强检查。

2.检查中护理要点

（1）体位设计：由医师、技师与护士共同将患者安全转移到检查床，动作要轻，将头放于舒适的位置；并将呼吸机放置于检查室指定的位置，妥善放置呼吸机管道及引流管，防止脱落，并观察呼吸机是否能正常运行。

（2）专人陪同：由医师、护士或家属陪同患者完成检查。

（3）患者监测：检查时启用心电门控或使用 MRI 专用指夹式脉搏血氧仪，监测生命体征的变化。检查时医师、护士定时巡视，重点观察血氧饱和度的变化、呼吸机运行情况，并做好记录。

（4）注意保暖：由于扫描房间温度较低，注意保暖，防止患者因受凉引起咳嗽。

（5）对于清醒的患者告知检查时一定要保持不动，防止移动体位和咳嗽等动作。

（6）其他参照 MRI 普通或增强检查。

3.检查后护理要点

（1）检查结束后将患者安全转移至平车上，检查管道有无脱落，开放引流管并妥善放置。

（2）再次评估患者气道是否通畅，生命体征是否平稳，清理呼吸道后分离专用呼吸机管道，接好普通呼吸机管道；连接心电监护仪、微量泵等，在医师或护士的陪同下将患者安全送回病房。

（3）检查后整理呼吸机，消毒呼吸机管道，及时充氧备用，做好使用记录。

(4)其他参照 MRI 普通或增强检查。

(五)癫痫患者 MRI 检查护理要点

癫痫是指大脑神经元突发性异常放电,导致短暂大脑功能障碍的一种慢性疾病。MRI 技术是目前诊断癫痫疾病的首选方法。但由于 MRI 检查时间长、噪声大、空间密闭等因素,检查中可能会诱发或突发癫痫发作,存在安全隐患。如何确保癫痫患者 MRI 检查中的安全性,是目前 MRI 室护士应解决的问题。

1.检查前的准备要点

(1)患者评估:认真阅读检查单,针对有癫痫病史的患者 MRI 护士应详细询问癫痫发作症状、发作时间、持续时间、有无规律、服药情况、诱发因素等。评估患者是否能进行 MRI 检查。

(2)医师沟通:对于癫痫频繁发作的患者,护士应与临床医师沟通,告知癫痫患者 MRI 检查中发作的风险,检查前进行对症处理,待症状控制后再检查,最好由医师陪同到 MRI 室检查。

(3)心理护理与健康教育:癫痫患者因反复发作,治愈困难,给患者及家属带来巨大的经济负担和精神压力。应加强与患者的沟通,给予心理辅导,告知患者 MRI 检查的必要性、注意事项、检查时间及配合要领。检查前应告知患者适当进食,避免饥饿与脱水;避免过度疲劳,保持充足的睡眠;勿大量饮水;禁饮酒;避免滥用药物与突然停药等。

(4)环境及物品准备:MRI 机房温度设置在 22～24 ℃,检查区光线柔和舒适,通风效果要好;准备眼罩,减少光线的刺激;准备棉球或耳塞。尽量减少刺激,防止癫痫发作。检查前让患者进检查室感受一下 MRI 噪声的特点,看患者是否能适应。

(5)准备好急救物品、药品,重点准备氧气袋和地西泮。

(6)演示报警球的使用方法,告知患者检查中如出现发作先兆症状,请按报警球。

(7)药物控制:对于癫痫频繁发作的患者,遵医嘱给予静脉缓慢推注地西泮后立即检查。同时技师、护士加强观察,防止出现呼吸抑制。

(8)其他参照 MRI 普通或增强检查。

2.检查中护理要点

(1)专人陪同:由医师、护士或家属陪同患者完成检查。让家属握住患者的手或抚摸患者的肢体使其有安全感。

(2)随时沟通:医务人员在检查时可通过话筒和患者保持通话,让患者感觉到近距离的接触,心情自然会放松。

(3)患者监测:医师、护士定时巡视,重点观察有无癫痫发作先兆。当出现癫痫发作时,立即停止检查,退出并降低检查床,陪同人员站在检查床两边,避免患者坠床,通知医师的同时立即静脉缓慢推注地西泮,头偏向一侧,保持呼吸道通畅,高流量吸氧。必要时迅速将压舌板或者纱布成卷垫在患者上下牙齿中间,预防牙关紧闭时咬伤舌部。待患者抽搐痉挛控制后,迅速将患者转移到抢救室处理与观察,并做好记录。抢救时禁止将铁磁性抢救设备带入磁体间。

(4)注意保暖:由于扫描房间温度较低,防止患者受凉诱发癫痫发作。

(5)其他参照 MRI 普通或增强检查。

3.检查后护理要点

(1)检查完后立即将患者退出检查床,安排患者到候诊室休息,无任何不适方可离开。对于检查中有癫痫发作的患者,待病情平稳后由专人送回病房。

(2)其他参照 MRI 普通或增强检查。

(六)躁动患者 MRI 检查护理要点

躁动是意识障碍下以肢体为主的不规则运动,表现为患者不停扭动肢体,或大声叫喊等,是颅脑功能区损伤或病变后出现的精神与运动兴奋的一种暂时状态。MRI 检查是诊断颅脑疾病的重要手段,由于 MRI 检查环境的特殊性,检查前患者的准备质量是保证躁动患者顺利完成检查的关键。

1.检查前准备要点

(1)开通绿色通道:提前电话预约,告知检查相关事宜、注意事项、检查时间。

(2)患者评估:阅读检查申请单、核对信息、询问病史,评估病情及配合程度。了解患者躁动的原因,如颅脑外伤(额叶或颞叶脑挫伤、蛛网膜下腔出血等)、术后疼痛、颅内压增高、缺氧(呼吸道分泌物阻塞气道)、昏迷患者尿潴留、管道的刺激(气管插管、气管切开等)等。

(3)医师沟通:对于躁动的患者,护士应与临床医师沟通,告知躁动患者 MRI 检查中的风险,提前使用镇静药、镇痛药,提供护理干预,待患者安静后立即安排检查。最好由医师陪同到 MRI 室检查。

(4)环境及物品准备:声、光、冷的刺激可诱发患者躁动的发生,检查前调节室温、光线调暗、准备好棉球和/或耳塞。尽量减少刺激。

(5)其他内容参照 MRI 普通或增强检查。

2.检查中的护理要点

(1)体位设计:技师与护士转运患者时动作要轻、快、稳,妥善固定肢体。

(2)专人陪同:检查时由家属陪同,适当固定患者的肢体,指导家属正确的按压方法,防止坠床。

(3)快速扫描:由经验丰富的技师采用快速扫描方式进行检查,检查时间不宜过长。

(4)推注造影剂时密切观察穿刺部位有无肿胀和肢体回缩现象,及时发现造影剂渗漏先兆,确保高压注射的安全。

(5)患者监测:医师、护士定时巡视,观察呼吸是否平稳,监测血氧饱和度的变化,并做好记录。

(6)其他参照 MRI 普通或增强检查。

3.检查后的护理要点

参照 MRI 普通或增强检查。

四、小儿及胎儿 MRI 检查护理要点

小儿由于意志力、自觉性、自制力差,加上患儿自身躯体疾病、环境改变和 MRI 设备噪声大、检查耗时长等因素导致部分患儿不能顺利地完成 MRI 检查。因此,做好小儿 MRI 检查的准备是决定检查成功与失败的关键。

(一)小儿 MRI 普通检查护理要点

1.检查前准备要点

(1)患儿评估:阅读申请单,评估患儿病情、配合程度、精神状态、有无 MRI 检查禁忌证等。

(2)家属的沟通:向家属交代由于 MRI 检查环境的特殊性、设备噪声大、检查耗时长等因素,使检查很难达到一次性成功,希望家属要有耐心,积极配合护士做好检查前的准备。重点告知家长镇静的目的、方法、重要性及配合技巧。检查时可由家长陪同患儿完成检查。

(3)检查镇静:一部分患儿在自然睡眠时行检查容易惊醒,一部分患儿因无法入睡或伴有幽闭恐惧症不能配合完成检查。对上述患儿都需要进行镇静治疗。护士根据设备检查情况合理安排患儿镇静时间,一旦熟睡立即安排检查,尽量避免重复使用镇静药。

(4)饮食要求:婴儿检查前 0.5 小时不可过多喂奶,防止检查时溢乳导致窒息发生。须行监测麻醉者禁食、水 4～6 小时。

(5)对需要镇静的患儿,在入睡前指导或协助家长取出患儿身上一切金属物品,技师与护士共同确认无金属异物的存在。

(6)脑肿瘤伴颅内压增高者应先采取降颅压措施,防止检查中患儿出现喷射性呕吐而造成窒息与吸入性肺炎。

(7)婴幼儿患者检查前应更换尿裤。

(8)其他参照成人 MRI 普通检查。

2.检查中护理要点

(1)体位设计:动作轻柔,采取平卧位;对监测麻醉的小儿,去枕平卧,肩下垫一小薄枕,头偏向一侧,保持呼吸道通畅(头部检查除外)。适当固定肢体,避免检查期间突然不自主运动造成检查失败。

(2)专人陪同:检查中专人陪同患儿检查,监测麻醉的小儿由麻醉师陪同。

(3)患儿监测:危重或镇静的患儿检查时启用心电门控或使用 MRI 专用指夹式脉搏血氧仪,监测生命体征的变化。氧气枕常规低流量吸氧,保持呼吸道通畅。

(4)注意保暖:由于扫描房间内温度较低,患儿体温调节功能不完善,对温度差异很敏感,因此应注意保暖,防止受凉。

(5)防止灼伤:检查中患儿身体(皮肤)不能直接接触磁体洞壁及导线,以防止患儿灼伤。患儿两手不要交叉放在一起,也不要与身体其他部位的皮肤直接接触,以减少外周神经刺激症状的出现。

(6)其他参照成人 MRI 普通检查。

3.检查后护理要点

(1)患儿监测:检查后将镇静的患儿抱入观察室,待患儿清醒、能辨别方向、生命体征平稳后方可离开。

(2)其他参照成人 MRI 普通检查。

(二)小儿 MRI 增强检查护理要点

1.检查前护理要点

(1)患儿评估:阅读申请单,评估患儿病情、配合程度、精神状态、有无变态反应史等。测患儿体重、生命体征(记录在申请单上)。

(2)家属沟通:重点向家属说明增强检查的必要性,告知注射造影剂瞬间可能出现的异常反应。

(3)合理水化:增强检查前 4 小时内根据病情及患儿年龄大小,给予合理水化。但需镇静或监测麻醉的小儿检查前要禁食、禁水 4～6 小时。

(4)由家属签署钆造影剂增强检查知情同意书。

(5)建立静脉通道:选择直径较粗的头皮静脉或外周静脉,置入适宜的留置针,妥善固定,肘部穿刺时防止弯曲。

(6)其他参照小儿 MRI 普通检查和成人增强检查。

2.检查中护理要点

(1)体位设计:根据检查要求放置手的位置,注意体位的摆放和高压管道的长度,避免移床过程中高压管道打折或牵拉造成留置针脱出。适当固定肢体,避免检查期间突然不自主运动造成检查失败。

(2)患儿监测:观察使用造影剂后患儿的反应,发现异常及时处理。

(3)防止造影剂渗漏:注射造影剂前手动注入生理盐水 3~5 mL,观察穿刺部位有无疼痛、红、肿现象,患儿有无因疼痛引起肢体的回缩,确保留置针安全无渗漏方可高压注入造影剂。注药时严格控制速度、压力和量。对睡眠中的患儿,检查时同时固定好非检查部位,以免推药时患儿突然惊醒躁动使检查失败。检查时患儿若出现异常,立即停止推药,及时处理。

(4)其他参照小儿 MRI 普通检查和成人增强检查。

3.检查后护理要点

参照小儿 MRI 普通检查和成人增强检查。

(三)胎儿 MRI 检查护理要点

1.检查前准备要点

(1)孕妇的评估:阅读申请单,评估孕妇的一般情况及配合程度。仔细询问有无磁共振检查禁忌证。排除幽闭恐惧症,孕妇如有幽闭恐惧症,采用仰卧位可能会加重症状。

(2)饮食要求:检查前孕妇需禁固态食物 3 小时以上,禁流质 2 小时以上,因为食物消化后肠内可出现伪影,影响诊断。

(3)适应环境:让孕妇熟悉检查的环境和空间,使其在检查前有充分的思想准备,以便很好地配合。

(4)心理护理与健康教育:护士应简单告知孕妇和家属 MRI 的原理、安全性、检查过程及强调 MRI 检查的禁忌证。通过各种方式了解孕妇的心理状态,并针对性地进行疏导和帮助,消除孕妇紧张心理,更好地配合检查。

(5)呼吸训练:孕妇的身体移动、呼吸运动等都会严重影响图像质量。检查时可以使用屏气扫描序列克服孕妇呼吸运动的影响。所以做好孕妇的呼吸、屏气训练非常重要。

(6)其他参照成人 MRI 普通检查和增强检查。

2.检查中护理要点

(1)线圈选择:体表线圈。

(2)体位设计:患者仰卧在检查床上,头先进,体线圈置于腹部并固定于床缘,人体长轴与床面长轴一致,双手置于身体两旁或双手上举。询问体位舒适情况,嘱孕妇在检查中避免咳嗽及身体运动,以免造成运动伪影。

(3)成像中心:线圈中心对准腹部隆起处,扫描以胎儿为中心,移动床面位置,开十字定位灯,使十字定位灯的纵横交点对准脐与剑突连线中点。即以线圈中心为采集中心,锁定位置,并送至磁场中心。

(4)随时沟通:再次交代检查中注意事项,嘱其放松心情、耐心检查,告知此检查安全、对腹内胎儿也无放射损伤。

(5)检查中因平卧位可能会导致膈肌上移、肺受压,造成孕妇轻度呼吸困难,可给予孕妇低流量吸氧。

(6)听力保护:提供听力保护装置(比如耳塞、棉球或 MRI 专用耳麦等),保护受检者听力。针对检查中机器的噪声,给孕妇播放喜欢的音乐,减轻其紧张情绪。

(7)其他参照成人 MRI 普通检查和增强检查。

3.检查后护理要点

参照成人 MRI 普通检查和增强检查。

(王佃芹)

第四节 计算机体层成像检查的护理

一、CT 常规检查护理

(一)CT 普通检查护理

1.检查前护理

(1)信息确认:患者凭检查信息通过 PACS 系统进行预约、登记确认。留取联系电话,遇特殊情况便于通知患者。

(2)检查分检:护士或登记员根据检查信息进行分检,指导患者到相应地点等待检查。

(3)评估核对:护士仔细阅读检查申请单,核对患者信息(姓名、性别、年龄、检查部位、检查设备等)。详细询问病史,评估患者病情,核实患者信息、检查部位、检查方式,对检查目的要求不清的申请单,应与临床申请医师核准确认。

(4)健康教育:护士进行分时段健康教育,特殊患者采取个性化健康教育,讲解检查整个过程、检查所需时间、交代检查注意事项,以及需要患者配合的相关事宜。健康教育形式有口头宣教、健康教育手册、视频宣教等。

(5)去除金属异物:指导或协助患者去除被检部位的金属物件及高密度伪影的衣物,防止产生伪影。

(6)呼吸训练:护士耐心指导胸、腹部检查患者进行呼吸训练。胸部检查应指导患者先吸一口气,再闭住气,保持胸、腹部不动,防止产生运动伪影;腹部检查可以直接屏气。

(7)镇静:对小儿、昏迷、躁动、精神异常的患者,采取安全措施防止坠床,必要时遵医嘱使用镇静药。

(8)指导腹部检查患者正确饮水。

(9)PACS 系统呼叫:及时应用 PACS 系统呼叫患者到检。

2.检查中护理

(1)再次核对患者信息,协助患者进检查室、上检查床,避免坠床或跌倒。有引流管者妥善放置,防止脱落。

(2)按检查部位要求设计体位,指导患者勿移动身体变换体位。

(3)检查时注意保暖,避免患者着凉。

(4)做好患者非照射部位的 X 线防护。

(5)检查结束后询问患者情况,协助下检查床。

3.检查后护理

告知患者及家属取片与报告的时间、地点。

(二)CT 增强检查护理

1.检查前的护理

(1)信息确认:患者凭检查信息通过 PACS 系统进行预约、登记确认;在申请单上准确记录患者身高、体重、联系电话。

(2)评估核对:护士仔细阅读检查申请单,核对患者信息(姓名、性别、年龄、检查部位、检查设备等),详细询问病史(既往史、检查史、用药史、现病史、变态反应史等),评估患者病情,筛选高危人群。核实患者信息、检查部位、检查方式。

(3)心理护理和健康宣教:在常规宣教的基础上重点告知增强检查的目的及注意事项、合理水化的重要性,注射造影剂后可能出现的正常现象(口干、口苦、口腔金属味、全身发热、有尿意等)和不良反应(如恶心、呕吐、皮疹等),进行针对性护理,消除患者紧张、焦虑的不良情绪。

(4)指导患者或家属签署碘造影剂使用知情同意书。

(5)认真评估血管,安置 18～20 G 静脉留置针;注意保护,防止留置针脱出。

(6)造影剂常规加温准备。

(7)其他参照 CT 普通检查前的护理。

2.检查中的护理

(1)高压通道的建立与确认:连接高压注射器管道,试注水,做到"一看二摸三感觉四询问",确保高压注射器、血管通畅。

(2)患者沟通:再次告知检查注意事项,以及推药时的身体感受,缓解患者紧张情绪。

(3)心理安慰:对高度紧张患者在检查过程中护士通过话筒给予安慰,鼓励患者配合完成检查。

(4)严密观察:注射造影剂时密切观察有无局部和全身症状,防止不良反应的发生,做到及时发现、及时处理。

(5)防止渗漏:动态观察增强图像造影剂进入情况,及时发现渗漏。

(6)检查结束后询问患者情况,评估有无不适,协助下检查床。

(7)指导患者在观察区休息 15～30 分钟,如有不适及时告知护士。

(8)其他参照 CT 普通检查中的护理。

3.检查后的护理

(1)定时巡视:准备护士定时巡视观察区,询问患者有无不适,及时发现不良反应。

(2)合理水化:指导患者进行水化(每小时不少于 100 mL)以利于造影剂的排出,预防造影剂肾病。

(3)拔留置针:观察 15～30 分钟,患者无不适后方可拔取留置针,指导正确按压穿刺点,无出血方可离开观察区。

(4)告知患者及家属取片与报告的时间、地点,以及回家后继续观察和水化,如有不适及时电话联系。

(5)发生不良反应的处理方法请参照碘造影剂的相应内容。

二、CT 常见部位检查护理要点

(一)头颈部与五官 CT 检查护理要点

头颈部与五官 CT 包括颅脑、鞍区、眼眶、鼻和鼻窦、颞骨及内听道、鼻咽口咽、喉部、口腔颌面部等部位肿瘤、炎症、外伤等病变的检查和头部及颈部血管成像等。

1.检查前的准备要点

(1)评估核对:核对患者信息,阅读检查单,确定检查方式(平扫、增强)。

(2)心理护理与健康教育:护士主动与患者沟通,组织患者观看健康教育视频和健康教育手册。

(3)患者适当进食、饮水。

(4)去除头颈部所有金属异物(包括活动性义齿)。

(5)女性患者检查前将发结打开,指导扫描时头部保持不动。

(6)鼻咽部及颈部检查时训练患者屏气,不能做吞咽动作。

(7)对增强者指导患者或家属签署碘造影剂使用知情同意书,筛查高危因素、建立静脉留置针等。

2.检查中的护理要点

(1)体位设计:患者仰卧于检查床,头先进,头部置于头架上,保持正中位,人体长轴与床面长轴一致,双手置于身体两旁或胸前。

(2)眼部扫描时要求闭眼,并保持眼球固定不动,因故不能闭眼者,可指导患者盯住一目标保持不动。小儿做眼部 CT 需要自然睡眠或遵医嘱口服水合氯醛,安睡后方可检查。

(3)鼻咽部及颈部检查时按技师口令进行屏气,不做吞咽动作。

(4)对增强检查患者须观察注射造影剂后有无局部和全身的异常反应。

3.检查后的护理要点

参照 CT 普通检查和增强检查后的护理。

(二)胸部及食管纵隔 CT 检查护理要点

1.检查前的准备要点

(1)评估核对:核对患者信息,阅读检查单,确定检查方式(平扫、增强)。

(2)心理护理与健康教育:主动与患者沟通,组织患者观看健康教育视频和健康教育手册。

(3)患者适当进食、饮水。

(4)去除胸部所有的金属异物(包括文胸、带有拉链的衣服)。

(5)指导训练患者屏气。

(6)婴幼儿或不配合者检查前采取药物镇静。

(7)对增强者指导患者或家属签署碘造影剂使用知情同意书,筛查高危因素、建立静脉留置针等。

(8)食管纵隔 CT 检查前准备碘水,碘水配制:100 mL 温开水+2 mL 碘造影剂,浓度 0.02%。

(9)其他参照普通或增强检查前的护理。

2.检查中的护理要点

(1)体位设计:患者仰卧于检查床上,可以取头部先进或足先进,保持正中位,人体长轴与床面长轴一致,双手置于头上方。

（2）食管纵隔检查体位设计前须指导患者喝两口碘水,再含一口碘水在口腔内。检查时技师通过话筒指示患者将口腔里的碘水慢慢咽下即刻扫描。通过碘造影剂缓慢下咽的过程扫描查看检查部位的充盈缺损像,提高周围组织的分辨率和对比度。

（3）扫描时配合技师的口令进行屏气,叮嘱患者尽量避免咳嗽,并保持肢体不动。

（4）增强检查患者须观察注射造影剂后有无局部和全身的异常反应。

（5）其他参照普通或增强检查中的护理。

3.检查后的护理要点

参照 CT 普通检查和增强检查后的护理。

(三)冠状动脉 CTA 检查护理要点

多层螺旋 CT 冠状动脉造影（MSCTCA）作为一种无创、安全性高的新技术已广泛应用于临床。冠状动脉造影检查是评价冠状动脉变异和病变,以及各种介入治疗后复查随访的重要诊断方法,具有微创、简便、安全等优点。但是冠状动脉 CTA 检查受多种因素的影响,如心率、呼吸配合、心理、环境等因素的影响,检查前护理准备质量是决定检查是否成功的关键。

1.检查前的准备要点

（1）环境及物品的准备:为患者提供安静、清洁、舒适的环境,安排患者到专用心脏检查准备室或候诊区域,挂心脏检查识别牌。①物品准备:脉搏血氧饱和度仪、心电监护仪、氧气、计时器或手表等。②药品准备:美托洛尔（倍他乐克）。

（2）评估核对:阅读申请单,核对患者信息,明确检查目的和要求,评估患者病情、配合能力、沟通能力（听力）、心理状态,详细询问病史（既往史、检查史、用药史、现病史、变态反应史等）、筛查高危人群,必要时查阅心电图和超声心动图检查结果,重点掌握患者基础血压、心率和心电图情况,并记录在申请单上。

（3）健康教育和心理护理:护士集中对患者进行健康宣教,讲解检查目的、心率准备和呼吸配合的重要性,以及检查中快速注射造影剂时全身发热的现象,让患者对检查过程和可能出现的问题有较全面的了解,尽量减少由于紧张、恐惧心理而导致的心率加快。告诉患者检查当日可适当进食、不禁水,避免空腹或饱餐状态下检查;空腹时间过久易导致低血糖,引起心率加快或心率不稳（特别是糖尿病患者）;过饱出现不良反应时易发生呕吐。

（4）心率准备:①患者到达检查室先静息 10～15 分钟后测心率。②测心率:按心率情况分组,60～80 次/分为 1 组;80～90 次/分为 2 组;90 次/分以上或心律波动＞3 次、心律失常、老年人、配合能力差、屏气后心率上升明显的为 3 组。64 排 CT 心率控制在 75 次/分以内,双源 CT 或其他高端 CT 可适当放宽。③对静息心率＞90 次/分、心律波动＞3 次或心律失常,对 β 受体阻滞药无禁忌证者,在医师指导下服用 β 受体阻滞药,以降低心率和/或稳定心律;必要时服药后再面罩吸氧 5～10 分钟,采用指脉仪或心电监护仪持续心电监护,观察服药及吸氧前后心率或心律变化情况,训练吸气、屏气,心率稳定后可检查。对于心律失常的患者,了解心电图检查结果,通过心电监护观察心率或心律变化规律,与技师沟通、确认此患者是否进行检查;对于心率超过100 次/分或无规律的心律者可以放弃检查。

（5）呼吸训练:重点强调如何吸气、屏气,什么时候出气的要领,训练方式分四种。①用鼻子慢慢吸气后屏气;②深吸气后屏气;③直接屏气;④直接捏鼻子辅助。根据患者不同情况采取不同训练方式,重点强调呼气幅度保持一致,防止呼吸过深或过浅,屏气时胸、腹部保持静止状态,避免产生呼吸运动伪影,屏气期间全身保持松弛状态,观察屏气期间心率和心律变化;1 组患者心律相对平稳(波动在 1~3 次/分),训练吸气、屏气后,心率呈下降趋势且稳定可直接检查;2 组反复进行呼吸训练,必要时吸氧(浓度为 40%~50%)后继续训练,心率稳定可安排检查,检查时针对性选择吸氧。

(6)选择 18 G 静脉留置针进行肘前静脉穿刺。对旁路移植(搭桥)术后患者在对侧上肢建立静脉留置针。

(7)其他的参照普通或增强检查前的护理。

2.检查中的护理要点

(1)设计体位:仰卧位,足先进,身体置于检查床面中间,两臂上举,体位舒适。

(2)心电监测:安放电极片,将电极片、导线及双臂置于心脏扫描野外。连接心电门控,观察心电图情况,确认 R 波信号清晰,心率控制理想,心律正常,心电图波形不受呼吸运动和床板移动影响。

(3)呼吸训练:再次训练患者呼吸和屏气,观察患者可稳定大约 5 秒屏气的时间及屏气后心率和心律变化规律。

(4)必要时指导患者舌下含服硝酸甘油片。

(5)连接高压注射器管道,试注水,做到"一看二摸三感觉四询问";确保高压注射器、血管通畅。

(6)再次告知检查注意事项,以及推药时的身体感受,缓解患者紧张情绪,对高度紧张的患者在检查过程中护士通过话筒给予安慰,鼓励患者配合完成检查。

(7)动态观察增强图像造影剂进入情况,及时发现渗漏。

(8)其他参照普通或增强检查中的护理。

3.检查后的护理要点

参照 CT 增强检查后的护理。

(四)主动脉夹层患者 CT 检查护理要点

主动脉夹层是指动脉腔内的血液从主动脉内膜撕裂口进入主动脉壁内,使主动脉壁中层形成夹层血肿,并沿主动脉纵轴扩张的一种较少见的心血管系统的急性致命性疾病,早期正确诊断是取得良好治疗效果的关键。

1.检查前的准备要点

(1)开设绿色通道:对怀疑有主动脉夹层的患者应提前电话预约,按"绿色通道"安排检查。告知家属检查相关事宜和注意事项,要求临床医师陪同检查,通知 CT 室医师和技师做好检查准备。

(2)护士准备好急救器材、药品、物品,随时启动急救程序。

(3)病情评估:包括意识、面色、血压、心率、呼吸、肢体活动、肾功能及发病时间与发病过程,快速查看检查申请单、核对信息、详细询问病史,筛查高危因素。

(4)呼吸训练:检查前指导患者正确呼吸及屏气,屏气一定要自我掌握强度,以能耐受为准,切忌过度屏气,以防引起强烈疼痛不适及夹层破裂。

(5)指导家属签署碘造影剂使用知情同意书,快速建立静脉通道。

(6)其他参照普通或增强检查前的护理。

2.检查中的护理要点

(1)正确转运:搬运患者时动作要轻稳,避免大动作引发夹层破裂。

（2）体位设计：仰卧位、足先进、身体置于检查床面中间,两臂上举（无法上举的患者也可以放于身体的两侧）。

（3）注意保暖：避免受凉引起咳嗽而导致夹层破裂。

（4）技师扫描时注意控制注射造影剂的量和速度。

（5）患者监测：严密观察病情和监测生命体征,出现脉搏细速、呼吸困难、面色苍白、皮肤发冷、意识模糊等症状,提示可能因动脉瘤破裂出现失血性休克,应立即停止扫描,通知医师抢救,必要时行急诊手术,做好记录。

（6）疼痛性质的观察：如突发前胸、后背、腹部剧烈疼痛,多为撕裂样或刀割样,呈持续性,患者烦躁不安、大汗淋漓,有濒死感,疼痛放射范围广泛,可向腰部或下腹部传导,甚至可达大腿部,提示动脉瘤破裂,应启动急救应急预案。

（7）其他参照普通或增强检查中的护理。

3.检查后的护理要点

（1）扫描中发现有主动脉夹层应按放射科危急值处理,禁止患者自行离开检查室,并立即电话告知临床医师检查结果,由专人或在医师陪同,用平车将患者立即护送回病房或急诊科,勿在CT室停留过久。

（2）告知家属 30 分钟内取片及报告。

（3）其他参照普通或增强检查后的护理。

（五）肺栓塞 CT 检查护理要点

肺栓塞是指以各种栓子阻塞肺动脉系统为其发病原因的一组临床病理生理综合征,其发病率高、误诊率高和死亡率高。多层螺旋 CT 肺动脉造影是对急性肺动脉栓塞的一种无创、安全、有效的诊断方法。

1.检查前的准备要点

（1）开设绿色通道：对怀疑有肺栓塞的患者应提前电话预约,对病情急、重、危者应立即按"绿色通道"安排检查。告知家属相关检查事宜和注意事项,要求临床医师陪同检查,通知 CT 室内医师和技师做好检查准备。

（2）护士准备好急救器材、药品、物品,随时启动急救程序。

（3）病情评估：查看检查申请单,核对信息,严密观察其有无口唇发绀、呼吸急促、胸闷、气短、胸痛、咯血等表现;心电监测测量生命体征及血氧饱和度的变化;评估心、肺、肾功能情况。重点了解胸痛程度,必要时提前使用镇痛药。

（4）吸氧：给予高浓度氧气吸入,以改善缺氧症状,缓解患者恐惧心理。

（5）呼吸训练：检查前指导患者正确呼吸及屏气,屏气一定要自我掌握强度,以能耐受为准,切忌过度屏气,以防引起强烈疼痛、不适及栓子脱落。

（6）去掉胸部所有金属物品及高密度衣物,防止产生伪影,影响图像质量。

（7）其他参照普通或增强检查前的护理。

2.检查中的护理要点

（1）正确转运：重点指导正确转运患者,摆好体位,避免大动作导致静脉血栓脱落,发生意外。

（2）体位设计：仰卧位,足先进,身体置于检查床面中间,两臂上举（无法上举的患者也可以放于身体的两侧）。

（3）注意保暖,避免受凉,防止咳嗽引起栓子的脱落。

(4)技师扫描时注意控制注射造影剂的量和速度。

(5)患者监测:严密观察病情和监测生命体征,重点观察呼吸频率和血氧饱和度的变化,并做好记录。

(6)其他参照普通或增强检查中的护理。

3.检查后的护理要点

(1)扫描中发现有肺栓塞应按放射科危急值处理,禁止患者自行离开检查室,告诉患者及家属制动,并立即电话告之临床医师检查结果,由专人或在医师陪同下用平车将患者立即护送回病房或急诊科,勿在 CT 室停留过久。

(2)告知家属 30 分钟内取片及报告。

(3)其他参照普通或增强检查后的护理。

(六)腹部 CT 检查护理要点

CT 腹部检查分上腹、中腹、盆腔、全腹,包括肝、胆、脾、胰、胃、肾、肾上腺、肠、膀胱、子宫和附件等。腹部脏器复杂、相互重叠,空腔脏器(胃、肠、膀胱)因含气体和/或液体及食物残渣,位置、形态、大小变化较大,可影响图像质量和检查效果,因此,做好腹部 CT 检查前各环节的准备至关重要。

1.检查前的准备要点

(1)患者评估:仔细询问病史、检查史、变态反应史,注重患者其他检查的阳性体征和结果,如 B 超、肝功能、胃镜、肠镜、消化道钡剂及甲胎蛋白等,确定患者能否饮水、饮水量和时间,确认是否进行增强检查。

(2)胃肠道准备:①检查前 1 天晚餐进清淡饮食,晚饭后禁食 4~8 小时,不禁饮(急诊除外);②检查前 1 周禁止胃肠钡剂造影,必要时对胃肠钡剂造影者可先行腹部透视,以了解钡剂的排泄情况;③年老体弱者胃肠道蠕动减慢,必要时给予清洁灌肠或口服缓泻药帮助排空。

(3)心理护理:护理人员可针对不同文化层次患者的心理状态,分别进行解释和疏导,用通俗易懂的语言讲解与患者病情有关的医学知识,使患者对疾病的发展和转归有较明确的认识,缓解患者紧张情绪,使其积极配合检查。

(4)患者准备:防止金属伪影,患者须取下身上所有带金属的衣裤、物品、饰品,解除腹带及外敷药物,提供检查服。

(5)呼吸训练:呼吸运动是影响 CT 检查质量的重要因素,扫描时呼吸运动不仅会引起病灶遗漏和误诊,而且对于判断胃肠道走行和分析病变的结构都有很大影响。因此,检查前须让患者进行屏气训练,保持呼吸平稳,均匀一致,直至患者能够准确接受口令。

(6)造影剂准备,包括造影剂的种类、应用、饮用量及时间等内容。

1)常用造影剂种类:①高密度造影剂。常用的有 1%~2% 有机碘溶液,800~1 000 mL 温开水加 10~20 mL 碘造影剂,这种造影剂在 CT 上显影良好,能满意地标记被检器官,便于观察胃肠道的走行。但浓度过高、剂量较大时常能遮蔽部分胃壁组织,对胃黏膜改变不能较好显示,限制了对癌肿的检出和浸润深度的判断。②等密度造影剂。纯水作为造影剂方便、价廉、无不良反应;不会产生高密度的伪影。CT 平扫时即可与胃壁构成良好的对比,有利于病变的诊断和分期,是胃部 CT 检查最理想的造影剂。③低密度造影剂。气体是 CT 仿真结肠内镜检查中理想的肠道内造影剂,气体能较好地充盈扩张肠管,气体的弥散性好,比液体造影剂更容易到达盲升结肠;气体扩张肠管均匀,使用气体作为造影剂,可以通过定位片来判断肠道内气量是否充足,可随时补充气量。

2)造影剂的应用:①水可用于上、中腹的胃肠充盈。②1.2%的口服造影剂适宜于胃部平扫患者的充盈准备。③1.5%的口服造影剂较适宜于胃部直接增强的造影剂充盈准备。④0.8%的口服造影剂适宜于中消化道的肠道充盈准备。⑤0.6%的口服造影剂适宜于下消化道的肠道充盈准备。

3)饮用造影剂的量和时间:①上腹检查前0.5小时服水200~300 mL,检查前10分钟服水200~300 mL。②上中腹部:患者于检查前1小时、30分钟各服用300 mL,检查时加服200~300 mL。③下腹部检查前4小时、3小时、2小时分别服用300 mL。检查前1小时排空膀胱1次,加服300 mL,患者自觉膀胱充盈即行CT检查。膀胱造瘘者应夹闭引流管,待膀胱充盈后再做检查。④全腹部检查前4小时、3小时、2小时分别服用300 mL,检查前1小时排空膀胱1次,再服300 mL,患者自觉膀胱充盈后加服300 mL口服造影剂即行CT检查。⑤胰腺CT扫描时,往往出现胰头、胰体、胰尾与胃、十二指肠及空肠部位分辨不清的情况,从而导致诊断困难,为了使胰腺与胃肠道影像区分开来,衬托出胰腺的轮廓与形态,提高诊断正确性,因此选择最优良造影剂浓度及吞服时间帮助医师判断及区分病变与生理解剖部位,提高诊断率。扫描前30分钟口服2%的造影剂300 mL。空肠部分得到充盈满意,达到衬托目的,扫描前加服2%的造影剂200 mL。以达到胃体部及十二指肠空肠完全显示。

4)饮用造影剂的目的:①使胃及十二指肠充盈与邻近组织形成对比度,便于观察胃壁、黏膜及胃腔情况。胃充盈使肠道下移,充分暴露肝、胆、脾、胰。②充盈膀胱与邻近组织形成对比度,便于观察膀胱壁、黏膜及腔内情况,尤其是膀胱腔内充盈缺损性病变的显示。③子宫、附件与邻近组织形成对比度。④胃肠道充分扩张,获得了腹盆腔各段肠道的良好充盈相,有助于胃肠道病变的早期发现、病变的定位和定性,同时因伪影的减少或消除,图像质量明显提高,更有利于实质脏器的显示与观察。

5)饮用造影剂的注意事项:筛查患者无碘变态反应、结石、胰腺炎、出血、严重腹水、排尿困难、重大急诊外伤及禁食、禁水等情况后再指导患者喝碘水。重症胰腺炎、急性消化道出血、穿孔、肠梗阻等患者禁食禁水,对体质较弱、心肺功能不全的患者禁止大量饮水。

(7)检查前用药:必要时扫描前10分钟肌内注射山莨菪碱注射液20 mg,山莨菪碱针为胆碱能神经阻滞药,能对抗乙酰胆碱所致的平滑肌痉挛,使消化道的平滑肌松弛,使胃和肠管充分扩张,以减少胃肠蠕动。青光眼、前列腺肥大、尿潴留等患者禁用。

(8)其他参照普通或增强检查前的护理。

2.检查中的护理要点

(1)体位设计:患者仰卧,足先进,双臂上举伸直,身体尽量置于床面正中间,侧面定位线对准人体正中冠状面。特殊情况可根据观察部位的需要采用侧卧位或俯卧位。

(2)女性盆腔检查时必要时用2%~3%的碘水300~600 mL保留灌肠,使盆腔内的小肠、乙状结肠、直肠显影。

(3)对已婚女性患者,推荐检查时置入阴道气囊或填塞含碘水的纱条,以显示阴道和宫颈的位置。

(4)特殊患者的护理:①严重腹水的患者因横膈受压迫平卧困难,可垫高胸部高度以不影响扫描床进出为准。②神志不清者,需家属陪同(陪护人员进行合理的X线安全防护)。③幼儿检查时护士将室内灯管调暗,家属陪同,防止患儿坠床,同时注意保暖。④CT尿路成像患者进行延迟扫描时,技师可根据肾盂积水情况决定延迟扫描时间,一般 15～30 分钟进行第一次延迟扫描,中、重度积水者 3 小时左右再进行第二次扫描,护士要告知患者延迟扫描时间。⑤为诊断或鉴别肝血管瘤可于注射造影剂后 5～7 分钟再做病灶层面扫描,护士注意提示患者扫描时间。

(5)其他参照普通或增强检查中的护理。

3.检查后的护理

(1)腹部检查前禁食,检查完毕须协助患者下检查床,防止发生低血糖、直立性低血压。

(2)膀胱过度充盈者小便时排泄不易过快、过多,防止发生虚脱和低血压。

(3)检查后可进食。

(4)其他参照普通或增强检查后的护理。

(七)CT 仿真肠镜检查护理要点

CT 仿真肠镜指将螺旋 CT 扫描所获得的原始数据进行后处理,对空腔器官内表面进行三维重建,再利用计算机的模拟导航技术进行腔内观察,并赋予人工伪色彩和不同的光照强度,最后连续回放,即可获得类似纤维肠镜行进和转向直视观察效果的动态重建图像。目前,CT 仿真肠镜检查技术临床应用的可靠性和实用性日趋成熟,在结肠癌定位、定量和定性诊断中发挥着重要的作用,但是检查前肠道的准备和检查中配合的好坏是决定检查成功与否的关键因素。

1.检查前的护理要点

(1)患者评估:排除检查禁忌证(月经期、妊娠期、肠道出血等)。检查前 1 周是否做钡剂检查,评估患者肠道准备及排便情况,判断是否可以进行检查。

(2)饮食准备:患者检查前 1 天吃清淡、无渣饮食(稀饭、面条等),晚餐后禁食,晚八点至零点可饮糖盐水,以减轻患者饥饿感。零点后禁水。

(3)肠道准备。①蓖麻油:取蓖麻油 30 mL,在检查前晚餐后服用,然后饮温开水 800 mL。蓖麻油服后 3～4 小时排便,2～3 次排便后肠道清洁。②番泻叶:番泻叶作用慢,因此要求患者在检查前 1 天午餐后以番泻叶 30 g 用沸开水 500 mL 浸泡 0.5 小时后饮服,番泻叶服后 7～8 小时排便,3～5 次排便后肠道清洁。晚餐后再用 20 g 番泻叶泡水 100 mL 服用,效果更佳。由于导泻作用非肠内所致,故患者常有腹痛、腹胀,甚至血便。因腹泻持续时间较长,因此年龄大、体弱者应慎用。③和爽:规格为 1 包 68.56 g,检查前晚餐后禁食,晚餐后 1 小时给药,1～2 包溶水 2～4 L。以 1 L/h 的速度口服,排出物为透明液体时结束给药,或遵医嘱。④清洁灌肠:对于便秘患者,服用蓖麻油、番泻叶效果不好者,可提前 1 天清洁灌肠再服泻药。

(4)心理准备健康宣教:检查前要耐心、细致地向患者讲解 CT 仿真肠镜检查的必要性和过程,告诉患者此检查无痛苦、无创伤,消除患者紧张心理,取得患者信任与配合,完成检查。

(5)呼吸训练:指导患者扫描时正确屏气,避免产生呼吸伪影,影响图像质量。

(6)检查前用药:扫描前 30 分钟肌内注射山莨菪碱注射液 10～20 mg,以抑制肠道痉挛,降低管壁张力,充分扩张肠管,减少因肠蠕动而造成的伪影,注射前询问患者有无禁忌证。

(7)其他参照普通或增强检查前的护理。

2.检查中的护理要点

(1)物品准备:双腔止血导尿管(18～20 号)1 根、20 mL 空针 1 副、血压计球囊 1 个、止血钳子 1 把、液状石蜡(石蜡油)、棉签 1 包、纱布 2 张、手纸、治疗巾 1 张。

(2)左侧卧位:双下肢弯曲,臀部垫治疗巾;选择双腔止血导尿管(18～20 号),充分润滑导管前端及肛门口,呈螺旋式插入肛门 6～10 cm,气囊内注入 10 mL 气体。

(3)充气体位:取左侧、右侧、俯卧位经肛门注入空气(1 000～1 200 mL)充盈肠道,总注气量因人而异,以结肠充分扩张,患者感觉轻微腹胀为宜,嘱患者尽量控制排气。保留肛管,在定位片上观察结肠管充气情况,以基本显示各段结肠(八段法:直肠、乙状结肠、降结肠、脾曲、横结肠、肝曲、升结肠、盲肠)作为充盈良好的参照;如果结肠充气不理想,可继续追加一次,当患者诉腹胀明显时停止打气,夹闭导管,嘱患者平卧,立即行 CT 扫描,扫描时嘱患者平静吸气后屏气。

(4)观察病情:肠道充气时根据患者具体情况,注意打气的速度、压力和插管深度,打气时主动与患者交流,询问患者的感觉,有无头晕、恶心、腹痛,观察患者面色等。

(5)扫描时发现肠腔内有液平面时立即俯卧位扫描。

(6)扫描完毕图像质量符合要求后通过尿管抽出肠腔内气体,抽出气囊内气体。观察有无腹胀、腹痛、呃逆等症状。拔出尿管,清洁肛门。

(7)其他参照普通或增强检查中的护理。

3.检查后的护理要点

(1)扫描结束后留观 30 分钟。密切观察腹部体征。

(2)肌内注射山莨菪碱注射液的患者检查结束待肠蠕动恢复、肛门排气后方可进食。

(3)腹部胀气时可按顺时针方向按摩,加速气体排出,减轻腹胀。对检查结束后出现腹痛、腹胀明显者,应严密观察病情变化,并指导适当走动。并交代患者如腹部异常、不适立即就诊。

(4)为避免发生低血糖反应,必要时可静脉补液。

(5)其他参照普通或增强检查后的护理。

(八)CT 仿真胃镜检查护理要点

胃溃疡和胃癌是消化科常见的疾病,以往主要依赖于胃镜或 X 线钡剂检查。胃镜检查仅能观察病灶的腔内改变,在有食管狭窄的患者,胃镜无法顺利通过,无法明确病灶下端的情况;胃镜和 X 线钡剂对于病灶的浸润程度和病灶与周围脏器的关系以及远处转移的情况都无法明确。CT 仿真胃镜检查可以弥补上述缺陷。

1.检查前的准备要点

(1)饮食准备:检查前 1 天晚上吃少渣易消化的食物,晚八点后禁食,零点后禁饮。

(2)消化道准备:如遇幽门梗阻患者,在检查前 1 天晚上洗胃,彻底洗净胃内容物,直到冲洗液清晰为止。幽门梗阻患者不能在当天洗胃,因洗胃后可导致胃黏膜颜色改变,影响诊断。

(3)患者评估:排除检查禁忌证(胃出血、穿孔等)。评估患者消化道准备情况,判断是否可以进行检查。

(4)心理护理、健康宣教:向患者讲解整个检查过程及身体感受,缓解患者紧张情绪,使其主动配合检查。

(5)呼吸训练:指导患者扫描时正确屏气,避免产生呼吸伪影而影响图像质量。

(6)检查前用药:扫描前 30 分钟肌内注射山莨菪碱注射液 10～20 mg。注射前询问患者有无前列腺疾病、青光眼等禁忌证。

(7)其他参照普通或增强检查前的护理。

2.检查中的护理要点

(1)体位设计:常规为患者仰卧,足先进,双臂上举伸直,身体尽量置于床面正中间,侧位定位线对准人体正中冠状面。特殊情况可根据观察部位的需要采用侧卧位或俯卧位。

(2)口服产气剂:检查时先设计好体位,嘱患者口服产气剂 1～2 包后快速仰卧位扫描。发现液平面时再俯卧位扫描。

(3)呼吸配合:扫描时在技师的口令下配合吸气与屏气,扫描时勿打嗝。

(4)其他参照普通或增强检查中的护理。

3.检查后的护理要点

(1)检查后指导患者休息 15～30 分钟无不适后方可离开。

(2)肌内注射山莨菪碱注射液的患者检查后待肠蠕动恢复、肛门排气后方可进食。

(3)为了避免引起低血糖反应,必要时可静脉补充液体。

(4)其他参照普通或增强检查后的护理。

(王佃芹)

第六章

手术室护理

第一节　手术室护理概述

手术室护理工作的内容主要为手术室管理和手术患者的护理。

手术室管理包括对手术室设施、仪器设备、手术器械、周围环境、常用药品的管理,要求物品配备齐全、功能完好并处于备用状态。手术间内部设施、温控、湿控应当符合环境卫生学管理和医院感染控制的基本要求。

手术室护理工作具有高风险、高强度、高应急等特点,因此必须与临床科室等有关部门加强联系,有效预防手术患者在手术过程中的意外伤害,保证手术患者的安全和围术期各项工作的顺利进行。

手术室护理实施以手术患者为中心的整体护理模式,各岗位人员各司其职,但又需相互密切合作,共同完成护理任务。

一、手术室巡回护士

(一)手术前一天

1.术前访视

术前一天至病房访视手术患者,有异常、特殊情况及时交班。

2.术前用物检查

检查灭菌手术用物是否符合规范、准备齐全,检查次日手术所用仪器、设备的性能是否正常,检查次日手术的特殊需求是否满足(如骨科和脑外科特殊体位的手术床准备)。

(二)手术当天

1.术前

(1)检查手术灭菌包的有效期和室内各类用物、仪器设备、医用气体是否齐全;调节室内温度、湿度,做好环境准备;检查室内恒温箱是否调节至适当温度。

(2)手术室巡回护士核对手术通知单无误后,手术室工作人员(一般为工勤人员)至病房接手术患者。病房护士陪同手术患者至手术室半限制区,与手术室巡回护士进行手术患者交接,共同核对手术患者的身份、手术信息、术前准备情况及所带入用物,正确填写《手术患者交接单》并签名,护理人员适时进行心理护理。

（3）手术室巡回护士将手术患者转运至手术间内的手术床上，做好防坠床措施，协助麻醉医师施行麻醉。

（4）按医嘱正确冲配抗生素，严格执行用药查对制度，并于划皮前30～60分钟给药。

（5）协助洗手护士穿无菌衣。提供手术操作中所需的无菌物品（如手套、缝针）。

（6）与洗手护士共同执行手术物品清点制度。按规范正确清点纱布、器械、缝针等术中用物的数量、完整性，及时、正确地记录清点内容并签字。

（7）严格执行手术安全核查制度。在麻醉前、手术划皮前，手术室巡回护士、手术医师、麻醉医师共同按《手术安全核查表》内容逐项核查、确认并签字。

（8）尽量在手术患者麻醉后进行手术护理操作，如留置导尿管、放置肛温测温装置，尽量减少手术患者的疼痛。操作时注意保护患者的隐私。

（9）正确放置手术体位，充分暴露术野；妥善固定患者的肢体，将约束带的松紧度调节适宜，维持肢体功能位，防止受压；保持床单平整、干燥、无褶皱；调节头架、手术操作台的高度；调整无影灯的位置、亮度。

（10）正确连接高频电刀、负压吸引器、外科超声装置、腹腔镜等手术仪器设备，划皮前完成仪器设备自检，把仪器脚踏放置在适宜的位置；完成手术仪器使用前的准备工作，例如，正确粘贴高频电刀电极板、环扎止血仪器的止血袖带。

（11）督查手术人员执行无菌操作规范的情况，如手术医师外科洗手、手术部位皮肤消毒、铺无菌手术巾的操作，及时指出违规行为。

2.术中

（1）维持手术间室内环境整洁、安静、有序。严格督查手术医师、洗手护士、麻醉医师、参观手术人员、实习学生遵守无菌操作原则、消毒隔离制度和手术室参观制度。

（2）密切关注手术进展，调整无影灯的灯光，及时供给手术操作中临时需求的无菌物品（如器械、缝针、纱布、吻合器、植入物），并记录。

（3）注意手术患者的生命体征波动。保持静脉输液通路、动脉测压通路、静脉测压通路、导尿管等通畅；观察吸引瓶中的液体量，及时提示手术医师术中出血量；定时检查、调整手术患者的手术体位，防止闭合性压疮的发生。

（4）术中输液、输血、用药必须严格遵守用药查对制度。对紧急情况下执行的术中口头医嘱，手术室巡回护士应复述2遍后经确认再执行，术后手术医师必须补医嘱。

（5）熟练操作术中所需仪器设备。例如，正确调节高频电刀、超声刀、心脏除颤仪等仪器设备的参数，排除变温毯的故障，拆装电钻。

（6）手术中在非手术部位盖大小适宜的棉上衣。术中冲洗体腔的盐水水温必须为35～37 ℃。在大手术中或对年老体弱的患者，根据现有条件，加用保温装置（温水循环热毯或热空气装置）。

（7）术中及时与洗手护士、手术医师核对手术标本，然后把手术标本放入标本袋（特殊情况除外）。如须快速用手术标本做冰冻切片检验，必须及早送检。

（8）术中发生应急事件（如停电、心脏停搏、变态反应），应及时按照手术室应急预案，积极配合抢救，挽救患者的生命。

（9）与洗手护士在关闭腔隙前、关闭腔隙后及缝皮后共同执行手术物品清点制度，按规范正确清点术中用物，检查其完整性，正确、及时地记录并签字确认。

（10）准确、及时地书写各类手术室护理文件和表单。

3.术后

（1）协助医师包扎手术切口，擦净血迹，评估患者的皮肤情况，采取保暖措施，妥善固定肢体，执行防坠床措施。固定各种引流管及其他管道，防止滑脱，待麻醉医师记录尿量后，将尿袋内的尿液放空。

（2）手术患者离开手术间前，手术室巡回护士、手术医师、麻醉医师共同再按《手术安全核查表》《手术患者交接单》的内容逐项核查、确认、签字。

（3）手术人员协同将手术患者安全转运至接送车，并将手术患者的病历、未用药品、影像学资料等物品随手术患者带回病房或监护室。

（4）严格执行手术室标本管理制度。手术室巡回护士、手术医师、洗手护士再次核对手术标本，正确保存、登记、送检。

（5）清洁、整理手术间的设施、设备、仪器，填写使用情况登记手册。将所有物品归原位，更换手术床床单及被套，添加手术间常用的一次性灭菌物品，如手套、缝线。若为感染手术，则按感染手术处理规范进行操作。

（6）正确填写各种手术收费单。

二、手术室洗手护士

（一）手术前一天

（1）了解手术情况：了解次日手术患者的病情、手术方式、手术步骤及所需特殊器械、物品、仪器设备。

（2）协助巡回护士检查术前用物。

（二）手术当天

1.术前

（1）协助巡回护士检查灭菌器械、敷料包是否符合规范、准备齐全；准备手术所需的一次性无菌用品，包括各类缝针、引流管、止血用物和特殊器械等；准备次日手术所用仪器、设备。

（2）严格按照查对制度检查无菌器械包和敷料包的有效期、包外化学指示胶带及外包装的完整性，检查无菌器械包和敷料包是否潮湿及被污染。在打开无菌器械包和敷料包后，检查包内化学指示卡。严格按照无菌原则打开器械包和敷料包。

（3）提前15分钟按规范洗手，穿无菌手术衣，戴无菌手套。

（4）与巡回护士共同执行手术物品清点制度。按规范正确清点纱布、器械、缝针等术中用物，检查其完整性，按规范铺手术器械台。

（5）协助并督查手术医师按规范铺无菌巾，协助手术医师系无菌手术衣带、戴无菌手套。

（6）严格按照无菌原则将高频电刀、负压吸引器、外科超声装置、腹腔镜等的连接管路或手柄连接线交予巡回护士连接，并妥善固定在手术无菌区域。

2.术中

（1）严格执行无菌操作，遇打开空腔脏器的手术，须把碘纱布垫于其周围。及时回收和处理相关器械，关闭空腔脏器后更换手套和器械。

（2）密切关注手术进展及需求，主动、正确、及时地传递器械、敷料及针线等。

（3）及时取回暂时不用的器械，擦净血迹；及时收集线头；如果无菌巾浸湿，及时更换无菌巾或加盖,手术全程保持手术操作台无菌、干燥、整洁。

(4)密切关注手术进展,若术中突发大出血、心搏骤停等意外情况,沉着冷静,积极配合手术。

(5)密切注意手术器械等物品的功能性与完整性,发现问题及时更换;规范精密器械的使用与操作。

(6)正确与手术医师核对并保管术中取下的标本,按标本管理制度及时交予巡回护士。

(7)妥善保管术中的自体骨、异体骨、移植组织或器官,不得遗失或污染。

(8)正确管理术中外科用电设备的使用,防止电灼伤患者和手术人员。

(9)术中手术台上需要用药时,按查对制度抽取药物,并传递给手术医师。

(10)术中需要使用外科吻合器、手术植入物时,应及时向巡回护士通报型号、规格及数量,与手术医师、巡回护士共同核对后,方能在无菌区域使用。

(11)与巡回护士在关闭腔隙前、关闭腔隙后及缝皮后分别按手术用物清点规范正确清点术中用物并检查其完整性。

3.术后

(1)协助巡回护士做好手术患者的基础护理工作,并协助将患者安全转运至接送车上。

(2)按手术用物清点规范,在手术物品清点记录单上签字。

(3)与手术医师、巡回护士共同核对手术标本。

(4)对常规器械、专科器械和腹腔镜器械等进行规范清洗和处理,对精密器械和贵重器械单独进行规范清洗和处理;若手术为感染手术,则按感染手术处理规范对器械、敷料等物品进行处理。

三、手术室器械护士

(1)每天上午检查灭菌物品的有效期、包外化学指示胶带及外包装情况,清点手术器械包与敷料包,及时补充一次性消毒和灭菌物品。

(2)检查包装,保持灭菌区和无菌物品存放区清洁,保持敷料柜和无菌用品柜上用物排列整齐、定位放置、标签醒目。把无菌用品柜上的无菌包和一次性消毒和灭菌物品按失效日期的先后顺序排列。

(3)检查与核对每包手术器械的清洁度、完好性,对损坏或功能不良的器械进行更换或及时送修。

(4)负责待灭菌器械及物品的包装,选择正确的包装方法及材料,按规定放置包外及包内化学指示胶带,并填写灭菌物品包装的标识,若遇硬质容器还应检查安全闭锁装置。

(5)负责每天真空压力蒸汽灭菌、过氧化氢低温等离子灭菌和环氧乙烷灭菌的技术操作,保证及时供应灭菌手术物品。

(6)根据手术通知单准备并发放次日手术用器械、敷料,如需特殊手术器械,应立即灭菌,灭菌后发放。如需植入物及植入性手术器械,应在生物监测合格后发放。

(7)负责外来器械及手术植入物的接收、清点、清洗、核对、消毒、灭菌、登记、发放工作。

(8)负责手术器械的借物管理,严格执行借物管理制度。

(9)对清洗、消毒、灭菌操作过程,日常监测和定期监测进行具有可追溯性的记录,保存清洗、消毒监测资料和记录不少于 6 个月,保留灭菌质量监测资料和记录不少于 3 年。

(10)专人负责管理精密器械与贵重器械,并督查各专科组员进行保养管理工作,并做相应的记录。

(11)与各专科组长之间保持沟通,了解临床器械的使用情况,每半年对器械进行一次保养工作。

(12)根据持续质量改进制度及措施,发现问题及时处理,认真执行灭菌物品召回制度。

四、手术室值班护士

(1)与日班护士交班前,完成手术间内物品基数、体位垫、贵重仪器及值班备用物品的清点和核对,做到数量相符、定位放置并登记签名。核对所有术中留取标本,确认手术标本、病理申请单、标本送检登记本的书写内容一致。

(2)与日班护士交班前,按次日手术通知单检查并核对次日手术所需器械、敷料及特殊手术用物;检查灭菌包的有效期、灭菌效果及是否按失效日期进行排列。

(3)与日班护士交接班,全面了解手术室内的各种情况,做到心中有数。

(4)根据轻重缓急,合理安排并完成急诊手术,积极并正确地应对可能出现的各种突发事件,遇到重大问题,及时与医院总值班人员或手术室护士长取得联系。

(5)仔细核对次日第一台手术患者的姓名、病区床号和住院号,如信息缺失或错误,应及时与相关病房护士和手术医师取得沟通。

(6)值班过程中,若接到次日改变手术安排的通知,应及时向手术室护士长及麻醉科汇报,征得同意,通知供应室,更换器械、敷料,准备特殊手术用物,并做好次日的晨间交班。

(7)临睡前仔细巡视手术室,负责手术间内所有物品、仪器、设备归于原位。认真检查手术室内所有门、窗、消防通道、中心供气、中心负压、灭菌锅等的开关的关闭情况,及时发现问题并处理。

(8)次日早晨巡视手术间,检查特殊手术用物是否处于备用状态(如C形臂机、显微镜、腹腔镜、体外变温毯)。开启室内恒温箱,调节至适当温度并放置0.9%的生理盐水。检查洗手用品(如手刷、洗手液)是否处于备用状态。

(9)负责检查待灭菌器械的灭菌状况,保证次日第一台手术器械的正常使用。

(10)按照手术通知单顺序,安排接手术患者。迎接第一台手术患者入室,核对手术患者的身份、手术信息、术前准备情况及所带入用物,正确填写《手术患者交接单》并签名。做好防坠床和保暖工作,进行心理护理。

(11)完成手术室护理值班交班本的填写,要书写认真,字迹清楚,简明扼要,内容包括手术室巡视结果、物品及手术标本清点结果、当天手术器械及特殊手术用物的准备情况等。

(12)值班护士参加手术室晨间交班,汇报相关值班内容。

五、手术室感染监控护士

(1)每天对含氯消毒剂的浓度进行监测。每周至少对戊二醛的浓度监测一次。每月对手术室的空气、无菌物品及器械、化学灭菌剂、物体表面和手术人员的手进行细菌培养监测。每半年对紫外线灯管强度进行监测。

(2)负责收集、整理、分析相关监测数据和结果,将化验报告单按时间顺序进行粘贴并保存;一旦细菌培养监测不合格,应及时告知护士长,查明原因,采取有效措施后,再次进行细菌培养监测,直至合格。

(3)负责将细菌培养监测的数据和结果报告护士长和医院感染控制部门。

(4)监督和检查手术室的消毒隔离措施及手术人员的无菌操作技术,对违反操作规程或可能污染环节应及时纠正,并与护士长一同制订有效的防范措施。

(5)完成手术室及医院感染知识的宣传和教育工作。

六、手术室护理教学工作

(1)手术室护士长根据手术室护理教学计划与实习大纲及实习护士的学历层次,制订手术室临床带教计划,包括确立具体教学目标、教学任务、考核内容与方法,并安排教学日程。

(2)完成手术室环境、规章制度、手术室工作内容、常用手术器械、手术体位、基本手术配合等手术室专科理论教学,达到手术室护理教学计划与实习大纲的要求。

(3)进行手术室专科操作技能教学,完成外科洗手、铺无菌器械台等基本手术室操作的示教与指导;带领实习护士熟悉各种中小手术的洗手及巡回工作,并逐步带实习护士独立参加常见中小手术的洗手工作。

(4)带领实习护士参与腹腔镜手术,泌尿外科、神经外科等的大型疑难手术的见习。

(5)带领实习护士参与供应室工作,完成供应室布局、器械护士的工作、常用消毒和灭菌方法及监测等的理论教学,并指导实习护士参与待灭菌器械及物品的包装等操作。

(6)开展手术室专科安全理论教育,防止实习护士发生护理差错和事故。

(7)及时与手术室护士、实习护士进行沟通,了解实习护士的学习效果,反馈信息和思想动态,及时并正确解答实习护士所提问题,满足合理的学习要求。

(8)负责组织实习护士总复习,完成手术室专业理论、专科技术操作考核;完成《实习考核与鉴定意见》的填写。

(9)进行评教评学,征求实习护士对手术室护理教学及管理的建议和意见,提出整改措施,及时向护士长及科护士长反映实习期间存在的问题。

七、手术室护理管理工作

手术室护士长作为手术室的主要管理者,全面负责手术室的护理管理工作,保证手术室的工作效率和有效运转。

(1)全面负责手术室的护理行政管理、临床护理管理、护理教研管理及对外交流。

(2)制定手术室护理工作制度和各级各班各岗位护理人员职责、手术室护理操作常规、护理质量考核标准,督查执行情况,并进行考核。负责组织手术室工勤人员的培训和考核。

(3)合理进行手术室护理人员排班,根据人员情况和手术特点科学地进行人力资源调配。定期评估人力资源的使用情况,负责向护理部提交人力资源申请计划。合理地进行手术室人才梯队建设。

(4)每天巡视、检查并评估手术配合护理质量和岗位职责履行情况,参加并指导临床工作。检查手术室环境的清洁卫生和消毒工作,检查工勤人员的工作质量。

(5)定期组织与开展科室的业务学习并进行考核,关注学科及专业的发展动态。负责组织和领导科室的护理科研成果的推广和护理新技术的应用工作。

(6)对手术室护理工作中发生的隐患、差错或意外事件,组织相关人员分析原因并提出整改措施和处理意见,并及时上报护理部。

（7）填报各类手术量统计报表，与手术医师及其他科室领导进行沟通和合作。

（8）负责手术室仪器设备、手术器械购置的评估和申报。定期检查并核对科室物资、一次性耗材的领用和耗用情况，做好登记，控制成本。

（张　嫚）

第二节　手术室应急情况处理

一、心搏骤停

心搏骤停是指各种原因（如急性心肌缺血、电击、急性中毒）导致心脏突然停止搏动，有效泵血功能消失，造成全身循环中断、呼吸停止和意识丧失而引起全身严重缺血、缺氧。一旦发生手术患者心搏骤停，手术团队成员应第一时间进行快速判断，并实施心肺复苏。

（一）术中发生心搏骤停的原因

1.各种心脏病

各种心脏病，如心肌梗死、心肌病、心肌炎、严重心律失常、严重瓣膜疾病。

2.麻醉意外

术中麻醉过深，或大量应用肌松剂，或气管插管引起迷走神经兴奋性升高，使原来有病变的心脏突然停跳。

3.药物中毒或变态反应

常见的术中药物中毒有局麻药（普鲁卡因胺）中毒，常见的术中变态反应有抗生素变态反应、术中血液制品变态反应等。

4.心脏压塞

心脏外科手术中，如术中未完全止血或术中出血，未及时将血引流出心包，易形成血块而导致心脏压塞。

5.血压骤降

血压骤降，如快速大量失血、失液，或术中使用过量的扩血管药物，可使手术患者的血压骤降至零，心搏骤停。

（二）心肺复苏的实施

心肺复苏（cardiopulmonary resuscitation，CPR）是针对呼吸、心跳停止的急症危重患者所采取的关键抢救措施，即胸外按压形成暂时的人工循环并恢复自主搏动，采用人工呼吸代替自主呼吸，快速电除颤转复心室颤动，尽早使用血管活性药物恢复自主循环的急救技术。若手术患者由心脏压塞引起心跳、呼吸骤停，应当马上施行手术，清除心包血块。对心跳、呼吸骤停的急救有效的指标：触及大动脉搏动，收缩压 8.0 kPa（60 mmHg）以上；皮肤、口唇、甲床的颜色由紫转红；瞳孔缩小，对光反射恢复，睫毛反射恢复；自主呼吸恢复；心电图表现室颤波由细变粗。

1.迅速评估

如果患者为术中已实施麻醉监护的手术患者，可以通过监护仪实时监测数据和触摸颈动脉搏动，判断脉搏和呼吸；但不可反复观察心电示波，丧失抢救时机；如果为术中未实施麻醉监护的手术患者,则手术室护士或手术医师应迅速判断其意识反应、脉搏和呼吸情况,若手术患者意识丧失,变为深昏迷,呼之不应,手术室护士或手术医师要用2根或3根手指触摸患者的喉结再滑向一侧,于此平面的胸锁乳突肌前缘的凹陷处,触摸颈动脉搏动,检查至少5秒,但不要超过10秒,如果10秒内没有明确地感受到脉搏,应启动心肺复苏应急预案。

2.启动心肺复苏应急预案

如果麻醉师在场,手术室护士应配合麻醉师和手术医师一同进行心肺复苏。如果患者为局麻手术患者,手术室巡回护士应当立刻呼叫麻醉师来帮助,同时协助手术医师开始心肺复苏。

3.胸外按压及呼吸复苏

(1)胸部按压:抢救者站于手术患者的一侧,使手术患者仰卧在坚固、平坦的手术床上,如果手术患者取特殊体位(如俯卧位、侧卧位),手术团队应将其翻转为仰卧位,翻转时应尽量使其头部、颈部和躯干保持在一条直线上。抢救者一只手的掌根放在手术患者胸部的中央,另一只手的掌根置于第一只手上,伸直双臂,使双肩位于双手的正上方。要用力、快速按压,胸骨下陷至少5 cm,按压频率每分钟至少100次,每次按压后让胸壁完全回弹,尽量减少按压中断。

(2)开放气道,进行呼吸支持:如果已给手术患者置气管插管,则应使用呼吸机或简易人工呼吸器进行呼吸支持。如果未给手术患者置气管插管,则手术室护士应协助麻醉师或手术医师用仰头提颏法和推举下颌法开放气道,同时给予人工呼吸面罩做呼吸支持,同时应尽快实施气管内插管,连接呼吸器或麻醉机。

仰头提颏法是指抢救者一只手置于手术患者的前额,用手掌推动,使其头部后仰,另一只的手指置于颏附近的下颌下方,提起下颌,使颏上抬。推举下颌法是指抢救者同时托起手术患者的左下颌、右下颌,无须仰头,当手术患者存在脊柱损伤的可能时,应选择推举下颌法开放气道。

(3)胸内心脏按压:在胸外心脏按压无效的情况下,可实施胸内心脏按压。应用无菌器械,局部消毒,于左第4肋间前外侧切口进胸,膈神经前纵向剪开心包,正确地施行单手或双手心脏按压术。一般用单手按压时,拇指和大鱼际紧贴右心室的表面,其余4指紧贴左心室后面,均匀用力,有节奏地进行按压和放松,每分钟60～80次。双手胸内心脏按压用于心脏扩大、心室肥厚者。抢救者把左手放在右心室面,把右手放在左心室面,用双手手掌向心脏做对合按压,其余与单手胸内心脏按压相同。切勿用手指尖按压心脏,以防止心肌和冠状血管损伤。术后彻底止血,置胸腔引流管。

(三)电除颤

部分循环骤停的手术患者实际上是心室颤动。在心脏按压过程中,对出现心室颤动者随时进行电击除颤,使其恢复窦性节律。

1.胸外除颤

将除颤电极包上盐水纱布或涂上导电膏,把一个电极放在患者胸部右上方(锁骨正下方),把另一个电极放在左乳头下(心尖部),对成人一般选用200～400 J,对儿童选用50～200 J。第一次除颤无效时,可酌情加大能量,再次除颤。

2.胸内除颤

术中或开胸抢救时使用胸内除颤电极板,电极板蘸以生理盐水,在左、右两侧夹紧心脏,对成人用10～30 J,放电后立即观察心电监护波形,了解除颤效果。

二、外科休克

休克是一种急性的综合征,是指各种强烈致病因素作用于机体,使循环功能急剧减退,组织器官的微循环灌流严重不足,导致细胞缺氧和细胞功能障碍,以至重要生命器官的功能、代谢发生严重障碍的全身危重病理过程。休克分为低血容量性、感染性、心源性、神经性和变应性休克。其中低血容量休克是在手术患者中最常见的休克类型,由于体内或血管内血液、血浆或体液等大量丢失,有效血容量急剧减少,血压降低和产生微循环障碍。脾破裂出血、肝破裂出血、宫外孕出血、四肢外伤、术中大出血等可造成低血容量性休克。

(一)低血容量性休克的临床表现

早期患者出现精神紧张或烦躁,面色苍白,出冷汗,肢端湿冷,心跳加快,血压稍高。晚期患者出现血压下降,收缩压<10.7 kPa(80 mmHg),脉压<2.7 kPa(20 mmHg),心率加快,脉搏细速,烦躁不安或表情淡漠,严重者出现昏迷、呼吸急促、发绀、尿少,甚至无尿。

(二)低血容量性休克的急救措施

休克的预后取决于病情的轻重程度、抢救得是否及时、抢救措施是否得力。所以一旦手术患者发生低血容量性休克,手术室护士应采取以下护理措施,协助手术医师、麻醉师,共同对手术患者进行急救。

1.一般护理措施

休克的手术患者被送入手术室后,首先应维持手术患者的呼吸道通畅,同时使其仰卧于手术床上并给予吸氧;选择留置针,迅速建立静脉通路,保证补液速度;调高手术间温度,为手术患者盖棉被,同时可使用变温毯等主动升温装置,维持手术患者的正常体温。

2.补充血容量

治疗低血容量休克的首要措施是迅速补充血容量,短期内快速输入生理盐水、右旋糖酐、全血或血浆、清蛋白以维持有效回心血量。同时正确地评估失液量,可以根据临床症状、中心静脉压、尿量和术中出血量等进行判断。对休克患者术前必须常规留置导尿管,以备记录尿量。术中出血量包括引流瓶内的血量及血纱布上的血量,巡回护士应正确评估、计算术中出血量后告知手术医师。在快速补液时,手术室护士应密切观察手术患者的心肺功能,防止急性心力衰竭;在给手术患者输注库血前,要适当给库血加温,预防术中低体温的发生。

3.积极处理原发病

(1)术前大量出血引起休克:对术前因肝破裂出血、脾破裂出血、宫外孕出血等而休克的患者,手术团队成员应分秒必争,立即实施手术以止血。

(2)四肢外伤引起休克:手术室护士事先准备止血带,并协助手术医师及时环扎止血带,并记录使用的起止时间。

(3)术中大出血:洗手护士在无菌区内做好应急配合,密切关注术野,协助手术医师采取各种止血措施,传递器械、缝针时应确保动作迅速、准确。巡回护士应及时向洗手护士提供各类止血物品和缝针,与麻醉师共同准备并核对血液制品。

(4)剖宫产术中发生大出血:手术医师可以通过按摩子宫、使用缩宫素、缝扎等方式进行止血,巡回护士应及时准备缩宫素等增强子宫收缩的药物。如遇胎盘滞留或胎盘、胎膜残留的情况,洗手护士应配合手术医师尽快徒手剥离胎盘、控制出血,若未能有效控制出血,在输血、抗休克的同时,行子宫次全切除术或全子宫切除术,巡回护士应及时给洗手护士提供手术器械、敷料及特殊用物,并准确地清点和记录添加的器械和纱布。

4.及时执行医嘱

在抢救手术患者的紧急情况下,巡回护士可以执行手术医师的口头医嘱,执行前必须复述,得到确认后方可执行。

5.做好病情观察及记录

注意观察手术患者的生命体征,记录出入量(输血量、输液量、尿量、出血量、引流量等),记录各类抢救措施、术中用药及病情变化。

三、输血反应

输血是临床抢救患者、治疗疾病的有效措施,在外科手术领域应用较广。一般情况下输血是安全的,但仍有部分患者在输血或输入某些血液制品后出现各种反应,可能由供者、受者的血细胞表面同种异型抗原型别不同所致。常见的输血反应为 ABO 血型不符导致的溶血反应,除了溶血反应,还有非溶血性反应(即发热反应、变态反应)。

(一)溶血反应

溶血反应是最严重的输血反应,死亡率高达 70% 以上。发生溶血反应的患者,临床表现与发病时间、输血量、输血速度、血型、溶血的程度密切相关而且差异性大。术中全麻患者较早出现的征象是术野出血、渗血和不明原因的低血压、无尿。

(二)发热反应

发热反应是最常见的非溶血性输血反应,发生率可达 40%。发热反应通常在输血后1.5~2.0 小时发生,症状可持续 0.5~2.0 小时,其主要表现为输血过程中手术患者发热、打寒战。如遇发生发热反应的手术患者,立即终止输血,用解热镇痛药或糖皮质激素处理。造成该不良反应的原因有血液或血制品中有致热原,受血者多次受血后产生同种白细胞和/或血小板抗体。

(三)变态反应

变态反应是输血常见的并发症之一,发生在输血过程中或输血后数分钟,临床表现为受血者出现荨麻疹、血管神经性水肿,重者有全身皮疹、喉头水肿、支气管痉挛、血压下降等。造成该不良反应的原因有所输血液或血制品含变应原,受血者本身为高过敏体质或因多次受血而产生变态反应。

(四)对输血反应的急救措施

一旦发生输血反应,应立即停止输血,更换全部输液管路。遵医嘱进行抗变态反应等治疗,紧急情况下,手术医师可以下口头医嘱,但护士必须完整复述口头医嘱,得到确认后方可执行。将未输完的血液制品及管道妥善保存,送输血科。

四、火灾

手术室发生火灾虽然罕见,但是如果手术室工作人员忽视防火安全管理,操作不规范,火灾就可能发生。因此手术室工作人员要充分认识到火灾的危险性,提高手术室火灾防范意识,防止发生火灾,并制定火灾应急预案,一旦发生火灾,将损失降至最低。

(一)手术室发生火灾的危险因素

1.火源

(1)手术室内有多种仪器设备,如电刀、激光、光纤灯源、无影灯、电脑、消毒器,设备及线路老化、破损发生漏电、短路,接头接触不良,使用后忘记关闭电源等,均是手术室发生火灾的导火索。

(2)手术室相对封闭的空间:如果通风不良、湿度过低,物体间相互摩擦极易产生静电,遇可燃物或助燃剂即可能导致火灾。

(3)高危设备的使用不当:如高频电刀在使用时会产生很高的局部温度,输出功率越高,产生温度也越高,遇到高浓度氧和乙醇时就会诱发燃烧。

2.氧气

氧气是最常见的助燃剂。患者在手术过程中一般需持续供氧,故手术室中特别是在患者头部可有局部高氧环境。术中采用面罩吸氧,密闭不严造成无菌巾下腔隙中的氧达到较高的浓度,可燃物在此环境中很容易燃烧。

3.可燃物

手术室内可燃物很多,有乙醇、碘酊、无菌巾、纱布、棉球、胶布等,乙醇挥发和氧气浓度增大可形成一种极易燃烧的混合物,一旦有火源就能燃烧,严重者可引起爆炸。

(二)手术室火灾的预防措施

1.加强手术室管理

改进手术室的通风设备,防止氧气和乙醇在空气中积聚的浓度过高;定期对仪器设备、线路进行维护和检修;氧气瓶口、压力表上应防油、防火,不可缠绕胶布或将其存放在高温处,使用完毕立即关好阀门;制定手术室防火安全制度及火灾应急预案;在手术室内放置灭火器材,保证消防通道通畅。

2.加强术中管理

使用电刀时严格控制输出功率,严禁超出电刀使用的安全值范围;使用乙醇或碘酊消毒时,不可过湿擦拭,待其挥发完全后再开始使用电刀;使用任何带电的仪器设备前,必须确定不处在高氧环境中,使用完毕及时关闭电源;对需要面罩吸氧的手术患者,应尽量给予低流量吸氧。

3.加强手术室工作人员的消防安全意识

树立防患于未然的观念,杜绝火灾隐患,防止发生火灾。组织全体医务人员学习一些基本的防火灭火安全知识,掌握灭火器材的使用方法。手术室配备的灭火器主要是二氧化碳灭火器,适合扑灭易燃液体、可燃气体、带电物质引起的火。

(三)手术室火灾的应急预案及处理

1.原则

原则是早发现,早报警,早扑救,及时疏散人员,抢救物资,各方合作,迅速扑灭火灾。

2.现场人员应对火灾的4个步骤

(1)救援:组织患者及工作人员及时离开火灾现场;对于不能行走的患者,采用抬、背、抱等方式转移。

(2)报警:利用就近电话迅速向医院火灾应急部门报警及拨打"119"报警,有条件者按响消防报警按钮,迅速向火灾监控中心报警;在拨打"119"报警时讲清单位、楼层/部门、起火部位、火势大小、燃烧的物质和报警人的姓名,并通知邻近部门关上门窗、熟悉灭火计划和随时准备接收患者;与此同时,即刻向保卫科、院办、主管副院长汇报,并派人在医院门口接应和引导消防车进入火灾现场。

(3)限制:关上火灾区域的门、窗、分区防火门,防止火势蔓延。

(4)灭火或疏散:如果火势不大,用灭火器材灭火;如果火势过猛,按疏散计划,及时组织患者和其他人员撤离现场。

3.救助人员灭火、疏散的步骤

救助人员接到报警而到达后,立即采取以下步骤展开灭火和疏散。

(1)报警通报:立即通知所有相关领导、部门及可能殃及的区域,要求相关人员到位,启动相应流程,做好灭火和疏散准备。

(2)灭火:①确定火场情况,做到"三查三看"。一查火场是否有人被困,二查燃烧的是什么物质,三查从哪里到火场最近;一看火烟,定风向、定火势、定性质,二看建筑,定结构、定通路,三看环境,定重点、定人力、定路线。②在扑救中,参加人员必须自觉服从现场最高负责人的指挥,沉着、机智,正确地使用灭火器材,做到先控制、后扑灭。③抓住灭火的有利时机,对存放精密仪器、昂贵物资的部位,应集中使用灭火器灭火,一举将火灾扑灭在初起阶段。④有些物品在燃烧过程中可产生有毒气体,扑救时应采取防毒措施,例如,使用氧气呼吸面罩,用湿毛巾、口罩捂住口鼻。

(3)疏散:积极抢救受火灾威胁的人员,应根据救人任务和现有的灭火力量,首先组织人员救人,同时部署一定力量灭火,在力量不足的情况下,应将主要力量投入救人工作。

4.疏散的原则和方法

(1)火场疏散先从着火的房间开始,再向着火层以上各层疏散救人;本着患者优先的原则,医院员工有责任引导患者向安全的地方疏散。即先近后远,先上后下。要做好安抚工作,不要惊慌、随处乱跑,要服从指挥;对于被火围困的人员,应通过内线电话或手机等通信工具,告知其自救办法,引导他们自救脱险。

(2)疏散通道被烟雾所阻时,应用湿毛巾或口罩捂住口鼻,尽量把身体贴近地面,匍匐前进,向消防楼梯转移,离开火场;对火灾中的受伤人员,抢救人员应用担架、轮椅等,及时将伤员撤离出危险区域。

(3)禁止使用电梯,防止突然停电造成人员被困在电梯里。在疏散通道口必须设立哨位指明方向,保持通道畅通无阻;最大限度地分流,避免大量人员涌向一个出口,造成伤亡事故。

(4)疏散与保护物资:对受火灾威胁的各种物资,是进行疏散还是就地保护,要根据火场的具体情况决定,目标是尽量避免或减少财产的损失。在一般情况下,应先疏散和保护贵重的、有爆炸和毒害危险的以及处于下风向的物资。疏散出来的物资不得堵塞通路,应放置在免受烟、火、水等威胁的安全地点,并派人保护,防止丢失和损坏。

五、停电

手术室停电通常可分为由人为原因造成的停电和意外情况引起的停电。如维修线路、错峰用电、拉闸限电或打雷时保护性地关闭电源等,应事先告知手术室,手术室工作人员要做好停电准备,保证手术安全。若停电由恶劣天气、火灾、电路短路等意外情况引起,虽无法事先预料,但要提高警惕,完善应急工作。

(一)手术室停电的预防措施

1.按手术室建筑标准做好配电规划

医院及手术室应建立两套供电系统,当其中一路发生故障时,自动切换至备用系统,保障手术室及其他重要部门的供电。医院及手术室还应备有应急自供电源系统,当两套外供系统全部出现故障时,可紧急启动自供电源系统,维持短时间供电,为抢修赢得时间,为患者的安全提供保障。

2.加强手术室管理

每个手术间配备有足够的电插座,术中用电尽量使用吊塔与墙上的电源插座,少用接线板,避免地面拉线太多。对电插座应加盖密封,防止进水,避免电路发生故障。每个手术间有独立的配电箱及带保险管的电源插座,以防一个手术间故障影响整个手术室的运作。设备科相关人员必须定期对手术室的电器设备进行检测和维护。手术室内严禁私自乱拉、乱接电线。如发生断电,应马上通知相关人员查明原因。

3.加强手术室工作人员的用电安全意识

制定防止术中意外停电制度、停电应急预案,组织学习安全用电知识,术中合理使用电器设备,防止仪器短路。

(二)手术室停电的应急预案及处理

1.手术间突发停电

(1)手术室工作人员立即报告科主任、护士长,电话报告医院相关部门。

(2)巡回护士使用应急灯照明,保证手术进行,对清醒的患者做好安抚工作。

(3)断电后麻醉呼吸机、监护仪、微量输液泵等用电设备均停止工作,尽量使用手动装置替代动力装置,如把使用呼吸机改为手控呼吸器,监护仪蓄电池失灵无法正常工作,应手动测量血压、脉搏和呼吸,以及时判断患者的生命体征,保证手术患者的呼吸、循环支持。

(4)防止术野的出血,维持手术患者的生命体征稳定。如单间手术间停电,可以先将电刀、超声刀等仪器接手术间外的电源;如整个手术室停电,应立即启动应急电源。

(5)关闭所有用电设备的开关(除接房外电源的仪器外),由专业人员查明断电原因,解决问题后恢复供电。

(6)做好停电记录,包括停电时间及过程。

2.手术室内计划停电

(1)医院相关部门提前通知手术室停电时间,手术室工作人员做好停电前准备。

(2)停电前相关部门再次与手术室工作人员确认,以保证手术的安全。

(3)解决问题后及时恢复供电。

(张　嫚)

第三节　手术室护士职业危害与防护

手术室护士在工作中常须面对各种高危因素,如患者的血液、体液、放射线、有害气体,而且每天工作繁重,节奏紧张,因此,手术室护士是容易受到职业危害的群体。手术室护士必须树立职业安全意识,妥善处理现存及突发问题,正当防护,最大限度地保证自己的健康。

一、血源性感染

手术室的工作环境特殊,工作人员直接接触患者的血液、分泌物、呕吐物等,因此感染血源性传染病的概率较高。

(一)血源性感染的危险因素

医院内血源性传播的疾病有20多种,常见且危害性大的是乙型病毒性肝炎、丙型病毒性肝炎、艾滋病。体液按所含病毒浓度从高到低依次为血液、血液成分、伤口感染性分泌物、阴道分泌物、羊水、胸腔积液、腹水。乙型肝炎病毒（HBV）感染是手术室护士意外血源性感染中最常见的，有研究表明手术室护士的 HBV 感染率明显高于内科及外科护士，其感染率高达 30%。目前我国艾滋病发病率呈迅猛增长的趋势，当发生针刺伤时，0.004 mL 带有艾滋病病毒（HIV）的血液足以使伤者感染。此外，从感染病毒到发生血象转移有一定时间，如 HBV 的为 8 周，HCV 的为 8 周，HIV 的为 6 个月。从感染病毒到出现症状的时间可能更长，如 HBV 的为 45～60 天，HCV 的为 45～60 天，HIV 的为 12 年。这段时间内，伤者作为病毒携带者也成为危险因素之一。

(二)血源性感染的途径

血源性感染主要分为经非完整性皮肤传播和黏膜传播。经非完整性皮肤传播具体表现为护理操作和传递器械的过程中，意外发生针刺伤、刀割伤，新鲜伤口或皮肤的陈旧性伤口直接接触到沾有患者的体液或血液的敷料、器械后感染病毒。经黏膜传播具体表现为手术配合中患者的体液、血液直接溅入手术室护士的眼内，手术室护士通过角膜感染病毒。血源性感染的途径不包括通过吸入血气溶胶传播。

(三)血源性感染的防范措施

1.个人防护

手术室护士应定期进行健康检查，接种相关疫苗，加强个人免疫力。定期培训，强调防止意外血源性感染的必要性，增强个人防范意识。

2.术前评估

做好术前访视。除急诊手术外，术前应了解患者相关检查和化验的结果，如肝功能，有无乙型肝炎病毒（HBV）、丙型肝炎病毒（HCV）、梅毒病毒、艾滋病病毒（HIV）。针对检查和化验结果呈阳性的手术患者，手术人员应在术中采取相应的防护措施；针对无化验结果的手术患者，应视其为阳性，手术人员做好标准预防。

3.防护措施

根据具体情况做好充分的自我安全防护。进行有可能接触手术患者体液的护理操作时必须戴手套，手部皮肤有破损者戴两层手套，脱去手套后再用皂液和流动水充分冲洗。手术医师和洗手护士应戴具有防渗透性能的口罩、防护眼镜或带有面罩的口罩，穿具有渗透性能的手术衣，阻挡可能飞溅到面部的血液、体液。手术配合中须保持思想高度集中，避免疲劳操作，正确放置和传递锐器；回收针头等锐器时，避免锐利端朝向接收者，防止刺伤；传递锐器时，应将其放入弯盘进行传递；卸除锐器时必须使用持针器，不能徒手卸除。

4.术后处理

完成感染手术后，参加手术的人员必须脱去污染的手术衣、手套、换鞋（脱鞋套），完成之后方能离开手术间，沐浴、更换衣裤后才能参加其他手术。术后按规范处理物品，清洗回收器械时，注意先将针头、刀片等锐器卸下，并弃入有特殊警示标记的锐器医疗废弃物桶。手工清洗器械时，应戴护目镜、防渗透性口罩，穿防水隔离衣，戴手套。术后应用含氯溶液或酸水湿式清洁手术间的地面及物品。

(四)意外血源性感染后的处理

1.皮肤接触血液、体液

立即用皂液和流动水清洗污染皮肤。

2.黏膜接触血液、体液

若手术患者的血液或体液溅入眼睛,立即用大量清水或生理盐水冲洗,然后滴含有抗生素的眼药水。

3.针刺或刀割伤

(1)立即脱去手套,向远心端挤出血液并用大量肥皂水或清水清洗伤口,再将手浸泡于3%碘伏内3分钟,最后贴上敷料。

(2)受伤后处理:伤后24小时内报告护士长及预防保健科,登记在册。暴露源不明者按阳性处理。72小时内做HIV/HBV/HCV等基础水平检查,怀疑HBV感染者,立即注射乙肝高价免疫球蛋白和乙肝疫苗;怀疑HIV感染者,短时间内口服大剂量齐多夫定(AZT),然后进行周期性(6周、12周、6个月)复查。

二、化学性危害

相对其他临床科室而言,手术室环境封闭,存在多种危害因素,例如,空气中常常存在一定浓度的挥发性化学消毒剂和吸入性麻醉药,这些都直接或间接地影响医务人员的健康。

(一)化学性危险因素

1.化学消毒剂

手术间及手术物品的消毒与灭菌、标本的浸泡都要用到一些化学消毒剂,如甲醛、戊二醛、含氯消毒剂、环氧乙烷。这些消毒剂对人的神经系统、呼吸道、皮肤、眼睛、胃肠道等有损害。长期吸入高浓度混有戊二醛的空气或者直接接触戊二醛容易引起眼灼伤、头痛、皮肤黏膜变态反应等;甲醛会直接损害呼吸道黏膜,引起支气管炎、哮喘,急性大量接触可致肺水肿,使细胞突变,可能致畸、致癌;环氧乙烷侵入人体可损害肝、肾和造血系统。

2.挥发性麻醉气体

目前,手术室普遍采用禁闭式麻醉装置,但仍有许多麻醉废气直接或间接排放在手术室内。若麻醉机呼吸回路泄漏及手术结束后拔除气管导管,患者自然呼吸,可使麻醉气体排放到手术间内,造成空气污染。这对医务人员的听力、记忆力、理解力、操作能力等都会造成一定影响。长期接触该类气体,该类气体的毒性会在人体内的蓄积,影响肝、肾功能,可引起胎儿畸变、自发性流产和生育力降低。

3.臭氧

开启紫外线灯对房间进行消毒时,会产生臭氧。在空气中可嗅知的臭氧浓度为0.02～0.04 mg/L,当臭氧浓度达到5～10 mg/L时可引起心跳加速,对眼、黏膜和肺组织都有刺激作用,能破坏肺表面活性物质,引起肺水肿和哮喘等疾病。

4.化疗药物

肿瘤手术过程中经常需要配制化疗药物,巡回护士处理这些化疗药物时不可避免地吸入含有药物的气溶胶,或皮肤沾染药液,虽然剂量较小,但其累积作用可产生远期影响,如白细胞计数减少,自然流产率升高。环磷酰胺在尿液中的代谢物有诱发尿道肿瘤的危险。

(二)化学性危害的防范措施

1.化学消毒剂

减少化学消毒剂的使用,尽量用等离子灭菌替代戊二醛浸泡及环氧乙烷灭菌。医务人员避免接触化学消毒剂,减轻职业损害。工作人员在检查、使用和测试化学消毒剂时,必须戴好帽子、口罩、手套、防护眼罩,准确操作,如不慎把化学消毒剂溅到皮肤和眼睛上,要用清水反复冲洗。应尽量使消毒、灭菌容器密闭,例如,给戊二醛消毒容器加盖,减少消毒剂在空气中挥发;在使用以戊二醛等消毒剂浸泡的器械前,必须将消毒剂冲洗干净;应把环氧乙烷灭菌器置于专门的消毒室内,并安装良好的通风设施,减少有害气体在手术室内残留。

2.化疗药物

配制化疗药物时,先要做好自身防护,穿隔离衣,戴手套、口罩、帽子,必要时戴护目镜;熟练掌握化疗药物的配制方法,防止药液和雾粒逸出。孕妇禁止接触化疗药物。加强化疗废弃物的管理,将其与其他物品分开管理,将其存放于规定的密闭容器中,送有关部门做专业处理。

3.麻醉废气管理

工作人员加强自身防护。选用密闭性良好的麻醉机,进行定期检测,防止气源管道系统泄漏。加强麻醉废气排污设备管理,改善手术室的通风条件。根据手术种类及患者的具体情况,选择合适的麻醉方式,并合理安排手术间。护士在妊娠期间应尽量减少接触吸入性麻醉药的机会。

三、物理性危害

手术室内众多物理因素(如噪声、手术过程中产生的烟雾、电灼伤及辐射)威胁着手术室工作人员的健康。

(一)物理性危险因素

1.噪声

手术室内的噪声持续存在,却经常被忽视,噪声常来源于监护仪、负压吸引器、电锯等。手术室工作人员长期暴露于噪声中,可产生头痛、头晕、耳鸣、失眠、焦虑等症状。噪声不仅对人体听觉、神经系统、消化系统、内分泌系统及人的情绪有负面影响,还可能不利于团队协作及正常工作的开展。

2.手术烟雾

术中使用电外科设备、高热能激光、外科超声设备,腔镜手术中二氧化碳气体泄漏等可产生烟雾,对人体产生负面影响。由气溶胶、细胞碎片等组成的手术烟雾,可能引起呼吸道炎症反应、焦虑、眩晕、眼部刺激症状等,此外,手术烟雾还可能成为某些病毒的载体,传播疾病。

3.辐射

随着外科手术日趋数字化和精细化,C形臂机不只用于骨科手术,已运用于越来越多的科室手术。手术室工作人员如对其放射的 X 线不进行有效防护,容易导致自主神经功能紊乱及恶性肿瘤,而且会影响生育能力,导致不孕、流产、死胎、胎儿畸形等。

(二)物理性危害的防范措施

1.噪声防护

为防止或减少手术室内噪声,手术室工作人员走路要轻而稳,不得高声谈笑,说话声音要低。在实施各类操作或放置物品时,动作应轻柔。定期对手术室所有仪器设备进行普查和检修,淘汰部分陈旧且噪声大的仪器;对器械台、麻醉机、推车的车轮定期维修并加润滑剂,使用时尽量减少推、拉的次数。手术中对电动吸引器等产生较响声音的设备即用即开。严格管理手术过程中的参观及进修人员。

2.手术烟雾防护

手术室工作人员均应正确佩戴外科口罩,遇特殊情况可佩戴 N95 口罩或激光型口罩,有效隔离手术烟雾。术中使用易产生手术烟雾的仪器设备时,洗手护士应主动或提醒手术医师及时吸尽烟雾。腹腔镜手术时严格检查气腹机与二氧化碳连接处是否密闭,二氧化碳储存瓶是否有泄漏。手术室应配备便携式烟雾疏散系统和便携式吸引电刀,及时吸尽产生的手术烟雾。

3.辐射防护

进行有 X 线透视的手术,手术前手术室工作人员必须穿好铅制护颈和铅袍以保护甲状腺和躯干,并于手术间内设置铅屏风,避免 X 线直接照射身体。孕妇避免接触 X 线辐射。在放射性暴露过程中,所有人员至少离开 X 线射线管 2 m,并且退至铅屏风之后。在放射性暴露中应尽可能使用吊索、牵引装置、沙袋等维持手术患者的正确体位,手术室工作人员不应用手来维持患者的体位,若迫不得已,应佩戴防护性铅制手套。进行 X 线透视的手术间门外应悬挂醒目的防辐射标识,提示其他人员远离。应把铅袍或铅衣摊平或垂直悬挂。专业人员定期进行测试和检查各类防辐射设施。手术室管理者合理安排手术人员,避免手术室护士短时间内大剂量接受 X 线照射,并要求参加该类手术的护士佩戴 X 线计量器,定期交防保科监测,以便了解护士接受 X 线的剂量。

4.电灼伤防护

定期请专业人员检修手术室专用线路和电器设备。手术室护士要严格遵守用电原则,熟悉仪器操作,避免电灼伤,记录各类仪器的使用情况,出现问题及时报告维修。

四、身心健康危害

随着医疗技术的发展,高、精、尖技术的广泛应用,手术室护士承担的工作明显加重。手术室护士应在紧张而有序的工作与生活中保持自身的身心健康,应对各种工作压力源,提高工作效率及护理工作质量,同时促进个人身心健康,更好地适应手术室工作。

(一)影响身心健康的危险因素

手术室护理工作繁重,工作的连续性强,机动性强,加班概率高,长期连续工作导致饮食不规律、站立时间长,使许多护士患有胃十二指肠溃疡、下肢静脉曲张、胃下垂、颈椎病等。长期的疲劳与困顿,无疑对工作、学习、生活产生负面影响。

(二)身心健康的维护

1.调整好心态

手术室护士应调整好心态,保持乐观的心境;对工作全身心投入,不把消极情绪带入工作,用积极情绪感染和影响别人;善于学习和积累应对各种困难和挫折的经验,改变自身的适应能力;通过自我调节、自我控制,使自己处于良好的状态。

2.加强业务学习,提高工作能力

手术室护士应掌握手术室护理理论及知识,熟悉手术类别及手术医师的习惯,提高配合手术的能力及应急处理能力,增强工作自信心。

3.保持良好的生理、心理状态

手术室护士应安排好作息时间,保证充足的睡眠;增强自身体质,均衡营养,坚持体能锻炼;建立良好的人际关系,创造和谐的工作氛围,丰富业余生活,缓解精神压力,消除心理疲劳。

4.关爱护士,引导减压

人性化管理,尊重、爱护每一位护士。低年资护士缺少工作经验,害怕应对复杂的手术,常会紧张、失眠,可开展"一对一"传、帮、带活动,设立心理调适课程等,帮助护士自我减压。

5.创造良好的工作环境

管理人员的认知与决策对护士行为起着重要的导向作用,因此在管理上应适当调整护士的工作强度,采取弹性排班制。安排护士依次公休,且保证每位护士的自主公休,安排外出旅游。

(张　嫚)

第四节　手术中的护理配合

一、洗手护士配合

(一)洗手护士的工作流程

洗手护士的工作流程主要包括以下几个步骤:①准备术中所需物品;②外科手消毒;③准备无菌器械台;④清点物品;⑤协助铺手术巾;⑥传递器械、物品,配合手术;⑦清点物品;⑧关闭伤口;⑨清点物品;⑩手术结束,将器械送到消毒供应中心。

(二)洗手护士的职责

1.术前准备职责

洗手护士应工作严谨、责任心强,严格落实查对制度和无菌技术操作规程;术前了解手术步骤、配合要点和特殊准备;准备术中所需的手术器械,力求齐全。

2.术中配合职责

洗手护士应提前15分钟洗手,进行准备。具体工作分为器械准备、术中无菌管理和物品清点几个部分。

(1)器械准备:①整理器械台,定位放置物品;②检查器械的零件是否齐全,关节性能是否良好;③正确、主动、迅速地传递手术医师所需器械和物品;④及时收回用过的器械,擦净血迹,保持器械干净。

(2)术中无菌管理:①协助医师铺无菌巾;②术中严格遵守无菌操作原则,保持无菌器械台和手术区整洁、干燥,无菌巾如有潮湿,应及时更换或重新加盖无菌巾。

(3)物品清点:①与巡回护士清点术中所需所有物品,术后确认并在物品清点单上签名;②把术中病理标本及时交予巡回护士管理,防止遗失;③关闭切口前与巡回护士共同核对术中所用的所有物品,正确无误后,告知主刀医师,才能缝合切口,关闭切口及缝合皮肤后再次清点所有物品。

3.术后处置职责

术后擦净手术患者身上的血迹,协助包扎伤口;术后确认器械的数量无误后,用多酶溶液将器械浸泡15分钟,然后送消毒供应中心按器械处理原则集中处理,对不能正常使用的器械做好标识并通知相关负责人员及时更换。

二、巡回护士配合

(一)巡回护士的工作流程

巡回护士的工作流程主要包括以下几个步骤:①术前访视手术患者;②核对患者身份、所带物品、手术部位;③检查设备、仪器、器械、物品;④麻醉前实施安全核查;⑤放置体位;⑥开启无菌包,清点物品;⑦协助手术患者上台;⑧配合使用设备、仪器,供应术中物品,加强术中巡视与观察;⑨手术结束前清点物品,保管标本;⑩手术结束后与病房交接。

(二)巡回护士的工作职责

1.术前准备职责

(1)实施术前访视,了解患者的病情、身体状况、心理状况及静脉充盈情况,必要时简单介绍手术流程,给予心理支持;了解患者的手术名称、手术部位、术中要求及特殊准备等。

(2)术前了解器械、物品的要求并准备齐全,检查所需设备及手术室环境。

(3)认真核对患者的姓名、床号、住院号、手术名称、手术部位、血型、皮试、皮肤准备情况,按物品交接单核对所带物品,用药时认真做到三查七对。

(4)根据不同手术和医师要求放置体位,使术野暴露良好,使患者安全、舒适。

2.术中配合职责

(1)与洗手护士共同清点所有物品,及时、准确地填写物品清点单,并签名。

(2)协助手术患者上台,术中严格执行无菌操作,督查手术人员的无菌操作。

(3)严密观察病情变化,在重大手术中做好应急准备。

(4)严格执行清点查对制度,清点、查对各种手术物品、标本等,及时增添所需用物。

(5)保持手术间安静、有序。

3.术后处置职责

(1)手术结束,协助医师包扎伤口。

(2)注意给患者保暖,保护患者的隐私。

(3)详细登记患者需带回病房的物品,并与工勤人员共同清点。

(4)整理手术室内一切物品,物归原处,并保证所有仪器、设备完好,呈备用状态。

(5)若手术为特殊感染手术,按有关要求处理。

三、预防术中低体温

低体温是手术过程中最常见的一种并发症,60%～90%的手术患者可发生术中低体温。术中低体温可导致诸多并发症,由此增加的住院天数和诊疗措施会导致额外医疗经费的支出。因此手术室护士应采取有效的护理措施来维持手术患者的正常体温,预防低体温的发生。

(一)低体温的定义和特点

通常当手术患者的核心体温低于36 ℃时,将其定义为低体温。在手术过程中发生的低体温呈现出3个与麻醉时间相关的变化阶段:重新分布期、直线下降期和体温平台期。重新分布期:在麻醉诱导后的1小时内,核心温度迅速向周围散布,可导致核心温度下降大约1.6 ℃。直线下降期:在麻醉后的数个小时内,手术患者热量的流失超过新陈代谢所产热量。在这一时期给患者升温能有效限制热量的流失。体温平台期:在之后一段手术期间内,手术患者的体温维持不变。

(二)与低体温相关的不良后果和并发症

手术过程中出现的低体温,除了给手术患者带来不适、寒冷的感觉外,在术中及术后可能导致一系列不良后果和并发症,包括术中出血增加,导致外源性输血、术后伤口感染率增加、术后复苏时间延长、麻醉复苏时颤抖、心肌缺血、心血管并发症、药物代谢功能受损、凝血功能障碍、创伤手术患者的死亡率增加、免疫功能受损、深静脉血栓发生率增加。

(三)与低体温发生相关的风险因素

1.新生儿和婴幼儿

由于新生儿和婴幼儿的体积较小,体表面积相对较大,热量快速地通过皮肤流失;同时新生儿和婴幼儿的体温中枢不完善,体温调节能力较弱,其容易受环境温度的影响,当手术房间的室温过低时,其体温会急剧下降。

2.外伤性或创伤性手术患者

失血、休克、快速低温补液、急救时被脱去衣服等多因素导致外伤性或创伤性手术患者极易在手术过程中发生低体温,而且研究显示,术中低体温会增加创伤性手术患者的死亡率。

3.烧伤手术患者

被烧伤的组织引起热辐射,暴露的组织与空气进行对流传导及皮肤保护功能受损伤,都使烧伤手术患者成为发生低体温的高危人群。

4.麻醉

全麻和半身麻醉(包括硬膜外麻醉和脊髓麻醉)过程中使用的麻醉药物尤其是抑制血管收缩类药物,使手术患者的血管扩张,导致核心温度向患者的体表散布。麻醉过程长于 1 小时,患者发生低体温的风险增加。

5.年龄

老年手术患者器官的功能减退,例如,新陈代谢率降低,对温度的敏感性减弱,对麻醉和手术的耐受性和代偿功能明显下降,因此更容易出现低体温。

6.其他与低体温发生相关的因素

这些因素包括代谢障碍(甲状腺功能减退和垂体功能减退)、使用电动空气止血仪、手术室室温过低、低温补液、输注血液制品等。

(四)围术期体温监测

1.围术期体温监测的重要性

围术期体温监测能够为手术室护士制订护理计划提供建议;将体温监测结果与风险因素的评估结合,有助于采取有效措施,预防和处理低体温。

2.体温监测方式

能准确监测核心体温的方法是鼓膜监测法、食管末梢监测法、鼻咽监测法和肺动脉监测法,前 3 种方法在围术期可行性较高。此外,常用的体温监测部位包括肛门、腋窝、口腔和体表等。

(五)围术期预防低体温的护理干预措施

1.术前预热手术患者

进行麻醉诱导前对手术患者进行至少 15 分钟的预热,能有效缩小患者核心温度和体表温度的温度梯度,同时能减小麻醉药物引起的血管扩张作用,预防低体温的发生。

2.使用主动升温装置

(1)热空气加温保暖装置:临床循证学已证明,热空气动力加温保暖装置能安全、有效地预防术中低体温,对新生儿、婴幼儿、病态肥胖患者均有效果。

(2)循环水毯:将循环水毯铺于手术患者身下能有效地将热量通过接触传给患者,维持其正常体温。

3.加温术中所需的补液或血液

术中,当手术患者需要大量输液或输血时,尤其当成年手术患者每小时的输液量大于 2 L 时,应该考虑使用加温器将补液或血液加温至 37 ℃,防止输入过量低温补液引起低体温。有研究表明,热空气动力加温保暖装置与术中静脉补液加温联合使用,预防低体温的效果更佳。

4.加温术中灌洗液

在进行开放性手术的过程中,当需要进行腹腔、胸腔、盆腔灌洗时,手术室护士可将灌洗液加温至 37 ℃左右或用事先放于恒温箱中的灌洗液进行术中灌洗。

5.控制手术房间的温度

巡回护士应有效控制手术间的温度,避免室温过低。在手术患者进手术间前 15 分钟开启空调,使手术间的室温在手术患者到达时已达到 22~24 ℃。

6.减少手术患者的暴露

将大小适宜的棉上衣盖在非手术部位,保证非手术区域的四肢与肩部不裸露,起到保暖的作用。在运送手术患者至复苏室或病房的过程中,选用相应厚薄的被子,避免手术患者的肢体或肩部裸露在外。

7.维持手术患者的皮肤干燥

术前进行皮肤消毒时,须严格控制消毒液的剂量,避免过剩的消毒液流至手术患者身下;术中洗手护士应及时协助手术医师维持手术区域的干燥,及时将血液、体液和冲洗液用吸引装置吸尽;手术结束时,应及时擦净、擦干患者的皮肤,更换床单以保持干燥。

8.湿化加温麻醉气体

对麻醉吸入气体进行湿化加温,这对预防新生儿和儿童发生低体温非常有效。

四、外科冲洗和术中用血、用药

(一)外科冲洗

外科冲洗即在外科手术过程中采用无菌液体或药液冲洗手术切口、腔隙及相关手术区域,达到减少感染、辅助治疗的目的。外科冲洗常用于以下两种情况。

1.肿瘤手术患者

肿瘤手术患者常采用 1 000~1 500 mL 42 ℃低渗灭菌水冲洗腹腔,或用化疗药物稀释液冲洗手术区域,并保留 3~5 分钟,可以有效防止肿瘤脱落细胞的种植。

2.感染手术患者

感染手术患者常采用 2 000~3 000 mL 0.9%的生理盐水冲洗,或低浓度消毒液体冲洗感染区域,尤其对于消化道穿孔的手术患者可以有效降低术后感染率。

(二)术中用血

1.术中用血的方式

根据患者的病情,可采用以下几种方式。①静脉输血:经外周静脉、颈内静脉、锁骨下静脉进行输血。②动脉输血:经左手桡动脉穿刺或切开置入导管输血,是抢救严重出血性休克患者的有效措施之一。该法不常用,可迅速补充血容量,并使输入的血液首先注入心脏冠状动脉,保证大脑和心脏的供血。③自体血回输:使用自体血回输装置,将术中患者流出的血进行回收,经抗凝、过滤、离心,将分离、沉淀所得的红细胞加晶体液回输给患者。

2.术中用血的注意事项

术中用血具有一定的特殊性,应注意以下几个方面:①巡回护士应将领血单、领取血量、手术房间号等交接清楚;输血前巡回护士应与麻醉医师实施双人核对;核对无误,双方签名后方可输血,以防输错血。②避免快速、大量地输入温度过低的血液,以防患者体温过低而加重休克症状。③输血过程中应做好记录,及时计算出血量和输血量,结合生命体征,为手术医师提供信息以帮助其准确地判断病情。④手术结束而输血没有结束,必须与病房护士当面交班,以防出错。⑤谨防输血并发症及变态反应,特别是在全麻状态下,许多症状可能不典型,必须严密观察。

(三)术中用药

对手术室的药品除了常规管理外,还必须注意以下几点:①应严格区分静脉用药与外用药品,统一贴上醒目标签,以防紧急情况下拿错。②在上锁的专柜中放置麻醉药,严格管理;应妥善保管对人体有损害的药品。建立严格的领取制度,使用时须凭专用处方领取。③对生物制品、血制品及需要低温储存的药品应置于冰箱内保存,定期清点。

五、手术物品的清点

手术过程中物品的清点和记录非常重要,应遵循以下原则:①清点遵循"二人四遍清点法"原则,即洗手护士和巡回护士两人,在手术开始前、关闭腔隙前、关闭腔隙后、缝合皮肤后分别进行清点;②在清点过程中,洗手护士必须说出物品的名称、数量和总数,清点后由巡回护士唱读并记录;③清点过程中必须清点一项、记录一项;④如果在清点手术用物时,发现清点有误,巡回护士必须立即通知手术医师,停止关闭腔隙或缝合皮肤,共同寻找物品的去向,直至物品清点无误,再继续操作。物品清点单作为病史的组成部分具有法律效力,不可随意涂改。

六、手术室护理文书记录

护理文书是以书面记录护理工作并保存的档案,是整个医疗文件的重要组成部分,护理文书与医疗记录均属于具有法律效力的证明文件。规范的手术室文书记录对提高手术室护理质量、确保手术安全、提高患者的满意度起到了重要的辅助作用。

(一)手术室护理文书记录的意义

手术护理文书是指手术室护士记录手术患者接受专科护理治疗的情况,能客观反映事实。部分手术护理文书需保存在病历内,并且具有法律效力。《医疗事故处理条例》引入了"举证责任倒置"这一处理原则,护理文书书写的规范及质量显得更为重要。手术室护士应本着对手术患者负责、对自己负责的态度,根据原卫生部2010年3月1日印发的《病历书写基本规范》要求及手术室护理相关规范制度,如实、准确地书写各类护理文书。

(二)手术室护理文书记录的主要内容

手术室护理文书记录的主要内容一般包含手术患者交接、手术安全核查、术中护理及手术患者情况和手术物品清点情况。

1.手术患者交接记录

记录的护理表单是《手术患者转运交接记录单》。手术患者进入手术室后,巡回护士与病区护士进行交接,对手术患者的神志、皮肤情况、导管情况、带入手术室的药物及其他物品等交接、记录并签名;手术结束后,巡回护士对手术患者的神志、皮肤情况、导管情况、带回病区或监护室的药物及其他物品等进行记录并签名。

2.手术安全核查

记录的护理表单是《手术安全核查表》。手术室巡回护士与手术医师、麻醉师应分别在麻醉实施前、手术划皮前和患者离开手术室前进行手术安全核查,核查必须按照手术安全核查制度的内容和流程进行,每核对一项内容,并确保正确无误后,巡回护士依次在《手术安全核查表》相应核对内容前打钩以表示核对通过。核对完毕且无误后,三方在《手术安全核查表》上签名确认。巡回护士应负责督查手术团队成员正确执行手术安全核查制度和签名确认,不得提前填写《手术安全核查表》或提前签名。

3.术中护理及患者情况

记录的护理表单是《手术室护理记录单》。内容主要包括手术体位的放置、消毒液的使用、电外科设备及负压吸引器的使用、手术标本的管理、术前及术中用药、术中止血带的使用和植入物的管理等内容。

4.手术物品清点情况

记录的护理表单是《器械、纱布、缝针等手术用品清点单》。手术室护士应记录手术中所使用的器械、纱布、缝针等手术用品的名称和数目,确保所有物品不遗落在手术患者的体腔或切口内。手术过程中如须增加用物,应及时清点并添加记录。手术结束,巡回护士与洗手护士应确认物品清点情况,然后签名确认。

(三)手术室护理文书的书写要求

根据《病历书写基本规范》,填写手术护理记录单时,应符合以下要求:①使用蓝黑墨水或碳素墨水填写各种记录单,要求各栏目齐全、卷面整洁、符合要求,并使用中文和医学术语,时间应具体到分钟,采用 24 小时制计时。②书写应当文字工整、字迹清晰、表述准确、语句通顺、标点正确;出现错字时在错字上用双划线,不得采用刮、粘、涂等方法掩盖或去除原来的字迹。③内容应客观、真实、准确、完整,重点突出,简明扼要,并由注册护理人员签名;实习医务人员、试用期医务人员书写的病历应当经过本医疗机构合法执业的医务人员审阅、修改并签名。④护士长、高年资护士有审查、修改下级护士书写的护理文件的责任。修改时,应当使用同色笔,必须注明修改日期、签名,并保持原记录清楚、可辨。⑤如果抢救患者,必须在抢救结束后 6 小时内据实补记,并加以注明。

七、手术标本的处理

(一)标本处理流程

1.病理标本

手术医师在术中取下标本,交给洗手护士;洗手护士将标本交予巡回护士;巡回护士将标本放入容器,并贴上标签,写明标本名称,术后与医师核对后,加入标本固定液,登记,签名,将标本交给专职人员送病理科,并由接收方核对、签收。

2.术中冰冻标本

手术医师在术中取下标本,交给洗手护士;洗手护士将标本交给巡回护士;巡回护士将标本放入容器,并贴上标签,写明标本名称,立即与手术医师核对,无误后登记、签名,将标本交给专职人员送病理科,并由接收方核对、签收;病理科完成检查后打电话通知手术室护士,同时传真书面报告;巡回护士接到检查结果后立即通知手术医师。

(二)注意事项

(1)应及时把术中取下的标本交予巡回护士。巡回护士及时把标本装入标本容器,贴上标签,分类放置。

(2)应把术中标本集中放置在既醒目又不易触及的地方,妥善保管。传送的容器应密闭,以确保标本不易打翻。

(3)术后手术医师与巡回护士共同核对,确认无误后巡回护士加入标本固定液,登记、签名后将标本置于标本室的指定处。

(4)专职工勤人员清点标本总数,确认准确无误后把标本送到病理室。病理室核对无误后签收。

（张　嫚）

第七章

血液透析室护理

第一节　血液透析护理操作

血液透析护理技术的专业性、技术性很强,随着透析技术的不断扩大和发展,血液透析专业护理的技术培训日益受到重视。合理规范的护理操作将不断提高护士工作能力,降低职业风险,加强护患、医护之间的沟通,提高专业护理人员的临床能力。

一、血液透析机使用前准备

现代血液透析机主要包括透析液自动配比系统、血液和透析液监视系统。在血液透析过程中,各种监控装置(包括操作人员对血液、透析液和患者的监控)及传感软件联合对血液透析各个环节进行监控和连续记录,保证整个透析系统及透析过程安全、持续地进行。在血液透析治疗前必须对透析机进行消毒、冲洗和检测,以保证血液透析治疗的安全性和有效性。

(一)上机前冲洗

在接受患者血液透析前对血液透析机进行前冲洗,目的在于防止消毒液的残留,防止透析液输送管道和排出道的污染。方法:①打开总电源和总水源,连接水处理设备。②打开血液透析机电源。③打开血液透析机冲洗键,根据机器说明书设置上机前冲洗时间。

(二)透析机自检

血液透析前,必须对透析机进行自检,为可靠、安全的临床治疗提供良好的基础。自检过程包含透析液供给系统、血液循环控制系统和超滤控制系统。透析液自检包括透析液的配比浓度和温度、透析液的流量、透析液的漏血探测、透析液的电导度等。血液循环控制系统自检包括动脉和静脉压力监测器、空气探测器、静脉夹、肝素泵等。超滤控制系统自检包括跨膜压监测、超滤平衡腔监测、压力传感器监测等。

二、血液透析机使用后的清洁、消毒

血液透析结束后,为防止患者透析过程中排出的废液对机器管道系统的污染或透析液本身对机器的物理反应,每次血液透析后,须对机器进行内部和外部的清洁、消毒,选择合适的消毒液和冲洗方法。

(1)机器的外部清洁、消毒:患者血液或体液污染透析机时,应立即用有效消毒剂对机器表面

进行擦洗、消毒。

（2）机器的内部清洁、消毒：血液透析结束后，按照厂家提供的方法，先用反渗水冲洗，然后用柠檬酸或冰醋酸进行脱钙，再用化学或物理方法进行消毒，最后用反渗水冲洗干净。消毒、脱钙、冲洗过程按各类型机器的标准在机器内设置。常用的消毒方法可参考厂家提供的消毒方法，如化学消毒和热消毒。

（3）同日两次透析之间，机器必须消毒、冲洗。

（4）血液透析过程中若发生破膜、传感器渗漏，透析结束时应立即消毒机器。

（5）透析机应定期保养，保养内容包括机器内的除尘、机器管道的清洗（除锈、除垢）、电导度测试、平衡腔检测、血液泵保养等，并建立档案。

（6）如血液透析机闲置 48 小时以上，应消毒后再用。

三、透析液的准备及配制

血液透析液是一种含有电解质的液体，其溶质成分及离子浓度取决于临床需要，根据临床需求可含或不含葡萄糖。

在血液透析治疗过程中，透析液流动于半透膜的外侧，即患者血液的对侧，通过对流及溶质弥散等物理过程，达到纠正电解质失衡、酸碱平衡紊乱、清除体内代谢产物或毒性物质的目的。血液透析浓缩液是将血液透析干粉用透析用水配制而成，使用时按照血液透析浓缩液特定比例用透析用水稀释后使用。血液透析浓缩液包括酸性浓缩液（A 液）和碳酸氢盐浓缩液（B 液）两种。

（一）透析液应具备的基本条件

（1）透析液内电解质成分和浓度应和正常血浆中的成分相似。

（2）透析液的渗透压应与血浆渗透压相近，即等渗，为 280～300 mmol/L。

（3）透析液应略偏碱性，pH 7～8，以纠正酸中毒。

（4）能充分地清除体内代谢废物，如尿素、肌酐等。

（5）对人体无毒、无害。

（6）容易配制和保存，不易发生沉淀。

（二）透析浓缩液的准备

1.环境和设施准备

（1）浓缩液配制室应位于血液透析室清洁区内的相对独立区域，周围无污染源，保持环境清洁，每班用紫外线消毒一次。

（2）配制 A 液或 B 液应有两个搅拌桶，并有明确标识；浓缩液配制桶须标明容量刻度，保持容器清洁，定期消毒。

（3）浓缩液配制桶每天用透析用水清洗一次；每周至少用消毒剂消毒一次，并用测试纸确认无残留消毒液。配制桶消毒时，须在桶外悬挂"消毒中"警示牌。

（4）浓缩液配制桶滤芯每周至少更换一次。

（5）浓缩液分装容器应符合《中华人民共和国药典》和国家或行业标准中对药用塑料容器的规定。用透析用水将容器内外冲洗干净，晾干，并在容器上标明更换日期，每周至少更换一次或消毒一次。

2.人员要求

用干粉配制浓缩液（A液、B液），应由经过培训的血液透析室护士或技术人员实施，做好配制记录，并有双人核对、登记。

（三）透析浓缩液的配制方法

1.单人份

取量杯一只，用透析用水将容器内外及量杯冲洗干净。按所购买的干粉产品说明的要求，将所需量的干粉倒入量杯内，加入所需量的透析用水，混匀后倒入容器内，加盖后左右、上下摇动容器，至容器内干粉完全融化即可。

2.多人份

根据患者人数准备所需量的干粉。将浓缩液配制桶用透析用水冲洗干净后，将透析用水加入浓缩液配制桶，同时将所需量的干粉倒入配制桶内。按所购买的干粉产品说明书，按比例加入相应的干粉和透析用水，开启搅拌开关，至干粉完全融化即可。将已配制的浓缩液分装在清洁容器内。

（四）透析浓缩液配制的注意事项

（1）浓缩B液应在配制后24小时内使用，建议现配现用。

（2）浓缩B液在配制装桶后应旋紧盖子，防止 HCO_3^- 挥发。

（3）浓缩B液在配制过程中不得加温，搅拌时间不得＞30分钟。

四、透析器与体外循环血液管道准备

透析器是血液透析中最重要的组成部分，它基本具备两大功能：溶质清除和水的超滤。透析膜是透析器的主要部分，它将血液和透析液分开。常用的透析膜有铜氨纤维素、醋酸纤维素、聚丙烯腈、聚碳酸酯、聚砜、聚醚砜膜。其中聚碳酸酯、聚砜、聚醚砜膜的合成膜透析器是目前国际上最流行的透析器，它的特点是通透性高，对中、小分子物质的清除率高，生物相容性好而不发生补体激活。体外血液循环管道由动脉管道和静脉管道组成，它的主要功能是将患者的血液通路、透析器进行连接，达到排气、预冲、引血、循环、监测的目的。

透析器常用消毒方法为环氧乙烷、γ射线、高压蒸汽和电子束消毒。蒸汽、γ射线和电子束消毒对患者危害性小，透析管道常规用环氧乙烷消毒。新的透析器和透析管道使用前应用≥800 mL的生理盐水进行预冲处理，以避免透析器中的"碎片"（可以进入身体的固体物质或可溶解复合物）进入体内，同时清除透析器生产过程中其他潜在的污染物和消毒剂。若怀疑患者产生变态反应，可增加预冲量，并上机循环。

（一）一次性透析器与体外循环血液管道的准备与预冲

1.物品准备与核对

（1）准备透析器、体外循环血液管道（含收液袋）、预冲液或生理盐水1 000 mL、肝素生理盐水、输液器。

（2）检查物品使用型号是否正确，包装有无破损、潮湿，以及消毒方式、有效期等。

（3）操作前应仔细阅读透析器说明书，了解不同透析膜对冲洗的要求，并严格按要求操作。

2.透析器准备

（1）确认透析器已消毒、冲洗。

（2）连接A、B液，并通过自检，透析器进入配制准备状态。

3.患者的核对

(1)体外循环血液管道安装前再次核对患者姓名,确定透析器型号。

(2)患者在血液透析过程中更换透析器型号时,应按照说明书选择厂方提供的预冲方法。

4.评估

操作前进行评估,内容包括患者姓名及透析器和体外循环血液管道的型号、有效期、包装情况、操作方法和物品准备。

5.操作方法

(1)确认透析器及体外循环血液管道的型号、有效期、包装有无破损,按照无菌原则进行操作。

(2)将透析器置于支架上。透析器的动脉端连接循环管道的动脉端(透析器动脉端向下),透析器的静脉端连接体外循环血液管道的静脉端。

(3)连接预冲液于动脉管道补液管处或动脉管道端口锁扣处,排尽泵前动脉管处的空气。

(4)启动血泵,流速≤100 mL/min(也可参照厂家提供的透析器说明书所建议的流速)。先后排出动脉管道、透析器膜内及静脉管道内的空气。液体从静脉管道排出至废液袋(膜内预冲),建议膜内预冲量≥600 mL。

(5)连接透析液,排出膜外空气(膜外预冲)。

(6)进行闭路循环,循环时间≥5分钟(有变态反应的患者可延长时间)。闭路循环时流速为250～300 mL/min,并设定超滤量为200 mL左右(跨膜预冲)。

(7)总预冲量也可按照厂家提供的说明书操作。

(8)停血泵,关闭补液管和输液器开关,透析器进入治疗状态,准备透析。

(9)注意不得逆向冲洗,密闭循环前应达到预冲量。建议闭路循环时从动脉端注入循环肝素。

(10)建议使用湿膜透析器时,先弃去透析器内保留的液体。

(二)重复使用透析器的准备与预冲

透析器重复使用(简称复用技术)始于20世纪60年代,20世纪70年代后期有不少报道。透析器重复使用涉及医学、经济、伦理、工程技术等多方面理论。透析器的重复使用是指在同一患者身上使用,不可换人使用。

1.物品的准备与检查

(1)可复用透析器、生理盐水1 000～1 500 mL、输液器、消毒液浓度测试纸和残余浓度测试纸。

(2)检查复用的透析器是否在消毒有效期内,检查透析器复用次数、有无破损,检查透析器内消毒液是否泄漏,测试消毒液的有效浓度。

(3)两人核对患者姓名及透析器型号。

(4)确认复用透析器的实际总血室容积和破膜试验。

2.透析器准备

(1)确认透析器已消毒、冲洗。

(2)连接A、B液,并通过自检,透析器进入配置准备状态。

3.患者的核对

(1)核对患者的姓名与透析器上标注的姓名是否一致。

(2)核对透析器重复次数与记录是否一致。

4.冲洗方法

(1)再次检查透析器上姓名是否与所治疗患者一致。

(2)排空透析器内消毒液。

(3)将生理盐水 1 000 mL 接上输液器,连接于动脉管道补液管处。

(4)安装管道,启动血泵,流速≤150 mL/min,先后排出动脉管道、透析器及静脉管道内的空气,液体从静脉管道排出至收液袋。

(5)冲洗量 1 000 mL(膜内冲洗)。

(6)冲洗量 1 000 mL 后,连接透析液,排出膜外空气(膜外冲洗),形成闭路循环,调节流速为 250 mL/min,超滤量为 200～300 mL,循环时间为 10～15 分钟。

(7)密闭循环时从动脉端注入肝素 10 mg(肝素 1 250 U),循环时间结束后,从动、静脉端管道的各侧支管逐个排出生理盐水 30～50 mL。

(8)检测消毒剂残余量,若不合格,则应加强冲洗和延长循环时间,直到合格。

(9)停血泵,关闭补液管和输液器开关,进入治疗状态,准备透析。

5.护理评估

连接患者前做好下列评估。

(1)确认患者姓名、透析器标识、型号、消毒有效期。

(2)确认透析器残余消毒液试验呈阴性。

(3)确认透析器无破膜,实际的总血室容积和破膜试验在正常范围。

(4)确认循环血液管道内没有空气。

五、血液透析上、下机操作技术

以血液透析通路为动静脉内瘘为例,说明血液透析上机、下机操作技术。

(一)血液透析上机护理

患者在洗手、更衣后进入治疗室,由指定护士接诊,核对医嘱,评估后进行治疗。

1.物品准备

(1)透析器、体外循环血液管道、动静脉内瘘穿刺针、生理盐水、输液器、透析液、止血带等。

(2)治疗盘、皮肤消毒液。

(3)根据医嘱准备抗凝剂。

2.患者评估

(1)测量患者体温、脉搏、呼吸、血压、体重,并记录。

(2)了解患者的病史、病情,核对治疗处方。

(3)确认透析器的型号、治疗时间、血液流量、透析液流量、抗凝剂、治疗药物、化验结果等。

(4)血管通路评估:听诊及触诊患者动静脉内瘘有无震颤、血肿、感染或阻塞征象。

3.设备评估

(1)透析机运行正常,透析液连接准确。

(2)正确设定透析器报警范围。

(3)复用透析器使用前,消毒剂残留检测试验应为阴性。

4.操作方法

(1)血液透析机按常规准备并处于治疗前状态,透析器、体外循环血液管道预冲完毕,确认循环血液路内空气已被排去,动脉、静脉管道与透析器衔接正确,等待上机。

(2)根据医嘱设置治疗参数:超滤量、治疗时间、追加肝素用量、追加肝素泵停止时间、机器温度、电导度等。

(3)检查循环血液管道连接是否正确紧密,有无脱落、漏水,管道内有无气泡,不使用的血路管分支是否都已夹闭,动、静脉壶的液面是否调整好。

(4)检查透析液是否连接在透析器的动脉、静脉端,连接是否正确、紧密,有无脱落、漏水。

(5)建立血管通路。

(6)根据医嘱从血液透析通路的静脉端推注抗凝剂,应用常规肝素者,设定追加肝素。

(7)连接体外循环血液管道和血液透析通路的动脉端,打开夹子,妥善固定。

(8)调整血液流量<100 mL/min,开泵,放预冲液,引血(若患者有低血压等症时,根据病情保留预冲液)。

(9)引血至静脉壶,停泵,夹闭体外循环血液管道静脉端(注意停泵和夹闭体外循环管道同时进行,可减少小气泡残留),将其连接于血液透析通路的静脉端,打开夹子,妥善固定。

(10)再次检查循环血液管道连接是否紧密,有无脱落、漏水、漏血,管道内有无气泡。

(11)启动血泵,开始计时并进入治疗状态,打开肝素泵。

(12)准备500 mL生理盐水,并连接体外循环血液管道,以备急用。

(13)再次核对治疗参数,逐渐加大至治疗血液流量。

5.护理要点

(1)操作过程中,护士应集中注意力,严格执行无菌操作,特别注意保护动脉、静脉端连接口,避免污染。

(2)上机前和上机后应仔细检查体外循环血液管道安装是否正确、紧密,有无脱落、漏水,管道内有无气泡,管道各分支是否都夹闭。

(3)根据医嘱正确设置各治疗参数(超滤量、治疗时间、追加肝素用量、机器温度、电导度等)。

(4)引血时,血液流量≤100 mL/min。

(5)密切观察患者有无胸闷、心悸、气急等不适主诉。若患者出现不适主诉,应立即减慢引血流量,通知医师,必要时停止引血。注意观察血液透析通路引血时的流量状况,若流量不佳,应暂停引血,调整穿刺针或置管的方向,确定血液透析通路通畅的情况下,再继续引血。

(6)机器进入治疗状态后检查循环血液管道是否妥善固定,避免管道受压、折叠和扭曲。

(7)操作结束时,提醒患者若有任何不适,应及时告诉医护人员。

(8)护士结束操作后,脱手套,洗手,记录。

(二)血液透析下机护理

血液透析结束时,血液透析机发出听觉或视觉的提示信号,提醒操作者治疗程序已经结束,须将患者的血液回输入体内。

1.物品准备

(1)生理盐水500 mL。

(2)弹力绷带、消毒棉球或无菌敷贴。

(3)医疗废弃物盛物筒。

2.患者评估

(1)测量患者血压,若血压较低时应增加回输的生理盐水量。

(2)提示患者治疗将结束,指导患者共同对动静脉内瘘进行止血和观察。

(3)核对患者目标治疗时间和目标超滤量,并记录。

(4)询问患者有无头晕、出冷汗等不适。

3.操作方法

(1)调整血液流量≤100 mL/min,关闭血泵,分离体外循环血液管道动脉端的连接。

(2)动脉端管道连接生理盐水。

(3)用消毒棉球(纱布、敷贴)压迫穿刺点止血。

(4)开启血泵。在回血过程中,可翻转透析器,使透析器静脉端朝上,有利于空气和残血排出;也可用双手轻搓透析器,以促进残血排出。

(5)静脉管道内的液体为淡粉红色或接近无色时关闭血泵,夹闭静脉穿刺针。

(6)分离体外循环血液管道静脉的连接(若回血前患者出现低血压症状,回血后先保留静脉穿刺针备用,待血压恢复正常、症状明显改善后再拔除静脉穿刺针),消毒棉球或无菌敷贴压迫穿刺点止血。

(7)在回血过程中注意观察按压点有无移位、出血等情况。

(8)按要求处理医疗废弃物。

(9)总结、记录治疗单。协助患者称体重,向患者或家属交代注意事项。

4.护理要点

(1)回血时,护士注意力要集中,严格执行无菌操作。

(2)禁用空气回血。及时处理穿刺针,防止针刺伤。

(3)患者在透析过程中若有出血倾向、不慎咬破舌头、牙龈出血等,在透析结束后,根据医嘱用鱼精蛋白对抗肝素。

(4)注意观察透析器和体外循环血液管道的残血、凝血状况,并记录。

(5)穿刺点应用无菌敷料覆盖后,指导患者对穿刺点进行按压,防止出血;也可用弹力绷带加压包扎,松紧以能止住血、可扪及瘘管震颤和搏动为宜。

(6)告知患者起床速度不要太快,以防止发生直立性低血压,对伴有低血压、头晕、眼花者,再次测量血压。

(7)告知患者透析当天穿刺处敷料要保持干燥,穿刺侧的手臂不要用力,防止感染、出血。

(8)对老年人、儿童和不能自理的患者,护士应协助称体重,并加强护理。

5.血液净化标准操作规程推荐的密闭式回血方法

(1)调整血液流量至50～100 mL/min。

(2)打开动脉端预冲侧管,用生理盐水将残留在动脉侧管内的血液回输到动脉壶。

(3)关闭血泵,靠重力将动脉侧管近心端的血液回输入患者体内。

(4)夹闭动脉管道夹子和动脉穿刺针处的夹子。

(5)打开血泵,用生理盐水全程回血。回血过程中,可双手揉搓滤器,但不得用手挤压静脉端管道。当生理盐水回输至静脉壶、安全夹自动关闭后,停止继续回血。不宜将管道从安全夹中强制取出,不宜将管道液体完全回输至患者体内,否则易发生凝血块入血或空气栓塞。

（乔艳华）

第二节　血液透析监控与护理

患者在接受血液透析治疗时,由于各种因素会导致与透析相关的一系列并发症。血液透析护士在患者接受治疗前、治疗中、治疗结束后加强护理并严密监控是降低血液透析急性并发症发生率、保证治疗安全性和治疗效果的重要手段。

一、患者入室教育

患者在接受血液透析前,建议血液透析护士对患者进行一次入室教育,内容包括以下几条。

(1)让患者了解为什么要进行血液透析,了解血液透析对延长患者生命和提高生活质量的意义。重要的是,让患者理解并接受血液透析将是一种终身的替代治疗。

(2)介绍血液透析在国内外的进展情况,建议带患者和家属参观血液透析室,提高患者对治疗的信心。

(3)了解患者的心理问题,进行辅导和心理安抚。

(4)指导患者掌握自我保护和自我护理的技能。

(5)签署医疗风险知情同意书和治疗同意书。

(6)介绍血液透析的环境和规章制度:挂号、付费、入室流程、透析作息制度、透析室消毒隔离制度,并介绍护士长、主治医师等工作人员。

(7)进行全套生化(肾功能、电解质)检查,并了解患者的肝功能及乙型肝炎病毒、丙型肝炎病毒、人类免疫缺陷病毒、梅毒等感染情况。

(8)填写患者信息:姓名、性别、年龄、婚姻状况、原发病、家庭角色、家庭地址、联系方法(必须有2个家庭主要成员)、医疗费用支付情况等。做好实名制登记,患者须提供身份证。

二、患者透析前准备及评估

透析前对患者进行评估是预防和降低血液透析并发症的重要环节,内容如下。

(1)了解患者病史(原发病、治疗方法、治疗时间),透析间期自觉症状及饮食情况,查看患者之前的透析记录。

(2)测量血压、脉搏,有感染、发热及中心静脉留置导管者必须测量体温。

(3)称体重,了解患者干体重和体重增长情况,同时结合临床症状与尿量,评估患者水负荷状况,为患者超滤量的设定提供依据。

(4)抗凝:抗凝应个体化并经常进行回顾性分析,可根据患者凝血机制、有无出血倾向、结束回血后透析器残血量等诸多因素,遵医嘱采用抗凝方法和抗凝剂量。

(5)血液通道评估:检查动静脉内瘘有无感染、肿胀和皮疹,吻合口是否扪及搏动和震颤,以确定血液通道是否畅通,做好内瘘穿刺前的准备;检查中心静脉导管的固定、穿刺出口处有否血肿及感染等情况。

(6)对于维持性透析患者,要进行心理、营养状况、居家自我照顾能力及治疗依从性的评估,以便对患者实施个体化护理方案,提高治疗的顺应性;对糖尿病或老年患者应采取针对性的护理措施;对危重患者,应详细了解病情,在及时正确执行医嘱之外,应进行重病患者的风险评估,并积极做好相应的风险防范准备,如备齐各种抢救用品及药物等。

(7)透析前治疗参数的设定。①透析时间:诱导期透析患者,每次透析时间为 2~3 小时;维持性血液透析患者每周透析 3 次,每次透析时间为 4.0~4.5 小时。②目标脱水量的设定:根据患者水潴留情况和干体重,结合临床症状,按医嘱设定,并可采用超滤曲线进行脱水,有助于改善患者对水分超滤的耐受性。若透析机有血容量监测装置,可借助其确定超滤量。同时,也可应用钠曲线帮助达到超滤目标,降低高血压或低血压的发生率,但应注意钠超负荷的风险。③肝素追加剂量:常规透析患者全身肝素化后,按医嘱设定每小时追加剂量,若应用低分子肝素或无抗凝剂透析则关闭抗凝泵。④血液流量的设定(开始透析后):血液流量值一般取患者体重的 4 倍,在此基础上可根据患者的年龄和心血管状况予以增减。

以上各项参数在治疗过程中均可根据患者治疗状况予以调整。

三、首次血液透析护理

首次血液透析的患者需要经过诱导血液透析。诱导血液透析是指终末期肾衰竭患者从非透析治疗向维持性透析过渡的一段适应性的透析过程。诱导血液透析的目的是最大限度地减少透析中渗透压梯度对血流动力学的影响和毒素的异常分布,防止发生失衡综合征,如恶心、呕吐、头痛、血压增高、肌肉痉挛等症状。因此,首次血液透析通常采用低效透析,使血液尿素氮下降不超过 30%,增加透析频率,使机体内环境有一个平衡适应过程。

(一)诱导血液透析前评估

(1)确认已签署了透析医疗风险知情同意书,已做了肝炎病毒标志物、人类免疫缺陷病毒和梅毒检查,并根据检验结果确定患者透析区域。

(2)评估患者病情,如原发病、生化检查等;评估患者对自己疾病的认知度;询问患者的饮食情况,观察有无水肿、意识和精神状况异常等其他并发症,根据患者病情制订诱导透析的护理方案。

(二)诱导透析监护

除常规内容之外,诱导期内的透析监护还应包括以下内容。

(1)使用小面积、低效率透析器,尿素氮清除率不超过 400。

(2)原则上超滤量不超过 2 L,如患者有严重的水、钠潴留或心力衰竭可选用单纯超滤法。

(3)血液流量 150~200 mL/min,必要时降低透析液流量。体表面积较大者或体重较重者,可适当增加血液流量。

(4)首次透析时间一般为 2 小时,通常第 2 次为 3 小时,第 3 次为 4 小时。若第 2 天或第 3 天患者透析前尿素浓度仍旧很高,同样需要缩短时间。通过几次短而频的诱导,逐渐延长透析时间,过渡至规律性透析。

(5)最初几次透析中,患者容易出现失衡症状,因此应密切注意患者透析中有无恶心、呕吐、头痛、血压增高等症状,出现上述症状时应及时处理,必要时根据医嘱终止透析。

(6)首次血液透析选用抗凝方法和剂量应谨慎,防止出血,观察抗凝效果。血液透析过程中注意静脉压、跨膜压、血液颜色变化,注意动静脉空气捕集器有无凝血块及凝血指标的变化。透析结束时观察透析器及血液循环管道的残血量,判断抗凝效果。

(7)健康教育:终末期肾衰竭患者通过诱导期的透析后,最终将进入维持性血液透析。由于终末期肾脏病带给他们压力,透析治疗又打破了他们原有的生活规律,给他们的工作也带来了很大的影响,由此导致患者普遍存在复杂的生理、心理和社会问题。因此,在患者最初几次的透析中,血液透析护士要通过与患者沟通,了解他们的需要,向患者解释血液透析治疗相关的问题,并进行血管通路自我护理和饮食营养的指导等,帮助患者调整饮食结构,制订食谱,告知限制水分、钠、钾、磷摄入的重要性,防止急、慢性心血管并发症的发生。指导患者认识肾脏替代治疗不是单一的治疗,需要多方面的治疗相结合才能达到最佳效果。通过交流,进一步促进护患双方的信任,建立良好的护患关系,使患者得到有效的康复护理。

四、血液透析治疗过程中的监控与护理

血液透析治疗过程中的监控与护理包括对患者治疗过程的监护和对机器设备的监控与处理。

(一)患者治疗过程的监控和护理

1.建立体外循环

患者体外循环建立后,护士在离开该患者前应确定:动静脉穿刺针及体外循环血液管道已妥善固定;机器已处于透析状态;患者舒适度佳;抗凝泵已启动;各项参数正确设定;悬挂 500 mL 生理盐水,连接于体外循环血液管道以备急用。

2.严密观察病情变化

严密监测生命体征和意识变化,每小时测量并记录一次血压和脉搏。对容量负荷过多、心血管功能不稳定、年老体弱、首次透析的重症患者应加强生命体征的监测和巡视,危重患者可应用心电监护仪连续监护。

3.预防急性并发症

加强对生命体征的监测,重视患者主诉及透析机运转时各参数的变化,对预防和早期治疗急性并发症有着重要意义。

4.抗凝

既要保证抗凝效果,又要防止出现出血并发症。根据患者的病情采用低分子肝素、小剂量低分子肝素、常规肝素、小剂量肝素、无肝素等方法。

5.观察出血倾向

出血现象包括患者抗凝后的消化道便血、呕血;黏膜、牙龈出血;血尿;高血压患者脑出血;女性月经增多;穿刺伤口渗血、血肿;循环管道破裂、透析器漏血、穿刺针脱落等。若发现患者有出血倾向,应及时向医师汇报,视情况减少肝素用量,或在结束时应用鱼精蛋白中和肝素,必要时终止透析。对于出血或手术后患者,可根据医嘱酌情采用低分子肝素或无抗凝剂透析。依从性差的患者治疗时应严加看护,使用约束带制动,以防躁动引起穿刺针脱离血管导致出血。

(二)透析机的监控和处理

观察透析机的运转情况。任何偏离正常治疗参数的状况均会导致机器发出报警,如血流量、动脉压、静脉压、跨膜压、电导度、漏血等。若发生报警,先消音,然后查明报警原因,排除问题后再按回车键确认,继续透析。查明报警原因至关重要,如当静脉穿刺针脱离血管时,静脉压出现超下限警报,若操作者在没有查明报警原因的情况下,将机器的回车键按了两下(按第一下为警报消音,按第二下为确认消除警报),此时透析机静脉压监测软件将会按照静脉压力的在线信息重新设置上下限报警范围,以使机器继续运转。若未及时发现穿刺针滑脱、出血状况,将会导致

大出血而危及生命的严重后果。

常见血液透析机报警的原因及处理措施见表 7-1。

表 7-1 常见血液透析机报警原因及处理措施

报警	原因	处理
静脉高压报警	穿刺针位置不妥或针头刺破静脉血管,导致皮下血肿	移动或调整穿刺针位置,重新选择血管进行穿刺
	静脉狭窄	避开狭窄区域,重新穿刺
	透析器或体外循环血液管道血栓形成	更换透析器和体外循环血液管道,重新评估抗凝
静脉低压报警	静脉传感器保护期空气通透性下降,原因有传感器膜破裂或液体、血液堵塞	更换传感器保护罩
	针头脱出静脉穿刺处	观察出血量并按照出血量多少行相应紧急处理;重新穿刺,建立通道;对症处理
	血液流量不佳	分析流量不佳的原因,予以纠正
动脉低压报警	穿刺针针头位置不妥	移动或调整针头
	血管狭窄	避开狭窄区域
	动脉管道被夹毕	打开夹子
	血液流量差	寻找原因,调整流量
	低血容量	确保患者体重不低于干体重
空气报警	查找空气或小气泡进入体外循环血管管道中原因:泵前输液支未夹毕、循环管道连接处有破损、机器透析液排气装置故障	增加静脉壶液面高度
		如果发现循环管道中出现气泡,应脱机,寻找原因,直至起泡清除,再恢复循环
		怀疑患者可能是空气栓塞,使患者保持头低脚高左侧体位,给予氧气吸入,并通知急救
	血流量过快产生湍流	降低血液流速纸质湍流停止
漏血报警	透析器破膜至血液漏出或透析液中的空气致假报警	监测透析液流出口是否有血液,确认漏血,更换透析器后继续透析
电导度报警	透析液浓度错误	纠正错误
	浓缩液吸管扭曲	
	浓缩液罐空	
	机器电导度范围错误	监测点导读,及时复查透析液生化
跨膜压高报警	超滤过高、过快	降低超滤率
	抗凝剂应用不足	评估抗凝效果
	血液黏稠度过高	

五、血液透析结束后患者的评估与护理

(1)评估患者透析后的体重是否达到干体重,可根据患者在透析中的反应及血压状况进行评

估,并可针对患者对脱水量的耐受情况,于下次透析中酌情调整处方。若透析后体重与实际超滤量不符,原因有体重计算错误、透析过程中额外丢失液体、透析过程中静脉补液、患者饮食摄入过多、机器超滤误差等。

(2)对伴有感染和中心静脉留置导管的患者,必须测量体温。

(3)透析当天4小时内禁止行肌内注射或创伤性的检查和手术。透析中有出血倾向者,可遵医嘱应用鱼精蛋白中和肝素。

(4)透析中发生低血压、高血压、抽搐等不良反应的患者,透析结束后应待血压稳定、不良症状改善才可由家属陪护回家,住院患者须由相关人员护送回病房。危重患者的透析情况、用药情况、病情变化情况应与相关病房工作人员详细交班。

(5)患者起床测体重时要注意安全,防止跌倒。血压偏低或身材高大的患者,要防止直立性低血压的发生。

(6)应用弹力绷带压迫动静脉内瘘穿刺点进行止血的患者,包扎后应触摸内瘘有震颤和搏动,避免过紧而使内瘘闭塞。10～30分钟后,检查动脉、静脉穿刺部位无出血或渗血后,方可松开绷带。血压偏低者慎用弹力绷带压迫动静脉内瘘。

六、夜间长时血液透析

夜间长时血液透析(nocturnal hemodialysis,NHD)是指利用患者夜间睡眠时间行血液透析治疗。

(一)夜间长时血液透析的优势

1.提高透析患者的生活质量

同传统的间歇性血液透析相比,该治疗方式能够改善患者高血压、左心室肥大、贫血、营养等问题,进而降低了急、慢性并发症,提高了患者生存率及生活质量。根据6年多的经验及临床研究结果,夜间长时血液透析6个月后,患者在生理功能、生理职能、活力和社会功能等方面均有较大改善。

2.有效降低患者心血管并发症

夜间长时血液透析可有效改善血压状况。进入夜间长时血液透析3～6个月的患者,透析前后血压维持在较理想状态,透析中高血压及低血压发生率显著减少。

3.改善贫血

导致患者贫血难以纠正的一个主要原因是透析不充分,夜间长时血液透析患者每周透析3次,每次7～8小时,透析充分性较好,患者血液中促使红细胞增生的表达基因增多,贫血改善明显。

4.对钙、磷和尿素的清除增加

越来越多的文献显示,高血磷可增加终末期肾脏病患者的心血管疾病发生率和病死率,常规血液透析清除磷不理想,而降低血磷取决于透析时间,每次7～8小时的夜间长时血液透析可明显降低血磷,降低病死率。进入夜间长时血液透析6个月后,患者血磷、甲状旁腺激素、血钙、低密度脂蛋白、尿素等的下降都有较大改善。

5.提高经济效益,降低医疗费用

据统计,夜间长时血液透析患者年平均住院次数明显减少,住院费用显著降低,用药费用与传统间歇性血液透析患者相比差距明显。

6.保持患者健康的心态

患者在晚上 10 点以后透析,一边透析一边进入梦乡,白天不耽误上班,做到了职业康复,改善了患者的心境,提升了患者对治疗的依从性。

(二)夜间长时血液透析的护理

1.患者准入评估

进入夜间长时血液透析的患者,须由主治医师或护士长进行全面评估。

评估内容:自愿参加夜间长时血液透析;一般情况良好,体表面积较大;有自主活动能力;长期血液透析但伴有贫血、钙磷代谢控制不佳;透析不充分。

2.透析方案

每周 3 次,每次 7～8 小时。运用高通量透析器,血流量为 $180～220~mL/min$,透析液流量为 $300~mL/min$,个体化抗凝。

3.环境方面

舒适、安静、整洁、光线柔和,给患者创造在家中睡眠的感觉。

4.制定安全管理制度及工作流程

(1)完善制度:①治疗开始的时间、陪客制度和患者转运制度等。②规范夜间工作流程,注重环节管理。③定期召开安全分析会,对容易发生护理缺陷和差错的工作环节进行分析,修订夜间工作制度和工作流程,保证治疗的安全性和可靠性。

(2)加强透析中对患者的巡视工作:透析时血液都在体外循环,稍有不慎便会带来不良后果。①在透析过程中护士应严密巡视,监测生命体征,监测循环管道、机器等,及时帮助患者解决夜间可能出现的问题。②观察患者有无急性并发症,积极处理机器报警。③完成患者其他治疗,保证透析安全。

(3)做好透析后患者的管理工作:①防止发生跌倒等意外,做好患者的安全转运。②透析后及时测量患者的血压,做好安全评估,嘱咐患者卧床休息 10 分钟后再起床。

(4)加强沟通和交流:个别患者对夜间长时血液透析会产生不适应、不信任,有疑虑。只要患者选择了夜间长时血液透析,我们就应该积极鼓励、支持他们的决定,让其对自己的选择充满信心。对于有些因为习惯改变而出现入睡困难或失眠的患者,需要传授一些对抗失眠的方法,如教会患者放松、听音乐;告知患者不必太紧张;寻找失眠的原因,改善睡眠质量。如果患者确实不适合夜间长时血液透析,应该及时与医师、患者及其家属进行沟通,寻找更适合患者的透析方式。

(乔艳华)

第三节　血液透析相关血标本采集

血液透析前、透析后的血尿素氮(BUN)、血肌酐(Scr)、电解质等标本必须采自同一次血液透析。血液透析前血样必须采自透析开始前,避免血样被生理盐水或肝素稀释;血液透析后血样采用慢泵或停泵技术采集,避免血样被再循环的血液稀释,并且可以减少尿素反弹的影响。血液透析过程中血尿素氮等采样应标准化,以保证血液透析前后结果的可比性。

一、血液透析前血样采集

(一)以动静脉内瘘或人造血管为血管通路时的血样采集

(1)在连接动脉管道前,可由动脉或静脉端采血,必须确保采血前穿刺针或管腔内没有生理盐水(或肝素)。目的是为了防止血样被稀释。

(2)如果血液透析已经开始或管腔内有生理盐水(或肝素),则不能采样。目的是防止采集透析后的血样或血样被稀释。

(二)以留置导管为血管通路时的血样采集

(1)血液透析前,从动脉或静脉导管内抽出封管用的生理盐水(或肝素),必须确保采血前穿刺针或管腔内没有生理盐水(或肝素)。目的为防止血样被稀释。

(2)对成人患者,采用无菌技术,从动脉导管内抽出 10 mL 血液;对儿童患者,根据封管量抽出 3~5 mL 血液。若准备回输,则不要丢弃这些血液并保持无菌,可确保血样不被肝素稀释。

(3)更换注射器,抽取血样。可以回输步骤(2)中预先抽取的血液(注意回输血液必须从静脉端滤网回输)。目的为回输可以减少失血,对儿童患者尤为有益。

(4)开始血液透析。

二、血液透析后血样采集

(一)慢泵技术

减慢血泵至 50~100 mL/min,持续 15 秒。

(1)目的:去除动脉穿刺针及管腔内的无效腔,使动脉穿刺针及管腔内充满没有再循环的血液,避免血管通路再循环对采样的影响。

(2)方法:①维持血泵转速在 50~100 mL/min,持续 15 秒,从动脉管道采样点采集透析后的血液样本。目的为保证采集的血样是未经过透析的血液。②停止血泵,按常规回输血液和卸下管道。

(二)停泵技术

透析完成后,关闭透析液或减至容许的最低血液流速,降低超滤率至 50 mL/h,或降至可能的最低跨膜压,或停止超滤。

(1)目的:停止血液透析但不停止血液循环,减低体外管道凝血的危险性。

(2)方法:①立即停止血泵。②钳闭动静脉管道,钳闭动脉针管。③从动脉管道采样点采集透析后的血液样本,或者在卸下动脉管道后,由动脉穿刺针直接采血。④按常规回输血液和卸下管道。

(乔艳华)

第四节　维持性血液透析用药指导与护理

透析疗法是慢性肾衰竭的一种替代疗法,它不能完全代替肾脏的功能。维持性血液透析患者在漫长的透析之路中,需要一个综合、全面的治疗,包括一定的药物治疗,只有这样才能提高患者的生存率,提升患者的生活质量,降低透析并发症的发生率。本文介绍维持性血液透析患者药物应用的指导和护理。

一、降血压药

(一)用药指导

1.钙通道阻滞剂(calcium channel blockers,CCB)

根据分子结构的不同,分为二氢吡啶类和非二氢吡啶类;根据药物作用时间,可分为长效和短效制剂。目前,临床上以长效二氢吡啶类最为常用,以氨氯地平为代表。优点是降压起效快,效果强,个体差异小,除心力衰竭外较少有治疗禁忌证;缺点是可能会引起心率增快、面色潮红、头痛和下肢水肿等。

2.血管紧张素转换酶抑制剂(angiotensin converting enzyme inhibitor,ACEI)

短效的有卡托普利,长效的有福辛普利、贝那普利、依那普利等。起效较快,逐渐增强,3~4周达最大作用,对糖尿病患者及心血管等靶器官损害者尤为合适;不良反应是刺激性干咳和血管性水肿,用于肾衰竭患者时应注意发生高血钾的可能。

3.血管紧张素Ⅱ受体阻滞剂(angiotensin Ⅱ receptor blocker,ARB)

降压作用起效缓慢、持久、平稳,6~8周才达最大作用,持续时间达24小时以上,不良反应很少,常作为ACEI发生不良反应后的替换药,具有自身独特的优点。

4.β受体阻滞剂

起效较迅速,较适用于心率较快或合并心绞痛的患者,主要不良反应为心动过缓和传导阻滞,突然停药可能导致撤药综合征,还有可能掩盖糖尿病患者的低血糖症状。患者急性心力衰竭和支气管哮喘等疾病的患者禁用。

90%以上的尿毒症患者均有不同程度的高血压,且绝大多数都须联合用药、长期口服药。较常用的联合方案是CCB+ACEI/ARB+β受体阻滞剂,并酌情增减剂量,不要随意停止治疗或改变治疗方案。控制血压对降低尿毒症患者心脑血管疾病病死率具有重要作用。常用降血压药物见表7-2。

表7-2 尿毒症患者常用降压药物

药物分类	名称	剂量	用法
CCB	硝苯地平	5~10 mg	3次/天
	非洛地平	5~10 mg	1次/天
	氨氯地平	5~10 mg	1次/天
ACEI	卡托普利	12.5~50.0 mg	2~3次/天
	贝那普利	10~20 mg	1次/天
	赖诺普利	10~20 mg	1次/天
	福辛普利	10~20 mg	1次/天
	培哚普利	4~8 mg	1次/天
ARB	氯沙坦	50~100 mg	1次/天
β受体阻滞剂	美托洛尔	25~50 mg	2次/天

（二）用药护理

（1）高血压发病率较高，是脑卒中、冠心病的主要危险因素。因此，防治高血压是预防心血管疾病的关键。常规降压药物治疗能有效降压，但如果不坚持用药或用药不规范，则血压控制效果欠佳。

（2）降压治疗宜缓慢、平稳、持续，以防止诱发心绞痛、心肌梗死、脑血管意外等；根据医嘱选择和调整合适的降压药物，可先用一种药物，开始时小剂量，后逐渐加大剂量；尽量选用保护靶器官的长效降压药物。

（3）用药前，讲解药物治疗的重要性及需使用药物的名称、用法、使用时间、可能出现的不良反应，消除患者的顾虑和恐惧。

（4）用药时，老年患者因记忆力较差，应指导其按时、正规用药，及时测量血压，判断药物效果及不良反应。当患者出现头晕、头痛、面色潮红、心悸、出汗、恶心、呕吐、血压较大波动等不良反应时，应及时就医。

（5）尽量选择在血压高峰前服用降压药物，注意监测血压，掌握服药规律。

（6）向患者宣教，提醒用药后应预防直立性低血压，避免跌倒和受伤。

（7）教会患者自测血压，注意在同一时间、使用同一血压计测量血压。

（8）透析时易发生低血压的患者，透析前降压药须减量或停用一次。

（9）透析时服用降压药者，透析结束后，嘱患者缓慢起床活动，以防止发生直立性低血压。有眩晕、恶心、四肢无力感时，应立即平卧，增加脑部血供。

二、抗贫血药

（一）用药指导

1.促红细胞生成素

起始每周用量80～100 U/kg，分2～3次皮下注射，不良反应是高血压。

（1）重组人红细胞生成素注射液：每支1万U，皮下注射，每次1万U，1次/周。少数患者可能有血压升高。

（2）重组人红细胞生成素-β注射液：每支2 000 U，皮下注射，每次4 000 U，2次/周。

（3）重组人促红细胞生成素注射液：每支3 000 U，皮下注射，每次3 000 U，2次/周。

同等剂量的促红细胞生成素，静脉注射后的半衰期仅4～5小时，皮下注射后的半衰期长达22小时。皮下注射后4天，药物浓度仍保持在高浓度，因此，皮下注射效果优于静脉注射。

2.铁剂

（1）维铁缓释片：饭后30分钟口服，1片/次，1次/天，整片吞服，不得咬碎。服药期间不要喝浓茶，勿食用鞣酸过多的食物；与维生素C同服可增加该药吸收。

（2）琥珀酸亚铁片：每片0.1 g，口服，1～2片/次，3次/天，饭后立即服用，可减轻胃肠道局部刺激。

（3）右旋糖酐铁注射液：每支100 mg，静脉注射或静脉滴注，每次100 mg，2次/周。可发生变态反应。给予首次剂量时，先缓慢静脉注射或静脉滴注25 mg，至少15分钟，若无不良反应发生，可将剩余剂量在30分钟内注射完。

3.其他

（1）脱氧核苷酸钠片：每片20 mg，口服，2片/次，3次/天。作用有促进细胞生长、增强细胞活力、改变机体代谢。用药期间应经常检查白细胞计数。

(2)鲨肝醇片:每片 20 mg,口服,2 片/次,3 次/天。用于各种原因引起的粒细胞计数减少。

(3)利可君片:每片 20 mg,口服,2 片/次,3 次/天。用于各种原因引起的白细胞、血小板减少症。

(4)叶酸片:每片 5 mg,口服,2 片/次,3 次/天,为肾性贫血辅助用药。大量服用后,尿呈黄色。

(二)用药护理

(1)促红细胞生成素,皮下注射效果优于静脉注射。

(2)剂量分散效果更好,如"5 000 U,每周 2 次"优于"10 000 U,每周 1 次"。

(3)透析后注射促红细胞生成素,注意按压注射部位,防止出血。

(4)剂量准确,使用 1 mL 注射器抽取药液。

(5)仔细倾听患者主诉,特别是有无头痛。

(6)用药期间监测血压,定期查血红蛋白含量和肝功能。

(7)促红细胞生成素应置于 2~8 ℃冰箱内冷藏、避光。

三、钙磷代谢相关药物

(一)用药指导

1.骨化三醇胶丸

每粒 0.25 μg,口服,1 粒/天。应根据患者血钙水平制订每天最佳剂量。

2.阿法骨化醇胶丸(阿法 D_3)

每粒 0.25 μg,口服,2 粒/天。长期大剂量服用可能出现恶心、头昏、皮疹、便秘等,停药后恢复正常。

3.葡萄糖酸钙片

每片 0.5 g,口服,2 片/次,3 次/天。大量饮用含酒精和咖啡因的饮料、大量吸烟,均会抑制口服钙剂的吸收;大量进食含纤维素的食物,能抑制钙的吸收;活性维生素 D 能增加肠道对钙的吸收。

4.碳酸钙片

每片 0.5 g,口服,2 片/次,3 次/天。

(二)用药护理

(1)磷结合剂宜在吃饭时服用,与饭菜一起咬碎吞下,可在肠道内充分形成磷酸盐,减少钙的吸收,降磷效果好。

(2)骨化三醇胶丸应在睡前空腹服,以减少肠道磷的吸收。

(3)补充血钙时,给药时间应在两餐之间。

(4)用药期间定期检测血磷、血钙、甲状旁腺激素。

四、维生素

(一)维生素 C

每片 0.1 g,口服,2 片/次,3 次/天,不宜长期服用。

(二)维生素 E

每片 10 mg,口服,2 片/次,3 次/天,不宜长期服用。大量维生素 E 可致血清胆固醇及血清甘油三酯浓度升高。

五、其他

(一)左卡尼汀注射液

每支 1 g,用于防治慢性肾衰竭患者因血液透析所致的左卡尼汀缺乏;改善心肌的氧化代谢和能量代谢,加强心肌收缩力,改善心脏功能,减少心律失常的发生;改善低血压;提高骨骼肌内肉碱的含量,使肌肉脂肪酸氧化得到改善,从而使透析中肌肉痉挛的发生率明显减少。

左卡尼汀 1 g+20 mL 生理盐水,缓慢静脉注射 2～3 分钟。不良反应主要为一过性的恶心和呕吐,停药可缓解。

(二)鲑鱼降钙素注射液

每支 50 U,每天或隔天一次,皮下、肌内或静脉注射。用于治疗老年骨质疏松症、绝经后骨质疏松症、骨转移癌致高钙血症。用药期间监测血钙,观察有无食欲缺乏、恶心、双手与颜面潮红等不良反应。

(乔艳华)

第五节　血液透析常见急性并发症护理

在血液透析过程中或血液透析结束时发生的与透析相关的并发症称为急性并发症。

一、低血压

血液透析中的低血压是指平均动脉压比透析前下降 4.0 kPa(30 mmHg)以上或收缩压降至 12.0 kPa(90 mmHg)以下。它是血液透析患者常见的并发症之一,发生率为 25%～50%。

(一)护理评估

(1)评估早期低血压症状:打哈欠、腹痛、便意、腰背酸痛、出汗、心率加快等。

(2)评估透析液温度、电解质、渗透压、超滤量或超滤率、患者干体重等。

(3)了解透析中患者是否进食、透析前是否应用短效降压药、患者是否存在严重贫血等。

(4)加强高危患者的基础疾病和生命体征的评估和观察,如老年患者及糖尿病、心功能不全患者等。

(二)预防

(1)注意水分和钠离子的摄入,透析间期体重增加控制在 3%～5%。对体重增长过多的患者可适当延长透析时间,防止透析过程中超滤过多、过快,以减少低血压的发生。

(2)对易发生低血压的患者,建议采用调钠透析、钠曲线透析、序贯透析或血容量监测,并适当调低透析液温度,这样可有效防止低血压的发生。

(3)识别打哈欠、便意、腹痛、腰背酸痛等低血压的先兆症状,观察脉压的变化。若发现患者有低血压先兆症状,应先测血压,若血压下降可先快速补充生理盐水。

(4)对年老体弱、糖尿病、低蛋白血症、贫血、心包炎、心律失常等血液透析患者,可应用心电监护,随时观察血压变化。透析时改变常规治疗方法,应用容量监测。对血浆蛋白浓度低的患者,应鼓励患者多进食优质蛋白。透析过程应控制饮食。

(5)及时评估和调整患者的干体重。

(6)血液透析过程应加强观察和护理,防止失血、破膜、溶血和凝血等并发症的发生。

(7)经常、及时给患者进行健康教育,如饮食控制的重要性、低血压的先兆表现、低血压的自我救治及低血压的自我护理和防范。

(8)有些患者低血压时无明显症状,直到血压降到很低水平时才出现症状,所以透析过程必须严密监测血压。监测血压的时间,应根据患者的个体情况(如老年人或儿童、糖尿病患者、体重增长过多的患者、心血管功能及生命体征不稳定患者等)而定。

(三)护理措施

低血压是血液透析过程中最常见的并发症之一,应密切观察,特别是对老年、反应迟钝及病情危重的患者要加强观察,发现低血压应立即治疗和抢救。

(1)给予患者平卧位或适当抬高患者下肢,减慢血液流速,降低超滤率,严重时应快速输入生理盐水,待血压恢复正常后,再继续透析。

(2)若患者出现神志不清、呕吐,应立即给予平卧位,头侧向一边,防止窒息。

(3)密切观察血压,根据血压情况增减超滤量。若输入 500 mL 或更多生理盐水仍不能缓解者,应遵医嘱终止透析,并根据病因给予处理。

(4)如低血压症状明显,患者出现意识不清、烦躁不安时,应先补充生理盐水,再测量血压。若低血压未得到控制,可继续补充生理盐水,给予高流量吸氧。若未出现血压下降,仅有肌肉痉挛,可减慢血流量,提高透析液钠离子浓度,减少超滤量或使用高渗药物如 50% 葡萄糖、10% 氯化钠或 20% 甘露醇。

(5)大多数低血压是由于超滤过多、过快引起的,补充水分后可很快得到纠正。若补充液体后血压仍旧不能恢复,应考虑心脏疾病或其他原因。

(6)患者血压稳定后,在密切观察血压的同时,应重新评估超滤总量。

(7)对透析中出现低血压的患者,要寻找产生低血压的原因并做好宣教。

(8)透析过程出现低血压的患者,应待病情稳定后方能离开医院。注意防止直立性低血压发生。

(9)向患者及家属做好宣教:控制水分、自我护理和安全防范。

(10)注意观察内瘘是否通畅。

二、失衡综合征

失衡综合征是指血液透析中或透析结束后数小时所发生的暂时性以中枢神经系统症状为主的全身综合征,伴有脑电图特征性的改变,发生率为 3.4%～20.0%。

(一)护理评估

(1)对刚开始接受血液透析的患者,特别是血肌酐、尿素水平比较高的患者,应严密监测患者血压变化,注意有无头疼、恶心、呕吐等症状。

(2)对出现神志改变、癫痫发作、反应迟钝者,应加强护理和监测,并及时抢救。

(3)维持性血液透析患者因故中断或减少血液透析,应警惕失衡综合征的发生。

(二)护理措施

失衡综合征是可以预防的,充分合理的诱导透析是减少失衡综合征的主要措施。

(1)建立培训制度,早期进行宣教干预,如对于氮质血症期的患者,要告知早期血液透析的重要性。

(2)首次透析时应使用低效透析器,透析器的面积不宜过大,采用低血流量、短时透析的方法,透析时间<3小时,同时可根据患者水肿程度、血肌酐和尿素氮生化指标,于次日或隔天透析,逐步过渡到规律性透析。

(3)超滤量不超过 2 L。

(4)血液流量<150 mL/min,也可适当降低透析液流量。

(5)密切观察患者血压、神志等症状,防止出现失平衡。出现严重失平衡时,除了做好相应治疗外,必要时终止透析。

(6)症状严重者可提高透析液钠离子浓度至 140~148 mmol/L。透析过程中静脉点滴高渗糖、高渗钠或 20%甘露醇,是防止发生失衡综合征的有效方法。

(7)对已经发生失衡综合征的患者,轻者可缩短透析时间,给予高渗性液体;重者给予吸氧;严重者终止透析治疗,根据患者情况采用必要的抢救措施。

(8)对首次透析、高血压、剧烈头痛的患者,应加强心理上的疏导,避免紧张情绪。若出现呕吐,应立即将头偏向一侧,以防呕吐物进入气管导致窒息。

(9)对于肌肉痉挛、躁动及出现精神异常者,应加强安全防护措施,使用床护栏或约束带,以防止意外。

(10)严密观察患者的生命体征、精神及意识状态。

(11)加强患者宣教和饮食营养管理,指导患者早期、规律、定期、充分的血液透析是降低透析并发症的关键。

三、肌肉痉挛

血液透析过程中,大约有90%的患者出现过肌肉痉挛,大多发生于透析后期。发生肌肉痉挛是提前终止透析的一个重要原因。

(一)护理评估

(1)评估发生肌肉痉挛的诱因。

(2)评估肌肉痉挛部位及肌肉的强硬度。

(3)评估透析液浓度、透析液温度和患者体重增长情况。

(二)预防

(1)对患者进行宣教,控制透析间期的水分增长,体重增加控制在 3%~5%。

(2)对反复发生肌肉痉挛的患者应考虑重新评估干体重,并可通过适当提高透析液钠离子浓度、改变治疗模式(如序贯透析或血液滤过)等,有效预防或降低肌肉痉挛的发生。

(三)护理措施

(1)发生肌肉痉挛时,首先降低超滤速度,减慢血液流速,必要时暂停超滤。

(2)对痉挛处进行按摩,对需要站立才能舒缓疼痛的患者,必须注意患者安全。

(3)因温度过低引起的痉挛,可适当提高透析液温度,但必须确认患者不存在肌肉低灌注。

(4)根据医嘱输入生理盐水、10%氯化钠或 10%葡萄糖酸钙等。

(5)使用高钠透析或钠曲线透析可减少低血压的发生,缓解肌肉痉挛症状。

(6)根据发生肌肉痉挛的原因,对患者进行宣教。

四、空气栓塞

血液透析中,空气进入体内引起血管栓塞称为空气栓塞。在当前血液净化设备和技术比较完善的状况下,空气栓塞较少发生。一旦发生空气栓塞常可危及患者生命,应紧急抢救。

(一)护理评估

(1)体外循环血液管道气泡捕获器是否置入空气监测装置。

(2)血液透析结束时全程应用生理盐水回输血液。

(3)确认体外循环血液管道没有气泡时,才能连接患者。

(4)确认透析器和体外循环血液管道无破损等。

(5)血液透析中心(室)对患者出现空气栓塞的紧急处理预案和抢救物品的准备是否妥当。

(二)预防

空气栓塞是威胁患者生命的严重并发症之一,应以预防为重。护士在各项操作时都应做到仔细认真,必须按照操作规范进行严格核对和检查,以杜绝血液透析时发生空气栓塞。

(1)严禁使用空气监测故障及透析液脱气装置故障的机器。

(2)上机前严格检查透析器和体外循环血液管道有否破损;预冲过程中再次检查破损和漏气。有血路密闭自检的机器,应按流程进行血路密闭自检。

(3)连接患者时,再次检查穿刺针、透析器和体外循环血液管道之间的连接,注意端口间和连接处是否锁住;上机前必须夹闭血路管各分支。

(4)动、静脉壶液面分别调节于壶的3/4处,避免液面过低。

(5)血泵前快速补液时,护士必须守候在旁,补液完毕后及时夹闭血路管输液分支和输液器。

(6)血液透析过程中若发现体外循环血液管道内有气泡,应立即寻找原因,避免空气进入体内。空气若已进入气泡捕获器,机器将会发出警报,并终止血泵运转,同时,捕获器下的静脉管道被自动夹闭,操作者切忌将静脉管道从管夹中拽出,否则空气会因压力顺管道进入体内。

(7)若空气已经通过气泡捕获器,可将动脉、静脉夹闭,将体外循环血液脱机循环,使管道内的气泡循环至动脉壶排气,确认整个体外循环血液管道中没有空气后,再连接患者继续血液透析。

(8)回输血液操作时必须思想集中,忌用空气回输血液,应用生理盐水回输血液,不可先打开空气监测阀。血液灌流治疗必须使用空气回输血液时,必须由两名护士操作,泵速不得超过100 mL/min;血液进入静脉壶后必须关泵,依靠重力将血液缓慢地回输入患者体内,并及时夹闭管夹。

(9)护士在取下中心静脉留置导管的肝素帽或注射器前,确认导管管夹为夹闭状态。

(10)一旦发生空气栓塞,应立即通知医师并按照急救流程进行应急处理。

(三)护理措施

(1)发现空气栓塞后,立即关停血泵,夹闭静脉穿刺针,通知医师。

(2)抬高下肢,使患者处于头低足高、左侧卧位,使空气进入右心房顶端并积存在此,而不进入肺动脉和肺。轻拍患者背部,鼓励患者咳嗽,将空气从肺动脉的入口处排出。

(3)给予高流量吸氧(有条件者给予纯氧)或面罩吸氧。

(4)当进入右心房空气量较多时,影响到心脏排血,应考虑行右心房穿刺抽气。

(5)必要时应用激素、呼吸兴奋剂等。

(6)发生空气栓塞时禁忌心脏按压,避免空气进入肺血管床和左心房。

(7)病情严重者送高压氧舱。

五、电解质紊乱

血液透析过程出现严重的电解质紊乱,往往会危及患者的生命。

(一)护理评估

(1)评估透析液型号、浓度、批号、标识等。

(2)评估透析机电导度的默认值和允许范围。

(3)评估水处理系统的质量。

(4)对开始透析后不久即出现不良反应的患者应予足够重视,评估患者的主诉和不适症状,及时寻找原因,及时留取血液标本和透析液标本送检。

(二)预防

(1)不同型号的透析液必须有明确、醒目的标识;A、B液应有明确标识;透析液吸管置入 A、B 液浓缩液桶前必须核对。

(2)透析液配制必须两人核对,并记录;剩余透析液合并时必须两人核对。

(3)新的血液透析机安装和调试后,必须进行生化检测。在血液透析开始后不久(30～60 分钟)即出现不明原因的恶心、头痛、头晕、烦躁等症状时,应尽快进行透析液生化检测。

(4)定期对血液透析机进行维护保养,对监控系统进行检测、校对与定标,以保证血液透析机电导度显示值与实际值的偏差在可接受的范围内。调整浓缩液混合比例泵后,必须进行透析液生化检测后方可进行血液透析。长时间不用的备用机,使用前须消毒和重新检测透析液电解质。

(5)保证透析用水的质量,水处理装置必须按要求定人、定时进行处理和维护,按质控要求定时对水质进行余氯、水质硬度、重金属、细菌等各项指标的检测。

(6)水处理装置日常运行状况由专人负责监管和督查,记录要有监管和督查者双人签名。

(三)护理措施

(1)疑有电解质紊乱时,应立即停止该机的血液透析。寻找原因,安慰患者,消除患者恐惧心理。

(2)留取患者血液标本,立即送检电解质(血清钾、钠、氯、钙和镁),并检测血红蛋白含量、网织红细胞计数、乳酸脱氢酶等溶血指标。留取透析液标本并送检(血清钾、钠、钙、镁及 pH)。

(3)疑有透析机故障时,必须立即更换透析机;疑有透析液浓度错误时,必须立即更换正常透析液;若发现水处理存在质量问题时,必须停止所有血液透析,严重时应用腹膜透析或连续性肾脏替代治疗过渡,以纠正电解质紊乱。

(4)肉眼观察到患者血液已有溶血时,透析器内和体外循环血液管道中的血液不得回输患者体内。

(5)症状严重时给予吸氧、平卧,低钠时输入高渗盐水、新鲜血等,必要时应用上腺皮质激素。

(6)严重溶血时出现高钾血症,应积极组织力量进行抢救和处理。进行有效准确的血液透析治疗,必要时行连续性肾脏替代治疗。在恢复透析2～3小时后必须复查患者血液生化,直到患者电解质正常、无心力衰竭、无肺水肿,方可终止透析。

(7)评估、分析事发原因,寻找薄弱环节,完善预防制度。

六、体外循环装置渗血、漏血

体外循环装置渗血、漏血常见于穿刺点渗血,动脉、静脉穿刺针脱离血管,体外循环装置连接端口出血,透析器破膜,血路管及透析器外壳破裂等。除了透析器破膜和动脉、静脉穿刺针脱离血管导致机器报警之外,其他状况的渗血、漏血难以被透析机及时监测到,可能滞后报警或不报警,这是血液透析监护装置不尽完善之处。为了弥补这一盲点,需要护士具有高度的责任心,在护理过程中严密观察,才能有效防止体外循环渗血、漏血的发生。因此,预防渗血、漏血的发生,重要的是操作者必须严格执行操作规程和核对制度,加强巡视和病情观察。

(一)穿刺针脱离血管导致出血

1.护理评估

(1)连接患者前再次检查和确认,确保体外循环装置安全可靠。

(2)血液透析过程中加强观察和护理,及时发现和解决问题。

(3)对可能引起体外循环装置漏血的患者,如老年、意识不清、不能配合伴有烦躁者,加强巡视观察和护理,加强沟通或约束,以防穿刺针脱落导致出血。

2.预防

(1)血液透析过程中,严格巡视和观察穿刺部位是否有出血、渗血等情况。

(2)穿刺时刺入血管的穿刺针应不少于钢针的4/5。妥善固定穿刺针及血路管,加强观察和宣教,取得患者配合。

(3)告诫患者透析中内瘘穿刺侧手臂不能随意活动,变换体位时应请护士协助。

(4)对于意识不清或躁动者,应用约束带将穿刺部位固定并严密观察。

(5)透析过程中穿刺部位不应被棉被包裹。

3.护理措施

(1)发现穿刺点渗血,寻找原因并即刻处理,如压迫、调整针刺位置、调整固定方法等,做好记录。

(2)穿刺针、血路管、透析器端口衔接不严密而引起漏血时,尽快将血路管、透析器端口重新连接并锁紧。各端口连接锁扣时注意不能用力过大,防止锁扣破裂出血。

(3)静脉穿刺针脱离血管会引起机器静脉低限报警,应先消音,仔细检查报警原因,排除问题后再按回车键继续透析;若不查明状况即予以消除警报,机器的静脉压监测软件将会按照静脉压力的在线信号重新设置上下限报警范围,使机器继续运转,将导致患者继续失血。护理措施:①若静脉穿刺针脱离血管,患者出血量较多或已发生出血性休克,应尽快将体外循环的血液回输给患者,以补充血容量,立即通知医师。②必要时根据医嘱、患者失血情况予以输血、输液、吸氧等对症处理。③血容量补足后可继续血液透析。④做好患者安抚工作,分析原因,进一步完善预防措施。

(4)动脉穿刺针脱离血管将导致患者血液从动脉穿刺点快速渗出,同时空气会被吸入动脉管内,此时机器动脉、静脉压监测器亦会发出低限警报。护理措施:①若动脉穿刺针脱离血管,快速压迫动脉穿刺点,消毒后重新做动脉穿刺。若空气已进入透析器,则将空气排出。若发现与处理及时,无需特殊用药处理。②根据患者血压、失血量及时予以输血、输液、吸氧等对症处理。③血容量补足后可继续血液透析。④做好患者安抚工作,分析原因,进一步完善预防措施。

(二)体外循环装置出血

1.护理评估

(1)使用的血路管、透析器应是证照齐全的合格产品。

(2)在引血前应确认装置连接准确。

(3)及时判断出血位置、出血量,评估患者病情。

(4)及时处理和汇报。

2.预防

(1)体外循环装置各端口连接严密。

(2)有血路密闭自检功能的机器,必须进行血路密闭自检。

(3)患者上机后应再次检查血路管、透析器连接端口是否严密,侧支是否夹闭。

(4)复用透析器必须进行破膜测试。

(5)危重患者做好安全防范。

3.护理措施

(1)血路管或透析器外壳破裂时,应及时更换血路管或透析器。

(2)若透析器外壳破裂,造成患者失血较多时,立即将体外循环血液全部回输患者体内或补充血容量。观察患者血压、神志,做好配血、输血、吸氧等。

(3)透析器破裂更换:①预冲新透析器。②关闭血泵,关闭透析液。将透析器破裂端向上,夹闭透析器破裂端穿刺针或导管,取下透析器破裂端连接的血路管,利用重力或压力将透析器内血液缓慢回输患者体内。严格执行无菌操作,防范空气栓塞。③取下破裂透析器,连接新透析器,打开夹子,缓慢开启血液泵和透析液,继续血液透析(注意若按常规回输血液或输液,血液将会从透析器破口处漏出,增加患者出血量)。

(4)穿刺针保留在原位,根据医嘱进行对症处理。分析原因,完善防范措施。

七、破膜漏血

血液透析机一般采用光电传感器或红外线测量透析液中有无血液有形成分存在。在规定的最大透析液流量下,当每分钟漏血>0.5 mL时,漏血报警器发出声光报警,同时自动关闭血泵,并阻止透析液进入透析器。

(一)护理评估

(1)从透析器静脉端出口监测透析液,鉴别真假漏血。

(2)寻找漏血原因,如静脉回路受阻、透析器跨膜压过高、抗凝不当等。

(3)排除假漏血。

(二)预防

(1)使用前加强检查,注意透析器的运输和储存,运输过程应表明"小心轻放",湿膜透析器储存温度不得低于4 ℃。临床使用时,如透析器不慎跌地或撞击,应先做破膜测试后再使用。

(2)透析器复用时严格按照规定的复用程序操作;建议复用机清洗消毒;冲洗透析器时,要注意透析管道不要扭曲,接头不能堵塞,水压控制在 0.096～0.145 MPa(1.0～1.5 kg/cm^2)。

(3)透析器与次氯酸钠等消毒剂在高浓度和长时间接触后对透析膜有损害,易导致破膜。因此,在消毒透析器时消毒剂浓度应按标准配制,不能随意提高浓度。

(4)在血液透析过程中或复用透析器时,避免造成血液侧或透析液侧压力过高的各种可能原因。

(5)复用透析器应做破膜测试;复用透析器储存柜温度为 4～10 ℃,不可低于 4 ℃。

(6)透析机必须定时维护,若漏血监护装置发生故障,应及时修复,排除故障后方可使用。

(三)护理措施

(1)使用前加强检查。

(2)当发生漏血时,做如下处理:①血泵停止运转,透析液呈旁路。②恢复血泵运转,将血流量减至 150 mL/min(血泵运转可保持正压)。③当确认为漏血时,将透析液接头从透析器上返回机器冲洗桥,排尽膜外透析液,防止透析液从破膜处反渗至膜内污染血液。④立即进行回输血液(同时进行新透析器的预冲准备),回输血液后更换透析器,继续透析。⑤有报道称,当透析器破膜面积较大时,应弃去透析器内血液。

(3)恢复患者原治疗参数,但中途回输血液所用生理盐水量应计算于超滤量内。

(4)可根据医嘱,决定是否应用抗生素。

(5)安慰患者,缓解患者紧张情绪。

(6)当机器出现假漏血报警或真漏血不报警时,请工程师检查机器状况。

八、凝血

透析器凝血后可以使透析膜的通透性下降而影响透析效果,严重时可堵塞透析管道造成无法继续透析,导致透析患者的血液大量丢失。

(一)凝血分级指标

0 级:抗凝好,没有或少有几条纤维凝血。

1 级:少有部分凝血或少有几条纤维凝血。

2 级:透析器明显凝血或半数以上纤维凝血。

3 级:严重凝血,必须及时更换透析器及管道。

(二)护理评估

(1)操作者肉眼观察或用生理盐水冲洗后观察,可见血液颜色变深、透析器发现条纹、透析器动静脉端出现血凝块、传感器被血液充满。

(2)体外循环的压力改变:透析器阻塞,引起泵前压力上升,静脉压力下降;静脉壶或静脉穿刺针阻塞,泵前压和静脉压上升;凝血广泛,所有压力均升高。

(三)预防

(1)规范预冲透析器是防止透析器凝血的关键措施之一。

(2)在患者没有出血的状态下,合理规范应用抗凝剂(除非患者病情需要应用无肝素和小剂量肝素治疗)。

(3)维持生命体征的平稳,血液流量能够维持在 200～300 mL/min;注意血管通路的准确选择,防止再循环;防止超滤过多、过快,导致血液浓缩。

(4)严密观察血流量、静脉压、跨膜压变化,观察有无血液分层;观察血液、滤器颜色,静脉壶是否变硬,及时发现凝血征兆。

(5)无抗凝、小剂量抗凝或有高凝病史者,血液透析过程中要保证足够的血液流量;透析过程应间歇(15～30 分钟)用生理盐水冲洗透析器及血路管,注意观察血路管及透析器颜色、静脉压力变化等。

(6)建议高凝患者血液透析过程不在体外循环中输血液制品或脂肪制剂,减少促凝因素。

(7)透析器的复用应严格按照质控要求进行,充分氧化残存纤维蛋白,如果透析器残血不能完全清除干净,则应丢弃。

(四)更换透析器护理流程

(1)减慢或停止血泵,向患者做简单说明和心理安慰。

(2)预冲新的透析器。

(3)停止血泵,透析液呈旁路。卸下透析液连接端,夹闭动脉管道,利用压力将透析器内残余血回输患者体内。夹闭静脉端管道,连接循环管道和透析器,打开各端夹子,重新启动血液循环。

(4)根据医嘱确定是否加强抗凝;恢复或重新设置治疗参数。

(5)观察患者对更换透析器的反应,及时做好相应护理记录。

九、溶血

血液透析过程中发生溶血的事件比较少见,但一旦发生溶血,后果严重,危及患者生命。

(一)护理评估

(1)患者的主诉和不适症状,有相关体征和症状时立即通知医师。

(2)透析液型号、浓度;透析机电导度、温度。

(3)水处理系统的质量状况。

(4)血液透析过程有无输血等。

(5)循环血液管道的血液颜色。

(二)预防

(1)严格查对透析液型号。

(2)定期对血液透析机进行维护和检测。透析机出现浓度故障时,维修后必须检测电解质;新的透析机在使用前必须测定电解质 2 次以上;闲置透析机再使用前,应进行消毒后测定透析液电解质;患者在血液透析过程中出现发热等症状时应及时测试透析液温度;定期对血泵进行矫正和检测。

(3)加强对水处理系统的管理,定期对水质进行检测,定期更换活性炭。

(4)严格执行重复使用制度,复用透析器时上机前充分预冲并检测消毒剂残余量。

(5)严格执行查对制度,杜绝异型输血的发生。

(三)护理措施

(1)一旦发现溶血,必须立即关闭血泵、夹住体外循环血液管道,并终止透析;通知医师,寻找原因。

(2)留取患者血液标本,立即送检电解质(血清钾、钠、氯、钙和镁),并检测血红蛋白含量、网织红细胞计数、乳酸脱氢酶等溶血指标;留取透析液标本送检(钾、钠、钙、镁及 pH)。

(3)如确诊溶血,丢弃透析器及体外循环血液管道中的血液。

(4)给予患者吸氧、平卧、心理安慰,严密观察患者生命体征。

(5)当出现严重高钾血症或伴有低钠血症时,必须重新建立体外循环,进行有效血液透析,纠正电解质紊乱;当水处理系统发生故障且不能很快修复时,患者出现严重电解质紊乱,须用连续性肾脏替代治疗过渡,及时挽救患者生命。

(6)及时处理相关并发症如低血压、脑水肿、高血钾等,及时纠正贫血,必要时输注新鲜血液。

（7）评估、分析事发原因，寻找薄弱环节，完善预防制度。

十、发热

血液透析中的发热是指在透析过程中或结束后出现发热，原因有热原反应，各种感染、输血反应，高温透析及原因不明的发热等。

（一）护理评估

（1）血液透析治疗之前应了解患者透析间期是否有发热现象，是否存在感染、感冒、咳嗽等，并测量体温。

（2）评估留置导管患者局部伤口是否清洁、干燥，导管出口处是否存在渗血、渗液、红肿等现象，透析间期和透析前后是否有发冷、寒战等。

（3）检查体外循环血液管道、透析器、采血器、生理盐水等消毒有效期，注意外包装无破损等。

（4）合理评估血液透析过程中无菌操作技术是否存在缺陷等。

（5）评估水处理系统的维护质量和检测方法。

（二）预防

（1）严格遵守无菌技术操作规程，杜绝因违反操作规程而发生的感染，并随时观察、及时处理。

（2）对疑似感染或深静脉留置导管患者上机前必须先测量体温，若发现患者已有发热，应由医师确认原因给予治疗后再行血液透析。

（3）一旦发热，应立即查找原因，若为器械污染或疑似污染，应立即更换。

（4）加强水处理系统的管理和监测。

（三）护理措施

（1）做好心理护理，缓解患者紧张焦虑情绪。

（2）密切观察患者体温、脉搏、呼吸、血压等生命体征的变化，根据医嘱采用物理或药物等降温方法。

（3）遵医嘱对体温＞39 ℃者给予物理降温、降低透析液温度或药物治疗，服用退热剂后应密切注意血压变化，防止血压下降。降温后30分钟须复测体温并详细记录。

（4）对畏寒、寒战的患者应注意保暖，并注意穿刺部位的安全、固定，防止针头滑脱。

（5）患者出现恶心、呕吐时，应让其头偏向一侧，避免呕吐物进入气道引起窒息。

（6）高热患者由于发热和出汗，超滤量设定不宜过多，必要时加以调整。

（7）为了维持一定的血药浓度，发热患者的抗生素应根据药物代谢动力学原理给予合理应用，大多数药物应在血液透析结束后使用，确保疗效。

（8）血液透析结束后再次测量体温。

（9）做好高热护理的宣教和指导，嘱患者发生特殊情况及时就医。

十一、高血压和高血压危象

血液透析过程中出现的高血压往往发生于血液透析过程中或透析结束后，其表现：①平均动脉压较透析前增高≥2.0 kPa（15 mmHg）。②超滤后2～3小时，血压升高。③血液透析结束前30～60分钟，出现血压增高。

(一)护理评估

(1)监测血压,透析过程中,当患者动脉压较透析前增高≥2.0 kPa(15 mmHg)时,应加强观察和护理。

(2)再次检测和确认透析液温度、电导度、超滤量、钠曲线及患者干体重等。

(3)患者出现头晕、与平时不同的头痛、恶心、呕吐、活动不灵、肢体无力、肢体麻木或突然感到一侧面部或手脚麻木等时,要注意因为高血压引起的脑卒中。

(二)预防

血液透析过程中避免出现高血压,预防工作很重要。

(1)全面评估患者病情和生活环境,根据患者实际情况进行积极的宣传教育。戒烟、戒酒,控制钠盐,每天摄入 4~5 g;透析间期体重增加控制在 3%~5%;维持合理的运动和良好的生活习惯。

(2)嘱患者按时进行血液透析。

(3)按照医嘱及时合理应用药物,有条件者每天早、中、晚各测量血压一次。

(4)利用血液透析治疗的先进模式,如调钠透析、钠曲线透析、序贯透析或血容量监测等程序,防止和减少高血压的发生率。

(5)加强对高血压患者的监测和护理,防止发生高血压危象及脑卒中。

(三)护理措施

高血压是血液透析过程中最常见的并发症之一,应密切观察并积极处理。

(1)血液透析过程中患者血压有上升趋势时,应加强观察和护理。

(2)进行心理疏导,缓解患者紧张情绪。

(3)根据患者血压,应用透析程序如调钠、序贯、容量监测等,合理超滤和达到干体重。

(4)根据医嘱及时应用降压药物,并注意药物的应用规则,如浓度、滴速、避光等。

(5)血液透析过程中出现高血压,进行治疗后应再测血压,待患者血压平稳后才可离开。

(6)出现高血压并发脑卒中时,注意下列护理:①患者绝对卧床,保持安静,控制情绪;对神志不清的患者注意安全护理;病情严重时及时通知家属并进行沟通。②危重患者减少搬动,给予吸氧、心电监护,必要时脑部用冰帽冷敷。③根据医嘱及时给予治疗,应用降压药物时应严格注意血压变化和药物滴速,防止血压波动;注意血管通路的保护,防止通路滑脱或出血;患者出现剧烈头痛、呕吐等神经系统改变时,应立即将头侧向一边,及时清除呕吐物,保持气道通畅,必要时停止血液透析;停止血液透析前根据医嘱应用肝素拮抗剂,防止抗凝剂造成出血。

据报道,加强健康教育、限制水钠摄入、调整透析处方、控制干体重增长、合理应用降压药是减少血液透析过程中发生高血压的主要方法。

十二、心力衰竭

血液透析过程出现心力衰竭较为少见,但是不少患者因为疾病因素加上情绪激动、烦躁、紧张、高血压等,在透析过程中或尚未透析时出现心力衰竭。

(一)护理评估

(1)透析前严格查体,评估患者的体重增长、血压情况及心功能状况。

(2)评估患者的情绪和心理状况,消除其抑郁、紧张情绪。

(3)评估患者血管通路的流量,对高位或严重扩张的动静脉内瘘进行监测和护理观察。

（4）对贫血及严重营养不良者进行干预。

（二）预防及护理

（1）患者取坐位或半卧位，两腿下垂，以减少回心血量。对诱发原因进行及时了解，稳定患者情绪，防止坠床和导管脱落。

（2）高流量吸氧，必要时给予20％～30％乙醇湿化吸氧。

（3）立即给予单纯超滤，排出体内多余的水分。

（4）血流量控制在150～200 mL/min，以免增加心脏负担。

（5）根据医嘱给予强心和血管扩张药。

（6）向患者做好解释工作，减轻患者的恐惧和焦虑情绪，减轻心脏负担，降低心肌的耗氧量。

（7）充分血液透析，严格控制水分，对有营养不良和低蛋白血症的患者应鼓励其摄入高蛋白饮食。

十三、恶心、呕吐

恶心为上腹部不适、紧迫欲吐的感觉，呕吐是胃或部分小肠内容物通过食管逆流经口腔排出体外的现象。恶心常为呕吐的前期表现，常伴有面色苍白、出汗、流涎、血压下降等，但也可只有恶心没有呕吐，或只有呕吐没有恶心。在血液透析急性并发症中，恶心、呕吐较为常见，发生率为10％～15％。

（一）护理评估

（1）透析前严格查体，了解个体透析前已有的症状与体征，并初步评估导致此症状与体征的原因。

（2）透析前严格执行透析机的自检程序，确保各项透析安全界限在正常范围，各程序均在正常透析状态。

（3）每天检查水处理系统的总氯、余氯、水质硬度；每月检测内毒素一次；每年检测重金属一次；保持水质良好。

（4）详细了解患者的饮食与精神状态，加强沟通与宣教。

（5）加强患者透析中的监测、观察，及时发现呕吐先兆，对症处理，减轻患者痛苦。

（二）预防

恶心、呕吐不是一个独立的并发症，由很多因素所致，应密切观察。特别是刚进入透析治疗阶段的患者、老年患者、反应迟钝及病情危重的患者更应加强观察，及时干预、治疗以预防相关并发症。

（1）严格处理透析用水及透析液，严密监测，保证透析用水的纯度，水质各项指标均应在正常范围，杜绝透析液连接错误。

（2）严格控制超滤量和超滤率，根据恶心、呕吐的原因，采取干预措施：控制患者透析间期的体重增长，防止因超滤过多、过快导致低血压而出现恶心、呕吐症状；透析前减少降压药、胰岛素用量，防止透析中出现低血压、低血糖；定期评估干体重。

（3）加强健康教育，特别是个体化、针对性的健康教育，帮助患者适应透析生活。

（4）严格按照操作规程进行规范化操作，可有效减少各类并发症的发生。

（三）护理措施

（1）患者出现恶心、呕吐时，立即停止超滤，减慢血液流速，头偏向一侧，及时清理呕吐物，避免呕吐物进入气管引起窒息。

（2）如果患者出现血压低、大汗，应监测血压、血糖等情况，根据患者的病情补充生理盐水或高渗糖、高渗钠等。

（3）按压合谷穴可缓解恶心、呕吐症状。

（4）严格观察患者，注意呕吐的量、性状、气味、呕吐方式及特征，及时报告医师，采取相应措施。注意根据呕吐量减少超滤量，必要时及时下机。

十四、心律失常

维持性血液透析患者由于存在心脏结构和功能的改变及内环境的异常，故心律失常是常见的并发症。Rubin 等报告透析患者心律失常发生率为 50%，是维持性血液透析患者发生猝死的重要原因之一。

（一）护理评估

（1）透析过程中定时观察患者的症状，一旦发现有心律失常，立即行心电监护和心电图检查，确定心律失常类型，并记录发生的时间。

（2）早期认识心律失常的伴随症状，如胸闷、心悸、胸痛、头昏、头痛、恶心、呕吐、出汗等。

（3）了解透析患者有无心脏疾病、严重贫血，是否服用洋地黄类药物等。

（4）了解患者相关检查结果，如电解质、酸碱平衡情况等。

（5）加强对高危患者的基础疾病和生命体征的观察，如老年患者、儿童、初次透析及心功能不全患者等。

（二）预防

（1）老年人、超滤脱水量大、严重贫血、既往有心肌缺血病史者，易在透析中发生心律失常，且多发生在透析后 2～5 小时，以室性期前收缩最多见。

（2）宣教患者控制透析间期体重增长，避免超滤脱水过多、过快，以免血管再充盈速率低于超滤率，血容量快速下降，使原有的心肌缺血进一步加重。必要时增加透析次数或采用序贯透析法。

（3）透析过程中应严密监测患者的临床表现，如出现心悸、胸闷、心前区疼痛、头晕、出汗、躁动等症状时应考虑低血压可能，及时停止超滤，减慢血流速度，迅速补充血容量，使用抗心律失常药物或终止透析。

（4）及时纠正患者的营养不良和贫血，提高其免疫力及生命质量，增强患者对透析的耐受性。

（5）对透析中出现心律失常的患者，透析前须了解患者电解质、酸碱平衡、心电图等检查结果；应用碳酸氢盐透析液及生物相容性好的透析膜；透析开始时进行预防性吸氧，超滤速度适当，可减少心律失常的发生。根据患者心脏功能合理调整透析中血流量，反复发生心律失常者改用腹膜透析。

对透析中出现的心律失常要积极寻找原因，去除诱因，必要时采用药物治疗。只有这样，才能有效降低心律失常的发生，提高透析患者的生活质量。

（三）护理措施

（1）加强心理护理，缓解患者的紧张情绪。

（2）加强生命体征的观察，倾听患者的主诉，一旦发现心律不齐、脉搏无力、脉率增快、血压下降，应减慢血流量，降低超滤率或暂停超滤，给予吸氧，通知医师及时处理。

（3）密切观察胸闷、气促等症状有无好转或恶化，观察神志、生命体征、心率和心律变化，尤其是中后期心率、心律、血压的观察尤为重要,症状加重时应终止治疗。

(4)对老年人、儿童、初次透析患者、心功能不佳者、冠状动脉粥样硬化性心脏病患者,应注意控制血流量和超滤量,给予吸氧,减轻心脏负担。

(5)做好患者宣教,指导患者做好自我护理。

(乔艳华)

第六节 透析患者的教育与管理

患者教育作为一项近二三十年基于社会需求而重获新生的护理职能,日益显示出其巨大的作用,并受到社会各界人士的普遍关注。目前,它已作为整体护理的重要组成部分纳入了护理规程。现有文献中有关患者教育比较完整的定义很少。1979 年 Simonds 将患者教育的定义为:"一种影响患者的行为,并使其保持健康与促进健康所需的知识、态度、技能产生改变的过程。此过程以提供信息开始,包括理解和整合信息以带来有利于患者健康状况的态度和行为的改变。"1989 年 Smith 指出:"患者教育是帮助患者学习和帮助患者把与健康相关的行为融入日常生活的过程。"1992 年吕探云将患者教育的定义为:"患者教育是医院健康教育的一个重要方面,她以医院为基地,以患者及其亲属为对象,通过有计划、有目的的教育过程,使患者了解、增进健康知识,改变患者的健康行为或问题,使患者的行为向有利于康复的方向发展。"

一、透析患者教育的实施

要在透析中心(室)中全面开展患者教育,必须从患者教育、医疗体系教育、医护人员教育3 个方面着手进行。要完成这些工作,各透析中心(室)必须设有专业的健康教育人员,负责协调透析患者的教育计划,随时与各部门有关人员密切联系,提供资料,进行人员培训,以促进此项工作的开展。有学者认为,透析患者教育的实施应抓好以下 6 个环节。

(一)分析患者的需求

由于透析患者的原发疾病复杂,经历和文化程度不同,身体状况差异较大,加之对患者进行教育的时间有限,因此,分析患者的需求成为制订透析患者教育计划内容的先决条件。分析透析患者的需求,首先要了解其对所患疾病的认识、态度及一般知识和技能,诸如患者是否了解自己的病情、诊断结果、治疗方法及预后,患者想知道些什么,想要做些什么,他(她)们自己应尽何种责任,患者是否有不良的卫生观念或习惯而影响治疗,患者或其家属有何技能可有助于治疗工作,等等。透析患者可以有一种或多种需求,如果患者有多种需求,还应进一步分析哪一种需求对治疗患者疾病最有帮助,患者的知识能力最适宜提供哪些方面的教育等。例如,一个维持性血液透析患者,他没有任何医药知识,不知道自己的真实病情,不知道长期透析治疗的并发症和病情未来发展趋势,也不知道要合理饮食、控制饮水量、调节生活规律等,因此,这些都成为他的需求,急需进行常识教育。但由于时间、患者知识与学习能力的限制,不可能对他进行全面的培训,这时,就应该考虑何种需要是他最迫切的需求,对其疾病的防治和生活质量的改善最为有益。要了解患者的需求,可阅读既往病历,也可以通过与患者或家属交谈,以及患者之间的谈话和观察患者的言行等方面获得。例如,如果该患者尚未发生严重的并发症,那么最重要的是及时对他进行预防方面的指导。

(二)确定教育的目的

明确的教育目的有助于教育计划的正确实施,目的应具体而非抽象。拟订透析患者教育计划的目的时应考虑下列因素:①患者缺乏哪些知识,缺少哪些技能。②患者的兴趣、爱好。③患者的文化程度及接受能力。④评估目标的困难程度。⑤决定完成目标的先后顺序。

(三)拟订教育计划

在拟订教育计划时,应当考虑:在什么时间、什么场合进行教育;应教哪些内容;由何人去教;用什么方式、什么方法去教。现分述如下。

1.教育的时间与场合

一个理想的透析中心(室),应设有患者教育室。初次接受透析治疗的患者,首先应接受医护人员(健康教育人员)的咨询。健康教育人员应利用各种说话技巧,在了解患者的个别需求、个体差异及经济状况等资料后,由医师和护士(包括专职健康教育人员)一起提出诊疗和护理意见(包括逐步制订出个体化的健康教育计划),并将其反复与患者及家属沟通,让他们能够自觉地参与进来。可以说,患者在每次透析治疗过程中都是健康教育的时机。需要指出的是,透析患者教育最好能在专门的场所中进行,应避免在大庭广众中进行,以免使患者感到不安。透析治疗室是医护人员对患者随机进行健康教育的好地方,既可就共性的问题进行群体教育,也可根据患者的不同需求进行个别辅导。若患者需要追踪访视或在家治疗期间,则家庭访视也是对患者进行健康教育的好场所,住院病房的教育机会更佳。由于患者教育的时机与场合各异,因此,在拟订计划时应予以考虑。

2.教育的内容

基于教育的观点,在确定教育内容时,应充分考虑患者的希望,他们最重视哪些问题。例如,透析治疗过程会不会有生命危险,对工作、生活的影响程度,他们应该如何面对。除此之外,应根据患者的个体差异及既往就诊情况,考虑在有限的时间内,患者能吸收多少知识,学会多少技能,我们所提供的教育内容是否恰当。总之,凡是有助于患者康复的方方面面都是教育的内容。不过考虑到时间、患者学习的能力及环境等因素,不可能都进行全面的教育。因此,在决定教育内容时,最主要考虑两个因素:患者的需要和患者的学习能力。总之,透析患者健康教育计划的内容应该是最基本、最简单、最重要有用的知识,且需要多次重复,以加深患者的印象并逐步熟悉某些技能。

(四)教育人员的组成

透析患者教育应是一个完整的教育体系,虽然整个教育计划可由健康教育人员来制订,但在教育中与每个环节有关的人员及设备都应配套,各司其职,其中包括在医院中与透析患者接触的各类人员,如医师、护士、健康教育人员、检验人员、药剂人员和后勤行政人员,以及透析中心(室)的外观、周围环境、宣传栏和宣教资料等。通常人们认为,医师是主要的教育者,因为他对疾病的诊治处理具有权威性,对患者影响最大。然而实际上,在透析中心(室)配备的医师一般很少,他们很少有时间对患者进行健康教育,而且由于透析患者过多,他们本身也缺少这种意识,因此,对于简单的教育内容,其他医护人员的教育作用更大。例如,当需要对患者灌输知识,强化健康观念,测量血压、体温或进行简单护理等技术指导时,可由健康教育人员或护士来进行;对需要进行饮食指导的患者,可以由营养师来教育等,多数情况下则需要各类医护人员的协同配合。

(五)教育方法和工具

选择适当的教育方法和工具,能增进透析患者的学习兴趣与效果。在健康教育过程中,要让患者有提问的机会,并给予满意解答。这样不但能满足患者的需要,也能增加患者的印象;教育方法应尽可能选择有趣、生动或娱乐方式传授给患者；有针对性地发给患者一些参考资料，以便复习巩固。此外，在确定教育方法和工具前，应考虑患者的个体差异，如受教育的程度、语言能力等，考虑是进行个别指导还是群体教育为宜。同时，要注意在开始教育之前，事先将教育内容依时间顺序作合理分配，并决定每一特殊内容在何种场合、用什么方式传授给患者更妥。教育方法很多，这里不一一论述，但最好是几种方法和工具灵活地配合使用。

（六）教育人员的态度

综上所述，都是对透析患者进行健康教育的重要环节。但患者在透析中心（室）中所得到最重要、印象最深刻的，是医护人员、健康教育人员的态度。因此，在进行健康教育时，除了要考虑各部门之间的配合，可能遇到的困难和教育计划能否按进度实施外，最重要的就是教育者应掌握好与患者谈话时的态度和技巧。

1.与透析患者谈话的态度

首先应充分地尊重患者，要主动、热情、充满信心，要客观、公正，不能主观、偏见。采取接纳的态度，即要帮助、指导，不能批评、训诫。避免不成熟的建议或承诺，以免加重患者心理负担或导致医患冲突。让患者自觉、自愿地参与到健康教育的活动中来，不能一切包办，以事实来说服患者，全面满足患者的各种心理需求。

2.与透析患者谈话的技巧

懂得换位思考，能站在患者的立场上考虑问题，建立密切的医患关系；注意倾听患者的叙述；注意观察患者的症状和情绪；问话语气要婉转中肯，态度和蔼；表达通俗，易于接受；要考虑不同类型患者的特点；掌握谈话时间，把握重点。总之，要让患者感觉到教育者的诚意，这样才能缩短彼此距离，争取患者的合作。

二、教育成果的评估

评估是患者教育的重要一环。"计划－执行－评估"是一个连续的过程，其目的是随时修正原有计划，改进工作。评估工作并不一定要花很多时间、人力或财力，可随时随地进行。

（一）评估教育需要

由于健康教育计划是依透析患者各方面的需求而制订的，因此，我们应评估以往的教育内容是否为患者的真正需要，是否存在遗漏；是否是当患者有多种需求时，教育者由于时间的限制只考虑了对病情有较大帮助的需要，而忽略了解除患者疑虑的需求，导致无法取得患者的信赖，而降低了患者的参与感。

（二）评估教育方法

健康教育方法的恰当与否，直接影响到实施教育计划的成败。评价教育方法，包括评价教育的时机与场合是否恰当；教育者是否称职；教育材料是否适宜（准确、通俗）；教育方法是否得法，以及教育进度和气氛如何等。

（三）评估教育目标

健康教育的目标有不同的层次，而前一层次目标是达到后一层次目标的必需条件。推荐采取下列顺序：健康教育计划→效应1（如知识提高等）→效应2（如合理饮食）→效应3（体重控制）→效应4（血压控制）→效果（生命质量提高、死亡率下降）。因此，在制订教育计划目标时，我们的目标应是分层次的；而评估时，可参照教育目标，在实施过程的不同阶段进行相应的评估。

（乔艳华）

参 考 文 献

[1] 何雪梅,吴妍.临床护理基本技能[M].重庆:西南大学出版社,2020.

[2] 尉伟,郭晓萍,杨继林.常见疾病诊疗与临床护理[M].广州:世界图书出版广东有限公司,2021.

[3] 赵安芝.新编临床护理理论与实践[M].北京:中国纺织出版社,2020.

[4] 刘玉春,牛晓琳,何兴莉.临床护理技术及管理[M].北京:华龄出版社,2020.

[5] 吴雯婷.实用临床护理技术与护理管理[M].北京:中国纺织出版社,2021.

[6] 陶红,狄姗姗,管春静,等.实用护理规范与临床实践[M].哈尔滨:黑龙江科学技术出版社,2021.

[7] 殷爱云.临床护理常规与精要[M].长春:吉林科学技术出版社,2020.

[8] 黄浩,朱红.临床护理操作标准化手册[M].成都:四川科学技术出版社,2021.

[9] 张俊英,王建华,宫素红,等.精编临床常见疾病护理[M].青岛:中国海洋大学出版社,2021.

[10] 杨庆菊.现代临床护理思维[M].北京:科学技术文献出版社,2020.

[11] 罗健,陈雪峰,韩福金.现代临床护理精要[M].长春:吉林科学技术出版社,2021.

[12] 章志霞.现代临床常见疾病护理[M].北京:中国纺织出版社,2021.

[13] 王虹.实用临床护理指南[M].天津:天津科学技术出版社,2020.

[14] 吴旭友,王奋红,武烈.临床护理实践指引[M].济南:山东科学技术出版社,2021.

[15] 刘峥,程耀敏,黄晓文.临床专科疾病护理要点[M].开封:河南大学出版社,2021.

[16] 杨志敏.临床护理探索与实践[M].长春:吉林科学技术出版社,2020.

[17] 张文娇,宗娜,梁文静,等.临床护理规范与护理管理[M].哈尔滨:黑龙江科学技术出版社,2021.

[18] 张晓艳.临床护理技术与实践[M].成都:四川科学技术出版社,2022.

[19] 孙丽博.现代临床护理精要[M].北京:中国纺织出版社,2020.

[20] 朱艳玲,邹薇,王忠丽,等.临床护理实践与护理思维[M].哈尔滨:黑龙江科学技术出版社,2021.

[21] 李艳.临床常见病护理精要[M].西安:陕西科学技术出版社,2022.

[22] 吕巧英.医学临床护理实践[M].开封:河南大学出版社,2020.

[23] 王艳秋,玄春艳,孙健,等.现代临床护理实践与管理[M].重庆:重庆大学出版社,2021.

[24] 马英莲,荆云霞,郭蕾,等.临床基础护理与护理管理[M].哈尔滨:黑龙江科学技术出版

社,2022.

[25] 王婷婷.临床护理实践精要[M].北京:科学技术文献出版社,2020.

[26] 于红,刘英,徐惠丽,等.临床护理技术与专科实践[M].成都:四川科学技术出版社,2021.

[27] 曾晓松,宋晓鹏,曹玉芳,等.临床疾病护理与护理管理[M].哈尔滨:黑龙江科学技术出版社,2022.

[28] 吴春格.临床护理研究指导[M].北京:科学技术文献出版社,2020.

[29] 邵秀德,毛淑霞,李凤兰,等.临床专科护理规范[M].济南:山东大学出版社,2021.

[30] 张锦军,邹薇,王慧,等.临床实用专科护理[M].哈尔滨:黑龙江科学技术出版社,2022.

[31] 周健雯.临床护理进展概论[M].北京:科学技术文献出版社,2020.

[32] 臧春艳.临床实用护理思维[M].北京:科学技术文献出版社,2021.

[33] 王霞,李莹,连伟,等.专科护理临床指引[M].哈尔滨:黑龙江科学技术出版社,2022.

[34] 窦超.临床护理规范与护理管理[M].北京:科学技术文献出版社,2020.

[35] 张莉,杨晓明,吕宏琳.临床外科疾病诊治与护理[M].北京:科学技术文献出版社,2021.

[36] 彭娜,周佳,华莎.神经重症病人脑疝发生前的预判及护理干预[J].中国临床神经外科杂志,2023,28(3):201-202.

[37] 陈婷,冯科曙,吴智水.脊髓损伤患者延续性护理需求现状及影响因素分析[J].中国社区医师,2023,39(16):122-124.

[38] 金全香,张燕红,陈兆红,等.精神分裂症患者幻听自我管理记录单的设计及应用[J].中华护理杂志,2020,55(7):1033-1039.

[39] 成荫,陈书燕,赵威威,等.自动思维在抑郁症患者自我怜悯和心理痛苦间的中介作用[J].中华护理杂志,2022,57(18):2192-2197.

[40] 赵金龙,赵莹莹,宗倩倩,等.量化风险评估的分级护理模式对精神科患者保护性约束的影响研究[J].中华护理杂志,2023,58(11):1315-1322.